张仲景医学全集

总主编／傅延龄　李家庚

张仲景

症状学

（第3版）

主编／李家庚　蒋跃文　樊讯

中国健康传媒集团
中国医药科技出版社

内 容 提 要

本书为首部全面诠释张仲景症状学的著作，以《伤寒论》《金匮要略》中出现的症状为纲，细致深入地探讨了230多种症状的临床类型、鉴别要点、病因病机、理法方药等，同时还补充了后世医家的认识及发展，具有极高的学术价值和文献价值，可启迪后学。

图书在版编目（CIP）数据

张仲景症状学／李家庚主编 . —北京：中国医药科技出版社，2018.12（张仲景医学全集）

ISBN 978 - 7 - 5214 - 0583 - 5

Ⅰ.①张… Ⅱ.①李… Ⅲ.①《伤寒论》—辨证论治—研究 ②《金匮要略方论》—辨证论治—研究 Ⅳ.①R222.29 ②R222.39

中国版本图书馆 CIP 数据核字（2018）第 261915 号

美术编辑 陈君杞
版式设计 易维鑫

出版 **中国健康传媒集团** | 中国医药科技出版社
地址 北京市海淀区文慧园北路甲 22 号
邮编 100082
电话 发行：010 - 62227427 邮购：010 - 62236938
网址 www.cmstp.com
规格 710×1000mm ¹⁄₁₆
印张 28
字数 412 千字
初版 2005 年 1 月第 1 版
版次 2018 年 12 月第 3 版
印次 2024 年 4 月第 2 次印刷
印刷 北京侨友印刷有限公司
经销 全国各地新华书店
书号 ISBN 978 - 7 - 5214 - 0583 - 5
定价 **62.00 元**

丛书编委会

总 主 编　傅延龄　李家庚

副总主编　杨维杰　邹忠梅　李恩娃　杨明会　王志华

编　　委（按姓氏笔画排序）

丁晓刚　马　浔　马子密　马艳红　王志华　王希浩

王欣榕　王洪蓓　付长林　冯建春　吕志杰　刘松林

刘铜华　刘雯华　李恩娃　李家庚　李雪巧　杨　涛

杨　祯　杨明会　杨维杰　吴明珠　邹忠梅　宋　佳

张　林　张　森　张先慧　张秀平　陈　明　陈美惠

陈家旭　林冬阳　周祯祥　郑全雄　赵鲲鹏　姜智文

钱超尘　倪胜楼　彭　鑫　程如海　傅延龄　蔡坤坐

樊　讯

总　　审　李培生　王庆国　薛钜夫

本书编委会

主　编　李家庚　蒋跃文　樊　讯

副主编（按姓氏笔画排序）

　　　　刘松林　李必保　陈　雨　陶春晖

编　委（按姓氏笔画排序）

　　　　刘松林　许乐思　李必佳　李必保　李必健

　　　　李家庚　陈　雨　周姝含　岳滢滢　陶春晖

　　　　蒋跃文　曾江琴　裘　玫　樊　讯

王序

丁酉孟冬，延龄教授送来与李家庚教授共同主编的《张仲景医学全集》十册，洋洋五百万言。该书先后两次印刷均已售罄，而新修订的第 3 版即将付梓，以应读者之需，由此我联想到经典的现实意义。

仲景书作为中医的临床经典，一直体现着它独特的永恒价值，使我们对经典心存敬畏。何谓经典？刘知几在《史通》中说："自圣贤述作，是曰经典。"今天我们尤需对经典有更深刻的理解。

其一，我们要亲近经典，学习经典。随着我们对经典理解和领悟的不断加深，更深切地感受到读经典是固本强基之路，安身立命之所。

其二，我们要走进经典，涉猎其丰富的内涵，把握其内在的精髓，使其注入我们的思想，融入我们的生命，并与之血脉相连，成为我们不断进取的不竭源泉。

其三，我们要延续经典。经典不仅可以解读已知世界，而且可指引对未知世界的探索，是人类思想的宝库。随着时间的推移，我们会从经典中获得新的发现，拓展新的深度和广度，从而延伸了经典的长度。

弘扬经典需要赋予新的诠释和解读。《张仲景医学全集》集仲景学研究之大成，从源流、症状、诊断、疾病、药物、方剂、方族、养生、实验、临床诸方面进行系列研究，不仅构架新颖，内容翔实，而且反映当代研究进展，使经典穿越时空，具有强烈的时代感，是一部耐读耐用的细流绵长的书。

我与延龄教授过从多年，深感其儒雅与书卷气息。延龄教授得伤寒大家刘渡舟先生的亲炙，扎根临床，治伤寒学成就斐然，如《伤寒论研究大辞典》之编撰，方药量效研究等，皆称著医林。今值三版《张仲景医学全集》问世之际，乐为之序。

王 琦

除夕之夜成稿，戊戌初一抄于三三书斋

薛序

　　仲景先师乃医门之圣，医方之祖，犹儒家之孔子也。孔子祖述尧舜，宪章文武，纳诸贤之粹，而成儒学经典，百世尊崇。仲师参岐黄之秘奥，窥炎帝之精微，集古圣心传为一贯，并平脉辨证，师得造化，著成大论。

　　仲师《伤寒杂病论》一书，诚为医家宗承之规矩，人所共喻。古今伤寒之注疏，何止百家，见仁见智，各有发挥，继承发扬，渐成经方学科。然近代治伤寒学家，当推刘渡舟老也。李培生公称他为"实当今之中医泰斗，一代宗师也。"刘老确可当之无愧。老人家荦荦大端，早见诸家记颂，毋庸赘语。古人语："贤者识其大者，不贤者识其小者。"我以微者自居，略陈散言，聊抒心意。

　　30年前，经吾师祝谌予翁引荐，得与刘渡舟老师相识，并能有幸侍其诊侧，窥先生诊病风采，亲目制方真要，饫闻名论，沐老人敦厚学风，听其论仲师家法之学，往日疑窦，豁然冰释。耳提面命，得其垂教，历经六载寒暑。无奈钜夫天资愚钝，加之努力有亏，未得先生学术之万一。然虽未能尽领神会，因在青年，尚可强论。与刘老往日津津故事，却犹历历在目。昔在中山堂名医讲坛，聆闻刘老《伤寒论》演讲，多从实案阐释理论。既有坚守优秀传统，亦有在无字处的突破与创新。绝鲜拘于陈规，重复文字敷衍。后学者好懂，颇得神会，易于掌握，参用效卓。在《柴胡剂之临床应用》释讲中，刘老扼要列举柴胡汤十三方的辨治法则，更让闻者耳目一新，记忆犹深。充分意会到经方"活"之奥妙。尤其先生那段："我只是概括介绍了小柴胡汤的加减证治，虽列举一十三方，仍为举一反三而设，不能尽其所有。其中参与临床经验，而与《伤寒论》记载不尽全合"那段话，联系到老人家灵动方药化裁，剂量随证变化中可以看出，经方绝非"一药不能易"的金科玉律。古方今用，切记辨证施治原则，随证施化，因症对应加减，自可使古老的经方不断焕发出新的生命力。

自古学术传承，必有其机缘。傅君延龄，敦敏仁厚，幼承家学，及长得遇名师李培生公亲炙，究之至极，于以明其学问，神用其方，尽得李翁之真髓。培生公襟怀广博，不拘门户，甚是敬重刘老临床学问之道，遂亲携爱徒延龄绍介刘师，经予再造。刘老广德仁义，慨然应允，延龄君亦不负师德，以优异成绩，荣登榜首。成为渡舟师及门，传为医界佳话。延龄方家，精勤学术，孜孜不倦，治伤寒学凡数十年。悟读叔和，肱经三折，临证求是，探究科学资证，化古为今，皆从实用。于是组织伤寒学门诸子，亟取古今经方研究之秘奥，登堂入室，得胸中千卷之书，又能泛览古今名迹，炉锤在手，矩矱从心，撰成《张仲景医学全集》凡十卷，分别为《张仲景医学源流》《张仲景症状学》《张仲景诊断学》《张仲景疾病学》《张仲景药物学》《张仲景方剂学》《张仲景方方族》《张仲景养生学》《张仲景方剂临床应用》《张仲景方剂实验研究》。选择既精，科类悉备，医统医贯仲景学术古今医集。展观之余，自有一种静穆之致，扑人眉宇。其中尤为珍者，是书之三大特色：一是以现代医科门类划分内容，便于古方今用；二是还原仲景临床医学风貌，绝少空泛陈词；三是参以现代科学方法证实成果，而更加著显"古为今用，西为中用"之妙要。傅君团队诸子大作，岂能专美于前人哉，实乃叔和之后，于仲景学说之光大，又一时代功臣也。业医爱医者如能手置一部是书，逐类考究，于中医前途，必得光明昌大之一助矣。

余幼承家学，及长受业祝翁谌予恩师。先人语曰：仲景之书，终生侍侧，始获常读常新之悟。仆业医近五十年，习读大论，并勤于临证，未感稍息，始略得门径，以为通经贵手实用。今生得遇延龄先生，吾对其至真品德、学养造诣深为服膺，幸成知己，愿与明达共商之。亦窃愿氏君能沉绚此编，若得窍要，必可发皇圣学，造福桑梓。拉杂数语，故充为之序。

薛钜夫

丙申冬日写于金方书院

前言

　　《张仲景医学全集》的初版时间是 2005 年。全套图书共 10 册，近 500 万字，出版之后得到广大读者的欢迎，特别是得到张仲景医学爱好者的喜欢，所印图书于 5 年间销售一空。于是在 2010 年，出版社与我们商量出第二版。承蒙各分册编写人员的鼎力支持，我们在较短的时间内对第一版书稿进行修订、增补，至 2012 年第二版问世。第二版仍然大受欢迎，出版 3 年之后，大部分分册即售罄。这时出版社又与我们商量出第三版。我们随即与各分册主编、副主编联系，传达出版社的意向，得到积极响应。二修工作于 2016 年展开，到 2018 年 7 月完工。

　　这些年来，全国乃至全球出现了持续的经方热。经方热也可以说就是仲景医学热。为什么这些年会出现经方热或者曰仲景医学热？我想原因是多方面的。首先最重要的一点就是张仲景医学具有极高的实用价值。其次是经方具有很多突出的优点：药味精当，配伍严谨，结构清晰，不蔓不枝，药力专注；适应证明确；药物平常易得，价格不高；经方为医方之祖、医方之母。说到这里我想提一提清代医家曹仁伯讲的一段话。曹仁伯在讲经方理中汤的加减应用时说：理中汤是治疗太阴脾病的一首极好的药方，得到后世医家的广泛应用，在应用过程中又形成了许许多多以理中汤为基础的新药方，如连理汤、附子理中汤、理阴煎、治中汤、启峻汤，等等，于是理中汤的适应证范围更全面，应用更广。曹仁伯说一位医生，如果你对张仲景的每一个药方都能像用理中汤这样去应用，那你还担心不会成为名医？你一定成为一位声名不胫而走的优秀医生！"苟能方方如此应用，何患不成名医哉！"第三点是仲景医学的教育价值，仲景医学是培养医生的良好教学模式。千百年来的历史已经证明，学好仲景医学便能成为好医生；大师级的医生都具有深厚的仲景医学功底。学仲景医学虽然不一定会成为好医生，但是不学仲景医学肯定不会成为好医生！最后一点是现实形势。相当长一段时间以来，由于种种客观的和人为的原因，临床中药处方的药味数变得非常多，20味左右以及二三十味药物的处方十分多见，更多药味数的处方也不少见，我曾见过一些40味以上药味的处方！药味数巨大的药方，其结构、药物间的相互关系与影响、其功能及适应证，试问谁能够看得明白？是否尽在处方者的把握之中？相比较起来，经方和仲景医学的简明、清晰、严谨、自信，使它具有很大的召唤力，很大的魅力，仲景医学很自然地令众人神往！

人们重视经方，学习仲景医学，这是一桩好事。因为人们重视经方，学习仲景医学，这有助于让中医学回归其本来目的。医学的本来目的是什么？是防治疾病！医药是用来防治疾病的，此外别无其他！张仲景说医学"上以疗君亲之疾，下以救贫贱之厄，中以保身长全，以养其生"，它不应该是孜孜汲汲务利的工具。明确这个目的之后，医生应该选择学习什么，应用什么，追求什么，一切都有了答案。医生应该学习应用那些效果最好、资源消耗最少、花费最低、不良反应最小的技术和方法。

现代医学科学在近几十年来取得了辉煌的成绩和巨大的进步，但是它仍然走在发展进步的路上，远远不能满足人民医疗和保健的需要，即便在医学发达的国家，情况也是如此。我坚定地认为，在现代医学发展良好而且又能够充分应用传统医学的几个东方国家和地区，如日本、韩国、新加坡，以及中国台湾、香港和澳门地区，当然还有中国大陆地区，人民的医疗保健体系相较其他国家是较为完善的，较为优越的。台港澳新的传统医学是中医，日、韩的传统医学从本质上也是中医。在那些没有充分发展和应用中医的国家，无论其现代医学水平多么高，他们的医疗保健体系是有缺陷的，是跛脚的，是不完善的。其实中医能够成为其医疗保健体系很好的补充。笔者（傅延龄）曾经到过五大洲的几十个国家和地区，清楚地看到这一点。比如当今仍有许多疾病，现代西方医学一筹莫展，中医却大有可为。我在国外曾经遇到被慢性头痛、身体疼痛，或慢性咳嗽、慢性腹胀、慢性虚弱长年折磨的患者，那些在那里长年得不到有效医治的病证，若遇到中医还算难事吗？！苟利人民是非以，岂因中西趋避之！中西互补能够让人民享有完善的医疗保健体系。天佑中华，中医学得以被继承下来并被发展起来！任重道远，我们一定要让中医学进一步提高起来并很好地发展下去。

值此《张仲景医学全集》第 3 版重修之际，我们要借此机会感谢各分册的主编、副主编和全体参与重修的人员，感谢大家认真负责且及时地完成第 3 版修稿工作。特别感谢中国医药科技出版社给予的巨大支持！同时，我们也要感谢广大读者对本书的认可和支持！

傅延龄　李家庚

2018 年 7 月

目录

第一章
全身症状

发　　热

【定义】

发热，是指体温超出正常范围的临床最常见症状。《伤寒论》中载有"发热"的条文计 103 条，约占全书的 1/4，《金匮要略》中载有"发热"的条文亦有 34 条之多。为外感热病与内伤杂病的主症。

《伤寒明理论·卷一·发热》："发热者，谓怫怫然发于皮肤之间，熇熇然散而成热者是也。与潮热、寒热若同而异，与烦躁相类而非。烦躁者在内者也；潮热之热，有时而热，不失其时；寒热之热，寒已而热，相继而发。至于发热，则无时而发也。有谓翕翕发热者，有谓蒸蒸发热者，此则轻重不同，表里之区别尔。"

仲景所论发热，有"微热""倍热""时发热""身热"等不同称谓，本节拟合并一处讨论。潮热、往来寒热与发热不同，如邪入少阳之往来寒热，其发热与恶寒交替出现；邪入阳明之日晡潮热，其发热盛衰起伏有定时，犹如潮汛一般等。另设有专条讨论。

【分类】

1. 太阳表证发热　太阳病项下，有中风、伤寒、温病三目，发热是其主要症状。伤寒证为风寒束表，卫阳被遏，营阴郁滞，因太阳以寒水为本，故特别提出"必恶寒"（《伤寒论·辨太阳病脉证并治》赵刻本第 3 条，下同）。又因感邪有轻重，抗邪有急缓，发热有迟早之不同，故又有"或已发热""或未发热"之词。但不发热不是太阳病，故伤寒表证必有发热。其特征是：恶寒发热，伴有头痛身疼，骨节疼痛，恶风无汗而喘等症（参见1、3、35等条）。治当发汗解表，宣肺平喘，用麻黄汤：麻黄、桂枝、杏仁、炙甘草。中风证病机为营卫不和，"营弱卫强"（95条），亦即"阳浮而阴弱"（12条）。盖风寒袭表，卫外阳气起而应之，故其特征是：发热较速，但必与恶寒并见，且有头项强痛，汗出脉浮缓等症（参见1、2、13、95等条）。治当疏表解肌，调和营卫，用桂枝汤：桂枝、芍药、炙甘草、生姜、大枣。温病由于感受温邪或蕴有内热，触冒新凉而发，其主症为"发热而渴，不恶寒"（6条）。治当辛凉解表，后世温病学家吴鞠通《温病条辨·卷一》云："但恶热，不恶寒而渴者，辛凉平剂银翘散主之"，可补仲景之未备。太阳表病发热常与恶寒并见，其热势一般稽留而不缓解。但亦有发热恶寒，热多寒少，一日二三度发呈"如疟状"（23条）之热型，因病有发热恶寒，但属太阳表证，而非少阳病往来寒热，或阳明病但热不恶寒，乃因正气较旺，感邪较轻，故正邪相争，热多寒少，一日数度发，而呈如疟状。因是太阳轻证，故小发汗为治，用麻黄桂枝各半汤类。又五苓散证有脉浮、发热、汗出，是太阳蓄水，挟有表邪，故用五苓散化气利水，兼以解表为治。

2. 阳明里实发热　阳明病以"身热，汗自出，不恶寒，反恶热"为外证。阳明身热汗出与太阳中风证相似而实有不同，太阳病出汗是与啬啬恶寒、淅淅恶风、翕翕发热并见。因风寒袭表，虽汗出而不畅达，故用桂枝汤以调和营卫，并啜热粥而温覆取汗，且以全身漐漐微似有汗者益佳；阳明则热自里发，里热外蒸，热势炎炎，其特征为蒸蒸发热，与太阳中风翕翕发热不同，且汗出甚多，甚则手足濈然汗出，所谓"伤寒转系阳明者，其人濈然微汗出也"（188条）。其中特别指出"不恶寒，反恶热"之病情，更可突出阳明燥化之特征，而与太阳寒化证候，自有不同。然阳明燥热腑实，有不为身热而有潮热者。所谓"潮"者，即潮汐（早潮曰潮，夕潮曰汐）之义所延伸，如潮水之来，发有定时。阳明潮热多发于日晡时，所谓"日晡所发热者，属阳明也"（240条）、"阳明病……必潮热，发作有时"（201条）。阳明潮热，揆其机制，约有二义：一因卫气昼行于阳，夜行于阴，阳热内盛，故于垂暮入阴之时，而热势偏高；二因阳明经气旺于申酉戌三时，邪热成实，热归于里，故阳明腑证，多于阳明经气旺时热势更高。如"阳明病，谵语，发潮热，脉滑而疾者，小承气汤主之"（214条）、"阳明病……,有潮热者,此外欲解,可攻里也。手足濈然汗出者,此大便已硬也……其热不潮,未可与承气汤"(208 条)等是(详参"潮热"条)。再者,阳明为多气多血之经,邪势热盛,而呈燥热特征。因高热亢盛,伤气耗液,故尚可伴有"时时恶风"(168 条)、"背微恶寒"(169 条)等症者,则用白虎加人参汤主之。更有热伏于里,使阴阳气不相顺接,热深厥深者,如"伤寒脉滑而厥,里有热,白虎汤主之"(350 条)皆是。此与外感风寒,或里寒而厥等证大相径庭,宜综合全部脉症细为审辨。

3. 少阳邪郁发热 邪郁少阳,枢机不利,正邪相争,临床以"往来寒热"为多见,伴有"胸胁苦满,默默不欲饮食,心烦喜呕"(96 条)等症。所谓往来寒热,既不同于太阳病恶寒发热,亦有异于阳明病身热汗出不恶寒反恶热,更与疟疾寒热一日或间日一作不同。盖邪居少阳半表半里之界,邪胜而欲入内,阳气被遏则寒,正胜而欲驱邪外达,阳气振奋则热,正邪分争,呈相持之势。其特征是:寒往则热来,热往则寒来,寒热往来,休作有时。往来寒热,是少阳病突出之热型,无论病邪自发于少阳,或由太阳而传入少阳,一见往来寒热,即是少阳病确据。在小柴胡汤证如此,即或有少阳兼症,如少阳兼有里实,"伤寒十余日,热结在里,复往来寒热者,与大柴胡汤"(136 条)。少阳兼水饮微结,症有"胸胁满微结,小便不利,渴而不呕,但头汗出,往来寒热,心烦者……柴胡桂枝干姜汤主之"(147 条),亦皆有往来寒热主症在内。但临床亦有"呕而发热者,小柴胡汤主之"(379 条)、"阳明病,发潮热,大便溏,小便自可,胸胁满不去者,与小柴胡汤"(229 条)等单纯发热者,此亦少阳受病,而主症又无往来寒热,而治法又以和解为主,此又何故?盖少阳之病位为半表半里,出则向外而连及太阳,入则向里而与阳明相通。如"伤寒六七日,发热微恶寒,肢节烦疼,微呕,心下支结,外证未去者,柴胡桂枝汤主之"(146 条),又小柴胡汤方后加减法云:"若不渴,外有微热者,去人参,加桂枝三两,温覆微汗愈"(96 条),均为少阳兼表之治法。若"伤寒十三日不解,胸胁满而呕,日晡所发潮热,……先宜服小柴胡汤以解外,后以柴胡加芒硝汤主之"(104 条),"伤寒发热,汗出不解,心中痞硬,呕吐而下利者,大柴胡汤主之"(165 条),则是少阳兼有里实之治法。因少阳兼症最多,故热型又不尽拘,故《伤寒论》有"伤寒中风,有柴胡证,但见一证便是,不必悉具"(101 条)之说。

4. 太阴兼表发热 太阴主寒湿之化,一般没有发热。但若太阴兼表,每易出现手足温。所谓"温"，具有微热之义，而非温和之温。盖太阴阳虚，又兼表邪，阳气不能充分起而外应，故不见发热，然较少阴、厥阴之病，正气犹实，故惟于所主四肢之部，而反应为手足温。如"伤寒脉浮而缓，手足自温者，系在太阴；太阴当发身黄，若小便自利者，不能发黄；至七八日，虽暴烦下利，日十余行，必自止，以脾家实，腐秽当去故也"（278 条）。此条一是太阴兼表，二因里证不著，故正能胜邪，转为阳明病"大便硬"（187 条）者。又"得病六七日，脉迟浮弱，恶风寒，手足温"（98 条），是太阴之手足温；"伤寒四五日，身热……手足温而渴……"（99 条），是与阳明有关之手足温，故与温并举。两条前后排列，互相比较，正可说明手足温有太阴病与阳明病之不同：阳明有渴，太阴不渴；阳明身热，太阴无热也。但太阴病兼表可见发热，如桂枝人参汤证有"协热而利""表里不解"（163 条），"太阴病，脉浮者，可发汗，宜桂枝汤"（276 条）是表里同病，在表证未罢或正能胜邪由里向表的病况下，当如少阴"反发热"之例，而出现发热恶寒，四肢烦疼等表证。此时治法可温中解表，或发汗解肌，用桂枝人参汤或桂枝汤。

5. 少阴病变发热 少阴阳虚，阴寒邪盛，其见症多一派虚寒之象，所谓"无热恶寒者，发于阴也"（7 条）。若少阴虚寒，脾肾阳微，病之剧者，则可见"里寒外热之象"。里寒外热，或称水极似火，即阴盛格阳，里真寒而外假热之义。盖疾病之形态，有诸内必形于诸外，本质与现象多能表现一致。但在病变复杂或病期颇久的特殊情况下，又有真假寒热之分。从临床考之，真寒假热之证，其特征是：面虽赤而娇嫩不定，身虽热而反欲近衣，口虽渴而极喜热饮，咽虽痛而不甚红肿，舌苔或黑而滑润胖嫩，脉微欲绝或脉浮大而按之无根，神情疲惫，语音低微，手足厥逆，胸腹清冷，大便稀溏，小便清长。凡此种种，皆是阴争于内阳扰于外之危象，治宜破阴回阳，扶危救逆，急用白通、参附、通脉四逆之类。若少阴虚寒，经过多日，或得适当治疗，病情好转，脾肾阳复，可出现手足温，或表现为反发热之象。如"少阴病，脉紧，至七八日，自下利，脉暴微，手足反温，脉紧反去者，为欲解也。虽烦，下利必自愈"（287 条）；"少阴病，下利。若利自止，恶寒而蜷卧，手足温者，可治"（288 条）；"少阴病，吐利，手足不逆冷，反发热者，不死"（292 条）。此皆阴寒渐退阳气渐复之象，与表证之恶寒发热不同，不可混淆误治。又少阴兼表，亦有发热。如"少阴病，始得之，反发热，脉沉者，麻黄细辛附子汤主之"（301 条），以脉沉属少阴，反发热（无汗），为表不解，病虽初起，正未大伤，故可用温阳解表双解之法，如麻黄细辛附子汤、麻黄附子甘草汤之类是也。至于少阴虚热，一般除有心中烦不得眠，咽干咽痛，舌质绛，脉细数外，多伴有夜热羁留不退，或手足心热等证候，此与虚寒证或真寒假热证不同，可用滋阴清热之法，方如黄连阿胶汤类。

6. 厥阴阳复发热　厥阴病包括厥阴寒证与厥阴热证。厥阴虚寒，一般反映为发热恶寒，但可出现厥热胜复。厥热胜复，是厥阴虚寒证候中所反映的一种病理机转。厥是阴寒邪盛，同时还有一系列虚寒证候，热是阳气欲复的征兆。以厥热的多少判断邪正的胜衰。例如"伤寒先厥，后发热而利者，必自止，见厥复利"（331 条）者是。如果厥热相等，说明邪正相持，病情尚未发展，阴阳可逐渐趋于平衡而可以自愈，如"伤寒病厥五日，热亦五日，设六日，当复厥，不厥者自愈。厥终不过五日，以热五日，故知自愈"（336 条）。如果厥多于热，如"伤寒厥四日，热反三日，复厥五日，其病为进。寒多热少，阳气退，故为进也"（342 条），则是阴寒邪盛，阳气虚衰，病情发展，故主病进。如果热多于厥，如"伤寒发热四日，厥反三日，复热四日，厥少热多者，其病当愈；四日至七日，热不除者，必便脓血"（341 条），则是阳气较盛，阴寒当退，其病当愈。但是如果阳气太过，又易转化为热证，可能出现下列两种证候，如"伤寒先厥后发热，下利必自止，而反汗出，咽中痛者，其喉为痹。发热无汗，而利必自止，若不止，必便脓血。便脓血者，其喉不痹"（334 条）。此谓阳复太过而转化为厥阴热证：一是汗出而咽喉红肿痹痛；一是无汗而便脓血，当按厥阴热证施治。此外，厥阴寒证中，亦有因三阴虚寒，脾肾阳微而形成里寒外热，格阳戴阳者，则可参考少阴虚寒论治。

7. 痉病客邪发热　痉病原因，本在外感风寒之邪，内因津液不足，伤及筋脉所致。故发病之初，可见发热等表证，而又有颈项强急，口噤不开，甚至角弓反张等主症。临床上根据汗之有无，可分为刚痉、柔痉两种，如《金匮要略·痉湿暍病脉证治第二》说："太阳病，发热无汗，反恶寒者，名曰刚痉""太阳病，发热汗出，而不恶寒，名曰柔痉"。刚痉者，用葛根汤升津养筋，发汗解表；柔痉者，用瓜蒌桂枝汤滋养津液，解肌祛邪。此与《伤寒论》太阳病之分表实、表虚相似，均为相对比较而言。太阳病伤寒、中风为单纯感受风寒而发病，此则因外邪客于太阳筋脉，又有津液受伤、筋脉失养的内在因素。其发病亦较迅速，常有表邪未尽，而里已化热，若热盛动风，则又可见有身热足寒、颈项强急、恶寒、时头热、面赤目赤、独头动摇、卒口噤、背反张等症。病情进一步发展，热从燥化，津伤筋急，而见胸满口噤、卧不着席、脚挛急、龂齿等里热实证，治当泄热存阴，用大承气汤。

8. 湿病挟邪发热 湿病有外湿、内湿之分，《金匮要略》所论湿病，重在外湿。以发热身重，骨节疼痛为主症。所谓"湿家病身疼发热""病者一身尽疼，发热，日晡所剧者，名风湿"（《金匮要略·痉湿暍病脉证治第二》）等是。因湿从外来，故多兼挟，而有挟风、挟寒、挟热等区别。又湿为阴邪，易伤阳气，如体质强弱不一，兼邪有所不同，则病情变化亦不相同。若寒湿在表，阳为湿遏，表气不虚，则症见发热、恶寒、无汗、身烦疼等，治宜发汗以利湿，用麻黄加术汤；若风湿在表，化热化燥，则症见一身尽疼、发热、日晡所剧，治宜清宣以利湿，用麻黄杏仁薏苡甘草汤；若风湿相搏，体质虚损，而表现为表气虚或表阳虚或表里阳气俱虚者，则可选用防己黄芪汤、桂枝附子汤、甘草附子汤等为治。

9. 暍病伤暑发热 夏月感受暑热之气，或贪凉饮冷，汗出入水，发病之初，常见有发热恶寒等太阳表证。然因暑为阳邪，易耗气伤津，故其病又呈气阴两伤、阴阳不足的脉症，是以汗、下、温针等伤阳劫阴等治法皆所当禁。如暑热偏重，身热口渴，汗出恶寒，治宜清热生津，用白虎加人参汤，如"太阳中热者，暍是也，汗出恶寒，身热而渴，白虎加人参汤主之"（同上）。暑多挟湿，又易伤阳，暑湿偏重，身热疼重，脉象微弱，则宜祛暑除湿，用一物瓜蒂汤，如"太阳中暍，身热疼重，而脉微弱，……一物瓜蒂汤主之"（同上）。《医宗金鉴》主用香薷饮或大顺散发汗，可以取法。太阳中暍与太阳中风均有发热、汗出、恶寒，但两者的病机不同。中暍发热，是感受暑热，津液耗伤引起，其特征是：发热恶寒，口渴，汗出，脉多虚数，故治用白虎加人参汤，清热祛暑，益气生津；太阳中风是风寒袭表，营卫失调所致，其特征是：发热，恶寒，汗出，头痛，脉浮缓，而无口渴等里热证候，故治以桂枝汤疏表解肌，调和营卫。

10. 百合病变发热 百合病多发生在热病之后，余热未尽；或因情志不遂，郁而化火而成。临床表现有精神恍惚不定，及口苦、尿赤、脉微数等症。一般没有发热。但若经久不愈，肺阴虚损，热盛于里，外达肌肤，则可见发热。如"百合病变发热者，百合滑石散主之"（《金匮要略·百合狐蜮阴阳毒病脉证治第三》），因其发热与虚热内生、湿热郁结有关，故尚可伴见口苦，尿赤，脉数等症，治宜滋阴清热，利湿通郁，用百合滑石散（炙百合、滑石）。百合病与阳明病热证皆有发热，但两者病机不同。阳明病热证为邪入阳明，里热炽盛，阴液亏耗所致，其特征是：身大热，大烦渴不解，汗大出，脉洪大，故治用白虎加人参汤辛寒清热，益气生津；而此为病程日久，肺阴耗伤，热盛于里所致，其特征是：发热，或见口苦、尿赤、脉数等，故用百合滑石散滋阴清热，通利小便。

11. 外感疟邪发热　疟病由感受疟邪所致。《金匮要略》论疟以寒热多少为依据，将疟病分为但热不寒的"瘅疟"、热多寒少的"温疟"、寒多热少的"牝疟"三类。此三种疟病，若迁延日久，疟邪深入血络，假血依痰，则可结为"疟母"。如《金匮要略·疟病脉证并治第四》云："阴气孤绝，阳气独发，则热而少气烦冤，手足热而欲呕，名曰瘅疟。若但热不寒者，邪气内藏于心，外舍分肉之间，令人消铄脱肉""温疟者，其脉如平，身无寒但热，骨节疼烦，时呕，白虎加桂枝汤主之""疟多寒者，名曰牝疟，蜀漆散主之"。但临床所见，疟病发热，寒热往来，发有定时，一般始寒战，继而高热，汗出热退而体温降至正常，其与太阳病之发热恶寒不同，与少阳病之往来寒热，发无定时亦异。治当扶正祛邪。其温疟者，当清热生津，解表和营，用白虎加桂枝汤；牝疟者，当祛痰止疟，扶正助阳，用蜀漆散；至于瘅疟，仲师未示何方，后世多以白虎汤、白虎加人参汤、竹叶石膏汤等加减为用，确有一定疗效。详见"往来寒热"条。

12. 历节感邪发热　历节病以疼痛遍历关节为主，若肝肾亏损，气血不足，外感风湿寒邪亦可有发热之症。《金匮要略·中风历节病脉证并治第五》云："……营卫俱微，三焦无所御，四属断绝，身体羸瘦，独足肿大，……假令发热，便为历节也。"但历节病证，有风湿与寒湿之分，若外感风寒湿邪，渐次化热伤阴，则症以关节肿痛、发热头眩为主，治宜祛风除湿，行痹清热，用桂枝芍药知母汤；若寒湿留于关节，经脉痹阻不通，则症以关节疼痛不可屈伸为主，治宜温经祛寒，除湿解痹，用乌头汤。历节与太阳伤寒表实均有发热，但伤寒证为外感风寒，卫阳被遏，营阴郁滞引起，其辨证要点是：发热恶寒，头痛身疼，腰痛，骨节疼痛，无汗而喘，脉浮紧，故治用麻黄汤发汗解表，宣肺平喘；此为外感风寒湿邪、化热伤阴所致，其辨证要点是：关节疼痛明显，且关节局部肿胀，发热，一般不恶寒，头眩，脉多弦象。治用桂枝芍药知母汤祛风散寒，清热养阴；若以寒湿历节为主者，则治用乌头汤温经散寒，除湿止痛。

13. 腹满兼表发热　腹满可见于许多不同病变之中，病机较为复杂。若腹满兼有表证，临床可见发热。如《金匮要略·腹满寒疝宿食病脉证治第十》说：

"病腹满，发热十日，脉浮而数，饮食如故，厚朴七物汤主之。"其病腹满，为内有实热；脉浮而数，浮则为风，风为表邪，故见发热，数则为热，热则消谷，故饮食如故。但病变重心以里实为甚，而非单纯太阳表证或阳明里实证。腹满兼表与阳明腑实均有腹满、发热，但阳明腑实证为邪入阳明，燥屎内阻，腑气不通所致，其特征是：日晡潮热，并有谵语，腹满，不大便，脉沉迟有力等症，故治用承气汤攻下里实；此为内有实热，外有表邪引起，其特征是：腹满较甚，发热而不潮热，饮食如故，脉浮而数。故用厚朴七物汤（厚朴、甘草、大黄、大枣、枳实、桂枝、生姜），即承气桂枝之合方，荡下腹满，解表和营，表里两解，亦即少阳兼阳明里实用大柴胡汤之法也。

14. 寒实内结发热 寒实内结，阳气郁滞，可见发热。如《金匮要略·腹满寒疝宿食病脉证治第十》谓："胁下偏痛，发热，其脉紧弦，此寒也，以温药下之，宜大黄附子汤。"此处发热，非指表证，亦非阳明腑实证。盖表证发热，其脉当浮；阳明腑实证发热，其脉当滑数；而本证发热，其特征是：发热，脉象紧弦，是与寒实内结，阳气被郁，营卫失调有关，且与胁腹疼痛、大便不通，或恶寒肢冷、舌苔黏腻等症相并见。故当温经止痛，泻下通便，用大黄附子汤（大黄、附子、细辛）。

15. 心中风邪发热 《金匮要略·五脏风寒积聚病脉证并治第十一》云："心中风者，翕翕发热，不能起，心中饥，食即呕吐。"盖心属大脏，风为阳邪，心经有热，复中风邪，风热相合，向外发泄，则翕翕发热；壮火食气，故不能起；风热壅上，热伤胃阴，故心中饥；热扰于胃，故食即呕吐。心中风邪与太阳中风均有翕翕发热，但太阳中风为外感风邪，营卫失调所致，其辨证要点是：发热，恶风，汗出，头项强痛，脉浮缓，纯属表证，故治用桂枝汤疏表解肌，调和营卫。此为心经有热，复中风邪所致，其辨证要点是：发热，不能起，心中饥，食即呕吐。治疗之法，似当从泄风清热着手。仲景未言何方，《金匮发微》谓："当用黄芪防风以泄风，甘草大黄以降逆，不必治风而风自愈。若漫用羚羊以息风，犀角以凉心，则失之矣。"

16. 脾中风邪发热 脾主四肢肌肉，风为阳邪，脾中于风，运化失职，气机郁滞，可见翕翕发热，形如醉人，腹中烦重，皮目瞤瞤，呼吸短气等症。《金匮要略·五脏风寒积聚病脉证并治第十一》"脾中风者，翕翕发热，形如醉人，腹中烦重，皮目瞤动而短气"是也。脾中风邪发热与心中风邪发热：两者病位、病机有异。心中风者，其位在心，心经有热，再遭风邪，其特征是：发热，不能起，心中饥，食即呕吐，故治以泄风清热为主；脾中风者，其位在脾，脾中风邪，健运失司，其特征是：发热，形如醉人，腹中烦重，皮目瞤动，呼吸短气。治宜健脾理气，泄风运湿，用方可随法中悟出。

17. 伏饮兼表发热 水饮内伏，外感风寒，可见胸满喘咳，呕吐痰涎，发热恶寒等症。《金匮要略·痰饮咳嗽病脉证并治第十二》云："膈上病痰，满喘咳吐，发则寒热，背痛腰疼，目泣自出，其人振振身瞤剧，必有伏饮。"盖饮伏膈上，阻碍肺气，故胸满，喘咳，呕吐痰涎；外感风寒，引发宿疾，故恶寒发热，背痛腰疼，周身瞤动震颤，不能自主。此即外邪引动内饮的膈上伏饮证。膈上伏饮兼表与少阴阳虚水泛均有发热，身瞤动，但两者病机不同，治法亦异。彼为少阴阳虚，水邪泛滥所致，其特征是：发热（一般热势不高），心下悸，头眩，身瞤动，振振欲擗地为主，治宜温阳利水，用真武汤（制附子、茯苓、白术、白芍、生姜），"太阳病发汗，汗出不解，其人仍发热，心下悸，头眩，身瞤动，振振欲擗地者，真武汤主之"（82条）是也；此乃饮邪日久，复招外寒，外寒引动内饮而发病，其特征是：发热恶寒，胸满咳喘，呕吐痰涎，背痛腰疼，周身瞤动震颤，是症以胸满咳喘，发热恶寒为主，其与《伤寒论》伤寒表实内兼水饮之小青龙汤证病理略似。仲景未云治法，陈修园《伤寒论浅注》谓此病"俗为哮喘"，主张表里兼治而用小青龙汤，颇有见地。

18. 水热互结发热 伤寒误下，或内伤杂病，邪热入里，水热相合，结于下焦，郁热伤津，临床有脉浮发热，渴欲饮水，小便不利等症。《伤寒论·辨阳明病脉证并治》曰："若脉浮发热，渴欲饮水，小便不利者，猪苓汤主之。"（223条）《金匮要略·消渴小便利淋病脉证并治第十三》曰："脉浮发热，渴欲饮水，小便不利者，猪苓汤主之。"治宜育阴润燥，清热利水，用猪苓汤（猪苓、茯苓、阿胶、滑石、泽泻）。猪苓汤证与五苓散证均有小便不利，渴欲饮水，脉浮发热，但五苓散证为表邪不解，循经入里，膀胱气化失常所致，其特征是：发热，渴欲饮水，甚则水入则吐，小便不利，脉浮数，苔白而腻，治宜化气行水，兼以解表，用五苓散；猪苓汤证为邪热入里，水热相合，结于下焦，阴津损伤所致，其特征是：发热，渴欲饮水，小便不利，脉浮，舌红苔薄黄。故用猪苓汤滋阴清热，淡渗利水。两者同中有异，是所当辨。

19. 黄疸湿热发热 黄疸病因湿热熏蒸或误用火劫，屡有发热。如《金匮要略·黄疸病脉证并治第十五》说："病黄疸，发热烦喘，胸满口燥者，以病发时火劫其汗，两热所得。然黄家所得，从湿得之。一身尽发热而黄，肚热，热在里，当下之。"盖黄疸病发热，由湿热郁遏，熏蒸肝胆所致，所谓"黄家所得，从湿得之"。治当清热利湿退黄。若误用火劫，则里热非但不解，反而增剧，此即"两热相得"，而出现发热烦喘、胸满口燥之症。其病发热，热势较高，"一身尽发热"，特别是腹部发热更重，治疗之法，当攻下泻热，通腑去实。《金匮要略》有证无方，后人有用栀子大黄汤、大黄硝石汤或凉膈散。但湿热黄疸，还有湿盛于热、热盛于湿、湿热俱盛发热者。湿盛于热者，用茵陈五苓散；热盛于湿者，用栀子柏皮汤或栀子大黄汤、大黄硝石汤；湿热俱盛者，用茵陈蒿汤；湿热兼表者，用麻黄连翘赤小豆汤等。

20. 肠痈毒聚发热 肠痈病因热毒内聚，营血瘀结，经脉不通，正邪相争，可见发热。如《金匮要略·疮痈肠痈浸淫病脉证并治第十八》谓："肠痈者，少腹肿痞，按之即痛如淋，小便自调，时时发热，自汗出，复恶寒。其脉迟紧者，脓未成，可下之，当有血。脉洪数者，脓已成，不可下也，大黄牡丹汤主之。"其发热时复见恶寒，且有自汗出，此与太阳中风表虚证候略似。但桂枝汤证为风寒袭表，营卫不和所致，其特征是：脉浮而缓，发热，恶寒，汗出，故治用桂枝汤疏表解肌，调和营卫；而本证为热毒内聚，营郁卫阻所致，其特征是：脉迟紧有力，并伴有少腹肿痞，拘急拒按，小便淋痛等症，故治当荡热解毒，消痈排脓，逐瘀攻下，用大黄牡丹汤（大黄、牡丹皮、桃仁、甜瓜子、芒硝）。若病延至肠痈后期，脉见洪数，为脓已成熟，则当慎用攻下之法。

21. 妊娠阳虚发热 妇人妊娠六七月，子宫开而不合，风冷乘之，阳气虚弱，阴寒内盛，临床可见脉弦发热、腹痛恶寒等症，如《金匮要略·妇人妊娠病脉证并治第二十》说："妇人怀娠六七月，脉弦发热，其胎愈胀，腹痛恶寒者，少腹如扇，所以然者，子脏开故也，当以附子汤温其脏。"妊娠阳虚与少阴阳虚均有发热，其病机皆与阳虚有关，但病因、病位、伴随症状不同。彼为肾阳虚衰，阴寒内盛、格阳于外所致，其辨证要点是：身虽发热，但反欲近衣，或面色赤，或咽中痛，脉微欲绝等，属内真寒外假热，故治用通脉四逆汤类破阴回阳，通达内外；此为妇人妊娠，风寒内乘、阳虚阴盛、虚阳外浮所致，其辨证要点是：发热，但势不高，伴有腹痛恶寒，胎觉胀大，少腹作冷，脉弦等一系列阴寒见症，治当温阳散寒，暖宫安胎，宜用附子汤。《金匮要略》附子汤方缺，后世医家主张用《伤寒论》附子汤（炮附子二枚，茯苓、芍药各三两，白术四两，人参二两）。考《伤寒论》附子汤，本为治疗阳气虚衰，水寒不化，寒湿留着于经脉骨节之证而设，如"少阴病，身体痛，手足寒，骨节痛，脉沉者，附子汤主之"（305 条），其与妊娠阳虚腹痛者有所不同，但阳虚寒甚的病机则一，故可同用附子汤治疗。附子有破坚堕胎之弊，仲景用之，是本《内经》"有故无殒"之意，但临床运用必须准确，方能无殒。

22. 妇人产后发热　妇人产后，气血亏虚，腠理不固，易受邪侵，发热乃为其常见证候。产后发热大抵有三：一是产后瘀血内阻，兼阳虚里实发热，治宜通腑泻热，荡涤积滞，用大承气汤。如"产后七八日，无太阳证，少腹坚痛，此恶露不尽；不大便，烦躁发热，切脉微实，再倍发热，日晡时烦躁者，不食，食则谵语，至夜即愈，宜大承气汤主之。热在里，结在膀胱也。"（《金匮要略·妇人产后病脉证治第二十一》）二是产后营卫亏虚，风寒袭表而见发热，治宜解表祛邪，调和营卫，用阳旦汤（即桂枝汤）。如"产后中风续之数十日不解，头微痛，恶寒，时时发热，心下闷，干呕，汗出，虽久，阳旦汤证续在耳，可与阳旦汤。"（同上）三是产后阴血大虚，虚阳上越，兼感风寒而发热，治宜扶正祛邪，表里双解，用竹叶汤（竹叶、葛根、防风、桔梗、桂枝、人参、甘草、附子、大枣、生姜）。如"产后中风，发热，面正赤，喘而头痛，竹叶汤主之。"（同上）观以上 3 条，同属产后发热，但病理机制不同，故用药有大承气汤、阳旦汤、竹叶汤之异。由此可知，临床治病，见有何证，即与何方，既不必泥于正虚而不敢攻，亦不要祛邪而忘扶正，贵在全面分析，辨证论治，治伤寒杂证若是，治产后诸病亦若是也。

23. 热入血室发热　妇人月经期间，或经水适断，若病中风，邪热内陷血室，与血相结，正邪分争，可见发热恶寒等症。如"妇人中风，七八日，续得寒热，发作有时，经水适断者，此为热入血室。其血必结，故使如疟状，发作有时，小柴胡汤主之。"（144 条）其病寒热，是寒热往来，发作有时，与太阳中风之寒热发无定时者不同，亦与少阳病之邪结部位有在少阳或在血室之异，但因与少阳之往来寒热症状相同，病机亦相合拍，故可同用小柴胡汤和解枢机，助正祛邪。若妇人中风，发热恶寒，经水适来，血室空虚，表邪内陷，邪热与瘀血结于血室，胸胁满如结胸状，并有谵语，则可治取肝之募穴期门刺之，泻其实而清其瘀热。如"妇人中风，发热恶寒，经水适来，得之七八日，热除脉迟，身凉和，胸胁满如结胸状，谵语者，此为热入血室也，当刺期门，随其实而取之"（《金匮要略·妇人杂病脉证并治第二十二》及《伤寒论·辨太阳病脉证并治》），说明同为热入血室，因其病情程度轻重不同，有用小柴胡汤与针刺期门之异。但用针刺，亦可配合汤药内服。如《类证活人书·卷十九》说："妇人血结胸，法当刺期门，仲景无药方治法"，可用海蛤散［海蛤、滑石、甘草（炙）各一两，芒硝半两］，"每服二钱，鸡子清调下……血不流行，宜此方；小便利，血数行，宜桂枝红花汤［桂心、芍药、甘草（炙）各三两，红花一两］"，可供临床参考。

《伤寒论》《金匮要略》所论发热，尚有"微热""倍热""时热""身热""有热"之谓者。

微热，发热较轻微者也。如"呕而脉弱，小便复利，身有微热，见厥者，难治，四逆汤主之。"（《金匮要略·呕吐哕下利病脉证治第十七》）其身微热，但与四肢冷、呕而脉弱、小便自利等并见，则属阳虚阴盛、格阳于外之发热，故用四逆汤回阳救逆。

倍热，发热加重者也。如"产后七八日，……切脉微实，再倍发热，日晡时烦躁者，不食，食则谵语，至夜即愈，宜大承气汤主之……。"（《金匮要略·妇人产后病脉证治第二十一》）其病发热，少腹坚硬疼痛，不大便，烦躁，至日晡时烦躁发热更甚，谵语，切脉微实，是产后瘀血内阻，又兼阳明里实所致，故用大承气汤泄热去实。

时发热，即阵发性发热也。如《伤寒论·辨太阳病脉证并治》说："病人脏无他病，时发热，自汗出而不愈者，此卫气不和也。先其时发汗则愈，宜桂枝汤。"（54 条）其脏无他病，而见时发热，自汗出，是因"卫气不和"而致营卫失调，故用桂枝汤燮理阴阳，调和营卫。

身热，身体发热也。《伤寒论·辨太阳病脉证并治》曰："伤寒四五日，身热，恶风，颈项强，胁下满，手足温而渴者，小柴胡汤主之。"（99 条）其身热，恶风，颈强痛，属太阳表证；胁下满，属少阳半表半里证；手足温而渴，属阳明里证。三阳证见，但治从少阳，以和解为主，用小柴胡汤，则枢机运转，上下宣通，内外畅达，邪可去也。

有热，发热之别称也。《伤寒论·辨太阳病脉证并治》曰："伤寒有热，少腹满，应小便不利，今反利者，为有血也，当下之，不可余药，宜抵当丸。"（126 条）伤寒发热，即表证发热，又见少腹硬满，小便通利，则为血蓄下焦，但未见如狂发狂，是病证较缓，故小制其剂，用抵当丸攻下瘀血，峻药缓图。

此外，《伤寒论》中还有热盛于里，表无大热之发热者。如"发汗后，不可更行桂枝汤，汗出而喘，无大热者，可与麻黄杏仁甘草石膏汤"（63条），"……但结胸，无大热者，此为水结在胸胁也，但头微汗出者，大陷胸汤主之"（136条），"伤寒，无大热，口燥渴，心烦，背微恶寒者，白虎加人参汤主之"（169条）等。"无大热"并非热邪不盛，实为邪已不在表，热盛于里，而表无大热之谓。因里热炽盛，热邪迫肺，则汗出而喘，用麻杏甘石汤清热宣肺定喘；热与水结于胸胁致结胸，见心下硬满疼痛拒按，头汗出，脉浮紧，用大陷胸汤清热逐水破结；热入阳明，气阴两伤，身大热，口燥渴，心烦，则用白虎加人参汤辛寒清热，益气生津。

【补充】

1. 风热犯肺发热　肺合皮毛，主人身之表，且"肺位最高，邪必先伤"，故外感风热之邪，易犯于肺，而见发热恶寒，但发热重，恶寒轻，微汗出，头痛，咽红，口干，咳嗽，舌苔薄黄，脉浮数。本证与风寒袭表（太阳表证），发热同属外感证候，但太阳表证为风邪兼寒，风寒束表，腠理闭塞，卫阳郁遏，其特征是：恶寒发热，头痛身痛，骨节疼痛，无汗而喘，舌苔薄白，脉浮紧，故治用麻黄汤发汗解表，宣肺平喘；风热犯肺为风邪兼热，风热上受，表卫不和，肺失宣肃，其特征是：发热重，恶寒轻，微汗出，头痛咽红，口干咳嗽，舌苔薄黄，脉浮数等。治宜辛凉解表，用银翘散（《温病条辨》方：金银花、连翘、豆豉、牛蒡子、荆芥、薄荷、桔梗、甘草、竹叶、芦根），或桑菊饮（《温病条辨》方：桑叶、菊花、杏仁、连翘、薄荷、桔梗、甘草、芦根）。

2. 脾气虚弱发热　发热或兼恶寒，热势或高或低，头晕身体乏力，自汗易于感冒，气短懒言，食少便溏，舌质淡苔薄白，脉象软弱。此多见于血液病变及慢性虚弱病证等。因脾气虚弱，阳气浮越，故有发热恶寒，但热多于寒；气血两虚，中气不足，故见头晕体倦气短；气虚不能固外，故自汗出，易于感冒；脾虚失运，故食少便溏；舌淡脉软弱，乃发热日久，气血亏损之象。脾气虚发热与少阴阳虚发热同属正虚发热。但少阴阳虚发热，为阳虚阴盛，虚阳外越所致，兼有发热，身反不恶寒，面色赤，咽痛等，属内真寒而外假热，治宜破阴回阳，宣通内外，用四逆汤或通脉四逆汤；脾气虚弱发热，重在脾气虚弱，阳气浮越，其特征是：发热时间一般较长，兼有食少便溏，少气懒言，头晕自汗等脾虚失运之症。治宜益气健脾，甘温除热，用补中益气汤（《脾胃论》方：黄芪、人参、甘草、白术、当归、陈皮、升麻、柴胡）。

潮　热

【定义】

潮热，是指发热盛衰起伏而定时，犹如潮水一般。本症《伤寒论》称"日晡潮热"，后世又有"午后潮热"之说。潮热不同于一般的发热，若一日数发，则为发热，不属潮热范围。

《伤寒明理论·潮热第五》说："伤寒潮热，何以明之？若潮水之潮，其来不失其时也。一日一发，指时而发者，谓之潮热。若日三五发者，即是发热，非潮热也。潮热属阳明，必于日晡时发者，乃为潮热。阳明者胃，属土，应时则旺于四季，应日则旺于未申。经曰：阳明居中，土也，万物所归，无所复传。盖邪气入胃，谓之入府，府之为言聚也，若府库之府焉。邪气入于胃，而不复传，邪气郁而为实热，随旺而潮，是以日晡所发热者，属阳明也。"

【分类】

1. 阳明腑实潮热　表邪不解，侵袭阳明，邪从燥化，里热成实，可出现潮热，因阳明旺于申酉戌，故阳明潮热多发于日晡时（午后三时至五时），所谓"日晡所发热者，属阳明也"（240 条）。潮热的出现，表明阳明腑实已成，可予攻下之法，如"阳明病，脉迟，虽汗出不恶寒者，其身必重，短气，腹满而喘，有潮热者，此外欲解，可攻里也。手足濈然汗出者，此大便已硬也，大承气汤主之。若汗多，微发热恶寒者，外未解也，其热不潮，未可与承气汤。"（208 条）但临床亦有虽发潮热，阳明腑实未能全俱，而不用清下之法者。如"阳明病，发潮热，大便溏，小便自可，胸胁满不去者，与小柴胡汤"（229 条）即是其例。阳明腑实潮热辨证要点：发热以傍晚为甚，热势旺盛而汗出，兼有谵语，腹满硬痛，或绕脐疼痛，大便硬结，舌苔黄燥或焦燥起刺，脉沉实有力等症状。治宜攻下实热，随热结的轻重不同，选用大承气汤、小承气汤或调胃承气汤。

2. 少阳里实潮热　少阳之病位为半表半里，出则向外，而连及太阳；入则向里，而与阳明相通。若表邪不解，向里传变，邪入少阳，兼侵阳明，里实燥结，有日晡潮热，胸胁满而呕。如"伤寒十三日不解，胸胁满而呕，日晡所发潮热，已而微利。此本柴胡证，下之以不得利，今反利者，知医以丸药下之，此非其治也。潮热者，实也。先宜服小柴胡汤以解外，后以柴胡加芒硝汤主之。"（104条）盖少阳兼腑实，胸胁满而呕，日晡潮热，当用大柴胡汤和解少阳，通下里实。若误用丸药攻下，则难以荡涤肠胃燥实，药力反留中不去，正气受损，加有微利而病不解，且燥热诸实仍在。本证与阳明腑实同有潮热，但彼纯为阳明燥热内结，腑气不通，其特征是：潮热势盛，伴有腹满硬痛，大便秘结，谵语等症；此为少阳不解，兼有里实，其特征是：潮热较轻，且有胸胁苦满、呕吐、微利等症。治宜和解少阳，兼泻热去实，用柴胡加芒硝汤（柴胡、黄芩、人参、甘草、生姜、半夏、大枣、芒硝）。

3. 风湿化热潮热 风邪侵表，与湿相合，化热化燥，可有发热日晡时增剧之症。《金匮要略·痉湿暍病脉证治第二》说："病者一身尽疼，发热，日晡所剧者，名风湿。此病伤于汗出当风，或久伤取冷所致也，可与麻黄杏仁薏苡甘草汤。"本证与阳明腑实潮热不同，彼为邪入阳明，燥热成实，腑气不通，而有潮热，谵语，不大便等里热实证，故治用承气汤攻下里实；此为汗出当风，或久病贪凉，风湿在表，而见一身尽疼，发热，因湿邪化热化燥，影响阳明，则日晡所发热加剧，但病变重心仍为风湿在表，故治用麻黄杏仁薏苡甘草汤，以轻清宣化，解表祛湿。

4. 女劳阴虚潮热 女劳疸病，病变日久，肾阴亏虚，可有日晡所发热。《金匮要略·黄疸病脉证并治第十五》曰："黄家，日晡所发热，而反恶寒，此为女劳得之；膀胱急，少腹满，身尽黄，额上黑，足下热，因作黑疸，其腹胀如水状，大便必黑，时溏，此女劳之病，非水也。腹满者难治。硝石矾石散主之。"黄疸之病，湿热蕴蒸，郁于阳明，有日晡所发热，而不恶寒；若日晡所发热，而反恶寒，则为少阴肾虚之症，为女劳所得；女劳伤肾，肾阴亏损，故身目尽黄而额上黑，身发热而足下尤甚；膀胱急，少腹满，大便黑，时溏，为兼有瘀血所致者，则可变为黑疸。本证与阳明腑实同为日晡所发热，但同中有异："日晡所，正当申酉之时，阳明旺于申酉，而申时又是气血流注于膀胱之时，酉时是气血流注于肾之时，肾与膀胱相表里，故日晡所发热者，主阳明盛，亦主少阴肾虚，但阳明发热不恶寒，少阴发热则恶寒。以此为辨"（《金匮要略浅注·黄疸病脉证并治》）。治疗大法：女劳疸兼有瘀血者，用硝石矾石散（硝石、矾石、大麦粥汁），消瘀化湿，清热利水；女劳疸若不兼瘀血，纯属肾虚，后世医家主张补肾为治。如偏肾阴虚者，用六味丸（地黄、山药、山茱萸、泽泻、茯苓、牡丹皮）、左归丸（熟地黄、山药、枸杞子、山茱萸、牛膝、菟丝子、鹿角胶、龟甲胶）为主；偏阳虚者，用肾气丸（地黄、山药、山茱萸、泽泻、茯苓、牡丹皮、桂枝、附子），或右归丸（熟地黄、山药、山茱萸、枸杞子、杜仲、菟丝子、附子、肉桂、当归、鹿角胶）为主；肾虚兼有瘀血者，则采用标本同治之法。

5. 崩血阴虚潮热 冲任虚寒，瘀血内停，崩漏不止，阴血耗损，临床可见"暮而发热"。《金匮要略·妇人杂病脉证并治第二十二》："问曰：妇人年五十所，病下利数十日不止，暮即发热，少腹里急，腹满，手掌烦热，唇口干燥，何也？师曰：此病属带下。何以故？曾经半产，瘀血在少腹不去。何以知之？其证唇口干燥，故知之。当以温经汤主之。"有学者将本证与阳明潮热及女劳疸"日晡发热"等同列入"潮热"范围，但阳明病潮热，是燥热结实，腑气不通，潮热较剧，伴有谵语、腹满、不大便等症，治宜通里攻下，用承气汤类。女劳疸"日晡发热"，是女劳日久，肾阴亏损，其特征是：身尽黄而额上黑，身发热而足下甚，兼有膀胱急、少腹满等瘀血症状，治宜化湿消瘀，清热利水。若属肾阴虚者，则当补益肾阴。崩漏阴虚潮热，病由冲任虚寒，曾经半产，瘀血停留在少腹，引起崩漏不止，阴虚耗伤所致，其特点是："暮即发热"，手足烦热，唇口干燥，兼有腹满里急，或伴刺痛、拒按等瘀血症状，治宜温补冲任，养血行瘀，扶正祛邪，用温经汤（吴茱萸、当归、川芎、芍药、人参、桂枝、阿胶、生姜、牡丹皮、甘草、半夏、麦冬）。

【补充】

1. 暑热伤气潮热 多为小儿疰夏发热，或早热暮凉，或暮热早凉，口渴引饮，烦躁不安，纳呆神倦，舌苔腻，脉细数。其与阳明潮热同可见口渴引饮，烦躁不安等症，但阳明潮热较剧，多发生于成人，为邪入阳明，化燥成实，腑气不通，故有腹满痛绕脐痛，不大便，神昏谵语，舌苔焦黄脉沉实等；本证潮热以低热为主，是小儿在夏季的常见症状，秋凉可自行缓解，其潮热特点是：早热暮凉，或暮热早凉，兼见暑热伤气之口渴欲饮、体倦神疲等症。治宜清暑益气，用王氏清暑益气汤（《温热经纬》：西洋参、石斛、麦冬、黄连、竹叶、荷梗、知母、西瓜翠衣、甘草、粳米）。《中国当代名中医秘验方临证备要·发热》曰："小儿热病后期，血分伏热，热毒未尽，致长期低热，或夜热早凉，手足心热，心烦口渴，或咽喉肿痛者，可用周氏凉血清热方（青蒿 10g，鳖甲 10g，知母 3g，牡丹皮 6g，生地黄 6g，玄参 10g，白芍 6g，白薇 10g，地骨皮 10g，大青叶 6g），养阴清热，凉血解热。"可供参考。

2. 瘀血内郁潮热　七情郁结，寒凝气滞，血热妄行，跌打损伤等因素，影响血液运行，滞而成瘀，瘀血内郁化热。可见午后或夜间潮热，咽燥口干，漱水不欲咽，腹中癥块，或身有痛处，甚则肌肤甲错，两目暗黑，舌质瘀斑或青紫，脉细涩等症。本证与阴虚潮热均见午后或夜间发热，但阴虚潮热，多为汗吐下、亡血、亡津之后，阴亏气燥，虚火上炎所致，所谓"阴虚则内热"（《素问·调经论》），其特征是：午后潮热，兼见手足心热、唇口干燥等虚火上炎之症；瘀血内郁潮热，则多由七情郁结，或寒凝气滞，或跌打损伤等影响血运，瘀血内郁化热所致，其特征是：午后或夜间潮热，兼见身有痛处固定，或有癥块、肌肤甲错等瘀血内结之症。治宜活血化瘀，清退邪热，用血府逐瘀汤（桃仁、红花、当归、生地黄、川芎、赤芍、柴胡、枳壳、甘草、桔梗、牛膝），加制大黄、牡丹皮等。

潮热一症，有虚有实，实证潮热多由外感，发热较高，热退不清，到一定时间复又上升；虚证潮热，多由劳倦内伤，气血亏损，发热较低，或仅自觉发热，病势缠绵。然疾病发展，虚实可以互相转化，如实证久病可以致虚，虚证治疗得当，亦可变实。临床当抓住潮热的特点，结合病史及兼症等进行辨证论治。

往　来　寒　热

【定义】

往来寒热，是指恶寒与发热交替出现。此种热型，为少阳所独有，既异于太阳表证之寒热并见，亦别于阳明之但热不寒，且与表郁轻证之寒热如疟，一日再发或二三度发不同。往来寒热是发热止而恶寒作，或恶寒止而发热作，发热与恶寒交替而现；表郁轻证之寒热如疟，是恶寒与发热同时并现，寒热同作同休，一日再发或二三度发。

关于本证之定义，历代医家阐论颇详，今摘录数家以备考阅：

《伤寒论临床研究·辨太阳病脉证并治中》曰："伤寒或中风五六天，按时间应传到阴经，但有要入而未入之势。其证表现为寒热往来，一阵寒一阵热，寒热交替，此为半表半里的特点。在表恶寒发热属太阳，在里则发热不恶寒，'往来寒热'是'半表半里'。"

《伤寒论东考·上篇》曰："少阳中风，寒热往来，这种特殊热型，既不是太阳病的发热恶寒，也不是阳明病的只发热而不恶寒，而是介乎二者之间。太阳为表，阳明为里，那么寒热往来的少阳病就被称为半表半里证……不过这种半表半里证，只是观念上的抽象病位，在器官上未予确定。山本岩在其《东医杂录》认为，少阳病的病位应定在肝胆十二指肠，这不仅因为肝胆系炎症容易出现寒热往来这一特定热型，而且胸胁苦满，默默不欲饮食，心烦喜呕，这些小柴胡汤的主症，也是肝胆十二指肠病变的常见症状。"

《伤寒论东考·下篇》曰："往来寒热为少阳病的特点：恶寒止则发热，热退又恶寒。"

【分类】

1. 邪入少阳往来寒热　伤寒或中风，病经数日，正气较弱，邪入少阳，正邪分争，正不胜邪则恶寒，正胜于邪则发热，寒往则热来，热去而寒复，二者交替出现，故见往来寒热。《伤寒论条辨·辨太阳病脉证并治上》曰："往来寒热者，邪入躯壳之里，脏腑之外，两夹界之隙地，所谓半表半里，少阳所主之部位，故入而并于阴则寒，出而并于阳则热，出入无常，所以寒热间作也"，是从阴阳表里的角度阐发其机制。而《伤寒论汤证新编·第四章·少阳病》谓："人体对外邪入侵的病理反应层次是：表→半表半里→里，故半表半里既不是表、也不是里，是由表入里、由里出表之处，恰似枢机一样，为人体阴阳升降、气机出入的中心。正由于半表半里所处的部位的特殊性，故其病理反应常波及到表里内外各个相连的层次，而出现表里寒热虚实错杂的证候。在半表，当阴邪并入营时，则阴大于阳，居优势的营阴的沉凝性、静性引起恶寒，阳气被郁而不得升散；当阳气并于卫，被郁之阳气不断增强，以致形成阴小于阳时，于是阳大于阴，居优势的阳的温散性、动性引起发热。阳因过分发散而减弱，则可出现阴大于阳；被郁之阳气不断增长，到相当程度时，又可出现阴小于阳。如此循环反复，便形成往来寒热"，则是从阴阳失衡的角度论述其机制。关于其发生途径，《伤寒来苏集·伤寒论注·少阳脉证》曰："言往来寒热有三义：少阳自受寒邪，阳气衰少，既不能退寒，又不能发热，至五六日，郁热内发，始得与寒气相争，而往来寒热，一也。若太阳受寒，过五六日，阳气始衰，余邪未尽，转属少阳，而往来寒热，二也。风为阳邪，少阳为风脏，一中于风，便往来寒热，不必五六日而始见，三也。"其临床特征：除有往来寒热以外，尚有口苦咽干，胸胁苦满，默默不欲饮食，心烦喜呕，舌红苔白或薄黄，脉弦等症，可资鉴别。《伤寒论》第 96 条云："伤寒五六日，中风，往来寒热，胸胁苦满，嘿嘿不欲饮食，心烦喜呕，或胸中烦而不呕，或渴，或腹中痛，或胁下痞硬，或心下悸，小便不利，或不渴，身有微热，或咳者，小柴胡汤主之。"治宜和解少阳，以小柴胡汤为代表方剂，药用：柴胡、黄芩、人参、半夏、甘草、生姜、大枣。

2. 外感疟邪往来寒热 病由感受疟邪所致，多发于夏秋季节。如《医宗必读》谓："疟疾多因风寒暑湿，天之邪气所伤。"其临床表现，《素问·疟论》论述颇详："疟之始发也，先起于毫毛，伸欠乃作，寒栗鼓颔，腰脊俱痛，寒去则内外皆热，头痛如破，渴欲冷饮。"《金匮要略·疟病脉证并治第四》论疟以寒热多少为依据，将疟病分为三类：但热不寒者为"瘅疟"，热多寒少者为"温疟"，寒多热少者为"牝疟"。若这三种疟病，迁延日久，疟邪深入血络，假血依痰，则可结为"疟母"。少阳病之往来寒热，发无定时，可一日数潮，病程较短，且有胸胁苦满，口苦咽干等症；而外感疟邪往来寒热，发有定时，一日一发，或间日而发，亦有三日一发者，发作时先寒战，后壮热，继之遍体汗出，热退身和，如此反复发作，兼见舌红苔薄白或黄腻，脉弦数。关于本证之治法，《金匮要略·疟病脉证并治第四》明确指出，疟病治法有汗、吐、下、温、清诸法，据其寒热多少及兼挟证候而选用之：方有白虎加桂枝汤以治"其脉如平，身无寒但热，骨节疼烦，时呕"之温疟；鳖甲煎丸以治寒热日久不解，疟邪结于胁下而成癥瘕之疟母；蜀漆散以治寒热间作、寒多热少之牝疟。而《外台秘要》则以牡蛎汤治牝疟；柴胡去半夏加瓜蒌根汤治疟病发渴及劳疟；柴胡桂姜汤治疟寒多微有热或但寒不热。然而在后世及现代临床实践中，多治以祛邪截疟之法，方选后世之截疟七宝饮，药用：常山、厚朴、青皮、陈皮、炙甘草、槟榔、草果仁。如虚人反复发作者，可用后世之何人饮。《中国当代名中医秘验方临证备要·全身症状》摘录了现代医家对本证之治疗经验："在病发前一小时用云母猪苓汤

（云母100g，猪苓10g，白薇6g，蜀漆10g，当归6g，柴胡12g，黄芩6g，洗半夏6g）。若是久疟，羸瘦，寒热发无定时，呼吸微弱，白睛发青，肤干皮脱，舌色绛而不泽，且根部、中部均见黑色者，属肾虚脾亏，可用余氏首乌故纸汤（制何首乌18g，补骨脂12g，大熟地黄9g，熟附子9g，炮姜炭6g，山茱萸9g，茯苓12g，土炒白术12g，以生姜、大枣为引，水煎服）。"可资借鉴。

3. 热入血室往来寒热 妇人月经适行或适断之时，外邪乘虚内陷血室，血室瘀结，气血不畅，正邪分争，可见往来寒热。《伤寒论·辨太阳病脉证并治》第144条曰："妇人中风七八日，续得寒热，发作有时，经水适断者，此为热入血室，其血必结，故使如疟状，发作有时，小柴胡汤主之。"本证与邪入少阳往来寒热区别在于：后者为邪入少阳，病在半表半里，其往来寒热发无定时，伴有口苦咽干、胸胁苦满、不欲饮食、心烦喜呕等症；热入血室往来寒热，病位在血室（子宫），寒热往来，发作有时，且有胸胁下满，心烦不安，甚者暮则谵语，昼日明了等症，舌苔薄黄，脉象弦数。

《伤寒论》论本证之治疗，有针药二途。针法当刺期门，以泻其实；方治用小柴胡，以和枢机。后世在此基础上有所发扬。叶天士《温热论》曾予详述："如经水适来适断，邪将陷血室，少阳伤寒言之详悉，不必多赘。但数动与正伤寒不同。仲景立小柴胡汤，提出所陷热邪，参、枣扶胃气，以冲脉隶属阳明也，此与虚者为合治。若热邪陷入，与血相结者，当从陶氏小柴胡汤去参枣加生地、桃仁、楂肉、丹皮或犀角等。若本经血结自甚，必少腹满痛，轻者刺期门，重者小柴胡汤去甘药加延胡、归尾、桃仁，挟寒加肉桂心，气滞者加香附、陈皮、枳壳等。"而《症状辨证与治疗·寒热症类》则曰："邪居半表半里寒热往来，治宜和解表里，用小柴胡汤。热入血室往来寒热，治宜和血祛瘀，清热安胞，用丹栀逍遥散。热入血室，《伤寒论》采用小柴胡汤治疗，但小柴胡汤缺乏祛瘀活血作用，所以临床上常用丹栀逍遥散，胸胀胁闷，头痛目眩，可去丹皮、栀子（即逍遥散），疏肝解郁。"其言皆有临证参考价值。

4. 肝郁奔豚往来寒热 病由惊恐恼怒，肝气郁结，少阳之气不和所致。《金匮要略·奔豚气病脉证治第八》说："奔豚气上冲胸，腹痛，往来寒热，奔豚汤主之。"本证与上三证不同，邪入少阳以邪为患，属伤寒，寒热往来，发无定时；外感疟邪以疟邪为患，属疟疾，往来寒热，休作有时；热入血室以血室瘀阻为患，往来寒热，发作有时；本证则以惊恐恼怒，肝气郁结为患，属奔豚气，虽有往来寒热，但以气上冲胸、腹中疼痛为主，气从少腹上冲胸咽，发作欲死，复还止，甚则口中白津泛滥，舌红苔薄白或薄黄，脉弦。临床应结合脉症病机，予以审辨。治宜养血平肝，和胃降逆，方选奔豚汤，药用：甘草、川芎、当归、半夏、黄芩、生葛根、白芍、生姜、甘李根白皮。

【补充】

1. 邪伏膜原往来寒热 膜原外通肌肉，内近胃腑，为三焦之门户，实一身之半表半里。湿热秽浊郁伏膜原，阻遏阳气，不能达布肌表而恶寒，至阳气渐炽，郁极而通，则恶寒消失，而见发热汗出；邪正反复交争，故见寒热往来起伏。此证每多湿重于热，故寒热往来而寒甚热微；因其湿郁，故而兼见身痛有汗，手足沉重，呕逆胀满，舌苔白厚腻浊，脉缓。治宜疏利透达膜原湿浊，方用雷氏宣透膜原法，药用：厚朴、槟榔、草果、黄芩、甘草、藿香叶、半夏。

2. 湿热郁阻往来寒热 湿温病邪热痰浊留恋三焦，伏留不解，三焦气化失司，可出现寒热起伏，胸脘痞闷，腹胀，溲黄短赤，舌红苔垢腻或白如积粉，脉濡等症。其与邪入少阳及外感疟邪往来寒热不同。邪入少阳以寒邪为患，属伤寒；外感疟邪以疟邪为患，属疟疾；本证以湿热为患，属湿温病。临床表现各具特征：邪入少阳往来寒热，忽热忽寒，发无定时；外感疟邪往来寒热，休作有时；湿邪郁阻三焦，寒热起伏，病势缠绵，汗出不解。治宜分消走泄，宣展气机，用黄连温胆汤（《六因条辨》：黄连、竹茹、枳实、半夏、橘红、茯苓、甘草、生姜）化裁为治。

恶 风 寒

【定义】

恶风、恶寒是指病人怕冷恶风的感觉，为外感及内伤杂病中的常见证候。成无己认为恶寒与恶风有别："恶寒者，啬啬然而憎寒也，虽不当风，而自然寒也；恶风者，谓常居密室之中，帏帐之内，则舒缓而无所畏也。一或用扇，一或当风，淅淅然而恶者，此为恶风者也。恶寒则有属于阳者，有属于阴者，及其恶风者，悉属于阳，非若恶寒之有阴阳也。"（《伤寒明理论·卷一》）但就临床所见，一般恶寒者皆有恶风，恶风者亦多兼恶寒。如同一桂枝汤证，可见"啬啬恶寒，淅淅恶风"（12 条）；同一麻黄汤证，可见"恶寒"（3 条），亦可见"恶风"（35 条）。故方有执说："盖风动则寒生，寒生则肤栗，恶则皆恶，未有恶寒而不恶风者，恶风而不恶寒者。"（《伤寒论条辨》）两者比较而言，"恶风"为怕冷较轻，受风则怕冷；"恶寒"怕冷较重，不受风亦怕冷。因恶风、恶寒表现相似，故本篇用恶风寒概括之，而合并一处讨论。另仲景所论恶寒，还有"微恶寒""有寒""寒甚""大寒""寒多""多寒""振寒""寒少""淅然""洒洒然毛耸"等不同称谓，为节省篇幅起见，亦归于本节范围内讨论。

【分类】

1. 太阳表证恶风寒 太阳病以"脉浮，头项强痛而恶寒"（《伤寒论·辨太阳病脉证并治》第 1 条）为提纲。因风寒袭表，卫阳被寒邪所遏，不能温分肉，故有恶寒、脉浮、头项强痛等症。太阳病恶寒往往与发热并见，但太阳病早期亦可能见有暂时不发热而只见恶寒者。太阳表病有中风表虚与伤寒表实之分：中风表虚因风寒外袭，卫不外固，营不内守，营卫失调，症以恶风（或恶寒）、发热、汗出、头痛、脉浮缓为主，治以解肌祛风，调和营卫，用桂枝汤；伤寒表实因风寒束表，卫阳被遏，营阴郁滞，症以恶寒发热、无汗而喘、头身疼痛、脉浮紧为主，治以发散解表，宣肺平喘，方用麻黄汤。中风表虚与伤寒表实，均有恶风寒之主症，但一般而言，中风表虚证恶风寒程度较轻，伤寒表实恶风寒程度较重；前者以汗出、脉浮缓为特点，后者以无汗、脉浮紧为特点。另太阳表郁轻证，亦可见有恶寒者，因日久邪微，正邪相争，其恶寒是"热多寒少，一日二三度发"，呈"如疟状"（23 条），治宜小发其汗，主方如桂枝麻黄各半汤。

2. 邪入阳明恶风寒 邪入阳明，里热炽盛，一般没有恶风寒。但若邪气初入阳明，阳气一时被郁，热势未盛，肌表不温，亦可见恶寒者。如"问曰：病有得之一日，不发热而恶寒者，何也？答曰：虽得之一日，恶寒将自罢，即自汗出而恶热也。"（183 条）由于阳明为多气多血之腑，易化热化燥，故此恶寒出现时间极为短暂，甚至在发热的同时恶寒即会消失，故谓"虽得之一日，恶寒将自罢，即自汗出而恶热也"。虽然恶寒时间极短，然有一分恶寒未去，就有一分表证存在，则临床当先以解表为治，不可贸用清下之法，恐引邪内陷而致变也。再者，伤寒误用吐下，津液被夺，邪热内陷，或邪入阳明，高热亢盛，伤气耗液，而有"时时恶风"（168 条），或"背微恶寒"（169 条）者，乃热迫汗出，汗出肌疏所致。《伤寒论辨证广注·辨阳明病脉证并治法》曰："时时恶风者，乃热极汗多，不能收摄，腠理疏，以故时时恶风也。"《医宗金鉴·订正仲景全书·伤寒论注》曰："背恶寒非阳虚恶寒，乃阳明内热熏蒸于背，汗出肌疏，故微恶之也。"此恶风寒，与少阴阳虚阴盛厥逆恶寒不同，因不伴头痛、脉浮之表证，故与太阳表证亦异，其与口大渴、心烦等症并见，是热盛伤津显然，故用白虎加人参汤以清热生津。

3. 邪郁少阳恶风寒　少阳居半表半里之位，邪入少阳，枢机不利，正邪相争，可见恶寒，但此恶寒是与发热交替出现，仲景谓："往来寒热"（96条），其与太阳病之发热恶寒并见不同，与疟疾之寒热定时而发亦异，而为少阳病所独有，且伴胸胁苦满，默默不欲饮食，心烦喜呕等症，治当和解少阳，方用小柴胡汤。此外，少阳病兼有表时可见恶风寒，如"伤寒四五日，身热恶风，颈项强，胁下满，手足温而渴者，小柴胡汤主之"（99条），"伤寒六七日，发热，微恶寒，支节烦疼，微呕，心下支结，外证未去者，柴胡桂枝汤主之"（146条）。前者身热，恶风，颈项强，属太阳表证；胁下满，属少阳半表半里证；手足温而渴，属阳明里证，为三阳合病而以少阳为重，故当治从少阳，用小柴胡汤。而后者属病邪已入少阳，而太阳外证未罢，故既有发热，微恶寒、支节烦疼之表证，又有微呕、心下支结之少阳证，治法自宜和解少阳，解肌散邪，用柴胡桂枝汤（桂枝、黄芩、人参、甘草、半夏、芍药、大枣、生姜、柴胡）。

4. 少阴阳虚恶风寒　少阴阳虚寒化证，多伴有无热恶寒，嗜卧，或下利，或四肢厥逆。例如"下之后，复发汗，必振寒，脉微细，所以然者，以内外俱虚故也"（60条），"少阴病，得之一二日，口中和，其背恶寒者，当灸之，附子汤主之"（304条），"少阴病，身体痛，手足寒，骨节痛，脉沉者，附子汤主之"（305条）。盖少阴阳气虚衰，阴寒邪盛，故见症多一派虚寒之象，所谓"无热恶寒者，发于阴也"（7条）。少阴虚寒之象者，不仅肾命真阳虚衰，不能温煦于表层；而且脾阳不足，不能充分达于四肢，致使阴阳气不相顺接而为厥。一般寒厥手指、足趾清冷，重者手足冷逆至节（腕、踝部），剧者手冷过肘，足冷过膝。如"大汗，若大下利，而厥冷者，四逆汤主之"（354条），以及白通证、通脉四逆汤证皆有"手足厥逆"者是也。因厥冷乃恶寒之甚也，故特此以郑重提出，以资辨别。少阴虚寒，脾肾阳微，病之剧者，尚有"里寒外热"（317条）之象。里寒外热，或称水极似火，即阴盛格阳，里真寒而外假热之义。盖疾病之形态，有诸内必形诸外，本质与现象多能表现一致。但在病变复杂或病期颇久的特殊情况下，又有真假之分。真寒假热之证，面虽赤而娇嫩不定，身虽热而反欲近衣，口虽渴而极喜热饮，咽虽痛而不甚红肿，舌苔或黑而滑润胖嫩，脉微欲绝或脉浮大而按之无根，神情疲惫，语声低微，手足厥逆，胸腹清冷，大便稀溏，小便清长，凡此种种，皆是阴争于内阳扰于外之危象，宜急用白通、参附、通脉四逆汤之类，以破阴回阳，扶危救逆。少阴虚寒，经过多日，或得适当治疗，病情好转，脾肾阳复，可由恶寒嗜卧，手足逆冷而变手足温，或表现为反发热者。如"少阴病，下利，若利自止，恶寒而蜷卧，手足温者，可治"（288 条），"少阴病，吐利，手足不逆冷，反发热者，不死"（292 条）。此皆阴寒渐退阳气渐复之象，与表证之恶寒发热不同，不可混淆误治。

5. 厥阴阳衰阴盛恶寒　两阴交尽，谓之厥阴。厥阴之中，阴中有阳，故厥阴证候主要表现为寒热错杂证。厥阴寒证，可见恶寒。如"大汗出，热不去，内拘急，四肢疼，又下利厥逆而恶寒者，四逆汤主之"（《伤寒论·辨厥阴病脉证并治》第 353 条），是大汗之后，阳气大虚，阴寒又甚，逼迫残阳外亡，而见假热。阳虚寒甚，筋脉无所温煦，加之汗出津伤，筋脉无所濡养，故内则腹中挛急，外则四肢疼痛，尤其见有恶寒、厥逆、下利等症，是脾肾阳虚、阴寒内盛之本质显露无疑，故宜急救回阳，用四逆汤（甘草、干姜、附子）。本证恶寒与少阴阳虚恶寒病因有所不同，但发病机制与临床表现大体一致，故可采用同一回阳救逆之四逆汤治疗。

6. 霍乱亡阳液脱恶寒　霍乱吐利，气随津泄，阳气大虚，可见恶寒、脉微等症。《伤寒论·辨霍乱病脉证并治》曰："恶寒，脉微而复利，利止，亡血也，四逆加人参汤主之。"（385 条）其恶寒脉微，当与霍乱吐利，阳衰阴盛有关。复见下利，而利自止，是下利太过，阳亡液脱，津液内竭，而无物可下矣，非阳气来复之候，故谓"利止，亡血也"。治宜急救回阳，益气生津，用四逆加人参汤（甘草、干姜、附子、人参）。厥阴阳衰阴盛与霍乱亡阳液脱均有恶寒，但前者以恶寒、厥逆、下利为特征，属脾肾阳衰，阴寒内盛，故治用四逆汤回阳救逆；本证以恶寒、脉微、利止亡血为特征，是阳衰阴盛，复阳亡液脱，故治用四逆汤温经复阳，加人参生津益血。

7. 风湿表虚不固恶风　风湿伤于肌表，表虚不固，汗出肌疏，可见恶风寒等症。《金匮要略·痉湿暍病脉证治第二》："风湿，脉浮，身重，汗出恶风者，防己黄芪汤主之。"本证与太阳中风表虚均有恶风寒，但彼为风寒袭表，卫不外固，营不内守，营卫失调，其特征是：恶风，或恶寒，发热，汗出，头项强痛，脉浮缓，故治用桂枝汤解肌祛风，调和营卫；本证则为风湿伤于肌表，表虚不足，卫气不固，其特征是：恶风，汗出，身重，脉浮，因表虚显然，故不用发汗之法，而宜益气固表，祛风除湿，调和荣卫，用防己黄芪汤（防己、甘草、白术、黄芪）。

8. 风湿表里阳虚恶风 风寒湿邪侵入筋骨关节，气血凝涩，营卫不利，表里阳虚，每有恶风寒、骨节疼痛等症。《金匮要略·痉湿暍病脉证治第二》曰："风湿相搏，骨节疼烦，掣痛不得屈伸，近之则痛剧，汗出短气，小便不利，恶风不欲去衣，或身微肿者，甘草附子汤主之。"（亦见于《伤寒论·辨太阳病脉证并治》第175条）本证与风湿表虚不固同有恶风，但彼为风湿伤于肌表，表虚卫外不固，其特征是：恶风，汗出，身重，脉浮，故治用防己黄芪汤益气固表，祛风除湿；本证则为风湿侵入肌肉关节，表里阳气皆虚，其特征是：恶风不欲去衣，汗出，骨节疼烦，掣痛不得屈伸，近之则痛剧，呼吸短气，小便不利，或见身肿，治宜温阳散寒，祛湿止痛，用甘草附子汤（炙甘草、炮附子、白术、桂枝）。

9. 疟病阴阳失调恶寒 外感疟邪，夏伤暑热，或秋日受凉，营卫两伤，阴阳失调，有寒多热少，或但寒不热之症。《金匮要略·疟病脉证并治第四》曰："柴胡桂姜汤，治疟寒多微有热，或但寒不热。"疟疾发病，以寒战发热、休作有时为特征，有一日一发者，有间日一发者，有三日一发者。《素问·疟论》以先寒后热为寒疟，先热后寒为温疟，但热不寒为瘅疟；《金匮要略·疟病脉证并治第四》则以疟多寒者为牡（一作"牝"）疟，但热不寒为瘅疟，无寒但热为温疟。本证疟病"寒多微有热，或但寒不热"，似属牝疟一类，仲景有"疟多寒者，名曰牡疟，蜀漆散主之"（同上）例，但以药论之，两者又有不同。牡疟因湿痰阻遏，阳气不能外达，症见多寒，甚则只寒无热，故用蜀漆散（蜀漆、云母、龙骨），祛痰化湿，发越阳气；本证因邪郁肌表，阴阳失调，临床以寒多微热，或但寒不热为特征，治宜散寒清热，平调阴阳，用柴胡桂姜汤（即《伤寒论》之柴胡桂枝干姜汤：柴胡、桂枝、干姜、天花粉、黄芩、牡蛎、甘草）。

10. 中风阳气虚损恶寒 中风之病，气血亏虚，感受风寒，阻遏经脉阳气，阳气不足，可见恶寒不足、四肢烦重等症。《金匮要略·中风历节病脉证并治第五》曰："侯氏黑散：治大风四肢烦重，心中恶寒不足者。"本证与少阴阳虚寒化证均有恶寒，但少阴病恶寒，为脾肾阳虚，阴寒内盛所致，其特征是：恶寒嗜卧，下利清谷，四肢厥逆，但欲寐，脉微细或脉欲绝，治宜回阳救逆，用四逆汤类；本证恶寒，重在气血虚损阳气不足，风寒之邪凌心，其特征是：心中恶寒不足，四肢烦重，或见半身不遂、面红、眩晕、昏迷等痰浊痹阻、虚阳上越之症。刘渡舟先生等著《金匮要略诠释·中风历节病脉证并治》谓：此病"由于病人气血亏损，虚阳上越，阳热炼液为痰，所以常见面红、眩晕、昏迷。又感大风寒邪，阻滞经脉阳气，故四肢烦重，半身不遂。阳气不足，风寒邪气向内，渐欲凌心，故心中恶寒不足"。治宜清肝化痰，和血散风，用侯氏黑散（菊花、白术、细辛、茯苓、牡蛎、桔梗、防风、人参、矾石、黄芩、当归、干姜、川芎、桂枝）。

11. 肺痈风邪热毒恶寒　肺痈之成，与风热火毒有关，其疾病之形成发展，大体有表证期、酿脓期、溃脓期三个阶段，而均可见恶寒或振寒之症。《金匮要略·肺痿肺痈咳嗽上气病脉证治第七》曰："问曰：病咳逆，脉之，何以知此为肺痈？当有脓血，吐之则死，其脉何类？师曰：寸口脉微而数，微则为风，数则为热；微则汗出，数则恶寒。……风舍于肺，其人则咳，口干喘满，咽燥不渴，多唾浊沫，时时振寒。热之所过，血为之凝滞，蓄结痈脓，吐如米粥。始萌可救，脓成则死。"盖表证期，即"风伤皮毛"阶段，因风热伤卫，腠理疏松，而有汗出恶寒等症。其与太阳中风表证皆有恶寒、发热、汗出，但太阳中风为风寒袭表，营卫失调，其特征是：发热，汗出，恶风寒，头项强痛，舌苔薄白，脉浮缓。治用桂枝汤疏表解肌，调和营卫。本证则为风热之邪，侵犯皮毛，其特征是：恶寒发热，有汗，咽喉干燥发痒，咳嗽，舌红苔薄黄，脉数。治宜辛凉解表，可用银翘散（金银花、连翘、桔梗、薄荷、竹叶、生甘草、荆芥穗、淡豆豉、牛蒡子）等化裁。肺痈初期不解，若风热入肺，侵入营血，结而为痈，则可至酿脓期和溃脓期。因风热毒邪，与正气相争，故此两阶段均可有时时振寒之证候，此乃肺痈成脓的特征之一，亦是病势发展的主要标志。其鉴别要点：酿脓期因风热内壅，肺气不利，痰瘀相结，症见：咳嗽，喘满，口干，咽燥不渴，胸痛，咳吐臭痰，时时振寒，脉滑数或数实，治宜清热泻肺，用葶苈大枣泻肺汤（葶苈子、大枣）；溃脓期因邪热壅肺，血脉凝滞，腐败化脓，症见：咳吐脓血，腥臭异常，形如米粥，而胸痛和时时振寒症状仍在，脉来滑数，治宜排脓解毒，用桔梗汤（桔梗、甘草）。《外台》用本方加地黄、当归、白术、败酱草、桑白皮、薏苡仁，亦名桔梗汤，治肺痈成脓后，经久不愈，气血衰弱者，可以取法。临床经验：桔梗汤若兼清肺化脓剂如《千金》苇茎汤（苇茎、薏苡仁、桃仁、瓜瓣）等运用，则疗效更佳。

12. 寒疝阳虚寒盛恶寒 寒疝的主要证候是腹痛。但因其多由阳虚寒盛引起，故临床可出现恶寒。《金匮要略·腹满寒疝宿食病脉证治第十》曰："腹痛，脉弦而紧，弦则卫气不行，即恶寒，紧则不欲食，邪正相搏，即为寒疝。寒疝绕脐痛，若发则白汗出，手足厥冷，其脉沉紧者，大乌头煎主之。"本证与《伤寒论》少阴病恶寒同为阳虚恶寒，但少阴病恶寒是脾肾阳虚，阴寒内盛所致，其特征是：恶寒蜷卧，手足厥逆，下利清谷，脉微细，治用四逆汤回阳救逆；本证是阳虚寒盛，寒气攻冲所致，其特征是：腹中疼痛，发作甚时绕脐剧痛，汗出肢冷，恶寒，脉沉紧，治宜破结散寒止痛，用乌头煎方（乌头大者五枚）。本方药性峻烈，且含毒性，用时宜慎。《外台秘要》有解急蜀椒汤（蜀椒、附子、干姜、半夏、粳米、甘草、大枣），主治与大乌头煎同，而药性较为平和，可参考使用。

13. 风水风气相搏恶风寒 风水之成，与外感风邪、气受邪郁、不能化水有关，仲景形容为"风气相搏"，或"风气相击"，其症有身体红肿、恶风寒等。《金匮要略·水气病脉证并治第十四》曰："脉浮而洪，浮则为风，洪则为气，风气相搏……风气相击，身体洪肿，汗出乃愈。恶风则虚，此为风水……""太阳病，脉浮而紧，法当骨节疼痛，反不疼，身体反重而酸，其人不渴，汗出即愈，此为风水。恶寒者，此为极虚发汗得之。"风水恶风，是因表虚，且内兼水湿，潴留肌肤之间，当用发汗。若汗不如法，损伤阳气，则又可见恶寒，故曰："恶寒者，此为极虚发汗得之"。风水尚有风水表虚或风水挟热等不同，如"风水，脉浮身重，汗出恶风者，防己黄芪汤主之。腹痛加芍药""风水恶风，一身悉肿，脉浮不渴，续自汗出，无大热，越婢汤主之"（同上）。前者因表虚不固，水湿内聚，症见：汗出恶风，身体沉重，脉浮，故用防己黄芪汤（防己、甘草、白术、黄芪），补卫固表，利水除湿，腹痛者加芍药活血止痛；后者因风邪在表，水为风激，内有郁热，症见：恶风，一身悉肿，脉浮不渴（风邪化热可见口渴），续自汗出，外无大热，故治用越婢汤（麻黄、石膏、生姜、大枣、甘草），发越阳气，散水清热。风水与太阳伤寒同有恶风寒，但因风水病外有风寒，内有水湿，其特征是：恶风汗出（参见防己黄芪汤证、越婢汤证条），身体重而酸，头面体表水肿，脉浮而紧，而骨节不疼，治当解表散邪，利水祛湿；太阳伤寒因外感风寒，卫阳闭遏，营阴郁滞，其特征是：恶风或恶寒，头项强痛，无汗，脉浮紧，而有骨节疼痛，病情纯属在表，则治以发汗解表为主，以此为辨。

14. 痈肿邪热遏卫恶寒 痈肿之病，因火毒外结，邪热遏于卫，卫气不能畅行，正邪互相搏击，可见"洒淅恶寒"之症。《金匮要略·疮痈肠痈浸淫病脉证并治第十八》曰："诸浮数脉，应当发热，而反洒淅恶寒，若有痛处，当发其痈。"本证与太阳表证均有脉浮数、恶寒。但太阳表证恶寒，为风寒袭表，营卫失调所致，其特征是：恶寒发热，头项强痛，舌苔薄白，脉以浮缓或浮紧为主，有时亦可见浮数之脉，治宜发汗解表；本证恶寒则为湿热火毒，结聚在里，腐化气血，邪热外蒸，郁遏于卫，正邪抗争所致，其特征是：洒淅恶寒，身有疮痈（痈肿），红肿疼痛，痛处固定，其脉以浮数为主。仲景未言方治，《中国当代名中医秘验方·临证备要·四肢疮毒》摘录了现代医家对本证的治疗经验：四肢疮毒红肿疼痛，光软无头，周围界限分明者属痈疮，其伴见恶寒发热，为热毒炽盛，内服加味三金汤（玄参15g，焦栀子9g，金银花30g，蒲公英15g，生甘草9g），清热解毒。外敷阳证铁箍散[降香240g，生大黄1000g，乳香120g，没药120g，赤小豆1500g，生黄芩240g，木鳖子500g，生南星120g，山慈菇120g，陈小粉1000g（炒焦），芙蓉叶240g。用法：共研细末，用茶汁、蜂蜜调敷]，清热消肿。据临床经验，本类证候用五味消毒饮（《医宗金鉴》方：金银花、野菊花、蒲公英、紫花地丁、紫背天葵），或仙方活命饮（《外科发挥》方：穿山甲、天花粉、甘草、乳香、白芷、赤芍、贝母、防风、皂角刺、当归、陈皮、金银花）等治疗，也有较好效果。

15. 肠痈热毒内聚恶寒 肠痈病因热毒内聚，营血瘀结肠内，可伴有恶寒等症。《金匮要略·疮痈肠痈浸淫病脉证并治第十八》曰："肠痈者，少腹肿痞，按之即痛如淋，小便自调，时时发热，自汗出，复恶寒。其脉迟紧者，脓未成，可下之，当有血……大黄牡丹汤主之。"本证与疮痈均可见恶寒，但疮痈恶寒因湿热火毒，腐化气血，郁遏于卫，病在肌表，其特征是：洒淅恶寒，痛处固定，脉象浮数；肠痈恶寒因火热毒邪，瘀结肠中，正邪相争，病位在肠，其特征是：少腹肿痞，疼痛拒按，小便正常，时时发热，汗出，恶寒，脉迟紧有力，治当荡热解毒，逐瘀攻下，用大黄牡丹汤（大黄、牡丹、桃仁、瓜子、芒硝）。

16. 妊娠阳虚阴盛恶寒　妇人妊娠六七月，子宫开而不合，风冷之气乘之，阳气虚损，阴寒内盛，可见恶寒、腹痛等症。《金匮要略·妇人妊娠病脉证并治第二十》曰："妇人怀娠六七月，脉弦发热，其胎愈胀，腹痛恶寒者，少腹如扇，所以然者，子脏开故也，当以附子汤温其脏。"本证与少阴阳虚同有恶寒，但少阴病为脾肾阳虚，阴寒内盛，其特征是：恶寒蜷卧，下利清谷，手足厥逆，但欲寐，脉微细，治用四逆汤以回阳救逆；本证为妊娠六七月，子宫开而不合，阳气虚损，阴寒内盛，其特征是：自觉胎更胀大，尤其少腹作冷，有如被扇之状，腹部疼痛，恶寒发热，脉弦。治当温阳散寒，暖宫安胎，用附子汤（炮附子、茯苓、芍药、白术、人参）。

17. 妊娠水湿凝滞恶寒　妇女怀孕之后，血脉不能畅行，膀胱气化受阻，水湿凝滞，阳气不达肌表，往往见有恶寒等症。《金匮要略·妇人妊娠病脉证并治第二十》曰："妊娠有水气，身重，小便不利，洒淅恶寒，起即头眩，葵子茯苓散主之。"本证与妊娠阳虚阴盛同有恶寒，但彼为妊娠之六七月，风冷乘袭，阳虚阴盛，其特征是：恶寒，自觉胎更胀大，少腹作冷，如被扇之状，腹部疼痛，恶寒，发热，脉弦，故治用附子汤温阳散寒，暖宫安胎；此为妊娠之后，因胎气影响，膀胱气化被阻，水湿停聚，卫阳受侵，其特征是：洒淅恶寒，水盛身肿，身体沉重，起即头眩，小便不利，治宜滑利通窍，利水渗湿，方用葵子茯苓散（葵子、茯苓）。《金匮要略浅述·妇人妊娠病脉证并治》曰："葵子滑利通窍，若系体质虚弱的妊娠，则当慎用。后世医家对此等证，每用五皮饮（桑白皮、陈皮、生姜皮、大腹皮、茯苓皮），加紫苏治疗，效果良好。"

18. 产后风邪外袭恶寒　妇人产后，气血亏虚，风寒外袭，荣卫失调，屡有恶寒之症。《金匮要略·妇人产后病脉证治第二十一》曰："产后风续之数十日不解，头微痛，恶寒，时时有热，心下闷，干呕，汗出，虽久，阳旦证续在耳，可与阳旦汤。"本证与太阳中风表病均是风寒袭表恶风寒，但彼为风寒袭表，卫外不固，营不内守，营卫失调，其特征是：恶风寒，发热，汗出，头痛，脉浮缓，而病程较短，故治用桂枝汤，疏表解肌，调和营卫；此则为产后血虚，腠理不固，风寒外袭，荣卫失调，其特征是：恶寒，时时有热，头微痛，心下闷，干呕，汗出，而病程较长，持续数十天不愈。然因营卫失调的病机与太阳中风表虚者相同，故可同用桂枝汤（即阳旦汤），解表祛邪，调和营卫。《金匮要略补正》曰："阳旦本是伤寒杂证，原非产后应有。然使产后而见伤寒杂证者仍照法治之，无庸拘忌。故仲景特举一证以为例曰：如阳旦证续在者，可与阳旦汤。以此为例，则凡一切伤寒杂证，但见何证，即与何方，幸勿拘于产后也。"

此外，《伤寒论》《金匮要略》所载恶风寒之症状，根据其症状程度轻重及病人之感觉不同，尚有"微恶寒""有寒""寒甚""大寒""寒多""多寒""振寒""里寒""寒少""淅然""洒洒然毛耸"等不同描述。

微恶寒，恶寒之轻微者也。《伤寒论·辨阳明病脉证并治》曰："阳明病，脉迟，汗出多，微恶寒者，表未解也，可发汗，宜桂枝汤。"（234 条）阳明病，其脉当洪大滑数或沉实，不恶寒，反恶热；今脉迟，汗出多，微有恶寒，则非单纯阳明病，而是太阳病初传阳明，表邪未解所致，因病甚于表，故仍从表解，宜用桂枝汤。

有寒，即素体阳虚而寒盛也。《金匮要略·中风历节病脉证并治第五》曰：附"《千金》三黄汤：治中风手足拘急，百节疼痛，烦热心乱，恶寒，经日不欲饮食。麻黄五分，独活四分，细辛二分，黄芪二分，黄芩三分。……先有寒，加附子一枚"。是病人营卫素虚，外感风寒邪气，故见恶寒，手足拘急，历节疼痛；若风寒外闭，郁而化热，则见烦热心乱，经日不欲饮食。治宜散寒清热，固卫补虚，用三黄汤。若"先有寒"（即素有寒），则为素来阳虚寒盛，其恶寒之程度当较前为甚，故加附子，以温经散寒。

寒甚，恶寒之加重者也。《金匮要略·痉湿暍病脉证治第二》曰："太阳中暍发热恶寒，身重而疼痛，其脉弦细芤迟。小便已，洒洒然毛耸，手足逆冷，小有劳，身即热，口开，前板齿燥。若发其汗，则恶寒甚；加温针，则发热甚；数下之，则淋甚。"此论夏天伤于暑邪，暑热夹杂寒湿，热邪耗阴伤气，故症见恶寒发热，口开喘息，门齿干燥，心烦口渴，汗出等。其脉弦细芤迟，乃阴阳两虚之象；其小便已，洒洒然毛耸，因太阳内合膀胱，外应皮毛，小便之后，热随尿失，一时阳气虚馁，而有洒洒然恶风寒之状也。不可贸然发汗，否则阳气更伤，使恶寒加剧；亦不可妄加温针或攻下。治宜清暑益气，升阳除湿，养阴生津，后世医家主张采用东垣清暑益气汤（黄芪、人参、苍术、升麻、泽泻、神曲、陈皮、白术、当归、麦冬、青皮、黄柏、葛根、五味子、生姜、大枣、甘草），或王孟英清暑益气汤（西洋参、石斛、麦冬、黄连、竹叶、荷梗、知母、西瓜翠衣、甘草、粳米），临证可参酌选用。

大寒，恶寒之甚者也，为假寒真热之一种症状。《伤寒论·辨太阳病脉证并治》曰："病人身大热，反欲得衣者，热在皮肤，寒在骨髓也；身大寒，反不欲近衣者，寒在皮肤，热在骨髓也。"（11条）此以病人的喜恶，辨寒热真假。如病人身大热，反欲得近衣者，乃阴寒之邪凝滞于内，虚阳浮越于外，故所见外热是假，内寒是真；如身大寒，反不欲近衣者，乃邪热炽盛而郁于内，阳气不能透达于外，故所见外寒是假，内热是真。临床当结合全部脉症，加以综合分析，细心审辨为是。

寒多，既指寒多热微的症状，又指寒湿内盛的病机。《金匮要略浅注·疟病脉证并治》曰："柴胡桂姜汤：治疟寒多微有热之症状而言，因病与外感疟邪，营卫两伤，阴阳失和有关，故用柴胡桂姜汤散寒清热，调和阴阳。"《伤寒论·辨霍乱病脉证并治》曰："霍乱，头痛，发热，身疼痛，热多欲饮水者，五苓散主之；寒多不用水者，理中丸主之。"（386条）此寒多则为病在太阴，"其脏有寒"，寒温内盛，其特征是：腹中冷痛，口和不渴，寒多无热，故治用理中丸（人参、干姜、炙甘草、白术），以温中散寒，健脾燥湿。

多寒，既指寒多之症状，复言阳虚阴寒之病机。《金匮要略·疟病脉证并治第四》曰："疟多寒者，名曰牝疟，蜀漆散主之。"牝疟多由素体阳虚，或挟有痰饮，阳气被阴邪所阻，则疟邪留于阴分者多，而并于阳分者少，故临床以寒多热少或但寒无热为特征，治宜祛痰截疟，助阳扶正，用蜀漆散（蜀漆、云母、龙骨）。

寒少，指寒少热多的症状。《伤寒论·辨太阳病脉证并治》曰："太阳病，得之八九日，如疟状，发热恶寒，热多寒少，其人不呕，清便欲自可，一日二三度发。……面色反有热色者，未欲解也，以其不得小汗出，身必痒，宜桂枝麻黄各半汤。"（23条）"太阳病，发热恶寒，热多寒少，……宜桂枝二越婢一汤。"（27条）前者属表病日久，邪郁不解，汗出不彻，其特征是：发热恶寒，热多寒少，寒热发无定时，一日二三度发，面赤身痒，治宜辛温轻剂，小发其汗，用桂枝麻黄各半汤（桂枝、芍药、生姜、麻黄、大枣、杏仁、炙甘草）。后者属外感风寒，汗出不彻，内兼郁热，其特征是：发热恶寒，热多寒少，伴有口渴、心烦等里热征象，治宜微发其汗，用桂枝二越婢一汤（桂枝、芍药、麻黄、甘草、大枣、生姜、石膏）。

振寒，指畏寒战栗的症状。《伤寒论·辨太阳病脉证并治》曰："下之后，复发汗，必振寒，脉微细。所以然者，以内外俱虚故也。"（60条）《金匮要略·肺痿肺痈咳嗽上气病脉证治第七》曰："咳而胸满，振寒脉数，咽干不渴，时出浊唾腥臭，久久吐脓如米粥者，为肺痈，桔梗汤主之。"前者振寒，为下后复汗，攻邪伤正，阴阳两虚，其特征是：振寒，脉微细，治当阴阳双补，宜用四逆加人参汤类；后者振寒，为风热郁肺，热毒蕴蓄，酿成痈脓，其特征是：振寒脉数，咽干不渴，时出浊唾腥臭，吐脓如米粥状，治宜清肺化痰，排脓解毒，可用桔梗汤（桔梗、甘草）合《千金》苇茎汤（苇茎、薏苡仁、桃仁、瓜瓣）化裁。

里寒，指内有真寒，既指病机，复言症状。《伤寒论·辨少阴病脉证并治》曰："少阴证，下利清谷，里寒外热，手足厥逆，脉微欲绝，身反不恶寒，其人面色赤，或腹痛，或干呕，或咽痛，或利止脉不出者，通脉四逆汤主之。"（317条）所谓"里寒外热"，即内有真寒，外有假热，其特征是：下利清谷，手足厥逆，脉微欲绝，身反不恶寒，或有面赤、腹痛、干呕、咽痛，治宜破阴回阳，通达内外，用通脉四逆汤（甘草、附子、干姜）。

淅然，指小便时人有洒淅寒栗之状。《金匮要略·百合狐惑阴阳毒病脉证治第三》曰："论曰：百合病，百脉一宗，悉致其病也。……每溺时头痛者，六十日乃愈；若溺时头不痛，淅然者，四十日愈；若溺快然，但头眩者，二十日愈。……各随证治之。"百合病重在心肺阴虚，其以精神恍惚不定、口苦、小便赤、脉微数为特征。因肺能通调水道，下输膀胱，外应皮毛，其脉上行至头络胸，故小便时有头痛或寒栗或头眩的症状产生。临床应观其脉症，随症施治。

【补充】

痰饮内停恶风寒 外感风寒毒邪，痰饮停滞体内，或胸胁，或肠胃，或四肢，痰饮为阴邪，寒痰冷饮内阻，阳气不能宣通，每有恶寒，肢体沉重，胸腹满闷，纳食呆滞，口渴不欲饮，苔腻脉滑等症。因痰饮为患，停留部位有所不同，故其临床表现也有不一致者。如饮停胸膈，则以咳唾痰涎，喘息抬肩为主症；饮停胁下，则以胁痛不能转侧为主症；饮停肠胃，则以肠鸣沥沥为主症；饮停四肢，则以身体疼痛、肿胀为主症。治疗原则宜通阳化饮，仲景提出"病痰饮者，当以温药和之"（《金匮要略·痰饮咳嗽病脉证并治第十二》），随证选用苓桂术甘汤、甘遂半夏汤、肾气丸、十枣汤、大小青龙汤、木防己汤、泽泻汤等方。

恶寒的鉴别，须分阴阳表里。一般来说，邪在三阳，病在于表，正能抗邪，恶寒多与发热并见，如太阳病之恶寒发热，少阳病之往来寒热，阳明病但热不寒，但初期亦有短暂恶寒者；邪入三阴，病在于里，抗邪乏力，疾病表现则无热恶寒，如太阴脾虚湿盛、少阴心肾阳虚、厥阴虚寒致厥等，均不发热，而恶寒显著，甚则厥冷脉微。故仲景概括曰："病有发热恶寒者，发于阳也；无热恶寒者，发于阴也"（《伤寒论·辨太阳病脉证并治》第7条），然此皆言其常，学者还须知其变。如太阳为表阳证，但太阳伤寒初起，亦有一个短暂不发热过程，此不得以"无热恶寒发于阴"而论；又如少阴病初起，可以出现"反发热"（301条），而少阴阴寒内盛，格阳于外时，亦可出现外有假热之象，而前者属太少同病，后者纯属阴证，也均不得以"发热恶寒发于阳"而论。至于《金匮要略》所载恶寒症，亦可以阴阳表里而鉴别之。临床要在谨守大法，又须随证而辨，不可拘泥不化。

振　　栗

【定义】

振即振战，栗为寒战，振栗是正邪交争的一种临床症状，当正胜邪时，则振栗汗出而解；如正不胜邪时则病情恶化。

《素问·至真要大论》有"诸风掉眩，皆属于肝"之记载。掉，振动貌也。《伤寒论》有"振栗""振寒""振振摇""振振欲擗地"等不同描述。后世医书如《证治准绳》则归于"颤振""振战栗"中论述，《丹溪手镜》曰："振谓森然，若寒耸然，振动皆虚寒也。"又云："战者，身摇，外也；栗者，心战，内也。微则振，甚则战，又甚则栗。其人本虚，邪与正争，邪与外正气争则战，邪与内正气争则栗。"实则临床上振栗与振寒，振振摇与振振欲擗地等，其症状表现大体相似，故本节将上述症状合并一起，以"振栗"概括而讨论之。

【分类】

1. 太阳表病振栗　太阳为人身之藩篱，总统营卫，抵御外邪的侵袭。若邪气侵袭人体时，太阳首当其冲，正气奋起抗邪，则可振栗汗出而解。《伤寒论·辨太阳病脉证并治》曰："太阳病未解，脉阴阳俱停，必先振栗汗出而解。但阳脉微者，先汗出而解；但阴脉微者，下之而解。若欲下之，宜调胃承气汤。"（94条）所谓太阳不解，脉阴阳俱停，是因为正邪相争，气血瘀阻，经脉不利，一时出现脉伏而不见之象。正气胜能驱邪外出，与邪气抗争，则可以战汗而解。战汗后身静，脉和缓，可不用药治疗而病自愈。但若寸脉微动，是表阳闭郁，则当解表，邪去阳伸，其病可解；若尺脉微动，是里有实邪，则当攻里，邪去里和，其病可愈。若欲泻下，可用调胃承气汤。《医宗金鉴》曰："太阳病未解，当见未解之脉，今不见未解之脉，而阴阳脉俱停，三部沉伏不见，则当见可死之证，而又不见可见死之证，是欲作解之兆也。作解之兆，必先振栗汗出而始解者，乃邪正交争作汗故也。"《伤寒论·辨太阳病脉证并治》曰："太阳病二日，反躁，凡熨其背而大汗出，大热入胃，胃中水竭，躁烦，必发谵语，十余日，振栗，自下利者，此为欲解也。"（110条）太阳病二日，说明邪气在表，不应烦躁而有烦躁，是热盛于里，应用辛凉，忌用火攻发汗，若误用熨背取汗，以致汗出津伤，里热更甚，则躁烦、谵语等证接踵而至。若病迁延至十余日，火邪渐衰，津液得复，则有振栗自下利而作解的机转。此乃正胜邪却，病将向愈的佳兆。然在临床上，也有战汗不畅，表证仍不解者，可投以小剂量桂枝汤，以调和营卫，疏解肌表，驱邪外出。

2. 少阳邪却振栗　少阳位于半表半里，主枢机运转。病入少阳，既可从少阳入里，又可从少阳出表，《伤寒论·辨太阳病脉证并治》有柴胡汤病证而下之，若柴胡证不罢者，复与柴胡汤病证，当用和解，不可攻下，若误用攻下，则正气损伤，抗邪无力，服药后正气得药力之助，正邪交争，必然振振而寒，蒸蒸而热，及正胜邪却时，遂发热汗出而解。《伤寒辨证广注·辨少阳病脉证并治法》曰："凡柴胡汤病证而下之者，误下之也，诸柴胡证不罢以无变证，故其病犹在也，当复与柴胡汤以和解之，得汤必蒸蒸而振，振者，战也。战而后发热，故云蒸蒸，互词以见义也。正气与邪气相争，正气胜则邪气还表，故汗出而解，……原因在里之正气胜，借药力而祛邪，欲出之表，故必自汗而解也。"小柴胡汤主治邪入少阳，枢机不利之证，其寒热并用，攻补兼施，升降协调，有和解少阳，疏利三焦，调达气机，宣通内外，运转枢机的功效，临床用之，能扶正祛邪，故一药之后，正气胜，阳气生，邪欲去，则外蒸蒸而热，内振振然，复发热汗出而病解矣。

太阳表病欲解与少阳正胜邪祛时均可见振栗，然前者为风寒袭表，正邪抗争所致，其特征是：脉阴阳隐伏不出，或有发热、恶寒头痛等表证，因病属外感风寒，气血一时被邪气抑郁，不能外达，故当正气奋起抗邪，驱邪外出时，则必先作寒战，振栗有力，不久汗出，继而通身汗出而病解；后者为病在少阳，而误用下法，然柴胡证仍在，或有往来寒热、胸胁苦满等症。治疗之法，仍用小柴胡汤和解，服汤之后，正气得药力资助，奋起抗邪，正胜邪却，则必振振而寒，蒸蒸而热，遂发热汗出而病解。

3. 脾虚水停振摇　脾主运化，主四肢肌肉，脾阳虚弱，水湿停留，误用发汗，阳气更虚，筋脉失养，则可见身体振摇等症。《伤寒论·辨太阳病脉证并治》曰："伤寒，若吐若下后，心下逆满，气上冲胸，起则头眩，脉沉紧，发汗则动经，身为振振摇者，茯苓桂枝白术甘草汤主之。"（67条）伤寒误用攻下，损伤脾胃阳气，致中焦阳虚，脾胃运化失职，水气上逆，而心下逆满，上蒙清阳，故起则头眩。脉沉主里，紧主寒，水寒为病，只宜温化水气。若误用发汗，不仅水饮不去，而阳气益虚，使经脉失于濡养，故身体振摇不能自持。

本证与少阳正胜邪祛证的辨证要点是：少阳正胜邪祛之振栗为邪郁少阳，误用下法，而少阳病证仍在，故治用小柴胡汤和解枢机助正达邪，服汤之后，正气得药力所助，抗邪外出，则见蒸蒸发热，振振而寒，发热汗出，邪从外解，此一病解过程，又称"战汗"；后者为脾虚水停，误用发汗，致阳气更伤，经脉失养，其辨证要点是：脾虚水停证候如心下逆满、气上冲胸、起则头眩、脉沉紧等症在前，而身体振摇之症，在饮停复发汗之后，且无发热、寒战、汗出等症。治宜温阳健脾，利水降冲，用苓桂术甘汤（茯苓、桂枝、白术、甘草）；若脾虚水停又兼肾阳虚损，身体振颤不能自持，则可用苓桂术甘汤与真武汤合方为治。

4. 阳虚水泛振颤　肾为先天之本，藏精气而不泄，肾主水，肾阳蒸动肾阴，温煦膀胱使之水液气化代谢正常。若肾阳虚，则不能制水，水气泛滥，肌体失其温煦，则有振振欲擗地。《伤寒论·辨太阳病脉证并治》曰："太阳病发汗，汗出不解，其人仍发热，心下悸，头眩，身𥆧动，振振欲擗地者，真武汤主之。"（82条）太阳表病，本当发汗，然若汗不如法，或误发虚人之汗，必内伤少阴阳气。虚阳外越，故其人仍发热；阳气虚损，水不化津而泛滥，上凌于心，故心下悸；上干清阳，故头目眩晕；虚阳不能温养筋脉肌肉，反受水寒之邪浸润，则身体筋肉跳动，振颤不稳而欲仆地。《注解伤寒论》曰："振振欲擗地者，汗出亡阳者也……与真武汤主之，温经复阳。"《伤寒来苏集》曰："肾液入心而为汗，汗出不能遍身，故不解。所以然者，太阳阳微，不能卫外而为固，少阴阳虚，不能藏精而起亟也。仍发热而心下悸，坎阳外亡，而肾水凌心耳。头眩身𥆧，因心下悸所致，振振欲擗地，形容身𥆧动之状。凡水从火发，肾火上炎，水邪因得上侵，若肾火归原，水气自然下降，外热因之亦解。……此则少阴邪水泛滥，故用附子。……仲景此方，为少阴治水而设。"本证与脾虚水停振摇同属寒水为患，但前者为脾虚水停，水气上冲，其辨证要点是：心下逆满，气上冲胸，起则头眩，脉沉紧，若误用发汗，则阳气伤甚，经脉失养；此则为肾阳虚损，水邪泛滥，辨证要点是：心下悸，头眩，身瞤动，振振欲擗地，病情较重，故治宜温阳利水，用真武汤（附子、茯苓、芍药、生姜、白术）。同中有异，是所当辨。

5. 阴阳俱虚振栗　阴为人体物质基础，阳为功能活动，阴阳互根，阴平阳秘，精神仍治。若误用汗法则伤其阳，误用泻法则伤其阴，阴阳俱伤，不能濡养机体，则出现振栗。《伤寒论·辨太阳病脉证并治》曰："下之后，复发汗，必振寒，脉微细，所以然者，以内外俱虚故也。"（60条）因误用下法虚其里，复用发汗，又虚其表，阳随汗泄，阴随下脱，阴阳俱虚，机体失其煦养，脉道失于充盈故见振栗、脉微细等证。《伤寒贯珠集》曰："振寒，振栗而寒也。脉微为阳气虚，细为阴气少，既下复汗，身振寒而脉微细者，阴阳并伤，而内外俱虚也，是必以甘温之剂，和之养之为当。"本证与阳虚水泛振振欲擗地不同，彼为肾阳虚衰，水气泛滥，其特征是：发热，心下悸，头眩，身瞤动，振颤不稳而欲倒于地，故治用真武汤温阳利水；此则为阴阳两伤，内外俱虚，其特征是：畏寒战栗，脉来微细，治宜回阳益阴。仲景未言方治，张璐说："误汗亡阳，误下亡阴，故内外俱虚，虽不出方，其用附子回阳，人参益阴，已有成法，不必赘也"，可以参考。

此外，仲景还论及亡血家若误用发汗而见寒栗振颤者。如《伤寒论·辨太阳病脉证并治》第87条曰："亡血家，不可发汗，发汗则寒栗而振"，是经常失血之人，不但阴血极亏，气亦无所附而虚衰。发汗既伤阳气，又耗阴液，故当禁用。若误用发汗，必致气血更虚，阳气失于温煦则寒战，阴血不能濡润，经脉失养则振摇而发生动风之变。治疗之法，宜从益气养血着手，不可滥用辛烈刚燥之剂，慎之。

【补充】

肝风内动身振摇　肝主一身之筋。肝气偏旺之人，或情志恚怒者，易暴怒伤肝，致肝风内动，而见身体振摇，不能自止，肢体麻木，头晕耳鸣，烦躁易怒，舌红苔薄偏干，脉弦急有力等症。其临床特点是：身振摇常随情志变化而时轻时重，但摇动常不能自已，或伴有头晕，肢体麻木，脉弦有力等。迁延不治，每易导致中风。治宜平肝息风，方选羚角钩藤汤（羚羊角、钩藤、桑叶、贝母、鲜生地、菊花、茯神、白芍、甘草、鲜竹茹），或天麻钩藤饮（天麻、钩藤、石决明、栀子、黄芩、杜仲、牛膝、益母草、桑寄生、夜交藤、茯神）。

不　恶　寒

【定义】

不恶寒是指外感热病过程中，因病邪入里而有不恶寒（或有发热）的症状而言。外感热病初起，恶寒与发热往往同时并见，但若表邪入里化热，则多表现为不恶寒，而反发热。《伤寒论·辨太阳病脉证并治》曰："不恶寒，但热者，实也。(70 条)"《伤寒论·辨阳明病脉证并治》："阳明病外证云何？答曰：身热，汗自出，不恶寒，反恶热也。(182 条)"《金匮要略》所论内伤杂病中，亦有见不恶寒者，则合并一处讨论。

【分类】

1. 水饮内停不恶寒　外感风寒，内有悬饮，可见恶风寒；若外无表邪，里停水饮，则有不恶寒。《伤寒论·辨太阳病脉证并治》曰："太阳中风，下利，呕逆，表解者，乃可攻之。其人漐漐汗出，发作有时，头痛，心下痞硬满，引胁下痛，干呕，短气，汗出不恶寒者，此表解里未和也，十枣汤主之。"（152 条）太阳中风证与水饮内停证均有头痛、汗出、呕逆之表现，但前者为外有风寒，营卫失和，其特征是：发热，恶风寒，汗出，头痛，脉浮缓，治用桂枝汤疏表解肌，调和营卫；后者为水饮停于胸膈，水气泛滥不居，而无外证，其特征是：漐漐汗出，发作有时，而不恶寒（临床可见发热），头痛，心下痞硬满，引胁下痛，干呕，短气，脉弦滑或沉实有力。治宜攻逐水饮，用十枣汤［芫花（熬）、甘遂、大戟、大枣］。若悬饮兼表，当宗仲景之法，先予解表，表解后方可攻逐水饮，治疗上不可失先后之序。

2. 阳明热炽不恶寒　"阳明居中主土也，万物所归，无所复传。"（184 条）病邪入里，侵袭阳明，邪从燥热之化，临床常表现为不恶寒而反恶热。《伤寒论·辨阳明病脉证并治》曰："阳明病外证云何？答曰：身热，汗自出，不恶寒，反恶热也。"（182 条）"阳明病，脉浮而紧，咽燥口苦，腹满而喘，发热汗出，不恶寒，反恶热，身重……。"（221条）《医宗金鉴·伤寒心法要诀·阳明热病脉证》曰："白虎烦渴热阳明，汗出身热脉长洪，不恶寒兮反恶热。"阳明热炽的不恶寒辨证要点是：大热，汗大出，不恶寒，反恶热，烦渴不解，脉洪大。因热炽阳明，气分热盛，故不恶寒而反恶热；热邪炽盛，腠理开泄，故汗大出；邪热内炽，耗伤津液，则烦渴不解而脉洪大。治宜辛寒清热，用白虎汤（知母、石膏、炙甘草、粳米）。若热邪太盛，伤津耗气，见大渴，舌上干燥而烦，欲饮水数升者，则宜直清胃热，益气生津，用白虎加人参汤主之。须提及者，阳明初感外邪，阳气内郁，热势未盛时，亦可见一短暂的不发热而恶寒过程；另高热亢盛、伤气耗液时，尚有"时时恶风""背微恶寒"之征象，然其疾病本质，在于阳明热炽，临床不可不辨。

3. 阳明腑实不恶寒 邪入阳明，化燥化热，津液受伤，燥结成实。症无恶寒，而有潮热，谵语，腹满痛，绕脐痛，不大便，脉沉迟有力等症。《伤寒论·辨阳明病脉证并治》曰："伤寒，若吐，若下后，不解，不大便五六日，上至十余日，日晡所发潮热，不恶寒，独语如见鬼状，……大承气汤主之。"（212条）"阳明病，脉迟，虽汗出不恶寒者，其身必重，短气，腹满而喘，有潮热者，此外欲解，可攻里也。手足濈然汗出者，此大便已硬也，大承气汤主之。"（208条）《医宗金鉴·伤寒心法要诀·阳明腑病脉证》曰："胃实脉大腑阳明，大便难兮脾约同，蒸蒸潮热濈濈汗，满痛始于议三承。"本证与阳明热炽均有不恶寒，而前者为燥热亢盛，肠胃无燥屎阻结，其特征是：身大热，汗大出，不恶寒，反恶热，大烦渴，脉洪大，故治用白虎汤辛寒清热，有津气耗伤者，用白虎加人参汤益气生津；后者为燥热太盛，与肠中糟粕搏结而成燥屎，腑气失于通降，其特征是：潮热，谵语，汗出，不恶寒，腹满硬痛，或绕脐痛，大便硬结，脉沉实有力。治宜泄热通腑，攻下燥结，根据热结之轻重，选用大承气汤、小承气汤或调胃承气汤。

4. 阴盛格阳不恶寒 不恶寒症，属实证者多，属虚证者少，然在外感热病之末期阶段，如邪入少阴，从寒而化，阳虚阴盛，格阳于外，亦可见有"身反不恶寒"。《伤寒论·辨少阴病脉证治》曰："少阴病，下利清谷，里寒外热，手足厥逆，脉微欲绝，身反不恶寒，其人面色赤，或腹痛，或干呕，或咽痛，或利止脉不出者，通脉四逆汤主之。"（317条）因阳气大虚，阴寒内盛，故下利清谷，手足厥逆，脉微欲绝；真阳之气，被阴寒所迫，格拒于外，故身反不恶寒，尚可见面色赤、腹痛、干呕、咽痛、利止脉不出等"里寒外热"之象。其辨证要点：下利清谷，手足厥逆，脉微欲绝，身反不恶寒，面色赤，兼见腹痛、干呕、咽痛、利止脉不出等症，总属内有真寒而外有假热。治宜破阴回阳，通达内外，用通脉四逆汤 [炙甘草、生附子（大者一枚）、干姜]。

5. 柔痉表虚不恶寒 痉病的发生，与外感风邪有关，因机体有表虚、表实不同，故其症状有刚痉、柔痉之别。刚痉表实无汗，阳不外达，有反恶寒；柔痉表虚汗出，阳能外达，则不恶寒。《金匮要略·痉湿暍病脉证治第二》曰："太阳病，发热汗出，而不恶寒，名曰柔痉。"盖风为阳邪，风邪外袭，正邪相争，故有发热；风邪偏胜，腠理不密，则有汗出，表虚汗出，而阳能外达，故不恶寒。《金匮要略浅注·痉湿暍病脉证治》曰"柔痉表虚汗出，阳能外达，故不恶寒"是也。本证与阳明热盛均有不恶寒，但前者为里热亢盛，表里俱实所致，其特点是：身大热，汗大出，不恶寒，反恶热，大烦渴，故治用白虎汤辛寒清热；后者因风邪袭表，表虚不固所致，其特点是：发热，汗出，不恶寒，尚有颈项强急，甚则反张等症。其治疗之法，若汗出津伤于里，并见脉反沉迟者，则可用瓜蒌桂枝汤（天花粉、桂枝、芍药、甘草、生姜、大枣），以滋养筋脉，解肌祛邪。

6. 温疟热盛不恶寒 温疟之病，因热积于里，阳盛阴伏，常有不恶寒而但热之症。《金匮要略·疟病脉证并治第四》曰："温疟者，其脉如平，身无寒但热，骨节疼烦，时呕，白虎加桂枝汤主之。"盖疟热内盛，故无寒但热，兼见表寒，寒留关节，故关节疼烦，热邪犯胃，气逆于上，故时时作呕。本证与阳明热盛均有邪热内盛不恶寒，但前者为邪入阳明，里热炽盛所致，其特点是：身大热，汗大出，不恶寒，反恶热，口大渴，脉洪大，故用白虎汤辛寒清热；后者为感受疟邪，热盛于内，外兼表寒，其特征是：不恶寒，但发热，骨节疼烦，时时作呕，其脉如平。治宜清热生津，兼解表寒，用白虎加桂枝汤（知母、炙甘草、石膏、粳米、桂枝）。

7. 皮水湿停不恶寒 皮水之病，水湿潴留于皮中，外无表邪，则无恶寒。《金匮要略·水气病脉证并治第十四》曰："渴而不恶寒者，此为皮水。"因脾虚湿停，津不上承，故口渴；水在皮中，外无表证，故不恶寒。本证与水停胸胁证均有不恶寒，前者为水停胸胁，无有外证，其特征是：漐漐汗出，发作有时，不恶寒，头痛，干呕，短气，心下痞硬满，引胁下痛，故治用十枣汤攻逐水饮；后者为水停皮中，外无表证，其特征是：口渴，不恶寒。其治疗之法，若水留四肢阳气被郁，四肢浮肿，肌肉轻微跳动者，治宜通阳化气，表里分消，用防己茯苓汤（防己、黄芪、桂枝、茯苓、甘草）；若内有郁热，外有水肿，阳气被阻，手足厥冷者，则治宜清热利湿，通利小便，用蒲灰散（蒲灰、滑石）。

【补充】

1. 暑热伤气不恶寒　夏月伤暑，或汗出过多，伤津耗气；或露宿贪凉，暑邪乘虚侵袭，而有不恶寒但发热，头痛，面赤气粗，胸闷烦躁，口渴引饮，汗出过多，舌红苔黄燥，脉洪数等症。本证与阳明热盛津伤均有不恶寒反恶热，但前者为邪入阳明，里热极盛所致，其辨证要点是：身大热，汗大出，不恶寒，反恶热，口大渴，舌红苔燥，脉洪大，故治用白虎汤辛寒清热。若热盛伤津耗气者，则用白虎加人参汤，清热益气生津。后者为暑热伤气，气津两伤所致，其辨证要点是：壮热面赤，烦渴引饮，舌红苔黄燥，脉洪数。治宜清暑泄热，益气生津，可用王氏清暑益气汤合白虎汤、生脉散加减。

2. 湿热郁蒸不恶寒　夏秋季节，阴雨潮湿，感受湿热，缠绵难愈，常有身热起伏不恶寒，午后转盛，汗出不解，渴不引饮，胸脘痞闷，身重纳呆，舌苔黄腻，脉弦滑数等症。本证与暑热伤气都有不恶寒但热，而且二证常见于夏秋时节，病邪均在气分。但前者为夏月伤暑，津伤气耗，其特征是：壮热面赤，汗出过多，口渴引饮，舌苔燥，脉来洪数，故用清暑益气汤类清暑泄热，益气生津；后者为湿热相兼，病程较长，初期发热伴有恶寒，继则但热不寒，辨证要点是：身热不扬，脘痞纳呆，恶心口苦，渴不引饮，舌苔黄腻，脉弦滑数。治宜宣气化湿，清热达邪，方用三仁汤（杏仁、白蔻仁、薏苡仁、滑石、通草、竹叶、厚朴、半夏），或连朴饮（厚朴、黄连、石菖蒲、姜半夏、栀子、豆豉、芦根）。

汗　出

【定义】

汗出，是指人体在疾病过程中因某些病理因素影响而有全身汗出而言。为外感热病及内伤杂病中之常见证候。

仲景论述汗出的范围甚广，如在类型上有自汗、盗汗、战汗之分，在部位上有头汗、手足汗之别，在程度上有微汗、大汗、漏汗之异，在汗色上有黄汗、白汗之不同，等等。研究这些，对于观察病情，分析病势，辨别类证及决定治法和推测预后，具有重要的实际意义。

本节只讨论《伤寒论》《金匮要略》中冠有"汗出"的词目，至于其有关汗出如"自汗""盗汗""头汗"等，均另立专条讨论。

【分类】

1. 营卫不和汗出 风寒袭表，卫失固外，腠理疏松，营不内守，营卫失调，每有汗出。《伤寒论·辨太阳病脉证并治》曰："太阳病，发热，汗出，恶风，脉缓者，名为中风"（2条），"太阳病，阳浮而阴弱，阳浮者热自发，阴弱者汗自出，啬啬恶寒，淅淅恶风，翕翕发热，鼻鸣干呕者，桂枝汤主之"（12条），"太阳病，头痛，发热，汗出，恶风，桂枝汤主之"（13条），"太阳病，发热汗出者，此为荣弱卫强，故使汗出，欲救邪风者，宜桂枝汤"（95条），等等。因本证汗出机制在风寒袭表，营卫失和，故其临床特征除汗出外，尚有恶寒发热，头项强痛，鼻鸣干呕，苔薄白，脉浮缓。人称太阳中风表虚证。其与太阳伤寒表实之鉴别要点，关键在于汗出与否。《伤寒贯珠集·卷一·太阳正治法第一》曰："太阳受邪，无论中风伤寒，俱有头痛，俱有发热。但伤于寒，则表实无汗，伤于风，则表疏自汗。是头痛发热者，伤寒所同，而汗出恶风者，中风所独有也。"治宜解肌祛风，调和营卫，用桂枝汤（桂枝、芍药、炙甘草、生姜、大枣）。

2. 里热挟表汗出 病若在表，医反下之，邪热内陷，迫津外泄或见汗出、下利等症。《伤寒论·辨太阳病脉证并治》曰："太阳病，桂枝证，医反下之，利遂不止。脉促者，表未解也；喘而汗出者，葛根黄芩黄连汤主之。"（34条）本证与营卫不和均有汗出，但彼为风邪在表，营卫失调，其特征是：汗出恶风，发热，头项强痛，脉浮缓，病全在表，故用桂枝汤疏表解肌，调和营卫；本证病初在表，误用攻下，邪热内陷，其特征是：汗出而喘，下利不止，脉促，病以里热为主，兼有表邪未解。治宜清热止利，表里双解，用葛根芩连汤（葛根、炙甘草、黄芩、黄连）。

3. 邪热壅肺汗出 外邪郁闭，汗不如法，或误用攻下，邪热内传，热邪壅肺，迫津外出，而有汗出、喘息等症。《伤寒论·辨太阳病脉证并治》曰："发汗后，不可更行桂枝汤，汗出而喘，无大热者，可与麻黄杏仁甘草石膏汤。"（63条）"下后，不可更行桂枝汤，汗出而喘，无大热者，可与麻黄杏子甘草石膏汤。"（162条）本证与里热挟表均有汗出，但彼为邪热内陷，胃肠损伤，表邪仍在，其特征是：下利不止，喘气，汗出，脉促，故治用葛根芩连汤表里双解，清热止利；此为邪热内传，热邪迫肺，逼津外泄，其特征是：汗出，喘气，表无大热（里热较盛），脉浮数。治宜清热透邪，宣肺定喘，用麻杏甘石汤（麻黄、杏仁、甘草、石膏）。

4. 饮停胸胁汗出 水饮内停，结于胸胁，肺气不利，毛窍失于开合，可有汗出等症。《伤寒论·辨太阳病脉证并治》曰："太阳中风，下利呕逆，表解者，乃可攻之。其人漐漐汗出，发作有时，头痛，心下痞硬满，引胁下痛，干呕短气，汗出不恶寒者，此表解里未和也，十枣汤主之。"（152条）本证与太阳中风证均有汗出，头痛，呕逆，但彼为风邪（寒）袭表，营卫失调所致，其特征是：汗出，头痛，发热，恶风（寒），脉浮缓，故治用桂枝汤疏表解肌，调和营卫；此为水停胸胁，水气泛滥所致，其特征是：汗出为阵发性，且汗出不恶寒，心下痞硬满闷，牵引胸胁疼痛，干呕，短气。治宜攻逐水饮，用十枣汤［芫花（熬）、甘遂、大戟、大枣］。

5. 热痞兼阳虚汗出 中焦有热，气机痞塞，兼表阳虚损，卫外不固者，可见汗出。《伤寒论·辨太阳病脉证并治》曰："心下痞，而复恶寒汗出者，附子泻心汤主之。"（155条）本证与太阳中风表虚证均有汗出，但彼为风寒袭表，卫外不固，营不内守，营卫失调所致，其特征是：汗出，恶风（寒），发热，头痛，脉浮缓，故治用桂枝汤疏表解肌，调和营卫；此为热聚心下，气机痞塞，阳气虚损所致，其特征是：恶寒汗出，心下（胃脘）有堵塞之感，但按之柔软，而无发热、头痛等症。治宜泻热消痞，扶阳固表，用附子泻心汤（大黄、黄连、黄芩、炮附子）。

6. 阳明热实汗出 阳明病为里热实证，有热证、实证（或曰经证、腑证）两大类型，而其所反映于外表的证候，均可见汗出。如《伤寒论·辨阳明病脉证并治》曰："问曰：阳明病外证云何？答曰：身热，汗自出，不恶寒，反恶热也"（182条），"本太阳初得病时，发其汗，汗先出不彻，因转属阳明也。伤寒发热无汗，呕不能食，而反汗出濈濈然者，是转属阳明也"（185条），说明里热成实，迫津外泄，而濈濈然汗出，是转属阳明的一个重要标志。但阳明热证汗出与阳明实证汗出有其各自不同的特点。阳明热证，气分大热，高热亢盛，蒸腾津液外泄，其"汗出濈濈然"（同上），而量甚多，程郊倩所谓其热"如炊笼蒸蒸而盛，则知其汗必连绵濈濈而来"。其特征是：身大热，大汗出，口大渴，脉洪大。治当清泄阳明经热，用白虎汤（知母、石膏、炙甘草、粳米）。若热盛而损伤气液，有"大汗出后，大烦渴不解，脉洪大者"（26条），则当用白虎加人参汤，以白虎汤直清阳明里热，加人参益气生津。

阳明腑实，里热外蒸，极易出现多汗，或濈濈然汗出，或手足濈然汗出，如"阳明病，其人多汗，以津液外出，胃中燥，大便必硬，硬则谵语，小承气汤主之"（213条），"伤寒转系阳明者，其人濈然微汗出也"（188条），"手足漐漐汗出，大便难而谵语者，下之则愈，宜大承气汤"（220条）。因阳明实证，为燥热结实，腑气不通，与阳明热证肠中无燥屎阻结有异，其临床特征，除汗出之外，尚有潮热，谵语，腹满硬痛，或绕脐痛，大便硬结，舌苔黄燥或焦裂起刺，脉沉实有力等症。治当泻下里实，随证选用调胃承气汤、小承气汤、大承气汤。

7. 少阳里实汗出　邪入少阳，兼入阳明，可见汗出。《伤寒论·辨太阳病脉证并治》曰："伤寒发热，汗出不解，心中痞硬，呕吐而下利者，大柴胡汤主之。"（165条）本证与阳明里实均有汗出，但彼为邪入阳明，化燥成实，腑气不通所致，其特征是：汗出，潮热，谵语，腹满硬痛，或绕脐痛，大便硬结，脉沉实有力，故治用承气汤类攻下里实；本证为邪入少阳，兼阳明里实，其特征是：发热（或往来寒热），汗出而热不解，心中痞硬，呕吐，下利，脉弦有力。治宜和解少阳，通下里实，用大柴胡汤（柴胡、黄芩、芍药、半夏、生姜、枳实、大枣、大黄）。

8. 少阴亡阳汗出　邪入少阴，病从寒化，阳气大虚，阴寒极盛，阳气外亡，症有汗出。如《伤寒论·辨少阴病脉证并治》曰："病人脉阴阳俱紧，反汗出者，亡阳也。此属少阴，法当咽痛而复吐利。"（283条）《伤寒论·辨霍乱病脉并治》曰："吐利，汗出，发热，恶寒，四肢拘急，手足厥冷者，四逆汤主之"（388条），"既吐且利，小便复利而大汗出，下利清谷，内寒外热，脉微欲绝者，四逆汤主之"（389条），"吐已下断，汗出而厥，四肢拘急不解，脉微欲绝者，通脉四逆加猪胆汁汤主之"（390条）。少阴亡阳汗出，或因本经自感外邪，或由他经传变而来，或因吐利太过，其最终均可导致肾阳虚衰，阴寒内盛，津液外脱，阳气亡失，其特征是：冷汗淋漓，下利清谷，呕吐不止，恶寒嗜卧，外有发热，四肢拘急，手足厥冷，脉微欲绝。治宜急救回阳，用四逆汤（炙甘草、干姜、生附子）。若吐利过甚，致吐利无物，汗出而厥，四肢拘急不解，脉微欲绝，是大吐大利，阳亡阴竭，病势更为重笃，则治宜回阳救逆，益阴和阳，用通脉四逆加猪胆汁汤（炙甘草、干姜、生附子、猪胆汁）。

三阳汗出，法当禁温；少阴汗出，则当急温。不此绸缪，则变乱矣，甚者致死。如《伤寒论·辨少阴病脉证并治》曰："少阴病，脉微细沉，但欲卧，汗出不烦，自欲吐，至五六日自利，复烦躁不得卧寐者，死。"（300 条）其脉微细沉但欲寐，乃少阴虚寒之主要脉症；汗出不烦，自欲吐，是阳从外脱，无力与阴相争，阴邪上逆所致。至此一线残阳，已达垂危阶段，治当回阳救逆，或可救治。若迁延五六日，复见自利，烦躁不得卧寐，则为阳虚已脱，阴盛转加，阴阳离决，其人有死亡之虑矣。

9. 厥阴阳亡汗出　病入厥阴，阳虚寒盛，阳气外亡，症有汗出。《伤寒论·辨厥阴病脉证并治》曰："大汗出，热不去，内拘急，四肢疼，又下利厥逆而恶寒者，四逆汤主之。"（353 条）本证与少阴亡阳均有汗出，发热，四肢拘急疼痛，下利清谷，手足厥冷等症。少阴亡阳汗出，其特征是：吐利较甚，汗出，发热，恶寒，四肢拘急，手足厥冷，脉微欲绝；厥阴阳亡汗出，其特征是：大汗出，热不去，腹中拘急，四肢疼痛，下利，厥逆，恶寒。但两者阳虚阴盛，阳气亡失的病机完全相同，故可同用四逆汤急救回阳。

厥阴病情发展，阴邪太盛，阳气外亡，症见汗出不止、发热而利者，此为阴竭阳亡，所谓"有阴无阳"，极其凶险，病主死矣。《伤寒论·辨厥阴病脉证并治》曰："伤寒六七日，不利，便发热而利，其人汗出不止者，死，有阴无阳故也"（346 条），临床当积极救治。

10. 柔痉表虚汗出　痉病有刚、柔两种，与外感或内伤有关。《金匮要略·痉湿暍病脉证治第二》曰："太阳病，发热汗出，而不恶寒，名曰柔痉"，"太阳病，其证备，身体强，几几然，脉反沉迟，此为痉，瓜蒌桂枝汤主之"。本证与中风表虚、营卫不和均有汗出。但中风表虚汗出重在风邪袭表，营卫失调，其特征是：汗出，发热，恶风（寒），头项强痛，脉浮缓，故治用桂枝汤疏表解肌，调和营卫；本证汗出则重在风寒外袭，腠理不密，津液不足，其特征是：汗出，发热，不恶寒（或有恶风），身体强，几几然，脉沉迟。其营卫失和两者同，而津液不足则为柔痉所具有矣。治宜调和营卫，清热生津，用瓜蒌桂枝汤（天花粉、芍药、桂枝、甘草、生姜、大枣）。

11. 风湿表虚汗出　风湿伤于肌表，表虚卫外不固，症有汗出。《金匮要略·

痉湿暍病脉证治第二》曰："风湿，脉浮，身重，汗出，恶风者，防己黄芪汤主之。"本证与营卫不和、柔痉表虚均有汗出、恶风等症，但营卫不和汗出，为风寒袭表，营卫失调所致，其特征是：汗出，恶风（寒），发热，头项强痛，脉浮缓，治用桂枝汤调和营卫；柔痉表虚汗出，为外感风寒，卫外不固，津液不足所致，其特征是：汗出，发热，或恶风，身体强，几几然，脉沉迟，治用瓜蒌桂枝汤调和营卫，清热升津；本证汗出，则为风湿在表，卫阳素虚，肌表不固，其特征是：汗出，恶风，身重，脉浮，当有关节疼痛等症。治宜益气固表，祛风除湿，用防己黄芪汤（防己、甘草、白术、黄芪）。

12. 风湿阳虚汗出　风寒湿邪，侵入肌筋骨关节，营卫不利，表里阳虚，症有汗出。《金匮要略·痉湿暍病脉证治第二》曰："风湿相搏，骨节疼烦，掣痛不得屈伸，近之则痛剧，汗出短气，小便不利，恶风不欲去衣，或身微肿者，甘草附子汤主之。"（亦载于《伤寒论·辨太阳病脉证并治》第 175 条）本证与风湿表虚同有汗出，但彼为风湿在表，卫阳素虚，肌表不固，其特征是：汗出，恶风，身重，脉浮，故治用防己黄芪汤益气固表，祛风除湿；本证为风湿侵入筋肉关节，表里阳气皆虚，其特征是：汗出短气，小便不利，恶风不欲去衣，或身微肿，骨节疼烦，掣痛不得屈伸，脉或见弦细。治宜祛风除湿，温经止痛，用甘草附子汤（炙甘草、白术、炮附子、桂枝）。

13. 伤暑热盛汗出　夏日炎炎，感受暑热，热邪熏蒸，即有汗出。《金匮要略·痉湿暍病脉证治第二》曰："太阳中热者，暍是也。汗出恶寒，身热而渴，白虎加人参汤主之。"本证与太阳表虚及阳明里热均见汗出。但太阳表虚汗出，为风寒袭表，卫外不固，营卫失调所致，其特征是：汗出恶风，头项强痛，发热不渴，脉来浮缓，治用桂枝汤疏表解肌，调和营卫；阳明里热汗出，为邪入阳明，气分热盛，热迫津泄所致，其特征是：大汗出，身大热，口大渴，脉洪大，治用白虎汤清泄里热，若热盛伤津者，则用白虎加人参汤辛寒清热，益气生津；本证汗出，则为感受暑热，表里热盛，伤气耗阴所致，其特征是：汗出而恶寒，身热口渴，尚可伴见心烦尿赤、口干舌燥、倦怠少气、脉多虚微等症。因其热盛伤气伤津，病机与阳明里热证同，故可用白虎加人参汤（知母、石膏、甘草、粳米、人参），以清热祛暑，益气生津。

14. 狐惑湿热汗出　狐惑为病，因湿热毒蕴，症有汗出。《金匮要略·百合狐惑阴阳毒病脉证治第二》曰："病者脉数，无热微烦，默默但欲卧，汗出，初得之三四日，目赤如鸠眼；七八日，目四眦黑。若能食者，脓已成也，赤豆当归散主之。"本证与伤暑热盛均见汗出，但彼为暑热熏蒸，气阴两伤，其特征是：汗出而恶寒，身热口渴，脉象虚微，故治用白虎加人参汤清暑益气生津；本证为湿热毒蕴，郁于血分。其特征是：汗出，微烦，默默但欲卧，脉数，病情发展，尚可见有目赤如鸠眼，目四眦黑等症。治当清热解毒，活血排脓，用赤豆当归散（赤小豆、当归、浆水）。狐蜮病类似于西医学之白塞综合征，后世医家治疗此病，常在赤豆当归散的基础上加金银花、连翘、蒲公英、玄参、知母、薏苡仁、车前子、白茅根、丹参、生地黄、山药等清利湿热、凉血解毒之品，可以增强其治疗效果。

15. 虚劳不足汗出　虚劳之病，阴阳两亏，气血不足，症有汗出。《金匮要略·血痹虚劳病脉证并治第六》曰：附"《千金翼》炙甘草汤（一云复脉汤）：治虚劳不足，汗出而闷，脉结悸，行动如常，不出百日，危急者十一日死"。本证与风湿表虚均为因虚汗出，但彼为风湿在表，卫阳虚弱，肌表不固而汗出，其特征是：汗出恶风，身重，脉浮，故治用防己黄芪汤益气固表，祛风除湿；本证则为阴阳两虚，气血双亏，"阴不与阳和"而汗出，其特征是：虚劳不足，汗出胸闷，脉结代，心动悸。治宜益气养血，通阳复脉，用炙甘草汤（即《伤寒论》炙甘草汤：炙甘草、桂枝、生姜、麦冬、麻仁、人参、阿胶、大枣、生地黄）。

16. 肺痈风热汗出　肺痈初期，因"风伤皮毛"，可见汗出等症。《金匮要略·肺痿肺痈咳嗽上气病脉证治第七》曰："问曰：病咳逆，脉之何以知此为肺痈？……师曰：寸口脉微而数，微则为风，数则为热；微则汗出，数则恶寒。……风伤皮毛，热伤血脉。风舍于肺，其人则咳，口干喘满，咽燥不渴，多唾浊沫，时时振寒。……始萌可救，脓成则死。"本证与狐蜮湿热均有汗出，但彼汗出为湿热毒蕴，湿热熏蒸所致，其特征是：汗出微烦，默默但欲卧，脉数，甚则目赤如鸠眼，目四眦黑，故治用赤小豆当归散清热解毒，活血排脓；此证汗出则为感受风热，肌表受伤所致，其特征是：汗出，发热恶寒，咽喉干燥发痒，咳嗽，脉浮数。治宜辛凉解表，用银翘散加减（金银花、连翘、竹叶、荆芥、薄荷、炒牛蒡子、桑叶、杏仁、桔梗、芦根、甘草）。

17. 肾着身劳汗出　肾着之病，寒湿痹着于腰部，其病多起于劳动汗出之后，腰部有冷痛和沉重之感。《金匮要略·五脏风寒积聚病脉证并治第十一》曰："肾着之病，其人身体重，腰中冷，如坐水中，形如水状，反不渴，小便自利，饮食如故，病属下焦，身劳汗出，衣里冷湿，久久得之，腰以下冷痛，腹重如带五千钱，甘姜苓术汤主之。"本证与虚劳不足均有汗出，但虚劳不足汗出，因阴阳两虚，气血双亏所致，其特征是：虚劳不足，汗出胸闷，心动悸，脉结代，故治用炙甘草汤益气养血，通阳复脉；本证汗出则以肾着为病理因素，即因劳动汗出，衣物裹身，肾受冷湿，着而不去，临床见有腰部冷痛沉重，如坐水中，形如水状，腹重如带五千钱等症。治宜温中散寒，健脾除湿，用甘姜苓术汤（甘草、干姜、茯苓、白术）。

18. 风水表虚汗出 风水之病，因风邪侵袭肌表，卫虚不能固外，症有汗出恶风等。《金匮要略·水气病脉证并治第十四》曰："风水，脉浮身重，汗出恶风者，防己黄芪汤主之。腹痛加芍药。"本证与湿病即风湿表虚仅为"湿"和"水"字之异，但两者均有汗出，而各有特点。后者为风湿在表，其特征是：关节疼痛，汗出恶风，身重脉浮；前者是风水在表，其特征是：面目肿，按之下陷而不起，汗出恶风，身重脉浮。因两者同属表虚，机制相同，故可同用防己黄芪汤，此为异病同治之例也。

19. 黄汗湿热汗出 黄汗之病，因汗出入水中浴，水湿侵犯经脉，营卫运行受阻，郁而为热，湿热交蒸，可见汗出发热等症。《金匮要略·水气病脉证并治第十四》曰："问曰：黄汗之为病，身体肿，发热汗出而渴，状如风水，汗沾衣，色正黄如柏汁，脉自沉，何从得之？师曰：以汗出入水中浴，水从汗孔入得之，宜芪芍桂酒汤主之。"本证与风水表虚均有汗出，但后者汗出为风湿在表，卫虚不固所致，其特征是：汗出色正，恶风，身重，脉浮，故治用防己黄芪汤补卫固表，利水除湿；前者汗出为营卫不和，湿热郁蒸所致，其特征是：汗出色黄如柏汁，汗出沾衣，身体浮肿，发热而渴，脉沉。治宜调和营卫，泄热祛湿，用芪芍桂酒汤（黄芪、芍药、桂枝、苦酒）。

20. 黄汗阳虚汗出 黄汗为病，若汗出日久，阳气必伤，阳虚于上，湿胜于下，可见腰以上汗出、腰髋弛痛等症。《金匮要略·水气病脉证并治第十四》曰："黄汗之病，……若身重，汗出已辄轻者，久久身必瞤，瞤即胸中痛，又从腰以上必汗出，下无汗。腰髋弛痛，如有物在皮中状，剧者不能食，身疼重，烦躁，小便不利，此为黄汗，桂枝加黄芪汤主之。"本证与黄汗湿热证均有汗出，但后者为营郁表虚，湿热交蒸所致，其特征是：周身汗出，汗出沾衣，色黄如柏汁，身体浮肿，发热而渴，脉沉，故治用黄芪芍药桂枝苦酒汤调和营卫，泄热祛湿；前者特征是：腰以上汗出，腰髋弛痛，如有物在皮中，身体肌肉跳动，胸中疼痛不适，甚者不能食，身疼重，烦躁，小便不利。治宜和营益卫，通阳祛湿，用桂枝加黄芪汤（桂枝、芍药、甘草、生姜、大枣、黄芪）。

黄汗之为病，多与荣气不和，湿热内郁有关，后世医家治疗此病，常在上述两方黄芪、芍药、甘草的基础上，适当配伍茵陈、栀子、白鲜皮、防己、茯苓、木通、淡竹叶、白茅根等品，以增强其清热除湿的作用。

21. 产后中风汗出 产后体虚，风邪外袭，屡有汗出等症。《金匮要略·妇人产后病脉证治第二十一》曰："产后风续之数十日不解，头微痛，恶寒，时时有热，心下闷，干呕，汗出，虽久，阳旦证续在耳，可与阳旦汤。"本证与太阳表虚中风证均有汗出，前者为风寒袭表，营卫失调所致，其特征是：汗出，恶风，发热，头项强痛，脉浮缓，其病程较短，一般数天可愈；后者为产后体虚，气血不足，风邪袭表，腠理开泄所致，其特征是：汗出，恶寒，头微痛，时时发热，心下闷，其病程可持续十天不愈。但两者在病机上同属风邪袭表，营卫失调，故可采用桂枝汤（即阳旦汤）同治，此亦异病同治之法也。

22. 邪解病愈汗出 汗出一症，或由邪郁肌表，或由里热炽盛，或由阳气虚衰等，有诸多不同，此皆病理因素所致。临床亦有因正气来复，或正气得药力所助而汗出者，此为邪却病解的佳兆。《伤寒论·辨太阳病脉证并治》曰："太阳病，……其人因致冒，冒家汗出自愈，所以然者，汗出表和故也"（93条），即谓正气来复，阴阳自和，正能抗邪，而汗出病解。又《伤寒论·辨厥阴病脉证并治》："下利脉数，有微热汗出，今自愈"（361条），是谓虚寒下利，见到脉数，微热汗出，乃阴证转阳，阳气来复，为病向愈也。若"凡柴胡汤病证而下之，若柴胡证不罢者，复与柴胡汤，必蒸蒸而振，却复发热汗出而解"（101条），此汗出俗称"战汗"，乃正气得药力资助，而正胜邪却，病将解除之象，则不得作病理性汗出而论治。

【补充】

风热犯卫汗出 风热犯表，肺气失宣，卫外失调，症有汗出、发热等。风寒袭表与风热犯卫均有汗出。但前者为风寒袭表，卫外不固，营不内守，营卫失调所致，其特征是：发热，恶风寒，汗出，头项强痛，苔薄白，脉浮缓，故治用桂枝汤调和营卫；后者为风热伤卫，肺气失宣，卫外失常所致，其特征是：发热，微恶风寒，汗出较少，头痛，咳嗽，咽痛，口微渴，舌边尖红，脉浮数。《温病纵横·中篇·各论》曰："临床上银翘散证确有与桂枝汤证相鉴别的必要，因为二证均有发热，微恶风寒，自汗之见症，其鉴别关键是口渴、脉数，舌边尖红。"治宜辛凉清解，用银翘散（连翘、金银花、桔梗、薄荷、竹叶、生甘草、荆芥穗、淡豆豉、牛蒡子）。

大　汗

【定义】

大汗是指汗出过多而言，为外感热病及内伤杂病中的常见证候。如外感表证，发汗不当，或邪热入里，热盛迫汗，或病后气虚，元气欲脱等，均可导致大汗。其与"多汗"大体相似，另见专条。

【分类】

1. 表邪不解大汗　太阳表证，属伤寒表实者，则无汗脉紧；属中风表虚者，则汗出脉浮缓，而一般汗出不大。但若表病汗不如法，病未出表，亦可见有大汗出。《伤寒论·辨太阳病脉证并治》曰："服桂枝汤，大汗出，脉洪大者，与桂枝汤，如前法"（25条），是外感表证，服桂枝汤，然汗不如法，致大汗出，而邪未去，所谓"如水流漓，病必不除"也。若脉洪大，则邪犹甚尔，但无口渴，是病未入里。尤在泾谓："服桂枝汤，汗虽大而邪不去，所谓如水流漓，病必不除也。若脉洪大，则邪犹甚。故宜更与桂枝取汗。如前法者，如啜热稀粥，温覆取汗之法也。"（《伤寒贯珠集·太阳篇上》）其辨证要点是：大汗出，脉洪大，或有发热，恶风，但无大热、烦渴等里热征象。治宜解表去邪，调和营卫，用桂枝汤（桂枝、白芍、甘草、大枣、生姜）。并可啜热粥，温覆衣被，以助药力，既益汗源，又防伤正。

2. 表病过汗大汗　太阳表病，当予汗解，然若汗不如法，发汗太多，可致大汗出。《伤寒论·辨太阳病脉证并治》曰："太阳病，发汗后，大汗出，胃中干，烦躁不得眠，欲得饮水者，少少与饮之，令胃气和则愈……。"（71条）表病发汗太过，故大汗出；汗出过多，则损耗津液，胃中阴伤，而出现烦躁不得眠，口干欲饮水。本证与表邪未解大汗出同属汗不如法所致，但后者为表病发汗，虽汗出而表邪未去，其辨证要点是：大汗出，脉洪大，无烦热、口渴等里证，故仍须解表，用桂枝汤；前者为表病发汗，汗出过多，表邪已去，而津液耗伤，胃中阴液一时不足，其辨证要点是：烦躁不得眠，口渴欲饮水。治疗之法，当予汤水，少量频饮，使津液恢复，胃气调和，诸症自除。

3. 里热误火大汗 表病不解，邪热传里，法当辛凉，忌用火攻发汗。若误用火疗，则可致大汗出，里热增盛。《伤寒论·辨太阳病脉证并治》曰："太阳病二日，反躁，凡熨其背，而大汗出，大热入胃，胃中水竭，躁烦，必发谵语。十余日，振栗，自下利者，此为欲解也。"（110条）谓太阳病二日，邪尚在表，不应烦躁，而反见烦躁，是里热已盛之征，治当辛凉，忌用火攻发汗。若误以火熨其背，以致大汗出，烦躁增甚，并发谵语，此时阳明胃实之候已萌，为火逆变证。如病邪迁延十余日，火邪渐衰，津液得复，则有振栗、自下利而解之机。此乃正胜邪却、疾病向愈的佳兆。表病过汗大汗与里热误火大汗均有汗出津伤之烦躁等表现。但前者为表病发汗，汗出过多，损伤津液，胃中干燥，其特征是：烦躁不得眠，口渴欲饮水，故治以少量汤水，频频呷服，冀津液来复，胃和自愈；后者为表病未解，热邪入里，病人反躁，而误用火疗，致大热入胃，胃中水竭，其特征是：躁烦，谵语，仲景未言方治，谓病过十日，若阴津复，忽振栗而自下利，则胃热下泄，其可愈也。笔者以为，泄热和胃之方如白虎人参、调胃承气等可酌情用之，不必坐以待愈，太过拘执。

4. 阳明热盛大汗 邪入阳明，里热炽盛，症常有大汗出。《伤寒论·辨太阳病脉证并治》曰："服桂枝汤，大汗出后，大烦渴不解，脉洪大者，白虎加人参汤主之。"（26条）太阳中风服桂枝汤，而大汗出，汗不如法，津伤助热，热转阳明，里热蒸腾，气液两伤，则有大烦渴不解、脉洪大等症。本证与表邪不解大汗均因汗不如法所致。但后者为太阳表病，虽经发汗，而表邪仍在，病未传里，其特征是：大汗出，脉洪大，故治疗之法，仍可用桂枝汤疏表解肌，调和营卫；前者为太阳表病，发汗不当，表邪已去，而邪热入里，阳明热盛，成无己谓："大汗出，脉洪大而不渴，邪气犹在表也，可更与桂枝汤；若大汗出，脉洪大，而烦渴不解者，表里有热，不可更与桂枝汤，可与白虎加人参汤，生津止渴，和表散热。"（《注解伤寒论·辨太阳病脉证并治》）治宜清气泄热，益气生津，用白虎加人参汤（知母、石膏、炙甘草、粳米、人参）。

5. 阳衰阴盛大汗 邪气进入阴分，病至垂危阶段，脾肾阳衰，阴寒内盛，阳亡于外，可见大汗出等症。《伤寒论·辨厥阴病脉证并治》曰："大汗出，热不去，内拘急，四肢疼，又下利厥逆而恶寒者，四逆汤主之。"（353条）"大汗，若大下利而厥冷者，四逆汤主之。"（354条）前条因阳衰寒盛，虚阳外浮，故大汗出，热不去；脾肾阳衰，阴寒内盛，故见下利；阳气衰微，不能温煦经脉，故腹中拘急疼痛；阳虚不能达于四肢，故四肢疼痛；其厥逆，恶寒，均为阳衰阴盛之重要见症。后条则谓大汗致阳亡于外，大下利则液脱于内，阳衰阴盛则四肢厥冷。两者病因稍有不同，但阳衰阴盛病机相同，症状大抵一致，故可同用四逆汤主之。本证与阳明热盛均有大汗出，但两者疾病性质不同，临床表现亦各有异。阳明热盛大汗，是里热蒸腾，热迫津泄所致，其特征是：大汗出而身大热，心烦，口大渴，脉洪大，故治用白虎汤辛寒清热，若兼气津两伤者，则用白虎加人参汤清热益气生津；阳衰阴盛大汗，是阳气衰虚，阴寒极盛，阳亡于外所致，其特征是：大汗出，大下利，恶寒嗜卧，四肢厥冷，无口渴身热，或外有假热，脉微而细。治宜急救回阳，驱阴消寒，用四逆汤（炙甘草、干姜、附子）。《中国当代名中医秘验方临证备要》提出："大汗出，肢冷面白，唇色紫暗，甚或昏厥，或伴见胸闷胸痛、脉微欲脱者，急进刘氏阳脱汤（人参 10～15g，制附子15g，干姜6g，五味子10g，炙甘草10～30g），以回阳救逆止汗"，可备一说。

6. 风极变热大汗　风湿之邪侵入肌表，风气入营化热，热迫津液外泄，症有大汗出。《金匮要略·中风历节病脉证并治第五》曰："《千金方》越婢加术汤：治风极，热则身体津脱，腠理开，汗大泄，厉风气，下焦脚弱。"盖风气入营，气浮化热，肌肉热极，津脱表虚，腠理不固，故汗大泄不已；津脱血少，营血难行于下焦，故下焦脚弱。所谓"厉风气"者，"今风入营为热，即是厉风气矣"（《金匮要略浅注》）。本证与阳明热盛均有大汗，但后者为邪入阳明，里热炽盛，津气两伤所致，其特征是：汗泄不已，身体消瘦，下焦脚弱。治宜清热散风，调和营卫，用越婢加术汤（麻黄、石膏、生姜、甘草、白术、大枣）。

7. 冒家欲解大汗　妇人产后，亡血阴虚，复加外感，病发郁冒，其症有头眩目瞀，郁闷不舒，脉象微弱，呕不能食，大便反坚，但头汗出。欲使郁冒病解，则必见大汗出也。《金匮要略·妇人产后病脉证治第二十一》曰："产妇郁冒，其脉微弱，呕不能食，大便反坚，但头汗出。所以然者，血虚而厥，厥而必冒。冒家欲解，必大汗出。……大便坚，呕不能食，小柴胡汤主之。"盖产后郁冒，血虚亡阴，阳气偏盛，表寒闭郁，孤阳上出，而有脉来微弱，呕不能食，大便反坚，但头汗出等症。若使郁冒得去，必须全身汗出，则阳气外达，阴阳复通，而病可解。本证与太阳表邪不解均有大汗出，但后者为太阳表病，汗不如法所致，其特征是：大汗出，脉洪大。虽经发汗，病仍在表，故治用桂枝汤疏表解肌，调和荣卫。前者为产后郁冒，病涉少阳，其特征是：大便坚，呕不能食，头眩目瞀，脉微弱。若欲解之，可望大汗出，使郁阳得伸而愈；或治用小柴胡汤，扶正达邪，和利枢机，则症"当汗出，阴阳乃复"，诸症自除矣。

【补充】

阴液欲脱大汗　热病后期，邪热伤阴，或久病阴虚，临床屡有大汗出，躁烦不安，面红口渴，脉细数或细数无力，或脉来结代等症。本证与阳虚阴盛均见大汗出，但彼为阳气大虚，阴寒内盛所致，其特征是：大汗出，恶寒身蜷，四肢厥冷，小便清白，舌淡苔白，脉微而细，故治用四逆汤类以回阳救逆；此则因为邪热内羁，阴液欲脱所致，其特征是：大汗出，躁烦不安，面红口渴，小便黄赤，舌红苔少或光剥苔，脉来细数。治宜敛阴止汗，固脱增液。《中国当代名中医秘验方临证备要·多汗》，提出可用刘氏阴脱汤（人参 10～15g，麦冬 15g，五味子 10g，山茱萸 15g，黄精 30g，炙甘草 15g），水煎频服，日进 1～2 剂。可供参考。

多　汗

【定义】

多汗是指汗出量多、超乎正常者而言。为外感热及内伤杂病中之常见证候。其与"大汗"症状表现大体相似，另见专条。

【分类】

1. 表证未解多汗　外感风寒，营卫失调，腠理疏松，或太阳表证，邪将入里，而表证仍在，症可见多汗出。《伤寒论·辨阳明病脉证并治》曰："阳明病，脉迟，汗出多，微恶寒者，表未解也，可发汗，宜桂枝汤。"（234 条）此条言阳明病，非胃家实之证，乃太阳表虚初传阳明，阳明兼太阳表虚也。风寒袭表，营卫不调，汗出肌疏，故脉来迟缓有力；邪气初入阳明，又兼中风表虚阴弱，故汗出多也；汗出虽多，而微恶寒在，或可见有微热，是表邪未尽解也。故治宜解肌发汗，用桂枝汤。在《伤寒论》中，若汗出多，微恶寒者，乃太阳表证未解，当用桂枝汤解表；若壮热，渴饮，脉洪大，而见汗出多，微恶寒者，便是阳明燥热，津气两伤之象，则当用白虎加人参类清热益气生津；若潮热，不大便，腹满硬痛，而见汗出恶寒，是阳明腑实兼表证未去，则应取先表后里，或表里双解之法，而不可贸然攻下矣。

2. 阳明热盛多汗　邪入阳明，里热炽盛，迫津外泄，屡有汗多之症。《伤寒论·辨阳明病脉证并治》曰："阳明病，其人多汗，以津液外出，胃中燥，大便必硬，硬则谵语，小承气汤主之。"（213 条），"阳明病，发热，汗多者，急下之，宜大承气汤。"（253 条）前者因阳明里热炽盛，汗出津伤，胃燥成实，症以其人多汗、大便硬结、谵语为主，故治用小承气汤泻热通便，消滞除满；后者因阳明燥热成实，热归于腑，里热蒸腾，迫津外泄，症以发热、汗多为主，因其阳热呈亢盛之势，阴液有枯竭之虞，故采用大承气汤以急下存阴。阳明热盛与表邪未解均有多汗，但彼为风寒在表，营卫不调，邪将入里所致，其特征是：汗出多，微恶寒，或有发热，脉迟（缓）有力，故治用桂枝汤解肌祛风，调和营卫；此则为阳明腑实，里热炽盛，热迫津泄所致，其特征是：汗多，发热，谵语，大便硬，尚可见腹胀满，疼痛拒按，不大便，脉沉迟有力等症，故治用攻下，方用承气汤类。

3. 产后血虚多汗　妇人产后，失血过多，营卫俱虚，腠理不固，多汗乃其常见之症。《金匮要略·妇人产后病脉证治第二十一》曰："问曰：新产妇人有三病，一者病痉，二者病郁冒，三者大便难，何谓也？师曰：新产血虚，多汗出，喜中风，故令病痉；亡血复汗，寒多，故令郁冒；亡津液，胃燥，故大便难。"是产后失血过多，气血亏虚，腠理不固，易致多汗出；产后失血，汗出过多，亡血伤津，筋脉失于濡润，复感风邪，再化燥伤津，以致筋脉痉挛抽搐，而成痉病；若产后失血，汗多伤阴，阴血不足，难以濡润大肠，则可见大便难。病有痉病、郁冒、大便难三种，但总与产后血虚、腠理不固、汗出过多有关。治疗之法，须以照顾津液为主。本证与表邪不解均有汗出，但后者为风寒袭表，营卫失调所致，其特征是：汗出多，发热，微恶寒，故治用桂枝汤解肌祛风，调和营卫；前者为产后失血，营卫俱虚，腠理不固，汗出过多，亡血伤阴所致，然因病人体质差异，感邪又有不同，故其发病，又有病痉、郁冒、大便难之分，而临床又各具其不同特征，但病机却同为亡血伤津，是以治法，必从养阴入手，并随证加减用药。

【补充】

脾胃气虚多汗 脾胃同居中州，脾主运化，胃主受纳腐熟水谷。久病体弱，或素体不足，或饮食伤脾，均可损伤脾胃，致脾胃气虚，中焦失和，而见汗出过多，纳食减少，神疲乏力，形体消瘦，口渴饮水不多，大便不实，舌淡苔白，脉细无力等症。治疗之法，宜健脾益胃，和中止汗，可用《中国当代名中医秘验方临证备要》所载赵氏验方（炒鸡内金 10g，焦麦芽 10g，怀山药 12g，炒白术 6g，煅牡蛎 10g，浮小麦 10g，使君子 10g，龟甲胶 6g，茯苓 10g，知母 6g，炙甘草 3g），1 日 1 剂，每日 3 次，水煎内服。

微　汗

【定义】

微汗是汗出较少的症状，与大汗相对而言也。《伤寒论》《金匮要略》所论微汗，大抵有两种情况，一是病理性微汗，如"伤寒转系阳明者，其人濈然微汗出也"；一是服药后病情欲解之兆，如太阳病服桂枝汤后"遍身漐漐微似有汗者益佳"、少阳病兼表用小柴胡汤去人参加桂枝"温覆微汗愈"等即是。

【分类】

1. 阳明里热微汗 "阳明居中主土也，万物所归，无所复传。"（184 条）外感疾病，或病邪太过，或治不及时，或汗不如法，可深入于里，侵犯阳明，里热炽盛，出现微汗出等症。《伤寒论·辨太阳病脉证并治》曰："二阳并病，太阳初得病时，发其汗，汗先出不彻，因转属阳明，续自微汗出，不恶寒。"（48 条）《伤寒论·辨阳明病脉证并治》曰："伤寒转系阳明者，其人濈然微汗出也。"（188 条）此两条皆论外邪不解，转入阳明之微汗出。其汗出虽微，却连续不断，是阳明病典型特征之一，乃邪入阳明，里热蒸腾，逼迫津液外泄所致。然阳明病濈然微汗出，有属热证，有属实证者。若属热证，当有身大热，不恶寒，反恶热，烦渴不解，脉洪大等，治当辛寒清热，用白虎汤；若属实证，当有潮热，谵语，腹满痛，不大便，脉沉实有力等，则宜攻下，用承气汤类。临床当须综合全部脉症细辨为是。

2. 房劳伤肾微汗 肾主五液，黑色属肾。房劳太过，耗伤肾液，肾阴亏虚，阴虚生热，可出现微汗出等症。《金匮要略·黄疸病脉证并治第十五》："额上黑，微汗出，手足中热，薄暮即发，膀胱急，小便自利，名曰女劳疸。腹如水状不治。"房劳伤肾，肾虚生热，故手足中热，微汗出，薄暮即发；黑色属于肾，虚劳不足，故额上黑，所谓"色黑为劳"是也，此为女劳疸之典型特征；下元亏损，而非湿热，故膀胱拘急，小便自利；若病至后期，脾肾两败，见腹如水状，则病邪深重，故谓不治。阳明里热与房劳伤肾均有微汗，但前者为外邪不解，转入阳明，里热炽盛，迫津外泄所致，其特征是：濈然微汗出，或有不恶寒，反恶热，烦渴不解，或有潮热，谵语，不大便，腹满痛等，治宜清泄或攻下；后者为房劳伤肾，肾虚生热所致，其特征是：微汗出，额上黑，手足中热，薄暮即发，膀胱急，小便自利，宜以补肾为治；若病至腹如水状，则势急病危，颇难救治。

3. 服药之后微汗 微汗之症，有属阳明里热，房劳伤肾所致者，亦有属服药过后，邪去欲解者。如《伤寒论》太阳中风表虚证，服桂枝汤，得"遍身漐漐微似有汗者"解；太阳伤寒表实证，服麻黄汤，"覆取微似汗"；太阳伤寒兼里热证，服大青龙汤，"取微似汗"；风湿留着关节证，服甘草附子汤，"初服得微汗则解"；《金匮要略》风湿病，"治风湿者，发其汗，但微微似欲汗出者，风湿俱去也"等等。其微汗出，均为服汤药过后，疾病欲愈之佳兆。病理性微汗与服药过后微汗之辨证要点：前者汗出虽微，而病证仍在重而且急，非经服药而不能愈；后者是病邪未去，一经服药，正气得资，微汗出后，邪气外祛，其病当愈，须予明辨。

白　汗

【定义】

白汗指因剧痛而出的冷汗。《金匮要略·腹满寒疝宿食病脉证治第十》曰："寒疝绕脐痛，若发则白汗出，手足厥冷。"白汗可见于寒疝剧痛者，亦可见于阳虚寒盛之人，临证时当须审辨。

【分类】

寒疝阴盛白汗 素体不足，肝肾阴寒，邪正相搏，可出现腹痛白汗（冷汗）

等症，此乃寒疝的主要特征。《金匮要略·腹满寒疝宿食病脉证治第十》："腹痛，脉弦而紧，弦则卫气不行，即恶寒；紧则不欲食，邪正相搏，即为寒疝。寒疝绕脐痛，若发则白汗出，手足厥冷，其脉沉紧者，大乌头煎主之。"所谓脉弦而紧，是弦为阴脉，阴盛伤阳，阳气不能行外，则恶寒；紧脉主寒，寒邪入胃，则不欲食；弦紧相搏，阴寒内结，则发腹痛（绕脐剧痛），即为寒疝；寒疝遇寒即发，寒气搏结，故绕脐疼痛；阳虚不能卫外，故冷汗自出；寒盛阳虚，阳气不达四末，故手足厥冷，脉象亦由弦紧而转为沉紧。其辨证要点是：绕脐痛，冷汗出，手足厥冷，脉沉紧。治宜破积散寒，缓和疼痛，方用大乌头煎，用蜜煎乌头，审慎与服。《金匮要略讲义》（五版教材）说："《外台秘要》解急蜀椒汤（蜀椒、附子、干姜、半夏、粳米、甘草、大枣），主治与大乌头煎同，而药性较平和，可参考运用。

按："白汗"《巢源》《衍义》本及喻氏《医本法律》作'自汗'；《正脉》本及魏、徐、尤、陈注本作'白津'；今依《千金》《外台》本作'白汗'。"《金匮要略浅述·腹满寒疝宿食病脉证治第十》认为：白汗、白津、自汗，"其实三者同为一物，都是阴寒剧痛所迫出的冷汗。但白津、白汗艰深费解，不如作自汗比较通俗易懂"，仅供参考。

【补充】

阳亡阴竭白汗　饮食内伤，或感受外邪，胃肠功能紊乱，呕吐下利为甚，阳亡阴竭者，可出现汗出肢冷，四肢拘急，脉微欲绝等症。《伤寒论·辨霍乱病脉证并治》曰："吐已下断，汗出而厥，四肢拘急不解，脉微欲绝者，通脉四逆加猪胆汁汤主之。"（390 条）此因病发霍乱，大吐大利，阳亡而阴竭，致无物可吐而自已，无物可下而自断，故曰"吐已下断"；阳亡欲脱，津液不摄，故冷汗淋漓；阳亡阴竭，四肢失于温养，故四肢厥冷，拘急不解；脉微欲绝，亦为阳亡液竭之反映。病至如此，最属危笃，阴阳离决之势堪虞，急当回阳救逆，益阴和阳，方用通脉四逆加猪胆汁汤（炙甘草、干姜、大附子、猪胆汁）。通脉四逆加猪胆汁汤证，仲景未明言是否"白汗"，但通观脉症变化及所用方药，其汗当属冷汗无疑。寒疝阴盛证与阳亡阴竭证均可见冷汗，但前者为阴寒内结，阳气虚损，正邪相搏所致，其特征是：绕脐剧痛，冷汗自出，手足厥冷，脉沉而紧，故治用大乌头煎散寒破结，缓急止痛；后者为吐利太过，阳亡液竭所致，其特征是：吐利俱止，冷汗淋漓，四肢厥冷，拘急不解，脉微欲绝，故用通脉四逆加猪胆汁汤，速破在内之阴寒，而回欲脱之阳气，并益阴和阳以滋津液。

黄　汗

【定义】

黄汗是指汗出沾衣而色黄如柏汁的症状。《金匮要略·水气病脉证并治第十四》曰："黄汗之为病，身体肿，发热汗出而渴，状如风水，汗沾衣，色正黄如柏汁。"后世医家有将黄汗混同于身目尿黄的黄疸者，如《症因脉治·黄疸论》谓："黄汗之症，眼白黄，面皮黄，汗出染衣，如黄柏汁"，《医学心悟》则谓："出汗染衣，名曰黄汗，皆阳黄之类"，断定黄汗是阳黄之一种。实则黄汗与黄疸不尽相同，黄汗可以是阳黄的症状之一，同身目尿黄并见，也可以仅汗出沾衣而黄如柏汁，而身目小便不黄。本文所述的黄汗主要是指后者，至于黄汗而又身目尿黄的黄疸，另见专条。

【分类】

1. 历节湿热黄汗　肾主骨，肝主筋，肾肝不足，寒湿内侵，郁为湿热，可出现周身关节疼痛，痛处肿大，溢出黄汗，此即所谓历节病。《金匮要略·中风历节病脉证并治第五》曰："寸口脉沉而弱，沉即主骨，弱即主筋，沉即为肾，弱即为肝。汗出入水中，如水伤心，历节黄汗出，故曰历节。"因肝肾虚弱，故寸口脉沉而弱；肝肾不足，更因汗出入水，寒湿乘虚内侵，郁为湿热，伤及血脉，浸淫筋骨，流入关节，气血运行不畅，故历节痛黄汗出。历节、黄汗之病须加辨别。仲景认为，历节也出黄汗，黄汗也有身痛，但历节两胫热，黄汗两胫冷，所谓"身体羸瘦，独足肿大，黄汗出，胫冷，假令发热，便为历节也"（同上）是也。另历节身痛浮肿，都局限在关节部分，特别是下肢更为明显，且运动受到限制；黄汗则身痛浮肿为全身性，运动不受限制。历节为病，大致有风湿历节与寒湿历节两类。若病因风寒湿外袭，渐次化热伤阴，见肢节疼痛，身体尪羸，脚肿如脱，头眩短气，温温欲吐者，治宜祛风除湿，温经散寒，滋阴清热，用桂枝芍药知母汤（桂枝、芍药、甘草、麻黄、生姜、白术、知母、防风、炮附子）；若病因寒湿留于关节，经脉痹阻不通，见关节剧烈疼痛、不能屈伸者，治宜温经散寒，除湿止痛，用乌头汤（麻黄、芍药、黄芪、炙甘草、制川乌）。

2. 营卫郁遏黄汗　人体汗出后入水中浴，水入汗孔，侵及肌肉经脉，阻碍营卫的运行，可出现黄汗等症。《金匮要略·水气病脉证并治第十四》曰："问曰：黄汗之为病，身体肿（一作重），发热汗出而渴，状如风水，汗沾衣，色正黄如柏汁，脉自沉，何从得之？师曰：以汗出入水中浴，水从汗孔入得之，宜芪芍桂酒汤主之。"汗时入水中浴，水湿侵及经脉，营卫为之郁遏，卫郁不能行水，滞流于肌肤，故全身水肿；营郁而为热，湿热交蒸，故发热汗出色黄；水气内停，气不化津，故有口渴。黄汗之病，与风水相似，但风水脉浮而黄汗脉沉，风水恶风而黄汗不恶风。黄汗之病，与历节亦异。历节黄汗，是肝肾先虚，汗出入水，郁为湿热所致，其辨证要点是：关节疼痛，黄汗在关节痛处，两胫不冷而有发热，治宜补益肝肾，清热除湿；黄汗为病，是汗出入水浴，水入汗孔，侵及经脉，营卫郁阻所致，其辨证要点是：身肿困重，发热口渴，遍身黄汗而无痛楚，两胫反冷而无发热。治宜调和营卫，祛散水湿，用黄芪芍桂苦酒汤（黄芪、桂枝、芍药、苦酒）。若黄汗身体疼痛，腰以上汗出者为表虚湿郁，营卫失调所致，则宜通阳益卫，散邪和营，用桂枝加黄芪汤（桂枝、芍药、甘草、生姜、大枣、黄芪）。后世医家除选用上述两方之黄芪、芍药、甘草外，常根据病情之不同变化，适当配伍茵陈、栀子、黄柏、防己、赤茯苓、木通、车前草、白茅根等清热除湿之品，可增强疾病的治疗效果。

【补充】

湿热蕴积黄汗　外感湿热之邪，或因内湿日久，郁而化热，湿热蕴积，熏蒸脾胃，可见汗出而黄，发热，身微肿，胁痛，纳呆，口苦，溲赤，舌苔黄腻，脉弦滑等症，《医宗金鉴》所谓"黄汗微肿皆湿热"是也。治宜清热利湿，方用加味玉屏风散（石膏、茵陈、黄芪、白术、防风），加白茅根、茯苓、车前草、藿香、陈皮等味。黄汗一症，有肝肾先虚、汗出入水者，有汗出入水、营卫郁遏者，有湿热内蕴、熏蒸脾胃者。治或补益肝肾，清热除湿；或调和营卫，祛散水湿；或清热利湿，调和脾胃，则黄汗可愈。但临床上亦仅见汗出而黄，而无其他症状者，《中医症状鉴别诊断学·黄汗》提出"可选用蔓菁散（蔓菁子）治疗"。

自　汗

【定义】

自汗是指人体不因劳累，不因天热及穿衣过暖和服用发散药物等因素而自然汗出而言。为外感热病及内伤杂病中之常见证候。自汗，即《素问·阴阳别论》所谓"阳加于阴，谓之汗"。《伤寒论》《金匮要略》有"自汗出""汗自出"等描述。《三因方》说："无问昏醒，浸浸自汗出者，名曰自汗。"《景岳全书》云："自汗者，濈濈然，无时而动作则益甚。"本节只讨论全身自汗，局部自汗如"头汗""手足汗"等另见专条。

【分类】

1. 营卫不和自汗　太阳主表，统摄营卫，营卫调和，卫外固密，可抵御外邪之侵袭；若腠理疏松，外邪入侵，卫不能固外，营不内守，则有汗自出。《伤寒论·辨太阳病脉证并治》曰："太阳中风，阳浮而阴弱，阳浮者，热自发，阴弱者，汗自出。啬啬恶寒，淅淅恶风，翕翕发热，鼻鸣干呕者，桂枝汤主之。"（12条）太阳中风，即外邪犯表，抗邪于外，故阳浮（脉浮），翕翕发热；卫外不固，营不内守，故阴弱（脉缓），汗自出；风寒束表，不能温分肉，故恶风寒；肺合皮毛，肺气通于鼻，外邪犯表，肺气不利，则见鼻鸣；外邪干胃，胃气上逆，则见干呕。诸症反映出营卫不调，卫强营弱之病理格局，即仲景所谓"阳浮而阴弱"。治当疏表解肌，调和营卫，用桂枝汤（桂枝、芍药、炙甘草、生姜、大枣）。然桂枝汤所主，非单纯外感表证汗出，如内伤杂病之自汗症，亦可为治。如《伤寒论·辨太阳病脉证并治》曰："病常自汗出者，此为荣气和，荣气和者，外不谐，以卫气不共荣气谐和故尔。以荣行脉中，卫行脉外，复发其汗，荣卫和则愈，宜桂枝汤"（53条），"病人脏无他病，时发热自汗出而不愈者，此卫气不和也。先其时发汗则愈，宜桂枝汤"（54条），以上两条，皆论杂病之自汗出，其机制总属营卫不和，故可同用桂枝汤调和营卫，体现了中医学异病同治的原则。《伤寒论后条辨·辨太阳病脉证篇》说："桂枝汤之功，在于和营卫，而不专治风，则病人不止于太阳中风，而凡有涉于营卫之病，皆得准太阳中风之一法为绳墨矣。……病既在卫，自当治卫，虽药同于中风，服法稍不同，先其时发汗，使功专于固卫，则汗自敛，热自退而病愈"，甚有见地。

2. 阳明热实自汗 阳明居中主土，邪入阳明，易从燥热之化，阳明里热炽盛，热迫津液外泄，屡见自汗出等症。《伤寒论·辨阳明病脉证并治》曰："阳明病外证云何？答曰：身热，汗自出，不恶寒，反恶热也。"（182条）阳明病里热实证，其反映于外表的证候，名曰"外证"。阳明里热亢盛，蒸腾于外，故身热；里热炽盛，迫津外泄，故汗自出；阳明里热，无有表证，故不恶寒；里热太盛，则有恶热之感。此充分反映出阳明病的本质。其中说明汗自出是阳明病里热实的典型证候特征。故《伤寒论》多次提出"阳明病，本自汗出"（203条）；阳明病，"自汗出而恶热"（183条）等语。汪苓友谓："汗自出者，胃中实热，则津液受其蒸迫，故其汗自出也。"（《伤寒论辨证广注·辨阳明病脉证并治法》）然阳明病有热证、实证之分。在阳明热证，因里热太盛，迫津外泄，故其汗出为"大汗出"，其汗则"濈濈然，从内溢而无止息"（柯韵伯语），并见身大热，口大渴，脉洪大等里热证候，治宜辛寒清热，用白虎汤；若热邪损伤气液，则加人参益气生津。所谓"三阳合病……若自汗出者，白虎汤主之"（219条），"大汗出后，大烦渴不解，脉洪大者，白虎加人参汤主之"（26条）等是。在阳明实证，因燥热结实，腑气不通，里热外蒸，最易汗出，其或濈濈然汗出，或手足濈然汗出，并有潮热，谵语，腹满硬痛，或绕脐痛，大便硬结，脉沉实有力等腑实证候，治宜通里攻下，选用大承气汤、小承气汤或调胃承气汤。太阳营卫不和自汗与阳明热实自汗，两者病机不同，汗出程度亦异。前者为风邪袭表，营卫失调所致，其辨证要点是：汗出较微，伴有发热恶寒、头项强痛、脉浮缓等症，故治用桂枝汤疏表解肌，调和营卫；后者为邪入阳明，里热炽盛，迫津外泄所致，其辨证要点是：汗出持续不断，所谓"汗出濈濈然"（185条），且有身热、汗自出、不恶寒，反恶热等里热实特征。治疗之法，若为燥热亢盛，肠中无燥屎阻结者，则清泄阳明独盛之热，若为燥热之邪与肠中糟粕相互搏结而成燥实者，则攻下实热，荡涤燥结，去其积滞。

3. 历节正虚自汗 平素体虚，阳气不足，湿气偏盛，外受风邪；或饮酒当风，风湿相搏，流入关节，则有自汗出，关节疼痛等表现。《金匮要略·中风历节病脉证并治第五》曰："趺阳脉浮而滑，滑则谷气实，浮则汗自出""盛人脉涩小，短气，自汗出，历节痛，不可屈伸，此皆饮酒汗出当风所致"。前者谓饮酒之人，胃有湿热，谷气不消而成实，故见脉滑；内热外蒸，腠理开泄，故脉见浮；浮主胃热，热则汗自出也。后者谓肥胖之人，有余于外，不足于内，故脉涩小；外盛中虚，故动则气短；正虚阳弱，肌表不固，故自汗出；汗出肌疏，易被风邪所乘，况肥人多湿，加之饮酒当风，风与湿合，搏击关节，则气血受阻，关节疼痛而成历节病矣。营卫不和自汗与历节正虚自汗两者均与表虚不固有关，但彼为风寒袭表，营卫失调引起，其辨证要点是：自汗出，发热恶寒，头项强痛，脉浮缓，病纯在表，故治用桂枝汤疏表解肌，调和营卫；此为平素阳虚，内有湿邪，或饮酒出汗，腠理开泄引起，其辨证要点是：自汗出，短气，关节疼痛，脉来涩小，若胃有湿热者，则脉浮而滑。是病为风寒湿热，虚实夹杂，治疗之法，如属风湿引起，见有脚肿如脱、头眩短气、温温欲吐者，治宜温阳散寒，祛风除湿，用桂枝芍药知母汤（桂枝、芍药、甘草、麻黄、生姜、白术、知母、防风、炮附子）；如属寒湿引起，见有关节疼痛、不可屈伸者，则宜通阳散寒，除湿止痛，用乌头汤（麻黄、芍药、黄芪、炙甘草、川乌、白蜜）。

4. 风水挟热自汗　风邪袭表，肺失宣肃，通调失司，则有汗出恶风、一身悉肿等症，此谓之风水，乃水肿病之一种。《金匮要略·水气病脉证并治第十四》曰："风水恶风，一身悉肿，脉浮不渴，续自汗出，无大热，越婢汤主之。"盖风邪袭于肌表，故有恶风表证；肺主皮毛，风邪袭表，肺气不宣，通调失职，水溢肌肤，故一身悉肿；风客于表，气血向外，水气泛滥，故脉浮不渴；若风邪化热，则有口渴；风性疏泄，肌腠不固，故续自汗出；汗出不止，阳郁不甚，故无大热。营卫不和自汗与风水挟热自汗，两者均与风邪袭表有关，但前者为风寒袭表，卫不外固，营不内守，营卫失调引起，辨证要点是：自汗出，发热恶寒，头项强痛，脉浮缓，病纯在表，故治用桂枝汤疏表解肌，调和营卫；后者为风邪袭表，肺气失宣引起，其辨证要点是：续自汗出，身无大热，不渴或渴，并有一身悉肿等水肿泛滥之特点。治疗之法，宜发散风湿，清解郁热，用越婢汤（麻黄、石膏、生姜、大枣、甘草）。若水湿过盛，再加白术健脾除湿；若汗多伤阳，见恶风者，则加附子，以温阳固表。

5. 黄疸热实自汗　《金匮要略·黄疸病脉证并治第十五》曰："黄疸腹满，小便不利而赤，自汗出，此为表和里实，当下之，宜大黄硝石汤。"邪热传里，与湿相合，湿热郁蒸，胆汁外溢，则发黄疸；里热成实，腑气积滞，故见腹满；湿热内蕴，膀胱气化不利，故小便不利，尿色见赤；里热熏蒸，迫津外泄，故自汗出。此为表和无病，里热成实之证，故当通腑泄热。黄疸热实自汗与阳明热实自汗，两者均因里热成实，热迫津泄而自汗出。其辨证要点是：彼为邪入阳明，燥热成实，腑气不通引起，其特征是：汗出濈濈然，并有潮热、谵语、腹满疼痛，或绕脐痛，不大便，脉沉实有力等之阳明腑实特点，故治用承气汤通里攻下；此为湿热郁遏，里热成实引起，其特征是：腹部胀满，自汗出，或疼痛拒按，大便秘结，并有身目尿黄，小便不利而赤，脉象滑数等湿热蕴结之特点。治宜清热除湿，攻下去实，用大黄硝石汤（大黄、黄柏、硝石、栀子）。若加茵陈，则效果更佳。

6. 肠痈热毒自汗　肠痈之病，热毒内聚，正邪相争，可见自汗、腹痛等症。《金匮要略·疮痈肠痈浸淫病脉证并治第十八》曰："肠痈者，少腹肿痞，按之即痛如淋，小便自调，时时发热，自汗出，复恶寒。其脉迟紧者，脓未成，可下之，当有血……大黄牡丹汤主之。"盖热毒内聚，血瘀于内，故少腹肿痞；肿痞瘀阻，迫及阴器，故按之痛如淋；膀胱无病，故小便自调；营卫失常，故发热、自汗、恶寒；热伏血瘀，经脉郁滞，故脉迟而紧。此时脓未成熟，故可下之，以通瘀血。黄疸热实自汗与肠痈热毒自汗，两者均与里热有关，同属实证。但前者为湿热郁遏，热实内结所引起，其特征是：自汗出，身目尿黄，腹满或不大便，小便不利而赤，脉滑而数，故治用大黄硝石汤清热利湿，通腑泄热；后者为热毒内聚，瘀结肠中，营郁卫阻所引起，其特征是：自汗出，时发热，复恶寒，并有少腹肿痞、按之痛如淋等热毒瘀阻之肠痈典型特点，且小便自利，脉迟而紧。治宜清热解毒，消痈排脓，用大黄牡丹汤［大黄、牡丹皮、桃仁、甜瓜子（或冬瓜子）、芒硝］。

7. 阴阳两虚自汗　素体虚弱，外感表邪，或外感风寒，误用发汗，可致阴阳两虚，而见自汗出等症。《伤寒论·辨太阳病脉证并治》曰："伤寒，脉浮，自汗出，小便数，心烦，微恶寒，脚挛急，反与桂枝欲攻其表，此误也。得之便厥，咽中干，烦躁吐逆者，作甘草干姜汤与之，以复其阳。若厥愈足温者，更作芍药甘草汤与之，其脚即伸……。"（29条）伤寒，脉浮，自汗出，微恶寒，是病在表，属太阳表虚证，但亦有谓此属阳虚者，如成无己说："脉浮自汗出，小便数而恶寒者，阳气不足也"（《注解伤寒论·辨太阳病脉证并治》），赵嗣真说："脉浮，虚也；汗自出，微恶寒者，阳虚无以卫外也"（《伤寒论集注》）；小便频数，是里阳虚不能摄敛津液；心烦，脚挛急，是阴液不足，失于濡养。证属阴阳两虚，复感外邪，治当扶阳解表，可用桂枝附子汤（顾尚之语），若不顾正虚，误用桂枝汤发汗，致阴阳更虚，阳虚不温，则手足厥逆；阴伤不润，则咽中干燥；阳虚液亏，心神失养，则生烦躁；里气不和，则见吐逆。救治之法，因本证以阳虚为急，据阳固则阴存，阳生则阴长之旨，则先投以甘草干姜汤，以复其阳；待阳回厥愈足温后，再投芍药甘草汤，以复其阴，则筋脉得以濡润，挛急能以缓解，其脚即伸，病可解也。营卫不和自汗与阴阳两虚自汗，两者均与太阳表虚有关。但前者为风寒袭表，营卫失调所引起，其辨证要点是：汗出，发热，恶寒，头项强痛，脉浮缓，病纯在表，故治用桂枝汤疏表解肌，调和营卫；后者为阴阳两虚，兼有表邪，其辨证要点是：既有脉浮，自汗，微恶寒之表证（与阳虚亦有关系），又有心烦，小便频数，脚挛急等阴阳两虚证。治宜温经散寒为主。不可误用桂枝汤，否则犯虚虚之戒，使阴阳愈虚，而见手足厥逆、咽中干燥、烦躁吐逆等症，此时又当分标本缓急，治有先后之序，先温中以复阳，用甘草干姜汤（炙甘草、干姜），后酸甘以复阴，用芍药甘草汤（芍药、炙甘草）。

【补充】

暑伤气阴自汗　由夏季伤暑，气阴亏耗所致，其自汗频繁，汗量较多，伴有烦渴引饮，胸膈痞闷，舌红苔黄，脉洪大无力等症。本证与阳明里热自汗皆为热证自汗，病机也有类似之处，但发病季节，所感病邪不同。彼为表邪不解内传阳明之证，发病不拘于夏季；此为伤暑、气阴亏耗之证，发生于夏季。阳明里热的辨证要点是：大汗出而热仍不解，兼有高热烦渴，脉洪大等症，治宜清热泻火，用白虎汤类；暑伤气阴自汗的辨证要点是：既有暑热（发热汗出）之症，又有口渴舌红、脉虽洪大而无力等气阴不足症状，治宜清暑泄热，益气生津，用王氏清暑益气汤（西洋参、石斛、麦冬、黄连、竹叶、荷梗、知母、西瓜翠衣、甘草、粳米）。

盗　汗

【定义】

盗汗是指入睡时汗出，醒来汗收而言。《伤寒明理论·盗汗》曰："盗汗者，谓睡而汗出者也。"此症在《内经》中称"寝汗"。《素问·脏气法时论》曰："肾病者，寝汗出，憎风。"至《伤寒论》《金匮要略》方称"盗汗"。后来医书则多沿袭这一称法。《类证治裁·汗症》曰："盗汗，乃睡中自泄，水火不交。"《医学正传·汗证》曰："盗汗者，寐中而身如浴，觉来方知。"盗汗一症，于外感热病及内伤杂病中较为常见，临床当分辨虚实，辨证求因，审因论治。

【分类】

1. 风邪在表盗汗 由风邪稽表，卫外不固所致。《伤寒论·辨太阳病脉证并治》曰："太阳病，脉浮而动数，浮则为风，数则为热，动则为痛，数则为虚，头痛发热，微盗汗出，而反恶寒者，表未解也。"（134条）"太阳病，脉浮而动数"，浮主风邪，动数主热，浮数之脉并见，为风邪在表，里无实邪，必见身体疼痛，故云"动则为痛"；数脉虽主热（此指表热），而未与有形之实邪相结，故又称"数则为虚"，非正气之虚，乃里无实邪之谓也；太阳表病，本自汗出，而言微盗汗者，是邪稽较久，有入里之势也；盖寐则卫气行于阴，里即阴也；卫气行里，表气不固，则盗汗出；再察其证，又见头痛发热，而反恶寒，表明表邪又未尽入里，故曰"表未解也"。病机总为风邪在表，表气不固，其证候特点是：微盗汗出，头痛，身疼，发热，恶寒，脉浮数。因病在表，故治宜疏表解肌，调和营卫，可用桂枝汤。而不可下，否则邪气内陷，引起种种变证。

2. 阳明热盛盗汗 为邪入阳明，里热炽盛，迫津外泄使然。《伤寒论·辨阳明病脉证并治》曰："阳明病，脉浮而紧者，必潮热，发作有时。但浮者，必盗汗出。"（201条）脉浮紧而潮热，则为邪入阳明，从燥热之化，里热邪实所致。盖热盛于外则脉浮，邪实于里则脉紧；阳明腑实燥结，阴为所迫发越于外，则脉但浮而不紧，寐则盗汗出。尤在泾谓："太阳脉紧为寒在表，阳明脉紧为实在里，里实则潮热，发作有时也。若脉但浮而不紧，为里未实而经有热，经热则盗汗出。盖杂病盗汗，为热在脏；外感盗汗，为邪在经。"（《伤寒贯珠集·阳明篇上》）风邪在表盗汗与阳明里热盗汗，两者病机不同。前者为风邪犯表，卫表不固引起，后者为阳明热盛，迫津外泄引起。其辨证要点是：风邪在表盗汗，为微盗汗出，伴有发热恶寒，头痛等外感表证，脉来浮数，故治用桂枝汤疏表解肌，调和营卫；阳明里热盗汗，其盗汗较风邪在表为甚，或伴有发热，脉来但浮。治疗之法，若为阳明经热，腑未结实，则清泄邪热，用白虎汤；若阳明腑实，燥屎阻结，症有潮热，汗出，谵语，不大便，脉浮而紧者，则宜通里攻下，用承气汤类。

3. 三阳合病盗汗　《伤寒论·辨少阳病脉证并治》曰："三阳合病，脉浮大，上关上，但欲眠睡，目合则汗。"（268条）三阳合病，为太阳、阳明、少阳证候同时俱见。脉浮属太阳，脉大属阳明，其脉上关上，谓脉长直有力，与少阳弦脉同类，盖弦脉端直以长，如张弓弦，如是则三阳脉见。三阳热实，内困心神，则呈昏蒙嗜睡状；热蒸于外，则盗汗出。盖寤而汗出，谓之自汗；寝而汗出，谓之盗汗。本证目合则汗，乃盗汗之属也。其盗汗类在阳盛，然其病又关少阳，少阳为表里枢机之位，寝则阳入于里，卫阳稍减，里热转盛，热迫液泄，故见盗汗矣。《医宗金鉴》说："脉浮大弦，三阳合病之脉也。浮大弦皆见于关上，知三阳之热邪，皆聚于阳明也。热聚阳明，则当烦不得眠，今但欲眠睡，是热盛神昏之昏睡也，昏睡自然目合，热蒸则汗自出也。若施治得宜，使邪还于表而解，否则未可卜也，宜以柴胡、桂枝、白虎三汤，酌其所当，合而用之可也。"（《医宗金鉴·订正仲景全书·伤寒论注·辨合病并病脉证并治》）三阳合病盗汗与风邪在表盗汗及阳明热盛盗汗，均为病在阳经盗汗。但风邪在表盗汗，为风邪袭表，卫表不固引起；阳明热盛盗汗，为里热炽盛，热迫津泄引起；三阳合病盗汗，为三阳邪热，皆聚于阳，热盛汗出所致，病机重心又在少阳，其辨证要点是：风邪在表盗汗，微盗汗出，伴有发热，恶寒，头痛，脉浮数等外感证候，故治宜桂枝汤解肌祛风，调和营卫；阳明热盛盗汗，汗出量较多，伴有发热，不恶寒，反恶热，口大渴，脉浮（大）、脉沉实有力等阳明里热证候，故治宜清泄里热，用白虎汤类；三阳合病盗汗，其目合则汗、但欲眠睡、脉浮大弦，是三阳俱病，治法宜以和解为主，并视太阳、阳明证之轻重，而定兼汗、兼清下之具体运用，不可拘限于某一方药。《医宗金鉴》谓："宜以柴胡、桂枝、白虎三汤，酌具所当，合而用之"，可供临证参考。

4. 阴阳两虚盗汗　人体以阴为物质基础，以阳为功能活动，阴阳两者互根互用。《素问·阴阳应象大论》所谓"阴在内，阳之守也，阳在外，阴之使也"即是。若素体虚弱，阴阳气血亏损，则阴虚不能内守，阳虚不能固外，阴阳失其固守之职，而容易发生盗汗。《金匮要略·血痹虚劳病脉证并治第六》谓："男子平人，脉虚弱细微者，喜盗汗也。"男子平人，阴阳气血皆虚，阳气虚衰，无力鼓动血行，则脉虚微；阴血不足，脉道不能充盈，则脉弱细。阳虚不能外固，阴虚不能内守，故易盗汗出。阴阳两虚盗汗与风邪在表盗汗、阳明热盛盗汗、三阳合病盗汗不同。风邪在表盗汗，病属外感，其特征是：微盗汗出，脉浮而动数，伴有发热恶寒表证，故治宜桂枝汤解肌祛风，调和营卫；阳明热盛盗汗，病在阳明，里热炽盛，其特征是：盗汗较多，其脉但浮，伴有发热不恶寒，反恶热，口大渴等里热证候，故治用白虎汤类辛寒清热；三阳合病盗汗，病涉三阳，其特征是：目合则汗，脉浮大弦，但欲眠睡，若病机重在少阳者，宜用和解为治，兼用汗法或清下；阴阳两虚盗汗，病属内伤，其喜盗汗出，脉虚弱细微，治疗之法，《金匮要略讲义·血痹虚劳病脉证并治》谓："盗汗属于阴阳气血皆虚，治方可用桂枝加龙牡汤（桂枝、甘草、龙骨、芍药、生姜、大枣、牡蛎），或用《小品方》之二加龙骨牡蛎汤（龙骨、炙甘草、牡蛎、芍药、大枣、生姜、白薇、炮附子）。如属阴虚火旺的盗汗，脉见浮数或弦细，症见舌红、心烦者，则可用当归六黄汤（《兰室秘藏》方：当归、生地黄、熟地黄、黄连、黄柏、黄芩、黄芪）治疗"。

【补充】

脾虚湿阻盗汗　脾为先天之本，气血生化之源，喜燥而恶湿。若恣食生冷，酒醴肥甘，或饥饱失时，损伤脾胃，脾虚失运，湿浊内生，阻遏气机，升降失常，可致盗汗常作，并有头痛如裹，肢体困倦，纳呆口腻，舌淡苔薄白腻，脉濡缓等症。治宜化湿和中，宣通气机，方用藿朴夏苓汤（《医原》方：藿香、半夏、茯苓、杏仁、薏苡仁、白蔻仁、猪苓、淡豆豉、泽泻、厚朴）去杏仁、猪苓、泽泻、淡豆豉，加陈皮、苍术、糯稻根、炒三仙等。

头　汗

【定义】

头汗，指头部汗出而言。《伤寒论·辨太阳病脉证并治》曰"但头汗出，余处无汗，齐颈而还"（134条）是也。《伤寒明理论·头汗》曰："伤寒头汗，何以明之？头者，诸阳之会也，邪搏诸阳，津液上凑，则汗见于头也。"头汗一般见于表实热证，《伤寒论·辨太阳病脉证并治》曰："伤寒五六日，头汗出，微恶寒，手足冷，心下满，口不欲食，大便硬，脉细者，此为阳微结，必有表，复有里也。"（148条）《类证治裁·汗症》曰："胃热上蒸，额汗发黄，小水不利者，五苓散加茵陈，甚则茵陈蒿汤利之。伤寒胁痛耳聋，寒热口苦者，头汗齐颈而还，属少阳。"然里虚寒证亦可见有头汗者。另常人也可出现头汗，如进餐时或小儿睡眠时头部汗出，但无其他任何症状，俗称"蒸笼头"，此不应视为病变征象。《伤寒论》《金匮要略》尚有"额汗"之说者，因额汗仍在头部，故与头汗合并一处讨论。

【分类】

1. 阳热亢盛头汗 太阳表病，误用火劫，阳热上蒸，可见头汗出。《伤寒论·辨太阳病脉证并治》曰："太阳病中风，以火劫发汗，邪风被火热，血气流溢，失其常度。……阴阳俱虚竭，身体则枯燥，但头汗出，齐颈而还，腹满微喘，口干咽烂，或不大便。久则谵语，甚者至哕，手足躁扰，捻衣摸床，小便利者，其人可治。"（111 条）太阳中风，误用火劫迫汗，不仅风邪不除，反被火邪所害，伤动气血，使变证丛生。若火邪伤津耗气，阴阳俱虚，肌肤失养，则身体枯燥不荣；阳热亢盛，迫津外泄，当有全身汗出，然因火劫津伤，不能全身作汗，故见但头汗出，齐颈而还；因火热炽盛，腑气不通，心神受扰，故尚可见口干咽烂，腹满而喘，大便秘结，久则谵语，甚至胃津枯竭，胃气败坏，而为呃逆；更见手足躁扰，捻衣摸床，神志昏糊，病延至此，已达阴阳欲绝之险境。若小便利者，是为津液虽伤，但未至尽亡，脏腑功能尚未全失，三焦膀胱犹可化气，尚有一线生机，故曰"小便利者，其人可治"。若小便全无，则津液消亡，化源枯竭，脏腑功能溃败，其预后不良。仲景谓"小便利者，其人可治"，但未言可用何方，《宋本伤寒论校注》"'其人可治下'，《古本》有'宜人参地黄龙骨牡蛎茯苓汤主之'"一句，是方有益气生津、重镇安神之功效，其药用"人参三两，干地黄半斤，龙骨三两，牡蛎四两，茯苓四两。上五味，以水一斗，煮取三升，分温三服"，可供临证时参考。

2. 水热结胸头汗 结胸之病，因水热互结胸胁，其热邪被水郁遏，不得向外透越，可出现头汗出。《伤寒论·辨太阳病脉证并治》曰："伤寒十余日，热结在里，复往来寒热者，与大柴胡汤；但结胸，无大热者，此为水结在胸胁也。但头微汗出者，大陷胸汤主之。"（136 条）伤寒十余日，热结在里，若复往来寒热，或不大便，是病在少阳兼阳明里实，当用大柴胡汤和解少阳，通下里实；若心下硬满疼痛，外无大热，则是邪热入里，与水饮相结于胸胁，而成结胸证。因水热互结，不能充达全身，而郁蒸于上，故有但头汗出，而周身无汗，此乃水热结胸的特征之一。治当泻热逐水破结，用大陷胸汤。阳热亢盛与水热结胸均有头汗出，但前者为太阳表病，误用火劫，阴阳俱虚，阳热炽盛所致，其特征是：但头汗出，齐颈而还，身体枯燥，腹满微喘，口干咽烂，或不大便，久则谵语，甚者至哕，手足躁扰，捻衣摸床。若小便利者，其人可治，似宜治用清热解毒、生津润燥、通腑导滞之法，较为允当；后者为邪热入里，与水饮互结于胸胁所致，其特征是：头微汗出，周身无汗，并有心下疼痛，按之石硬，脉沉而迟紧等大结胸病之典型证候，故治用大陷胸汤（大黄、芒硝、甘遂），以泻热逐水，软坚破结。

3. 少阳兼水头汗　少阳居半表半里。邪入少阳，枢机不利，疏泄反常，三焦决渎失职，致水饮停留，阳气不能宣达，郁而上蒸，可出现头汗出等症。《伤寒论·辨太阳病脉证并治》曰："伤寒五六日，已发汗而复下之，胸胁满微结，小便不利，渴而不呕，但头汗出，往来寒热，心烦者，此为未解也，柴胡桂枝干姜汤主之。"（147条）伤寒五六日，既汗复下，其病不解，而传入少阳。少阳枢机不利，三焦决渎失常，饮结胸胁，故胸胁满微结；水饮停蓄，气不化津，故有口渴；病在三焦，未及胃腑，所以不呕；邪郁少阳，水道不畅，故小便不利；阳郁不宣，而蒸腾于上，故但头汗出，其症心烦，与火郁于内有关。本证头汗与水热结胸头汗同中有异：彼为水热互结于胸胁所致，其特征是：头微汗出，周身无汗，心下疼痛，按之石硬，故治用大陷胸汤泻热逐水破结；此为邪入少阳，枢机不利，水饮内停所致，其特征是：但头汗出，往来寒热，胸胁满微结，小便不利，渴而不呕，心烦。治宜和解少阳，温化水饮，用柴胡桂枝干姜汤（柴胡、桂枝、干姜、天花粉、黄芩、牡蛎、炙甘草）。

4. 阳微结头汗出　少阳枢机不利，邪热郁而上蒸，可出现头汗等症。《伤寒论·辨太阳病脉证并治》曰："伤寒五六日，头汗出，微恶寒，手足冷，心下满，口不欲食，大便硬，脉细者，此为阳微结，必有表，复有里也。……可与小柴胡汤。设不了了者，得屎而解。"（148条）伤寒五六日，症见头汗出，为郁热上蒸所致；微恶寒，是表证尚在，不言发热者，是省文笔法；心下满，口不欲食，大便硬，为热结在里；然以外证未解，热结尚浅，故称阳微结。手足冷为阳郁于里，不能布达四肢；脉细（应为沉紧而细），与阳郁于里，气血运行不畅有关。总因阳邪微结，枢机不利，气血不能正常运行，其见症既有表证，复有里证。阳微结与少阳兼水饮均有头汗出，但彼因邪入少阳，枢机不利，水饮内停所致，其特征是：头汗出，往来寒热，胸胁满微结，小便不利，渴而不呕，心烦，故治用柴胡桂枝干姜汤和解少阳，温化水饮；此为阳微结，枢机不利，气血不畅所致，其特征是：头汗出，微恶寒，发热，手足冷，心下满，不欲食，大便硬，脉沉紧而细。治宜和解枢机，宣通上焦，用小柴胡汤（柴胡、黄芩、人参、半夏、炙甘草、生姜、大枣），使上焦得通，津液得下，胃气因和，则诸症自除。若服小柴胡汤后，设里气未和，病人尚身体不爽，可微通其大便，以和胃气，所谓"得屎而解"是也。

5. 湿热郁蒸头汗 脾主运化水湿，肝主疏泄条达。阳明热与湿合，湿热郁遏，脾胃失运，肝失疏泄，胆汁外溢，有身体发黄，但头汗出等症状。《伤寒论·辨太阳明病脉证并治》曰："阳明病，发热，汗出者，此为热越，不能发黄也。但头汗出，身无汗，齐颈而还，小便不利，渴引水浆者，此为瘀热在里，身必发黄，茵陈蒿汤主之。"（236 条）阳明病里实热证，其主症当有发热汗出，热势向外宣达，则不能发黄。若湿与热合，湿热郁遏，胶结不解，湿热上蒸，不得外散，故但头汗出，至颈而止，身体无汗；湿热内郁，不得下行，故小便不利；瘀热在里，渴饮水浆，益增其湿，湿热熏蒸，故身必发黄。本证与少阳兼水均有头汗、小便不利等，但彼为邪入少阳，枢机不利，水停内饮所致，其辨证要点是：但头汗出，往来寒热，胸胁满微结，小便不利，心烦，故治用柴胡桂枝干姜汤和解少阳，温化水饮；此为湿热郁遏，脾胃失运，肝失疏泄，胆汁外溢，其辨证要点是：头汗出，身无汗，齐颈而还，小便不利，渴引水浆，身目尿黄，或有大便秘结，腹部胀满等症，治当清热除湿，利胆退黄，用茵陈蒿汤（茵陈蒿、栀子、大黄）。此外，阳明热炽还有"额上微汗出"者，如《伤寒论·辨阳明病脉证并治》谓："阳明病，被火，额上微汗出，而小便不利者，必发黄"（200 条），是阳明误用火法，热炽津伤所致，与湿热郁遏发黄头汗出有异，须加审辨。

6. 血热熏蒸头汗 阳明热盛，侵及血室（胞宫），血热郁结，蒸腾于上，可见头汗出等症。《伤寒论·辨阳明病脉证并治》曰："阳明病，下血谵语者，此为热入血室，但头汗出者，刺期门，随其实而泻之，濈然汗出则愈"（216 条），此条亦见于《金匮要略·妇人杂病脉证并治第二十二》。阳明热盛，侵入血室，邪热迫血妄行，故下血；下血之后，邪热乘虚深入血分，与血相结，血热上扰，故发谵语；血热郁结，不得外解，而蒸腾于上，故但头汗出。本证头汗与湿热郁蒸头汗的区别：后者为湿热内郁，脾胃失运，肝失疏泄，胆汁外溢所致，其特征是：但头汗出，身无汗，齐颈而还，小便不利，渴引水浆，身目尿黄，或腹满，大便秘结，故治用茵陈蒿汤清热利湿退黄；前者为阳明热盛，侵及血室，血热郁结所致，其特征是：但头汗出，下血，谵语，伴有胸胁或少腹硬痛等，因血室隶属于肝脉，故治法当针刺期门，以泻其实热，使热从外泄，濈然汗出而解。

7. 阴竭阳脱头汗　阳明热炽，法当清泄里热，若妄用攻下，则阴竭于下，阳脱于上，而见额上生汗等症。《伤寒论·辨阳明病脉证并治》曰："三阳合病，腹满，身重，难以转侧，口不仁，面垢，谵语，遗尿。发汗则谵语（甚）。下之则额上生汗，手足逆冷。若自汗出者，白虎汤主之。"（219条）此言三阳合病，但综合全部脉症分析，实属阳明里热独盛证，治法应独清阳明里热，而用白虎汤治之。若误认为身重为表证，妄发其汗，则津液外泄，里热愈炽，谵语更甚；若误认为腹满谵语是阳明腑实，妄用下法，则阴液竭绝于下，阳气无所依附而上越，故出现额上生汗、手足逆冷之危象。阴竭阳脱与阳明热炽均有额上出汗，但后者为阳明病，误用火法，热炽津伤，热腾于上所致，其辨证要点是：额上微汗出，小便不利，身体发黄（见《伤寒论·辨阳明病脉证并治》第200条），治法宜以清热生津为主；本证为阳明热炽，误用下法，使阴竭于下，阳脱于上所致，其辨证要点是：额上生汗，手足逆冷，或有恶寒嗜卧，但欲寐脉微细等症。治法宜以回阳救逆，益气生津为主，附子、人参类药似可选用。

8. 寒湿居表头汗　寒湿之邪，侵犯人体，腠理闭塞，阳气不能外达而上越，可出现头汗出等症。《金匮要略·痉湿暍病脉证治第二》曰："湿家，其人但头汗出，背强，欲得被覆向火。若下之早则哕，或胸满，小便不利，舌上如苔者，以丹田有热，胸上有寒，渴欲得饮而不能饮，则口燥烦也。"病湿之人，寒湿居表，阳气不得外达，而但上越，故但头汗出；湿困经脉，故背强不和；湿阻阳痹，故其人恶寒，欲得被覆向火。此时治宜驱寒湿以通阳，若误攻其里，必致邪气内陷，变证丛生，而见呃逆，小便不利等症，甚则尚有因下致危者。如"湿家下之，额上汗出，微喘，小便利（一云小便不利）者死；若下利不止者，亦死"（同上），是湿为阴邪，易伤阳气，若误下之，则里阳更伤，致孤阳上越，额上汗出微喘；阳气虚衰，阴寒内盛，则小便利（或不利），此乃阳气上越，阴气下脱之征，病势危笃，故谓之"死"。若误用攻下，真阳失守，阴脱于下，而下利不止者，此已至阴阳两竭阴阳离决之境，故亦主死。本证额上汗出与阳明热盛误下后额上汗出同中有异：后者为阳明里热，误用攻下，导致阴竭于下，阳脱于上，其特征是：额上生汗，手足逆冷；前者为病湿之人，误用攻下，导致阳气上越，阴气下脱，其特征是：额上汗出，微喘，小便利，或有下利不止等。两者均有阴阳离决之险，然前者更为严重。是所当辨。

9. 产妇郁冒头汗　妇人产后，亡血阴虚，阳气独盛，孤阳上出，可出现头汗出等症。《金匮要略·妇人产后病脉证治第二十一》曰："产妇郁冒，其脉微弱，呕不能食，大便反坚，但头汗出。所以然者，……以血虚下厥，孤阳上出，故头汗出。……大便坚，呕不能食，小柴胡汤主之。"产妇血虚，故令郁冒；亡血复汗，故脉微弱；胃失和降，则呕不能食；胃肠干燥，则大便反坚；血虚下厥，孤阳上出，故头汗出。若阳阴相配，阴阳调和，病乃可复。故用小柴胡汤，使上焦得通，津液得下，胃气因和，则大便坚、呕不能食等症自愈。本证头汗与少阳兼水头汗不同：后者因邪入少阳，枢机不利，水饮内停，其辨证要点是：头汗出，胸胁满微结，往来寒热，小便不利，渴而不呕，故治用柴胡桂枝干姜汤和解少阳，温化水饮；本证为产后血虚，阳气独盛，胃失和降所致，其辨证要点是：但头汗出，大便反坚，呕不能食，脉来微弱，故治宜和解表里，宣通上下，用小柴胡汤（柴胡、半夏、人参、黄芩、炙甘草、生姜、大枣）。《医宗金鉴》谓："大便坚，呕不能食，用小柴胡汤，必其人舌有苔，身无汗，形气不衰者始可，故病得解，自能食也。若有汗当减柴胡，无热当减黄芩，呕则当倍姜、半，虚则当倍人参，又在临证之变通也"，其说可供参考。

头汗一症，有虚有实，实证者以阳热亢盛、水热结胸、湿热郁蒸等为多见，治当祛邪为主；虚证者以阳气虚衰、产后血虚等为多见，治当扶正为主。若阳气欲脱，阴液将竭，阴阳离决而见头汗，则病势已危，当综合全部脉症，细心审辨，全力救治。

手 足 汗 出

【定义】

手足汗出，是指手足出汗而其他部分无汗而言。为阳明病中寒证及阳明里热实证中的一个典型症状。《伤寒明理论·手足汗第九》曰："手足汗出，何以明之？四肢者，诸阳之本，而胃主四肢，手足汗出者，阳明之证也。"在内伤杂病中，若脾胃湿热或脾胃虚弱者亦可出现手足汗出之症。

【分类】

1. 阳明中寒手足汗出 脾胃同居中州，脾主运化，胃主受纳腐熟水谷。平素胃阳不足，复感寒邪，或中焦阳虚，寒邪内生，则可导致阳明中寒，而见手足濈然汗出，不能进食等症。《伤寒论·辨阳明病脉证并治》曰："阳明病，若中寒者，不能食，小便不利，手足濈然汗出，此欲作固瘕，必大便初硬后溏。所以然者，以胃中冷，水谷不别故也。"（191条）因中焦有寒，脾胃阳虚，既不能受纳腐熟，复不能运化水谷，故不能饮食；脾胃阳虚，运化失司，既不能通调水道，下输膀胱，复不能水津四布，五经并行，故小便不利；四肢禀气于脾胃，中焦湿胜阳微，不能正常输布水液，故外溢于四肢，而为手足汗出也。固瘕者，瘕瘕之类也，为腹中有块，可征可验；然固定不移，瘕则时聚时散，此乃欲作而未作之证。欲作者，言其脾胃有寒，谷食不化，寒主凝聚，有将作之势也；未作者，终因水谷混杂，清浊不分，大便初硬后溏，尚可排出故也。仲景括其证，而追溯其源曰："以胃中冷，水谷不别故也。"治宜温中散寒，健脾渗湿，理中汤、参苓白术散类可以加减为用矣。

2. 阳明腑实手足汗出 胃为戊土，位处中州，主司燥化。病邪入里，侵犯阳明，里热炽盛，燥热结实，腑气不通，则有手足汗出，大便不通等症。《伤寒论·辨阳明病脉证并治》曰："二阳并病，太阳证罢，但发潮热，手足汗出，大便难而谵语者，下之则愈，宜大承气汤"（220条），"阳明病，脉迟，虽汗出不恶寒者，其身必重，短气，腹满而喘，有潮热者，此外欲解，可攻里也。手足濈然汗出者，大便已硬也，大承气汤主之……"（208条）。前条是二阳并病，太阳证罢，邪入阳明，里热成实，而有潮热，手足濈然汗出，大便难，谵语等症；后条是邪入阳明，里热太盛，腑气不通，而有脉迟有力，腹满而喘，潮热，手足濈然汗出等症。因两条阳明腑实之病机相同，所见证候，亦大抵一致，故均采用大承气汤治疗。阳明中寒手足汗出与阳明腑实手足汗出，一为虚证，一为实证，病因病机不同。彼为脾胃阳虚，运化失常所致，其辨证要点是：手足濈然汗出，不能食，小便不利，大便初硬后溏，脉沉细无力，故治宜温中健运为主；此为邪入阳明，里热蒸腾，燥屎内阻，腑气不通所致，其辨证要点：手足濈然汗出，但发潮热，谵语，腹满而喘，不大便，脉迟有力，故治用大承气汤（大黄、芒硝、厚朴、枳实），以攻下实热，荡涤燥结。

【补充】

脾胃湿热手足汗出 胃主受纳，脾主四肢，又主运化，转输精微和运化水谷。若劳倦伤脾，失其健运，或湿邪侵袭脾胃，致湿阻脾胃，郁而化热，湿热熏蒸，胃中津液旁达于四肢，临床可见手足汗出，胸脘痞闷，不思饮食，身体困重，小便短赤，舌苔黄腻，脉濡数或濡滑等症。阳明中寒手足汗出与脾胃湿热手足汗出，两者一虚一实，病位都在中焦。但前者为脾胃虚冷，水谷不别所致，其特征是：手足濈然汗出，不能进食，小便不利，大便初硬后溏，脉沉细无力，故治用温中健运之法；后者为脾胃湿热，熏蒸于胃，气机不畅所致，其特征是：手足汗出，胸脘痞闷，不思饮食，身体困重，舌苔黄腻，脉濡数或濡滑。治宜清热燥湿，用连朴饮（黄连、厚朴、石菖蒲、半夏、香豉、栀子、芦根），或用胃苓汤（苍术、厚朴、陈皮、甘草、白术、桂枝、猪苓、泽泻、生姜、大枣），加减为治。

不 汗 出

【定义】

不汗出是指当汗出而不汗出的症状。一般由风寒束表、腠理致密所致。此症在《内经》中称为"无汗"，《素问·脉要精微论》曰："阳气有余为身热无汗，……阴气有余则无汗而寒"。《伤寒论》《金匮要略》有称"无汗"或"不汗出"者，其实质相同。《丹溪手镜》有"太阳无汗""阳明无汗""刚痉无汗""少阳无汗""太阴无汗""少阴无汗""厥阴病无汗""亡阳无汗""阴阳易无汗"等记载。《伤寒明理论·卷一》曰："无汗之由，又有数种，如伤寒在表，及邪行于里，或水饮内蓄，与亡阳久虚，皆令无汗。其伤寒无汗，则腠理致密也。风中于卫，则腠理开而自汗；寒中于荣，则无汗，谓腠理闭也。经所谓：太阳病，恶风无汗而喘，及脉浮紧，无汗发热，及不汗出而烦躁，阳明病，反无汗而小便利，二三日呕而咳，手足厥，苦头痛，鼻干不得汗，脉浮无汗而喘，与其刚痉无汗。是数者，皆寒邪在表而无汗者也。……阳明病，反无汗，其身如虫行皮中之状，此以久虚故也，皆阳虚而无汗者也。如是者，理之常也，又焉得为异哉。"正常人在秋冬因天气寒凉，气血趋向于里，阳气潜藏，有少汗或无汗，此乃自然变化之正常规律，不是病态。

【分类】

1. 风寒表实不汗出　太阳主表，统一身之营卫，营卫调和，则卫外功能固密，可以抵御外邪的侵袭。一旦外邪侵入人体，肌表先受其邪，阳气郁遏，经气不畅而出现头痛、身痛、无汗、咳喘、脉浮紧等症。《伤寒论·辨太阳病脉证并治》曰："太阳病，头痛发热，身疼腰痛，骨节疼痛，恶风，无汗而喘者，麻黄汤主之"（35 条），此乃风寒束表，表气被郁，气血不利，正邪相争，肺气不宣所致。《伤寒论条辨》曰："然所以无汗者，汗乃血之液，血为荣，荣强则腠理闭密，虽热汗不出也。"《伤寒来苏集》曰："风寒客于人，则皮毛闭，故无汗。"可见麻黄汤为太阳伤寒表实不汗出之主方。此与大青龙汤证同为不汗出，大青龙汤证为表寒而里有郁热，且麻黄的用量较麻黄汤大，佐生姜以加强解表散热，为寒热互剂，故有无汗出而烦躁；本证为风寒束表，而无里热，有无汗而喘。治宜发汗解表，方用麻黄汤（麻黄、桂枝、杏仁、甘草）。

2. 表寒里热不汗出　人体感受风寒不解，易郁而化热，出现发热恶寒、肢体疼痛、鼻塞、不汗出的表寒证，同时又出现发热恶寒、身疼痛，不汗出而烦等症。《伤寒论·辨太阳病脉证并治》曰："太阳中风，脉浮紧，发热恶寒，身疼痛，不汗出而烦躁者，大青龙汤主之。"（38 条）《医宗金鉴》曰："太阳中风，脉当浮缓，今脉浮紧，是中风之病而兼伤寒之脉也，中风当身不痛，汗自出，今身疼痛，不汗出，是中风之病而兼伤寒之证也。不汗出而烦躁者，太阳郁蒸之所致也，风阳邪也，寒阴邪也。阴寒郁于外则无汗，阳热蒸于内则烦躁，此风寒两伤，营卫同病。"《伤寒贯珠集》曰："此治中风而表实者之法，表实之人，不易得邪，设得之，则不能泄卫气，而反以实阳气，阳气既实，表不得通，闭热于经，则脉紧身痛，不汗出而烦躁也。"本证与麻黄汤同属表实不汗出，但麻黄汤证为风寒表实，其辨证要点是：无汗而喘，故治用麻黄汤发汗解表；本证表寒里热，辨证要点是：不汗出而烦躁。治宜发汗解表，兼清里热，方用大青龙汤（麻黄、桂枝、甘草、杏仁、生姜、大枣、生石膏）。

3. 阳明湿热不汗出　《伤寒论·辨阳明病脉证并治》曰："阳明病，无汗，小便不利，心中懊憹者，身必发黄。"（199 条）此为内有郁热，未从燥化，而湿邪相合之证。太阴湿盛，脾失运化，故小便不利，湿邪内停；湿热相合，胶结不解，气机阻滞，故身无汗；小便不利，则湿热无下行之机，湿热无外泄之路，故身无汗；湿热熏蒸肝胆，胆汁外溢于肌肤，则身目小便发黄。《伤寒论集注》曰："阳明病者，阳明湿热病也。湿热留中，不能合肺而外行于皮毛，故无汗。"《伤寒溯源集》曰："此言发黄之由，皆因无汗及小便不利之所致也。邪入阳明……，若无汗，则邪不得外泄而热郁于内；小便不利，则水不得下泻而湿停于里。湿气郁蒸，瘀热在胃，不得发泄，故心中懊侬，而知其必发黄也。"此证与太阳表寒里热不汗出不同：太阳表寒里热，为风寒束表，里有郁热，其辨证要点：发热恶寒，身疼痛，不汗出而烦躁，故用大青龙汤解表清里；本证为阳明郁热，湿热阻遏肝胆，其辨证要点是：无汗，身目小便发黄。治宜清泄里热退黄，方用栀子柏皮汤（栀子、黄柏、炙甘草）。

4. 少阴阳微无汗　少阴属心肾，统水火之气，心主血脉，主神明；肾主藏精，真阴真阳寄寓其中，为先天之本，生命之根。心火下降于肾，肾水因阳气作用上交于心，水升火降，水火既济，保持人体生理功能。病邪传入少阴，心肾虚衰，肾水不能上升，阳气不足则不能温煦四肢，更不能蒸发作汗，而出现四肢逆冷无汗症。《伤寒论·辨少阴病脉证并治》曰："少阴病，但厥无汗，而强发之，必动其血，未知从何道出，或从口鼻，或从目出者，是名下厥上竭，为难治。"（294 条）少阴阳气衰微，医用发汗，则阳衰于下而厥，阴涸于上而竭，下厥上竭，所以"难治"。《伤寒论直解》曰："此论少阴生阳衰于下，而真阴竭于上也。少阴病但厥无汗者，阳气微也。夫汗虽血液，皆由阳气之熏蒸宣发而出也。今少阴生阳衰微，不能蒸发，故无汗。强发之不能作汗，反动其经隧之血，从空窍而出也。然未知从何道之窍而出。少阴之脉，循喉咙、挟舌本、系目系，故或从口鼻，或从目出。阳气厥于下，而阴血竭于上，少阴阴阳气血俱伤矣，故为难治。"《伤寒论后条辨》曰："难治者，下厥非温不可，而上竭则不能用温，故为逆中之逆耳。"丹波元简云："下厥上竭惟景岳六味回阳饮，滋阴回阳两全，以为合剂矣。"此证不汗出与阳明不汗出之区别：阳明不汗出为湿热所致，其辨证要点是：身黄，小便不利，心中懊侬属实证，故治用栀子柏皮汤清热利湿退黄；本证为肾阴阳虚衰，其辨证要点是：四肢逆冷，厥而无汗，属虚证。治宜滋阴回阳，方用景岳六味饮（人参、附子、干姜、甘草、熟地黄、当归）。

5. 水气内停不汗出　脾主运化，主湿，外邪侵袭，脾运失职，则水湿停留，而出现头项强痛，翕翕发热，无汗，心下满微痛，小便不利等症。《伤寒论·辨太阳病脉证并治》曰："服桂枝汤，或下之，仍头项强痛，翕翕发热，无汗，心下满微痛，小便不利者，桂枝去桂加茯苓白术汤主之。"（28条）此是水邪内停，太阳腑气失职之证也。《伤寒论浅注》曰："太阳病服桂枝汤，服后未愈，医者不审其所以未愈之故，或疑桂枝汤之不当，而又下之，仍然表证不解，而为颈项强痛，翕翕发热，无汗，且又兼见里证而为心下满微痛，小便不利者，然无汗则表邪无外出之路，小便不利则里邪无下出之路，总由邪陷于脾，失其转输之用，以致膀胱不得气化而外出，三焦不行决渎而下出，《内经》云：'三焦膀胱者，腠理毫毛其应'，是言通体之太阳也。此时须知利水法中，大有旋转之妙用，而发汗亦在其中，以桂枝去桂加茯苓白术汤主之，所以去桂者，不犯无汗之禁也，所以加茯苓白术者，助脾之转输，令小便一利，而诸病霍然矣。"水气内停与阳明湿热均有不汗出，但后者为湿热郁遏中焦，肝胆疏泄失常所致，其特征是：身目小便俱黄，心中懊憹，无汗，故治用栀子柏皮汤类清热利湿退黄；此为水气内停，膀胱气化失司，太阳经气不利所致，其特征是：头项强痛，翕翕发热，无汗，心下满微痛，小便不利。治宜健脾通阳，调和营卫，方用桂枝去桂加茯苓白术汤（芍药、甘草、生姜、茯苓、白术、大枣）。

6. 金疮亡血不汗出　血汗同源于五谷精微，汗为血之液，津液为汗之源，相互依存，相互为用。当人体血液亏损，则无汗可泄，断其汗之源，故《内经》云："夺血者无汗，夺汗者无血。"《金匮要略·疮痈肠痈浸淫病脉证并治第十八》曰："问曰：寸口脉浮微而涩，法当亡血，若汗出。设不汗者云何？答曰：若身有疮，被刀斧所伤，亡血故也。"其无汗为失血所致。《金匮玉函经二注》曰："微则阳虚，涩为血虚，定理也。故涩则亡血，阳微当汗出。若不汗出者云何？知汗为血液，故汗多尚亡阳，况去血乎；然则骤为刀斧伤者，阴去而阳亦随衰，阳虽衰而不能复汗者，亡血故也。"本证与水气内停均有不汗出，但彼为水气内停，太阳经气不利所致，其特征是：头项强痛，翕翕发热，无汗，心下满微痛，小便不利，其中尤以"小便不利"为辨证关键，故治用桂枝去桂加茯苓白术汤利水通阳；此则为刀斧枪伤等原因，致血液亡失，其特征是：不汗出，身有疮，被刀斧所伤。治宜消瘀镇痛，行血止血，方用王不留行散（王不留行、蒴藋细叶、桑白皮、甘草、花椒、黄芩、干姜、厚朴、芍药）。若气血亏虚甚者，可与《兰室秘藏》圣愈汤（熟地黄、当归、白芍、川芎、人参、黄芪）合用，以益气养血，补失血之虚。

【补充】

寒湿束表无汗 劳累过后，汗出当风，或久居潮湿阴冷之地，或伤于雾露之气，寒湿郁于肌肤，寒主收引，湿性黏滞，阳气被郁，腠理闭塞，可见全身无汗，头胀如裹，肢体沉重，骨节疼烦，畏寒微热，尤以日晡为甚，舌苔白腻，脉浮紧或迟等症。《金匮要略·痉湿暍病脉证治第二》曰："病者一身尽疼，发热，日晡所剧者，名风湿。此病伤于汗出当风，或久伤取冷所致也。"其辨证要点：全身无汗，兼有头胀如裹，肢体沉重，畏寒发热，日晡加剧之寒湿郁表的症状。治宜散寒祛湿，方用麻黄杏仁薏苡甘草汤（麻黄、杏仁、薏苡仁、甘草），或羌活胜湿汤（羌活、独活、藁本、防风、炙甘草、川芎、蔓荆子）。

无汗一症，表里虚实证皆可见之，是以临床时，应从寒热虚实入手，结合所有脉症，详加辨析。不可徒用发汗，致正气亏损；亦不可徒用补法，致邪气稽留，闭门留盗，犯虚虚实实之戒也。

发 黄

【定义】

发黄是指以目黄、面黄、身黄、尿黄为主要症状而言，尤以目睛黄染为重要特征，一般先从目黄开始，继则遍及全身。本证《内经》称"黄疸"，如《素问·平人气象论》曰："溺黄赤，安卧者，黄疸""目黄者，曰黄疸"。《灵枢·论疾诊尺》曰："身痛面色微黄，齿垢黄，爪甲上黄，黄疸也。"《金匮要略》有"黄疸""谷疸""酒疸""女劳疸""黑疸"之说。《圣济总录》有"九疸""三十六黄"之阐述。《卫生宝鉴》则将黄疸分为阴黄、阳黄进行辨证施治。后世医家谓此病具有传染性，如《沈氏尊生·黄疸》云："有天行疫疠，以致发黄者，俗称之瘟黄，杀人最急"。但从《伤寒论》《金匮要略》而言，发黄非单指杂病中的黄疸，而是包括除黄疸之外的更为广泛的发黄病证，其病因病机也不尽相同。盖黄疸发病，多以湿热发黄或寒湿发黄为主，《金匮要略·黄疸病脉证并治第十五》所谓"黄家所得，从湿得之"。而"发黄"之症，有火逆所致者，有因误下所致者，有因蓄血所致者，亦有湿热与寒湿之区别等等，是知不可一概而论。现将不同类型的发黄合并一处讨论。

【分类】

1. 瘀热在里发黄　阳明之病，瘀热在里不能向外宣达，热与湿合，湿热熏蒸，身必发黄。《伤寒论·辨阳明病脉证并治》说："阳明病，发热汗出者，此为热越，不能发黄也，但头汗出，身无汗，齐颈而还，小便不利，渴引水浆者，此为瘀热在里，身必发黄，茵陈蒿汤主之。"（236 条）阳明病属里热实证，其主症有发热汗出，若热势向外发泄，则不能发黄；热与湿合，湿热郁遏，胶结不解，湿热外散，则但头汗出，至颈而止，身体无汗；湿热内郁，不得下行，则小便不利；又因瘀热在里，渴引水浆，盖增其湿，湿热熏蒸，胆汁外溢，则身必发黄；若湿热郁积，腑气壅滞，尚可见腹满，大便秘结等。《伤寒论·辨阳明病脉证并治》曰"伤寒七八日，身黄如橘子色，小便不利，腹微满者，茵陈蒿汤主之"（260 条）是也。《金匮要略》所说黄疸病中之谷疸，亦为阳明湿热瘀郁之证，可以互为参考。如《金匮要略·黄疸病脉证并治第十五》曰："谷疸之为病，寒热不食，食即头眩，心胸不安，久久发黄为谷疸，茵陈蒿汤主之。"此因外感毒邪，饮食内伤，脾胃失运，湿热内蕴，酿成黄疸。湿热交蒸，营卫失和，故发寒热；湿热内蕴，脾胃失和，故食欲减退；若勉强进食，心胸不安；湿热郁蒸日久，则发黄为谷疸。其与阳明瘀热在里发黄比较，两者在证候上表现不同，后者以身黄、小便不利、腹微满、头汗出、身无汗、至颈而还为主；前者以寒热不食，食则头眩、心胸不安、久久发黄为谷疸为主，但应有腹满、小便不利。病机均为湿热瘀郁，脾胃失运，熏蒸肝胆，胆汁外泄，而致发黄，故同可采用茵陈蒿汤主之。方中茵陈疏利肝胆，清热除湿退黄；栀子除烦清热，清泄三焦而通调水通；大黄荡除瘀热，推陈致新，使湿热壅遏之邪，尽从大小便而出，则黄可去也。

2. 湿热郁遏发黄　湿热郁遏，熏蒸肝胆，胆汁外泄，则可发黄。《伤寒论·辨阳明病脉证并治》曰："伤寒，身黄，发热，栀子柏皮汤主之。"（261 条）邪热入里，与湿相结，湿热郁蒸，故发身黄；湿热交蒸，正邪相搏，故见发热。病属阳黄，热重于湿，除有黄疸特征外，当有心烦懊侬，口渴，苔黄等症状。本证与瘀热在里发黄同属阳黄，病机均与湿热有关，但各有其不同特点。彼为湿热瘀郁，熏蒸肝胆所致，且有阳明腑气壅滞之证，其辨证要点是：身目尿黄，黄色鲜明如橘子色，腹部胀满，大便秘结，小便不利，头汗出，身无汗，至颈而还，故用茵陈蒿汤清热利湿，利胆退黄，荡涤积滞；此为湿热郁遏，熏蒸肝胆所致，然热重于湿或有心烦懊侬，口渴，苔黄，但无腹满便秘等里证。治当清泄湿热，利胆退黄，用栀子柏皮汤（栀子、炙甘草、黄柏），若加茵陈则效果更好。

3. 湿热兼表发黄　风寒袭表，表邪不解，适逢其人阳明素有湿邪，热邪入里，与湿相合，湿热郁蒸，则可见身黄，发热恶寒等症也。《伤寒论·辨阳明病脉证并治》曰："伤寒瘀热在里，身必黄，麻黄连翘赤小豆汤主之"（262条），其谓"伤寒"是表邪未解，当有发热恶寒无汗身痒等症；又因热不外泄，与湿相合，湿热郁遏，熏蒸肝胆，势必发黄。此即阳黄兼表之证。本证与茵陈蒿汤证、栀子柏皮汤证发黄同属阳黄，黄色鲜明如橘子色，病机皆与湿热有关，但各又有不同特点。茵陈蒿汤证病机为瘀热在里，与湿相合，湿热郁遏，胶结不解所致，其辨证要点是：身目尿黄，但头汗出，身无汗，齐颈而还，小便不利，渴引水浆，还可见腹满、大便秘结等湿热郁结、腑气壅滞之症，故治用茵陈蒿汤清热利湿，利胆退黄，通其积滞；栀子柏皮汤证病机为湿热郁遏，不得宣发，热重于湿所致，其辨证要点是：身目尿黄，还可见心烦懊侬、口渴苔黄等里热证候，但外无头痛恶寒等表证，内无腹满便秘等里证，故主用栀子柏皮汤清热泄湿热而退黄；本证病机为表邪不解，内有湿热，熏蒸肝胆所致，其辨证要点是：身目尿黄，发热恶寒，无汗身痒，则治用解表散邪，清热除湿，利胆退黄之法，方用麻黄连翘赤小豆汤（麻黄、连翘、赤小豆、杏仁、生梓白皮、生姜、大枣、炙甘草）。

4. 湿重于热发黄　湿为阴邪，其性重浊，易伤脾胃，脾运失职，水湿停聚，与热相结，湿郁热阻，胆汁不循常道，外溢于肌肤，则可见身目尿黄，头身困重等症。《金匮要略·黄疸病脉证并治第十五》曰："黄疸病，茵陈五苓散主之。"其所谓黄疸病，即有身目尿黄之症也。又从所主茵陈五苓散言之，病机重心当在湿重于热。湿热内郁，膀胱气化失司，则小便不利；气不化津，可见口渴；湿邪偏盛，困阻脾胃，则头重身困，膀胱胀闷，食欲不振，恶心欲呕等症亦可见之矣。湿重于热发黄与湿热郁遏发黄，两者同属湿热为患，但彼为湿热内蕴，熏蒸肝胆而发黄，湿热相对并重，其特征是：身目尿黄，黄色鲜明如橘子色，但头汗出，身无汗，至颈而还，小便不利，渴引水浆，并有腹满，大便秘结等湿热郁积腑气壅滞之症，故治用茵陈蒿汤清热利湿，利胆退黄；此为湿重热轻，湿郁热阻，胆汁外溢所致，其特征是：身目尿黄，黄色不甚鲜明（与湿热黄疸相对而言），头身困重，脘腹胀闷，食少纳呆，恶心欲呕，渴不多饮，小便不利，治当行气除湿，清热退黄，方用茵陈五苓散（茵陈蒿末十分，五苓散五分）。然效不及汤。茵陈五苓散（汤），是临床治黄疸病之常用方，若湿重于热，小便不利者，最为适宜之；若热重于湿，或湿热并重，小便不利而赤者，方中桂、术温燥，究非所宜，医者慎之。

5. 寒湿壅滞发黄 寒湿发黄，亦即阴黄，多由脾胃中气本虚，寒湿内盛，或伤寒发汗太过，损伤中阳，致寒湿中阻，肝胆疏泄失常，胆汁不循常道所引起。《伤寒论·辨阳明病脉证并治》曰："伤寒发汗已，身目为黄，所以然者，以寒湿在里不解故也，以为不可下也，于寒湿中求之。"（259 条）此即伤寒发汗，汗不如法，损伤中阳，脾胃不健，寒湿内生，而致发黄。寒湿发黄，仍具身目尿黄之特点，然黄色晦暗，多不发热，不烦渴，口中和，大便溏薄，小便不利，舌质淡、苔滑润，脉沉迟。瘀热在里与寒湿在里均有发黄，但两者因机证治不同。前者为湿热郁遏于中焦，病属阳明，其辨证要点是：黄色鲜明如橘子色，伴见汗出不彻，或但头汗出，发热，口渴，心烦，大便秘结或不畅，小便黄赤不利，舌苔黄腻，脉多弦滑而数等，故治用茵陈蒿汤清热利湿，利胆退黄；后者为脾虚寒湿壅滞所致，病以太阴为主，其辨证要点是：黄色晦暗，身无大热或身冷汗出，口不烦渴，纵渴亦喜热饮，大便稀溏，舌淡苔白，脉多沉而迟缓等。汪苓友谓："寒湿发黄，譬之秋冬阴雨，草木不应黄者亦黄，此冷黄也。王海藏云：阴黄，其症身冷汗出，脉沉，身如熏黄，色暗，终不如阳黄之明如橘子色。治法：小便利者，术附汤：小便不利，大便反快者，五苓散。"（《伤寒论辨证广注·辨阳明病脉证并治法》）阴黄治法，宜以温中散寒，除湿退黄为主，所谓"于寒湿中求之"即寓此意。王海藏提出可用术附汤或五苓散，然愚意用茵陈术附汤(《医学心悟》方：茵陈、炙甘草、白术、附子、干姜、肉桂）为好，并酌加利水行气活血之品，如茯苓、泽泻、陈皮、郁金、丹参、赤芍等。

6. 血热瘀结发黄 邪热入里，与血相结，停蓄下焦，瘀热熏蒸，肝胆疏泄失常，则有发黄等症。《伤寒论·辨太阳病脉证并治》曰："太阳病，身黄，脉沉结，少腹硬，小便不利者，为无血也。小便自利，其人如狂者，血证谛也，抵当汤主之。"（125 条）此即血热相瘀，蓄于下焦，瘀热熏蒸，肝胆疏泄失常，胆汁不循常道而致发黄；心主血，主神明，血热上扰心神，故见如狂；因病在里，内有瘀血，气血凝滞，故少腹硬，脉沉结。瘀血发黄与湿热发黄两者病机不同，症状亦异。彼为湿热内蕴，熏蒸肝胆，胆汁外溢所致，其特征是：身目尿黄，黄色鲜明如橘子色，小便不利，或少腹硬，脉沉结或弦滑数，而无明显瘀血之征，故治用茵陈蒿汤类清热利湿退黄；此为血热互结，蓄于下焦，瘀热熏蒸，肝失疏泄，胆汁不循常道所致，其特征是：身见发黄，黄色不甚鲜明，亦非必见之主症，要在小便自利，其人如狂，少腹硬，脉沉结等下焦蓄血之症，治宜破血逐瘀，用抵当汤（水蛭、虻虫、桃仁、大黄）。成无己谓："身黄脉沉结，少腹硬，小便不利者，胃热发黄也，可与茵陈蒿汤。身黄脉沉结，少腹硬，小便自利，其人如狂者，非胃中瘀热，为热结下焦而为蓄血也，与抵当汤以下蓄血。"（《注解伤寒论》）

7. 火毒内攻发黄　外感温邪，邪热内盛，误用火攻；或太阳中风，误用火攻，势必热邪炽盛，熏灼肝胆，而见发黄。《伤寒论·辨太阳病脉证并治》曰："太阳病，发热而渴，不恶寒者，为温病……若被火者，微发黄色，剧则如惊痫，时瘛疭，若火熏之。"（6条）此是外感温病，误用发汗，致邪热充斥内外，热盛气津两伤，治当清泄里热，益气养阴。若误用火攻，以火疗热，火热相长，熏灼肝胆，轻者肝失疏泄，胆汁外溢而发黄，重者皮肤晦暗，并因热动肝风而出现惊痫、阵发性抽搐等危重证候。又《伤寒论·辨太阳病脉证治》云："太阳病中风，以火劫发汗。邪风被火热，血气流溢，失其常度。两阳相熏灼，其身发黄。阳盛则欲衄，阴虚小便难。阴阳俱虚竭，身体则枯燥，但头汗出，齐颈而还，腹满微喘，口干咽烂，或不大便。久则谵语，甚者至哕，手足躁扰，捻衣摸床，小便利者，其人可治。"（111条）盖风为阳邪，火亦为阳邪，太阳中风，误用火劫，阴液匮乏，故小便难；阴阳俱虚竭，且热邪炽盛，燥实内结，则有身体枯燥不荣，但头汗出，齐颈而还，腹满微喘，口干咽烂，大便不通等症。若阳明热盛，胃液大伤，胃气败绝，则可致哕；热极津枯，阴不敛阳，阴阳离决，则有手足躁扰不宁、神识昏迷、捻衣摸床等症。以上皆为火毒发热之重证。火毒内攻发黄与湿热蕴结发黄两者病机不同，证候表现也不一样。湿热发黄，是邪热入里，与湿相合，湿热郁遏，熏蒸肝胆所致。其特征是：身目尿黄，黄色鲜明如橘子色，但头汗出，身无汗，至颈而还，腹微满，不大便，小便不利，故治用茵陈蒿汤清热利湿退黄；火毒发黄，是火热炽盛，熏灼肝胆，肝胆疏泄失常，胆汁横溢妄行所致，其特征是：身发黄色，其色深黄，或皮肤晦暗如烟熏状，甚则衄血，小便难，腹满微喘，或不大便，谵语，哕逆，手足躁扰，捻衣摸床。治宜清热解毒，利胆退黄，滋阴养液，开窍醒脑，犀角地黄汤、安宫牛黄丸、紫雪丹等可酌情选用。

8. 脾胃虚弱发黄　先天不足，脾胃虚弱，或久病失调，气血虚损，亦可见身黄等症。《金匮要略·黄疸病脉证并治第十五》曰："男子黄，小便自利，当与虚劳小建中汤。"此证虚劳萎黄之证也。久病脾虚，气血不足，土虚而色外见，故身发黄；因病非湿热，本在脾虚，故小便自利。虚劳萎黄非仅见男子，若妇人经病或产后，或失血过多，气血亏耗，血不外荣，亦可致此。脾虚发黄与湿热发黄有别：彼为湿热相合，胶结不解，熏蒸肝胆，胆汁外溢所致，其特征是：身目尿黄，黄色鲜明如橘子色，腹微满，不大便，或有口渴，小便不利，故治用茵陈蒿汤清热利湿退黄；此为气血亏损，脾胃虚弱，虚黄之色外现所致，其特征是：身面俱黄，呈萎黄之色，一般目睛、小便不黄，小便自利，或有食欲不振，头晕心悸，全身疲乏，脉来细弱等症。治宜健脾和胃，益气养荣，用小建中汤（桂枝、炙甘草、大枣、芍药、生姜、胶饴）酌加人参、当归之类。《医宗金鉴》说："妇人产后经崩，发黄色者，乃脱血之黄色，非黄疸也。今男子黄而小便自利，则知非湿热发黄也，询知其人必有失血亡血之故，以致虚黄之色外现，斯时汗下渗利之法俱不可施，惟当与虚劳、失血同治，故以小建中汤调养营卫，黄自去矣。"

仲景所论发黄，除上述诸症外，尚有女劳疸兼瘀血发黄用硝石矾石散（硝石、矾石、大麦粥汁）者；有酒黄疸湿热蕴中用栀子大黄汤（栀子、大黄、枳实）者；有诸病黄家表虚而内热不重用桂枝加黄芪汤（即桂枝汤加黄芪）者；有胃肠燥结萎黄用猪膏发煎（猪膏、乱发）者；有热盛里实黄疸腹满用大黄硝石汤（大黄、黄柏、硝石、栀子）者；有黄疸误治致腹满哕逆用小半夏汤（半夏、生姜）者；有黄疸见少阳之证而用小柴胡汤（柴胡、黄芩、人参、甘草、半夏、生姜、大枣）者，等等，其各具临床特点，当细心审辨为是。

头项强痛

【定义】

头项强痛是指头连项而强痛、颈项不柔和而言，为外感表病或湿滞太阳经脉之常见证候。《伤寒论条辨·辨太阳病脉证并治上》曰："项，颈后也。强痛者，皮肤荣卫一有感受，经络随感而应，邪正争状也。"《伤寒来苏集·伤寒论注·太阳脉证》曰："头项主一身之表，太阳经络营于头，会于顶，故头连项而强痛，与阴明头额痛，少阳头角痛者少间也。"《内经》早有头项强痛的记载。《素问·缪刺论》云："邪客于足太阳之络，令人头项肩痛。"后世医书《杂病源流犀烛·颈项病》谓："颈项强痛，肝肾膀胱病也。三经感受风寒湿邪则项强。"因为项在颈后，两者关系密切，本节将头项强痛与颈项强合并一处讨论。

【分类】

1. 太阳表病头项强痛　太阳主一身之表，为诸经之藩篱。太阳经脉起于精明，上额，交巅，络脑，下项，挟脊，抵腰。风寒之邪侵袭人体，太阳首当其冲，风寒外束，太阳经脉受阻，邪正交争于头颈部位，则有头项强痛。《伤寒论·辨太阳病脉证并治》曰："太阳之为病，脉浮，头项强痛而恶寒。"（1条）此条为太阳病之纲领，亦是太阳病之主要脉症。盖外邪袭表，正气未虚，卫气向外抗邪，故见脉浮；风寒外束，太阳经脉不利，故头项强痛；风寒束表，卫阳被遏，不能温分肉，其证反映外邪袭表，太阳经脉体表受邪、卫外不固、正邪交争之特点，故仲景列为太阳病的主要脉症。《医宗金鉴》谓："凡称太阳病者，皆指此脉证而言也。"但太阳病有中风、伤寒之分，若在脉浮、头项强痛基础上，有"太阳病，发热，汗出恶风，脉缓者，名为中风"（2条），是风寒袭表，卫外不固，营不内守，营卫失调所致，则治宜疏表解肌，调和营卫，用桂枝汤；若在脉浮、头项强痛基础上，有"或已发热，或未发热，必恶寒，体痛，呕逆，脉阴阳俱紧者，名为伤寒"（3条），是风寒束表，卫阳被遏，营阴郁滞所致，则治宜发汗解表，宣肺平喘，用麻黄汤。

2. 水气内停头项强痛　太阳表证，邪不外解，内陷于脾，水气内停，太阳经气不利，可见有头项强痛等症。《伤寒论·辨太阳病脉证并治》曰："服桂枝汤，或下之，仍头项强痛，翕翕发热，无汗，心下满微痛，小便不利者，桂枝去桂加茯苓白术汤主之。"（28条）"头项强痛，翕翕发热"似为桂枝汤可汗证，"心下满，微痛"似为里实可下证，然医用汗下，病仍不解，何故也？是知病非在表，亦非里实，而为邪陷于里，脾不转输，水气内停矣！其中"小便不利"是辨证关键。水邪内停，气化失司，故小便不利；水邪郁遏阳气，太阳经脉不利，故头项强痛，翕翕发热；水邪凝结，影响里气不和，故心下满微痛。治宜健脾利水，通阳化气，用桂枝去桂加茯苓白术汤。《伤寒论浅注·辨太阳脉证篇》曰："太阳病，服桂枝汤，服后未愈，医者不审所未愈之故，或疑桂枝汤之不当，而又下之，仍然表证不解，而为头项强痛，翕翕发热，无汗，且又兼见里证而为心下满微痛，小便不利者，然无汗则表邪无外出之路，小便不利则里邪无下出之路，总由邪陷于脾，失其转输之用，以致膀胱不得气化而外出，三焦不行决渎而下出，《内经》云：'三焦膀胱者，腠理毫毛其应'，是言通体之太阳也。此时须知利水法中，大有转旋之妙用，而发汗亦在其中，桂枝去桂加茯苓白术主之，所以去桂者，不犯无汗之禁也，所以加茯苓白术者，助脾之转输，令小便一利，而诸病霍然矣。"太阳表病头项强痛与水气内停头项强痛两者病机不同，前者为风寒袭表，若属中风表虚者，其病机为营卫失调，辨证要点是：头项强痛，发热恶寒，汗出恶风，脉浮缓，则治用桂枝汤疏表解肌，调和营卫；若属伤寒表实者，病机为卫闭营郁，辨证要点是：头项强痛，身疼腰痛，骨节疼痛，发热恶寒，无汗而喘，脉浮紧，则治用麻黄汤发汗解表，宣肺平喘。后者为水气内停，太阳经气不利，其辨证要点是：头项强痛，翕翕发热，无汗，并有小便不利，心下满微痛之水邪内停，气化不利等特点，则治用桂枝去桂加茯苓白术汤（芍药、炙甘草、生姜、白术、茯苓、大枣），利水通阳。

3. 二阳并病头项强痛　太阳病外感风寒，表证未罢，又见少阳证，太少并病，则有头项强痛等症。《伤寒论·辨太阳病脉证并治》曰："太阳与少阳并病，头项强痛，或眩冒，时如结胸，心下痞硬者，当刺大椎第一间、肺俞、肝俞，慎不可发汗，发汗则谵语，脉弦，五日谵语不止，当刺期门。"（142 条）头项强痛为太阳主症；时如结胸，心下痞硬，眩冒，为少阳主症。既云时如结胸，则实非结胸，因结胸之满痛特点，无休止之时。本证太阳与少阳并病，当刺大椎、肺俞，以解在表之邪；刺肝俞以泻少阳之邪。不可误用汗下，若误用发汗，则津液愈伤，木火愈炽，而见谵语，脉弦，则刺期门以泻肝之胆之热，热去则谵语自止。太阳表病头项强痛与太少并病头项强痛其头项强痛病机相同，但前者纯属风寒在表，太阳经气不利所致，其特征是：头项强痛，发热恶寒，脉浮。若兼汗出脉浮缓者，证属太阳中风，治用桂枝汤疏表解肌，调和营卫；若兼无汗，脉浮紧者，治用麻黄汤发汗解表，宣肺平喘。后者为太阳与少阳并病，其特征是：既有太阳病之头项强痛，又具少阳病之头目晕眩、时如结胸、心下痞硬等症，故用刺法，针刺大椎、肺俞、肝俞，以祛风散邪，理气行滞，疏泄胆火。

4. 三阳合病颈项强痛　风寒袭表，病经时日，邪入少阳，兼犯阳明，三阳合病，有颈项强等症。《伤寒论·辨太阳病脉证并治》曰："伤寒四五日，身热恶风，颈项强，胁下满，手足温而渴者，小柴胡汤主之。"（99条）伤寒"四五日，三阳传遍之后也"（钱天来语），身热恶风，乃太阳在表之症也；颈项强者，三阳兼见之症也。盖足太阳之脉循头下项，故项强属太阳，观太阳全篇，惟项强而已，无颈强可知；足少阳之脉，起于目锐眦，上抵头角，下达耳后，循颈行手少阳之前；足阳明之脉下颈，而行于人身之前，合而言之，是颈项强属三阳也。胁下满，少阳半表半里证也；渴者，属阳明，阳明热盛津伤故也；手足温者，乃四肢禀气于脾胃，阳明之热，达于四末之故耳。阳明燥实，则手足濈然汗出，其热轻而不实者，但手足温而已。三阳证见，法宜和解，以少阳禁汗吐下故也。二阳并病头项强痛与三阳合病颈项痛两者项强机制相同，但又各有其不同特点。前者为太阳病未罢，而并及少阳，其辨证要点是：头项强痛，头目晕眩，时如结胸，心下痞硬。二阳并病，故针刺大椎、肺俞、肝俞，既解太阳之表，又清少阳之里，其不用汤药者，是病变重在太少经脉也。后者为太阳、少阳、阳明俱病，其辨证要点是：身热恶风，颈项强，胁下满，手足温，口渴。三阳证见，治宜和解为主，用小柴胡汤（柴胡、黄芩、人参、半夏、炙甘草、生姜、大枣），则枢机运转，上下宣通，内外畅达，三阳之邪可去也。

项　背　强

【定义】

项背强是指颈部连及背部筋脉肌肉强直、俯仰不能自如之状。一般以外感病证者较为多见。盖项背仍太阳经脉所过之处，风寒外袭，太阳经气不舒，津液敷布不利，经脉失于濡养，则有项背拘急等症。故《伤寒论直解》云："项背强者，邪入于输而经气不舒也。"然在临床上，某些内伤杂病者，亦可见有项背强，当须审辨。项背强与头项强稍有不同，项背强重点在项背，头项强重点在头项，另见专条。

【分类】

1. 中风表虚项背强　太阳之脉，起于目内眦，上额，交巅，络脑，下项，挟脊抵腰。风寒袭表，营卫不和，经气不利，则见项背强，甚则有几几然等表现。《伤寒论·辨太阳病脉证并治》曰："太阳病，项背强几几，反汗出恶风者，桂枝加葛根汤主之。"（14条）太阳病，汗出恶风者，为太阳中风表虚之证，兼见项背强几几，是风寒外束，经气不舒，经脉失养所致，故突出表现为项背拘急，俯仰不能自如之症。此属太阳中风兼经气不舒使然，治宜解肌祛风，升津舒经，用桂枝加葛根汤（葛根、桂枝、芍药、生姜、甘草、大枣）。

2. 伤寒表实项背强 外感风寒，卫闭营郁，太阳经气不舒，亦表现有项背强几几之症。《伤寒论·辨太阳病脉证并治》曰："太阳病，项背强几几，无汗，恶风，葛根汤主之。"（31条）太阳病，乃是外感表病，风寒外袭，卫阳被遏，营阴郁滞，故无汗恶风；风寒外束，经气不舒，津液不能敷布，太阳经脉失于濡养，故见项背强急，俯仰不能自如。此属太阳伤寒兼经气不舒。中风表虚项背强几几与伤寒表实项背强几几为外感风寒使然，皆见项背强几几。所不同者，前者为风寒袭表，腠理疏松，营卫失和引起，其特征是：汗出，恶风，脉浮缓，兼项背强几几，故治用桂枝加葛根汤解肌祛风，升津舒筋；后者为风寒束表，腠理致密，卫闭营郁引起，其特征是：无汗，恶风，脉浮紧，兼项背强几几。两者的鉴别要点在于汗出与否。成无己谓："太阳病，项背强几几，汗出恶风者，中风表虚也；项背强几几，无汗恶风者，中风表实也。表虚宜解肌，表实宜发汗，是以葛根汤发之也。"（《注解伤寒论·辨太阳病脉证并治中》）伤寒表实兼项背强几几，治宜发汗解表，升津舒筋，用葛根汤（葛根、麻黄、桂枝、生姜、甘草、芍药、大枣）。

3. 热实结胸项背强 结胸属太阳之变证，热实结胸，势偏于上，津液凝聚，筋脉不利，则有项强等症。《伤寒论·辨太阳病脉证并治》曰："病发于阳而反之下，热入因作结胸；病发于阴而反下之，因作痞也。所以成结胸者，以下之太早故也。结胸者，项亦强，如柔痉状，下之则和，宜大陷胸丸。"发热恶寒者，发于阳也，而反下之，则表中阳邪入里，结于胸中为结胸；无热恶寒者，发于阴也，而反下之，表中之阴邪入里，结于心下而为痞；水热互结于胸，病势偏于上，津液凝聚，经脉失于濡润，故见项背强急，俯仰不能自如；热迫津液外泄，则可见汗出，或见头汗出，其形如"柔痉状"。结胸热实项背强与伤寒表实项背强两者病机不同，症状表现亦有差异。伤寒表实项背强，为风寒束表，卫闭营郁，经气不利，筋脉失养所致；结胸热实项背强，为水热互结于胸，病势偏于较高部位，津液凝聚，经脉失于濡润引起。辨证要点是：伤寒表实项背强，是项背强几几，项强在项后，且见无汗、恶风寒、脉浮紧等风寒表实证；结胸热实项背强，是项背强急，项强多在项前，俯仰不能自如，如柔痉状，必有心下痛，按之石硬，头汗出，脉沉紧等水热内结的特点。伤寒表实项背强，治宜发汗解表，升津舒筋，用葛根汤；结胸热实项背强，治宜逐水破结，峻药缓攻，用大陷胸丸（大黄、葶苈子、芒硝、杏仁、白蜜）。《医学心悟·太阳经证》曰："仲景云结胸证，项背强，如柔痉状，何谓也？答曰：本太阳病，为医误下，而成结胸，胸中胀痛，俯仰不舒，有似于项强，非真项强也。盖太阳项强在项后，经脉拘挛而疼痛，胸无病也。结胸项强，强在项前，腑中俯仰不舒，项无病也。且结胸证误下而后成，太阳病初起而即见，自不同耳。"

4. 柔痉津伤项背强　柔痉之病，津伤于里，筋脉失养，荣卫不利，可见身体强几几然等症。《金匮要略·痉湿暍病脉证治第二》曰："太阳病，其证备，身体强，几几然，脉反沉迟，此为痉，瓜蒌桂枝汤主之。"太阳病，其证备，指头项强痛、发热、汗出、恶风等表证俱备；身体强而几几，且与脉沉迟相互并见，乃知是阴津不足，筋脉失养，荣卫流行不利引起。本证与太阳中风表虚项背强几几颇为类似，但有轻重之别。中风表虚项背强几几，是外感风寒，营卫失和，邪入太阳经输，经气不利所致；柔痉津伤身体强几几，是邪在筋脉，阴津伤损，营卫亦复不利所致。其辨证要点是：中风表虚项背强几几，必见有头痛、发热、汗出、恶风、脉浮缓等表虚证候，项背强几几乃为其兼症，故治用桂枝汤加葛根（即桂枝加葛根汤），疏表解肌，升津舒筋；柔痉津伤身体强几几，为痉病之主症，筋脉强急程度较项背强几几为重，强急部位亦较前者为广泛，而且伴有汗出、恶风、脉沉迟无力等津伤于里、荣卫不利之特点。则治宜清热生津，调和营卫，用瓜蒌桂枝汤（天花粉、桂枝、芍药、甘草、生姜、大枣）。

【补充】

外感风湿项背强　风湿之邪侵袭肌表，壅滞经络，阻遏气机，气血流行受阻，筋脉拘急，临床常有项背强，转侧不利，恶寒发热，头重如裹，肢体酸楚，关节疼痛而重着，舌苔白，脉浮滑等症。外感风湿项背强与伤寒表实兼经气不舒项背强均由感受外邪引起，但彼为风寒束表，卫闭营郁，经气不舒所致，其特征是：项强及背，且几几然，发热，恶寒，无汗，头痛身疼，苔薄白，脉浮紧，故治用葛根汤发汗解表，升津舒筋；此为风邪犯表，经脉壅滞，气血不畅所致，其特征是：项强明显，头重如裹，肢体酸痛，或有恶寒发热，苔白脉浮，治宜祛风胜湿，通络止痛，用羌活胜湿汤(《和剂局方》：羌活、防风、川芎、蔓荆子、甘草、独活、藁本)。

身 疼 痛

【定义】

身疼痛是指周身疼痛而言。为外感疾病与内伤杂病中的一种常见症状。《伤寒论》《金匮要略》有"体痛""身痛""身疼""身疼痛""身体痛""身尽痛""体疼痛"不同描述，本节将合并一处讨论。

【分类】

1. 风寒表实身疼痛 太阳为六经之首，统摄营卫，主一身之表，固护于外。外邪侵入人体，太阳首当其冲。若外邪束表，卫阳被遏，营阴郁滞，经气受阻，而引起身疼痛。《伤寒论·辨太阳病脉证并治》曰："太阳病，或已发热，或未发热，必恶寒，体痛，呕逆，脉阴阳俱紧者，名为伤寒。"（3条）又谓："太阳病，头痛，发热，身疼，腰痛，骨节疼痛，恶风，无汗而喘者，麻黄汤主之。"（35条）风寒外束于表，卫阳郁闭，阻遏阳气，太阳经气运行不畅，故有身疼痛等症；肺合皮毛，外邪袭表，肺失宣肃，则发喘也。《伤寒来苏集·伤寒论注》曰："太阳主一身之表，风寒外束，阳气不伸，故一身尽疼；太阳脉抵腰中，故腰痛，太阳主筋所生病，诸筋者，皆属于节，故骨节疼痛，从风寒得，故恶风；风客于人，则皮毛闭，故无汗；太阳为诸阳之主，阳气郁于内，故喘。太阳为开，立麻黄汤（麻黄、桂枝、甘草、杏仁）发开之，诸证悉除矣。"治宜辛温发汗，宣肺平喘，以麻黄汤为代表方剂。

2. 营气不足身疼痛 身体疼痛是太阳病常见症状，一般解表发汗后其症能自愈，在《伤寒论》中也有发汗太过而损伤营气，以致筋脉失养，而引起身痛者。《伤寒论·辨太阳病脉证并治》曰："发汗后，身疼痛，脉沉迟者，桂枝加芍药生姜各一两人参三两新加汤主之。"（62条）此乃太阳中风误用麻黄汤发汗后，遂使阳气虚损，阴液亏耗，不能充灌滋养，故身疼痛而脉沉迟。风寒表实身疼痛与营卫不足身疼痛两者病机不同，证候、治法亦异。风寒表实身疼痛，为风寒束表，卫闭营郁所致，其临床特征是：除身疼痛外，尚有头项强痛，骨节疼痛，发热恶寒，无汗而喘，脉浮紧等风寒表实症状，故治用麻黄汤发汗解表，宣肺平喘；营气不足身疼痛，为发汗太过，损伤营气，经脉失养所致，其临床特征是：身疼痛，脉沉迟等营气损伤症状突出，或见有发热，恶寒，汗出等卫气不和之症。治宜调和营卫，益气和营，用桂枝加芍药生姜各一两人参三两新加汤（桂枝、芍药、炙甘草、人参、大枣、生姜）。

3. 表寒内热身疼痛 外感风寒，邪实于表，内兼郁热，可见身疼痛，烦躁等症。《伤寒论·辨太阳病脉证并治》曰："太阳中风，脉浮紧，发热恶寒，身疼痛，不汗出而烦躁者，大青龙汤主之。"（38条）脉浮紧，发热恶寒，身疼痛，无汗，为风寒外束，闭郁于表；突出之烦躁症，从仲景于解表方中加石膏说明，是里有郁热，外无宣泄出路。证属表寒里热，表里俱实。表寒内热身疼痛与风寒表实身疼痛两者表寒机制相同，且均有发热恶寒，头痛身痛，无汗而喘，脉浮紧等风寒表实见症，所不同者，烦躁一症，则为表寒内热证所独有。故风寒表实身疼痛主以麻黄汤解表发汗；表寒内热身疼痛因兼烦燥，则以麻黄汤重用麻黄，加石膏、生姜、大枣（即大青龙汤），外散风寒，内清郁热。以此为辨。

4. 阳衰兼表身疼痛 《伤寒论·辨太阳病脉证并治》曰："伤寒，医下之，续得下利，清谷不止，身疼痛者，急当救里；后身疼痛，清便自调者，急当救表。救里宜四逆汤，救表宜桂枝汤。"（91条）太阳伤寒，当用辛温解表之法。今误用攻下，则太阳表邪内传少阴，阳气虚衰，阴寒内盛，故下利清谷不止；阳衰已成，然表证未解，故仍身疼痛。疾病至此，表里同病，但里证为急，当先治里，此与"病发热，头痛，脉反沉，若不瘥，身体疼痛，当救其里，宜四逆汤"（92条）之表里同病，先救其里含义大致相同。风寒表实身疼痛与阳衰兼表身疼痛两者病机不同。彼为风寒束表，卫闭营阴所致；此为风寒表病，误用攻下，邪传少阴，而表未解所致。其鉴别要点是：风寒表实身疼痛，伴有头痛发热，骨节疼痛，恶风寒，无汗而喘，脉浮紧，病纯在表，故治用麻黄汤发汗解表，宣肺平喘；阳衰兼表身疼痛，表证不甚，或有发热头痛等症，里证为急。治当急救其里，用四逆汤回阳救逆；若阳回利止，大小便恢复正常，身痛症仍在，是里和表未解，则当复议治表，用桂枝汤。

5. 阳虚寒湿身疼痛 肾为先天之本，肾阳为人身之根，能温煦五脏六腑，若肾阳虚衰，水寒不化，寒湿留着于筋脉骨节之间，则可引起身疼痛等症。《伤寒论·辨少阴病脉证并治》曰："少阴病，身体痛，手足寒，骨节痛，脉沉者，附子汤主之。"（305条）因阳气虚衰，水寒凝结，故身体痛，骨节痛；阳气不足，不能充达四肢，故手足寒；里阳虚损，脉搏鼓动乏力，故见脉沉。治当温经散寒除湿，用附子汤。阳衰兼表身疼痛与阳虚寒湿身疼痛阳衰之病机相同，但兼症、治法则异。阳衰兼表身疼痛，为少阴阳虚，阴寒内盛，外有表邪所致，其临床特征是：既有下利清谷不止之阳衰阴盛证，又有身疼痛发热等外感证，然里证重而且急，故先救其里，用四逆汤，后议解表，用桂枝汤；阳虚寒湿身疼痛，为阳气虚衰，水寒不化，寒湿留着筋脉骨节所致，其临床特征是：身体骨节疼痛，手足寒冷，脉又见沉，纯属一片阴寒，故用附子汤（炮附子、茯苓、人参、白术、芍药），温经驱寒，除湿镇痛。

6. 霍乱兼表身疼痛 霍乱之病，以吐利交作为主症，病缘饮食不洁，脾胃失运，升降反常。若霍乱兼有表邪不解，则有身疼痛等症。《伤寒论·辨霍乱病脉证并治》曰："霍乱，头痛，发热，身疼痛，热多欲饮水者，五苓散主之……。"（386条）霍乱，赅吐下而言，若又有热多（表证居多），欲饮水，小便不利，头痛发热，身体疼痛，则为表邪不解，里气失和，内杂水湿，清浊失利所致，则治以五苓散，外疏内利，俾热却而吐利得止。阳虚兼表身疼痛与霍乱兼表身疼痛：两者均有下利，身痛等症，但病机不同。彼为阳衰阴盛，外兼表邪，其临床特征是：下利清谷不止，兼有身疼痛发热等症，其阳衰之证重而且急，故治循先里后表之法，始以四逆汤回阳救逆，再用桂枝汤解表和营；此为霍乱，兼内杂水湿，有表邪，其临床特征是：呕吐，下利，渴欲饮水，小便不利，发热头痛，身体疼痛，表里同病，故治用五苓散两解表里，使表邪从汗而出，里邪从小便而去。

7. 霍乱里和表未解身痛 《伤寒论·辨霍乱病脉证并治》曰："吐利止而身痛不休者，当消息和解其外，宜桂枝汤小和之。"（387条）霍乱吐利止，是里气已和，升降复常，大病已去；惟身痛不休者，乃小邪不尽，营卫不和，表证未解。表证不解，理当解表，然因病在霍乱吐利之后，故治当视其正邪盛衰情况，斟酌用药以和解其外。盖吐利之后，脾胃气弱，不耐麻黄汤峻汗，宜桂枝汤微发其汗，调和营卫，和表祛邪。《伤寒论译释·辨霍乱病脉证并治》说："本条消息二字寓有灵活变通、随证选药的意思，如吐利止身痛不休，必兼有脉浮、头痛、发热、恶寒等表证，才适合用桂枝汤。如见表证而脉沉迟，身体疼痛不休者，此为阴液受耗，筋脉失养，当用桂枝新加汤；若卫虚多汗而身痛的，可选用黄芪建中汤，不必以桂枝汤一方为拘也。"甚有见地。

8. 寒湿在表身疼痛　为寒湿犯表、阳为湿郁所致。《金匮要略·痉湿暍病脉证治第二》曰："湿家病身疼发热，面黄而喘，头痛鼻塞而烦，其脉大，自能饮食，腹中和无病，病在头中寒湿，故鼻塞，纳药鼻中则愈。"寒湿伤人，侵犯肌表，阳为湿郁，故身疼，发热，面黄；寒湿外束，肺气不利，则上逆而喘；寒湿在上，病在头中，故头痛鼻塞；正邪相争，阳气向外，故脉来而大；腹中和无病，故自能饮食。综观全部脉症，知湿邪尚未传里，而病势在上，治宜纳药鼻中，宣泄上焦，使肺气通利，则寒湿散而病愈。纳药鼻中，原文未云何方，历来注家多主张用瓜蒂散嗜鼻，或以绵裹塞鼻中，令出黄水宣泄寒湿。有人用鹅不食草纳鼻，亦有疗效。后世对于类似本条证候的治法多采用辛香开发之味作嗅剂，如用《证治准绳》辛夷散（辛夷、细辛、藁本、白芷、川芎、升麻、防风、甘草、木通、苍耳子）一类方剂，亦有一定效果。

9. 风湿在表身疼痛　病人汗出当风，或贪凉感受寒湿，风湿留着肌腠，则有身疼痛等症。《金匮要略·痉湿暍病脉证治第二》曰："病者一身尽疼，发热，日晡所剧者，名风湿。此病伤于汗出当风，或久伤取冷所致也。可与麻黄杏仁薏苡甘草汤。"风湿在表，肌腠不宣，故一身尽疼，风与湿合，易化热化燥，故身疼发热于日晡增剧。其病多由汗出当风，或经常贪凉，湿从外侵所致。风湿在表身疼痛与寒湿在表身疼痛两者均与湿邪有关，但病机、证候、治法有所不同。寒湿在表身疼痛，为晓行雾中，寒湿犯表，阳为湿郁所引起；风湿在表身疼痛，或汗出当风，或久伤取冷，风湿留表所致。其鉴别要点是：寒湿在表身疼痛，病势偏上，伴有头痛、鼻塞、面黄、喘气、心烦等寒湿在上症状，故治用纳药鼻中，宣泄上焦，透出在上寒湿；风湿在表身疼痛，病在肌表，其一身尽疼，发热，日晡剧，则治当轻清宣化，解表祛湿，用麻黄杏仁薏苡甘草汤（麻黄、炙甘草、薏苡仁、杏仁）。

10. 阴毒血瘀身疼痛　阴毒之病，因感受天地疫疠阴阳之气，毒邪固结不通，可出现身疼痛等症。《金匮要略·百合狐惑阴阳毒病脉证治第三》曰："阴毒之为病，面目青，身痛如被杖，咽喉痛。五日可治，七日不可治，升麻鳖甲汤去雄黄蜀椒主之。"病毒侵袭血脉，瘀血凝滞，阻塞不通，故面目色青；经脉阻塞，血行不畅，故遍身疼痛如被杖；疫毒结于咽喉，故咽喉痛。所谓五日可治，七日不治，说明早期治疗的重要意义。因早期邪毒未盛，正气未衰，易于治愈；日久则毒盛正虚，较为难治。治当清热解毒，散瘀驱邪，用升麻鳖甲汤（升麻、当归、蜀椒、甘草、雄黄、炙鳖甲）去雄黄、蜀椒。

【补充】

瘀阻络脉身疼痛 多因痹证日久入络，或由气病入血，或因其他慢性病引起气血失其调和，久病入里，瘀滞络脉，发为身痛。其辨证要点：身痛如刺，痛处较为固定，转侧不利，舌质暗红或有瘀斑，脉涩有力。治宜活血化瘀，通络止痛，用身痛逐瘀汤（《医林改错》方：秦艽、川芎、桃仁、红花、甘草、羌活、没药、当归、五灵脂、香附、牛膝、地龙）。

肢 节 疼 痛

【定义】

肢节疼痛是指病人上下肢筋脉、肌肉、关节疼痛的症状。《内经》所谓的"行痹""痛痹""着痹""骨痹"等，均是以四肢关节疼痛为主的病证。《伤寒论》《金匮要略》有"历节病""肢节疼痛""骨节疼痛"等记载。本节只讨论以肢节疼痛（包括骨节疼痛）为主的证候，其他的周身疼痛如身体疼重、身体疼烦等另见专条。

【分类】

1. 少阳兼表肢节疼痛 外感风寒，日久不愈，邪入少阳，表证不去，可见肢节疼痛等症。《伤寒论·辨太阳病脉证并治》曰："伤寒六七日，发热，微恶寒，支节烦疼，微呕，心下支结，外证未去者，柴胡桂枝汤主之。"（146条）伤寒六七日，病邪已入少阳，而太阳外证未罢，发热微恶寒，支节烦疼，是太阳桂枝证；微呕，心下支结，是少阳柴胡证。从本条仲景叠用两"微"字看，说明太阳证恶寒微，发热亦微，仅肢节烦疼而无头项强痛，周身疼痛，可见其证之轻；少阳证中微呕，即心烦喜呕而微，心下支结与胸胁苦满同类而轻。是太少之证俱轻也。故用小剂量之柴胡桂枝汤（桂枝、黄芩、人参、炙甘草、半夏、芍药、大枣、生姜、柴胡）复方，调和营卫，以解太阳之表；和解枢机，以治少阳之里。

2. 阳虚阴盛肢节疼痛 人身有形，不离阴阳，素体阳虚，或邪入人体，误用汗下等法，伤损阳气，四肢失其温煦，筋脉失其濡养可引起四肢疼痛等症。《伤寒论·辨厥阴病脉证并治》曰："大汗出，热不去，内拘急，四肢疼，又下利厥逆而恶寒者，四逆汤主之。"（353条）病人大汗出，而热不去，是虚阳浮越于外之假热征象；脾肾阳衰，阴寒内盛，故见下利；阳气衰微，不能温煦经脉，故腹中拘急疼痛；四肢为诸阳之末，阳虚不能充达四末，故四肢疼痛；厥逆而恶寒等，均为阳衰阴盛之重要见症。少阳兼表四肢疼痛与阳虚阴盛四肢疼痛两者病机不同。前者为外感风寒，六七日不愈，邪气传入少阳，而表证未解；后者为阴寒盛于内，阳气亡于外的重证。其鉴别要点是：少阳兼表四肢疼痛（四肢烦疼），其症较轻，既有发热微恶寒之太阳表证，又有微呕，心下支结之少阳里证，故治用柴胡桂枝汤和解少阳，兼以表解；阳虚阴盛四肢疼痛，其症较重，伴有热不去，腹中拘急疼痛，下利，厥逆，恶寒等一系列阳虚阴盛证候，则治应回阳救逆，用四逆汤（炙甘草、干姜、生附子）。

3. 太阴中风肢节疼痛 脾主四肢肌肉，四肢为诸阳之本，脾阳素虚，外感风邪，脾阳与风邪相搏，则有四肢疼痛等症。《伤寒论·辨太阴病脉证并治》曰："太阴中风，四肢烦疼，脉阳微阴涩而长者，为欲愈。"（274条）风为阳邪，四肢为诸阳之本，脾主四肢，阳气衰少，则两阳相搏，故四肢烦疼；太阳外受风邪，应当脉浮，今脉阳微（浮微），是风邪将解，观脉阴涩（沉涩），是脾虚挟湿；若脉由涩转长，则为正气来复，邪气将去，故病欲愈也。少阳兼表肢节疼痛与太阴中风肢节疼痛两者病机及证候有所不同。前者为外感风寒，日久不愈，邪入少阳所致；后者为太阴脾虚，外感风邪引起。其鉴别要点是：少阳兼表肢节疼痛，既有发热，恶寒，肢节烦疼之太阳表证，又有微呕，心下支结之少阳里证，故治用柴胡桂枝汤和解少阳，兼以散表；太阴中风肢节疼痛，重在四肢烦疼，然受邪之后，正气与邪气相搏，终则正气来复，邪气得去，脉阳微（浮微），阴涩（沉涩），而转长，则病可不药而愈。

4. 风湿痹阻骨节疼痛 《伤寒论·辨太阳病脉证并治》曰："风湿相搏，骨节疼烦，掣痛不得屈伸，近之则痛剧，汗出短气，小便不利，恶风不欲去衣，或身微肿者，甘草附子汤主之。"（175条，亦见《金匮要略·痉湿暍病脉证治第二》）风寒湿邪，侵入筋骨关节，营卫不利，气血凝涩，故骨节疼烦，掣痛不得屈伸，近之则痛剧；风胜于表，阳虚卫外不固，故汗出恶风不欲去衣；寒湿在里，三焦不利，气化失宣，故上则呼吸短气，下则小便不利，甚则湿邪溢于肌肤而为身肿。阳虚阴盛四肢疼痛与风湿痹阻骨节疼痛，前者为阳气虚衰，阴气不能充达四肢所致；后者为风寒湿邪痹阻筋骨关节所致。其鉴别要点是：阳虚阴盛四肢疼痛，重在四肢，并有大汗出，热不去，腹中拘急疼痛，下利，厥逆，恶寒等一系列阳衰阴盛表现，故治用四逆汤回阳救逆；风寒痹阻骨节疼痛，病变重在关节，不但四肢疼痛，而且全身骨节亦疼，且掣痛不得屈伸，近之则痛剧，汗出短气，小便不利，恶风不欲去衣，或身体微肿，则治宜温阳散寒，祛湿止痛，用甘草附子汤（炙甘草、炮附子、白术、桂枝）。

5. 温疟兼表骨节疼痛　温疟之病，热积于内，阳盛阴伏，一般没有骨节疼痛。然若有温疟兼表，则有骨节疼烦之症。《金匮要略·疟病脉证并治第四》曰："温疟者，其脉如平，身无寒但热，骨节疼烦，时呕，白虎加桂枝汤主之。"仲景论疟，有"疟脉自弦""脉数者多热"等说。此谓"温疟者其脉如平"，意指温疟之脉如平时所见，多见弦数之象矣。温疟为病，热盛于内，故身无寒但热，脉见弦数；温疟热盛，兼感风寒，故骨节疼烦；热伤胃气，胃气上逆，故时时作呕。温疟兼表骨节疼痛与风湿痹阻骨节疼痛两者病机不同。彼为风寒湿邪留着筋骨关节所致；此为温疟热盛于里外兼表邪所致。其鉴别要点是：风湿痹阻关节疼痛，病变重在关节，且疼痛不能屈伸，汗出短气，小便不利，恶风不欲去衣，或身微肿，故治用甘草附子汤温阳散寒，祛湿止痛；温疟兼表骨节疼痛，重在无寒但热，或热多寒少，时时欲呕，兼有骨节疼烦等表证，治宜辛寒清热，兼解表邪，用白虎加桂枝汤（知母、炙甘草、石膏、粳米、桂枝）。

6. 风湿历节肢体疼痛　历节是以关节剧烈疼痛为主的病证。风湿历节即因风湿流注筋脉关节，痹阻阳气，气血不畅。《金匮要略·中风历节病脉证并治第五》曰："诸肢节疼痛，身体尪羸，脚肿如脱，头眩短气，温温欲吐，桂枝芍药知母汤主之。"风寒湿邪侵及机体，留着关节，气血受阻，故肢节疼痛肿大；痛久不解，正气日衰，邪气日盛，故身体逐渐消瘦；风邪上犯，则头目晕眩；湿阻中焦，则短气呕恶；湿无出路，流注下肢，则脚肿如脱，风湿郁久，尚可见有化热伤阴之症。温疟兼表肢节疼痛与风湿历节疼痛两者病机不同，彼为热炽于里，外兼风寒所致；此为风湿流注筋脉关节，气血流行受阻所致。其鉴别要点是：温疟兼表肢节疼痛，一般骨节疼痛明显，但重点是以无寒但热，或热多寒少，时时作呕等温疟阳盛阴伏症状为主，故治用白虎加桂枝汤清热生津，兼解表邪；风湿历节肢节疼痛，其四肢关节疼痛明显，且关节疼痛肿大，身体消瘦，脚肿如脱，并有头眩短气，温温欲吐，发热等风湿在里、渐次化热伤阴症状，治宜祛风除湿，温经散寒，滋阴清热，用桂枝芍药知母汤（桂枝、芍药、甘草、麻黄、白术、知母、防风、炮附子）。

7. 寒湿历节肢节疼痛　由寒湿留于关节，经脉痹阻所致。《金匮要略·中风历节病脉证并治第五》曰："病历节不可屈伸，疼痛，乌头汤主之。"寒湿之邪侵入机体，留着关节，经脉痹阻，气血不畅，故关节剧烈疼痛，不可屈伸。寒湿历节肢节疼痛与风湿历节肢节疼痛两者同为历节痛，但病机、症状、治法有所不同。风湿历节肢节疼痛，病因风湿流注关节，其临床特征是：肢节疼痛，身体消瘦，脚肿如脱，头眩短气，温温欲吐，或见发热等日久化热伤阴证候，故治用桂枝芍药知母汤以祛风除湿，行痹清热；寒湿历节肢节疼痛，病因寒湿留着关节，其临床特征是：关节疼痛剧烈，不能屈伸，治宜温经散寒，除湿解痛，用乌头汤（麻黄、芍药、黄芪、炙甘草、川乌、白蜜）。

8. 饮留四肢肢节疼痛　痰饮之病，若饮留胸中，流于四肢，痹着关节，可见四肢历节疼痛等症。《金匮要略·痰饮咳嗽病脉证并治第十二》曰："胸中有留饮，其人短气而渴，四肢历节痛，脉沉者，有留饮。"饮邪留于胸中，肺气不利，气不布津，故短气而渴；饮流四肢，关节痹着，阳气不通，故四肢历节痛；水饮久留，阳气闭郁，则脉见沉。《金匮要略悬解》说："饮阻窍隧，肺无降路，津液凝滞，故短气而渴；湿流关节，故四肢关节疼痛，此饮之自胸膈而流四肢者，所谓溢饮也。"饮留四肢肢节疼痛与风湿历节肢节疼痛及寒湿历节四肢疼痛三者病机、症状、治法均有区别。风湿历节疼痛，是风湿流注关节所引起，其临床特征是：四肢关节疼痛肿大，身体消瘦，脚肿如脱，头眩短气，温温欲吐，或有发热，故治用桂枝芍药知母汤祛风除湿，行痹清热；寒湿历节肢节疼痛，是寒湿留着于经脉关节所引起，其临床特征是：关节剧烈疼痛，不能屈伸，故治用乌头汤温经散寒，除湿止痛；饮留四肢之肢节疼痛，是饮邪留于胸中，流于四肢，关节痹着所致，其临床特征随饮邪所在部位不同而有不同表现。窃思此症因属"溢饮"（黄元御语）范畴，仲景有"病溢饮者，当发其汗，大青龙汤主之，小青龙汤亦主之"（《金匮要略·痰饮咳嗽病脉证并治第十二》）语，故治疗之法，当以汗解，亦因势利导也。具体言之，若溢饮邪盛于表，兼有郁热，身体疼痛，发热恶寒，不汗出而烦躁，咳嗽喘气，脉浮紧者，则用大青龙汤发汗兼清郁热；若溢饮表寒里饮俱盛，身体疼痛，恶寒发热，咳嗽喘气，胸痞，干呕者，则用小青龙汤发汗兼温化里饮。临证当细心审辨，随证而论治。

身 体 疼 烦

【定义】

身体疼烦是指全身剧烈疼痛，而致心烦不安的症状。《伤寒论》《金匮要略》有"身体疼烦""身烦疼""四肢烦疼""骨节疼烦"等记载，本节将合并一处讨论。

【分类】

1. 风寒湿痹身体疼烦　风为阳邪，善行而数变；寒为阴邪，易凝滞血脉；湿邪重浊黏腻，易困阻阳气。风寒湿三气杂至，经气痹阻，故有身疼痛而烦，活动不利，兼有发热恶寒，汗出，脉浮等症。《伤寒论》第 174 条曰："伤寒八九日，风湿相搏，身体疼烦，不能自转侧，不呕，不渴，脉浮虚而涩者，桂枝附子汤主之。若其人大便硬，小便自利者，去桂加白术汤主之。"即为风寒湿邪着于肌表，导致营卫不调，气血运行不畅，而有周身疼痛而烦，不能自转侧等症。《伤寒贯珠集·太阳篇下》曰："伤寒至八九日之久，而身痛不除，至不能转侧，知不独寒淫为患，乃风与湿相合而成痹也。不呕，不渴，里无热也，脉浮虚而涩，风湿外持，而卫阳不振也。故于桂枝去芍药之酸寒，加附子之辛温，以振阳气而敌阴邪。"治法：温经散寒，祛风除湿，用桂枝附子汤（桂枝、炮附子、生姜、大枣、炙甘草）。若"其人大便难，小便自利（当为小便不利）"，而身体疼烦，不能转侧症在，是风去湿存，或因服桂枝附子汤后，阳气转为宣通，则可于上方去走表而能化气之桂枝，加燥湿健脾之白术，即去桂加白术汤也。

2. 风寒湿痹骨节疼烦　《素问·痹论》云："风寒湿三气杂至，合为痹也。"痹者，闭塞不通。风湿侵犯人体，流注关节，寒主收引，气血不畅，经气不利，则有骨节疼痛而烦等症。《伤寒论》第 175 条曰："风湿相搏，骨节疼烦，掣痛不得屈伸，近之则痛剧，汗出短气，小便不利，恶风不欲去衣，或身微肿者，甘草附子汤主之。"风则伤卫，湿流关节，风湿相搏，两邪乱位，故骨节疼烦，掣痛不得屈伸，近之则痛剧，心烦不安；风盛则卫气不固，汗出，短气，恶风不欲去衣，为风在表；湿盛则水气不行，小便不利，或身微肿，为湿外搏也。治宜温阳散寒，祛湿止痛。用甘草附子汤（炙甘草、炮附子、白术、桂枝）。此证与桂枝附子汤证，虽然都是风湿侵犯肌肉，但是各有偏重。桂枝附子汤证为风重于湿且表阳虚，其身体疼烦，不能自转则，小便不利，脉浮虚而涩，故桂枝附子同用，以祛风逐湿，温经助阳；本证为风湿俱盛，流注关节，阳气虚，骨节疼烦，疼痛有拘急之感，屈伸困难，汗出短气，小便不利，恶风不欲去衣等症，病情较前者为重，故于桂枝附子汤中另加白术健脾燥湿。因湿邪重浊黏腻，难以速愈，则减附子1枚，意在缓图之。

3. 寒湿伤表身体疼烦　寒湿之邪侵入人体，太阳首当其邪，寒湿凝滞经脉，经气不利，则有头痛，恶寒发热，无汗，身烦疼等症。《金匮要略·痉湿暍病脉证治第二》曰："湿家身烦疼，可与麻黄加术汤发其汗为宜，慎不可以火攻之。"盖湿与寒合，伤于肌表，阳气被阻，经脉不利，故身疼烦。大凡表实成热，则可发汗；无热，是阳气尚微，汗之恐虚其表。今是证虽不云发热，而烦已生，烦由热也。所以服药不敢大发其汗，且湿亦非暴汗可散，故用麻黄汤治寒，加术去湿，使其微汗尔。然湿邪在表者，惟可汗之，不可火攻，火攻则增其热，必有发痉之变。本证与桂枝附子汤证之鉴别要点：桂枝附子汤证是风湿为患，表阳虚弱，虽身烦疼，然不能自转侧，小便不利，脉浮虚涩，故用桂枝配附子温经通阳，祛风除湿；此为寒湿在表，以头痛，发热，恶寒，无汗，身烦疼等为主，属表实之证，故用麻黄配桂枝辛温发汗解表，加白术则能行表里之湿。另《金匮要略·痉湿暍病脉证治第二》曰："太阳病，关节疼痛而烦，脉沉而细者，此名湿痹。"湿为阴邪，多伤人肌腠，其特点易流于关节，湿邪阻滞关节筋骨部分，使气血运行不畅，阳气不能舒展，以致关节剧痛，烦扰不宁。此证突出在关节，是湿病之开端，外湿之主症，可与上条互文见义。

4. 太阴中风身体烦疼　太阴属脾，主四肢肌肉，又主运化。若脾阳虚，外感风邪，正邪相搏，可见四肢烦疼等症。《伤寒论》第274条曰："太阴中风，四肢烦疼，阳微阴涩而长者，为欲愈。"《伤寒溯源集·太阴篇》曰："四肢烦疼者，言四肢酸疼而烦扰无措也，盖脾为太阴之脏，而主四肢故也。阳微阴涩者，言轻取之而微，重取之而涩也。脉者，气血伏流之动处也，因邪入太阴，脾气不能散精，肺气不得流经，营阴不利于流行，故阴脉涩也。阳微阴涩，正四肢烦疼之病脉也。"太阴感受风邪，脉浮取而微，是邪气不盛；沉取而涩，是里虚湿滞；脉形大，是脾气有渐复之机，邪微正复，故"为欲愈"。本证与麻黄加术汤证的鉴别要点：麻黄加术汤证是寒湿在表，阳气被郁，有发热，恶寒无汗，身体疼烦，脉浮紧，故治以发汗解表，散寒逐湿。此虽为"中风"然无发热，恶寒，又不见身体疼痛，仅四肢烦疼，与太阳中风不同，故称太阴中风。虽风湿阻滞，但正气来复，邪去正复，故不用药可自愈也。

5. 温疟兼表骨节疼烦 《金匮要略·疟病脉证并治第四》曰："温疟者，其脉如平，身无寒但热，骨节疼烦，时呕，白虎加桂枝汤主之。"《金匮要略心典》曰："盖温疟因热盛于里，故脉来如平时所见，多见弦数，即'其脉如平'；内热蕴蒸，故身无寒但热；热邪内蒸，腠理不固，复感外邪，故骨节疼烦；热伤于胃，其气上逆，故时时作呕。温疟者，邪气内藏肾中，至春夏而始发，为伏气外出之证，寒蓄久变热，故亦不作寒也。脉如平者，病非乍感，故脉如其平时也。骨节烦疼时呕者，热从肾出，外舍于其合，而上并于阳明也。"此证与风寒湿痹骨节疼烦，两者病机不同，症状亦有所差异。彼因风寒湿邪，痹阻关节，营卫不利，气血凝涩，其特征是：骨节疼烦，掣痛不得屈伸，近之则痛剧，汗出短气，恶风不欲去衣，或身微肿，故治用甘草附子汤温阳散寒，祛湿止痛；本证为热盛于里，兼有表邪未解所致，其骨节疼烦较前者为轻，重在身无寒但热（或热多寒少），时时作呕，脉来弦数，则治宜清热生津，兼解表邪，用白虎加桂枝汤（知母、炙甘草、石膏、粳米、桂枝）。

身　肿

【定义】

身肿是指通身水肿，按之凹陷的证候。《内经》把身肿称作"水肿"，并分为"风水""石水""涌水"等。《金匮要略》则称为"水气"，分别论述了"风水""皮水""正水""石水""五脏水"的病因、病机、证候、治法、预后等；而且还提出身肿的诊断方法，如面目肿大，目窠上微拥，如蚕新卧起状，按其手足，凹陷不起者，即为身肿等，为后世对"水肿"的辨证论治奠定了理论基础。

【分类】

1. 风水挟热身肿 风水之病，来势急骤，是因风致水，与肺密切相关。外感风邪，肺气失宣，通调失职，则有身肿。《金匮要略·水气病脉证并治第十四》曰："风水恶风，一身悉肿，脉浮而渴，续自汗出，无大热，越婢汤主之。"风邪袭表，卫气失和，故见恶风；水为风激，泛滥四溢，故身悉肿；风邪化热，故脉浮口渴；风性疏散，则续自汗出；因陆续汗出，故表无大热。总属外有表证，内有郁热，治宜发越阳气，散水清热，用越婢汤（麻黄，石膏，生姜，大枣，甘草）。若水湿过盛，病因脾虚失运，肺气不宣，郁热内生，全身及面目肿大，小便不利，脉沉者，则可用越婢汤加白术健脾祛湿，表里同治，即越婢加术汤也。《金匮要略》所谓"里水者，一身面目黄肿，其脉沉，小便不利，故令病水……越婢加术汤主之"（同上）即是。

2. 皮水气虚身肿 脾主运化水湿，肺主通调水道，风入于卫，邪在皮中，脾虚水停，肺卫失宣，可见身肿。《金匮要略·水气病脉证并治第十四》曰："皮水为病，四肢肿，水气在皮肤中，四肢聂聂动者，防己茯苓汤主之。"盖外邪入表，脾阳虚弱，水湿内停，里水外溢，或肺气不足通调无力，水湿停滞皮中，故四肢（身体）浮肿，按之没指；水溢四肢，壅遏卫气，气水相逐，则四肢聂聂动也。风水挟热身肿与皮水气虚身肿两者均与外邪犯表，肺卫失宣，通调失职有关，但前者重点为外有表证，内有郁热，症以恶风，一身悉肿，脉浮口渴，续自汗出，表无大热为特征，故治当发越阳气，散水清热，用越婢汤；本证重在邪在皮肤，脾虚水停，或有肺失通调，症以四肢浮肿（亦可见身肿），按之没指，四肢聂聂动为特征，则治宜健脾益肺，行水利湿，方用防己茯苓汤，药用：防己、黄芪、桂枝、茯苓、甘草。

3. 支饮水停身肿 支饮为病，饮停胸膈，水气凌肺，气失宣降，水饮溢表，可见咳逆倚息，气短不得卧，其形如肿等症。《金匮要略·痰饮咳嗽病脉证并治第十二》所谓"咳逆倚息，短气不得卧，其形如肿，谓之支饮"是也。若支饮久积，寒饮内伏胸膈，招风寒外束，卫气闭塞，内饮外寒，壅塞肺气，有咳逆倚息不得卧者，则可用小青龙汤发散风寒，温中化饮，利痰降逆，如《金匮要略·痰饮咳嗽病脉证并治第十二》第35条所说"咳逆倚息不得卧，小青龙汤主之"。小青龙汤为辛温发散之剂，服后或可引起冲气等变证。如服汤后扰动阳气，虚阳上越，或虚阳不化，痰浊内生，见"多唾口燥，寸脉沉，尺脉微，手足厥逆，气从小腹上冲胸咽，手足痹……"等症者，可与茯苓桂枝五味甘草汤（茯苓、桂枝、炙甘草、五味子），扶阳敛冲，固其肾气。若冲气平后，咳饮又作，所谓"冲气即低，而反更咳，胸满者"，则用桂苓五味甘草汤去桂加干姜、细辛，以治其咳满。服苓甘五味姜辛汤后，如支饮减轻，咳嗽胸满已止，但虚阳受扰，虚火上冲胸咽，口燥而渴，则治用桂苓五味甘草汤摄纳虚阳，平冲降逆；如支饮上逆，反不渴，肺脾气虚，形成水饮，其人当呕吐清水痰涎，则治以苓甘五味姜辛汤加半夏温化寒饮，行气降逆。服苓甘五味姜辛汤加半夏后，水去呕止，眩冒已除，然若膈上支饮未除，肺失通调，气滞水停，水溢体表，其人形肿者，则治宜苓甘五味姜辛汤加半夏、杏仁以散寒化饮，并降肺气，所谓"水去呕止，其人形肿者，加杏仁主之"即是此意。（引文均见《金匮要略·痰饮咳嗽病脉证并治第十二》）风水挟热身肿与支饮水停身肿两者均与水饮内停有关。但前者为风邪袭表，肺失通调，内有郁热所致，临床以恶风，一身悉肿，脉浮口渴，续自汗出，表无大热为特点，故治用越婢汤发越阳气，兼清郁热。本证为风寒外束，水饮内伏胸膈，肺气壅塞，通调失司所致，临床以咳逆倚息，不能平卧，痰多白沫，其人形肿为特征，无有内热，故用小青龙汤发散风寒，化痰蠲饮。若症以身肿为主者，亦可用苓甘五味姜辛汤（茯苓、甘草、五味子、干姜、细辛）加半夏、杏仁，以散寒化饮，利肺消肿。

4. 黄汗湿滞身肿　黄汗为水气病之一种，其因汗出入水，水湿滞留肌肤，营卫运行障碍，而有身肿，发热，汗出色黄等症。《金匮要略·水气病脉证并治第十四》曰："问曰：黄汗之为病，身体肿，发热汗出而渴，状如风水，汗沾衣，色正黄如柏汁，脉自沉，何从得之？师曰：以汗出入水中浴，水从汗孔入得之，宜芪芍桂酒汤主之。"黄汗之病机，与出汗时入水中浴，汗液排泄障碍有关。因水湿侵犯经脉，阻碍营卫的运行，卫郁而不能行水，水湿滞留于肌肤，故全身水肿；营郁而为热，湿热交蒸，故发热汗出色黄；气不化津则见口渴。黄汗与风水相似，两者均有身肿，但风水脉浮，而黄汗脉沉；风水恶风，而黄汗不恶风；风水汗出色正，而黄汗汗出色黄如柏汁，汗沾衣。风水因风邪袭表，外合水气，郁而化热，治用越婢汤发越阳气，散水清热；黄汗重在水湿滞留，营中郁热，则治用黄芪芍桂苦酒汤，以桂枝、芍药调和营卫，配苦酒泄营中郁热，黄芪实卫走表祛湿，如此营卫调和，水湿得去，气血通畅，病可愈也。

5. 肺痈蓄水身肿 肺痈之病，因风热入肺，肺失通调，亦可见有身肿等症。《金匮要略·肺痿肺痈咳嗽上气病脉证治第七》曰："肺痈胸满胀，一身面目浮肿，鼻塞清涕出，不闻香臭酸辛，咳逆上气，喘鸣迫塞，葶苈大枣泻肺汤主之。"痈在于肺，气机被阻，故胸满而胀；肺失宣降，调和失职，水气逆行，故一身面目浮肿；肺开窍于鼻，肺窍不利，故鼻塞，流清涕，不闻香臭酸辛；肺失肃降，故咳嗽上气，喘鸣迫塞。支饮水停身肿与肺痈蓄水身肿均与邪气入肺，肺失通调，水饮溢于肌肤有关。但前者重在外有风寒，饮停胸膈，肺失宣降，水饮溢表，临床以咳逆倚息不能平卧，其形如肿为特征，故治用小青龙汤外散风寒，内蠲水饮，或用苓甘五味姜辛汤加半夏、杏仁，开降肺气，散寒化饮；本证重在肺痈初期，风热入肺，肺失通调，水气逆行，临床以胸部满胀，一身面目浮肿，咳逆上气，喘鸣迫塞等为特征，则治宜开泻肺气，泻下逐水，用葶苈大枣泻肺汤（葶苈子、大枣）。有谓本条所称之肺痈，当是壅塞之壅，《素问·大奇论》："肺之雍（同"壅"，《甲乙经》《太素》均作"痈"），喘而两胁满"，可为一证。再则本条未有载明肺痈之症状，而是外感兼蓄水证，且方后云：先服小青龙一剂，乃进泻肺汤，先解其外感，再下其水饮，以平其浮肿，定其喘鸣迫塞。此说可供参考。

6. 风寒湿痹身肿 风为阳邪，寒湿为阴，风寒湿杂至，留着筋骨关节，可出现骨节疼痛，身体微肿等症。《伤寒论·辨太阳病脉证并治》曰："风湿相搏，骨节疼烦，掣痛不得屈伸，近之则痛剧，汗出短气，小便不利，恶风不欲去衣，或身微肿者，甘草附子汤主之。"风寒湿邪侵入筋骨关节，营卫不利，气血凝涩，则骨节疼烦，掣痛不得屈伸，近之则痛剧；风胜于表，卫阳不固，所以汗出、恶风不欲去衣；湿阻于里，三焦不利，气化失宣，故上则呼吸短气，下则小便不利，甚则湿邪溢于肌肤而为身肿。治宜温阳散寒，祛湿止痛，用甘草附子汤，药以附子辛热温阳散寒，桂枝通阳化气，祛风通络，桂附同用，可固表止汗，则恶风可愈；白术苦温健脾燥湿，以"治风寒湿痹"（《神农本草经》），寒湿得除，则疼痛可止；桂附白术同用，更增温阳化气之功，气化通行，则无小便不利、短气身肿之患，甘草调和诸药，而补益中焦。药仅四味，实为治疗风湿肿痛之良方。

【补充】

1. 气血两虚身肿 气为功能活动，有温煦、推动血液的作用；血为物质基础，有濡养四肢百骸脏腑的功能；气为血之帅，血为气之母，气血相互为用。气血虚弱，脾胃失健，则有面部、四肢浮肿，面色苍白或萎黄，唇淡白，头晕心悸，气短少言，纳少体倦，精神不振，舌质淡少苔，脉虚细无力等症。其水肿主要由脾胃气虚，生化不足，或久病后气血两亏，脏腑失养，水液代谢功能失常所致。治宜补益气血为主，可选用《济生方》归脾汤，药用：黄芪、人参、茯神、白术、龙眼肉、酸枣仁、木香、甘草、当归、远志、生姜。

2. 水湿困脾身肿 症见肢体浮肿，起病缓慢，病程较长，由肢端开始，腹部下肢明显，头重如裹，身重困倦，胸闷泛恶，口淡不渴，溲清而短，舌苔白腻，脉沉缓或沉迟，其多因脾气亏虚，无力运化水湿，湿聚困脾，或因涉水淋雨，久居湿地，寒湿内侵，留滞中焦，脾失运化之职，水湿不得下泄，泛溢于肌肤，而发为身肿。脾主四肢，脾为湿困，则其肿从四肢开始；湿阻于内，清阳不升则头重如裹；湿性多浊，水湿内停则身重困倦，口淡；湿困中焦，升降失常，则胸闷泛恶；湿为阻邪，水湿内困，膀胱气化不利，则溲清而少。其病机特点重在湿甚。治宜温化水湿，通阳利水，可选用《中藏经》五皮饮加减，药用：桑白皮、陈皮、生姜皮、大腹皮、茯苓皮。

3. 脾阳虚弱身肿 水肿腹腰以下为甚，反复不愈，按之凹陷不起，神倦肢冷，纳减便溏，小便量少色清，舌质淡苔薄白滑，脉沉缓。其与水湿困脾身肿有别。本证多由水肿失治，日久损及脾阳，或因劳倦伤脾，脾虚运化无权，阳虚不能制水所致，临床以身肿腹腰以下为甚，按之凹陷不起，伴肢冷倦怠，纳呆便溏为特点；水湿困脾身肿多由脾气素虚，无力运化水湿，或冒雨涉水，寒湿内侵，留滞中焦所致，临床水肿多以四肢而起，头身困重，胸闷泛恶，溲清而少为特点。水湿困脾身肿，重在"湿"字，以实证表现为主，属实中夹虚证，故治用温化水湿，通阳利水法，方用五皮饮、胃苓汤等；脾阳虚弱身肿，重在"阳虚"，以虚象为著，则治应温运脾阳，化湿利水，方用实脾饮，药用：茯苓、白术、大腹皮、木瓜、厚朴、草豆蔻、木香、附子、干姜、甘草、生姜、大枣。

4. 肾阳虚衰水肿 肾主水液，肾阳虚衰，水湿泛滥，其症可见全身水肿，肿势多由腰足始，腰以下明显，两足内踝尤剧，腰膝酸软沉重，阴囊湿冷，怯寒肢冷，尿少色清，舌淡胖苔薄白，脉沉细弱。肾阳虚衰身肿与脾阳虚弱身肿两者皆属阳虚证候，病程迁延，肿势以腰以下为著，舌脉表现亦颇相似，且临床多两者相兼出现。但肾阳虚衰身肿较脾阳虚弱身肿为重，常表现为全身水肿。因腰为肾府，肾属下焦，肾阳不足，下焦水道不通，故肿势多从腰脚开始，两踝部肿势较剧，并有腰膝酸软沉重，阴囊湿冷等兼症；脾阳虚衰身肿，兼有纳减便溏，肢冷倦怠等症。肾阳虚衰身肿，当温暖肾阳，化气行水，方用真武汤（附子、茯苓、白术、芍药、生姜）加减为治。

身肿一症，主要由水液代谢功能的失调所致，如肺气宣降失常，水道不通，见腰以上水肿；脾气转输运化及肾脏气化功能失常，下焦水道不通，水停于下，见腰以下肿。一般发病急，肿势偏于上部，属热证、实证者称为阳水；发病较缓，病程长，肿势偏于下部，属寒证、虚证者，称作阴水。《金匮要略·水气病脉证并治第十四》第18条云："诸有水者，腰以下肿，当利小便；腰以上肿，当发汗乃愈。"说明腰以下肿应用利小便的方法，使潴留于下部的水，从小便排出；腰以上肿，当用发汗的方法，使潴留于上部的水从汗液排泄，此即《素问·汤液醪醴》"开鬼门，洁净府"的治法，是治疗水肿病的一般原则。但人是一个有机的整体，脏腑、经络、内外、上下，都是密切相联的，故患水肿病的脏腑也可相互影响。因此发汗、利小便治法多适宜于阳证、实证，而不能用于阴证，虚证。临诊时当根据具体病情，选择不同的治法，方能收到良好的效果。

身　重

【定义】

身重是指肢体沉重，活动不利，难以转侧的症状。本症在《伤寒论》《金匮要略》还有"四肢沉重""身热疼重""但下垂"等不同名称，症有寒热虚实区别，本节拟合并一处讨论。

【分类】

1. 风寒外束身重　太阳为人身之表，风寒侵袭体表，太阳首当其冲。风为阳邪，善行而数变；寒为阴邪，易凝滞经脉，经脉之气受阻，临床可见身重等症。《伤寒论·辨太阳病脉证并治》曰："伤寒，脉浮缓，身不疼，但重，乍有轻时，无少阴证者，大青龙汤发之。"（39条）此首言伤寒，其证用大青龙汤发汗，则应有发热恶寒，不汗出而烦躁等风寒表实内兼郁热的必然见症。然外感风寒，轻重不一，若感邪较重，正邪交争较激，则可见脉紧身痛；今因感邪较轻，但风寒表实证在，内有郁热烦躁，内外气机失和，故有脉缓，身不疼，但重，乍有轻时之表实内热基本特点，而无少阴病之身重、脉微细、但欲寐等里虚寒证存在，则可与大青龙汤（麻黄、桂枝、炙甘草、杏仁、生姜、大枣、石膏），发汗解表，兼清里热。

2. 热伤津气身重　外感热病，热邪充斥内外，熏灼阴液，气随阴伤，津气两伤，则有身重等症。《伤寒论·辨太阳病脉证并治》曰："……风温为病，脉阴阳俱浮，自汗出，身重，多眠睡，鼻息必鼾，语言难出。"（6 条）风温为患，津伤热盛，邪热充斥于表，气血外应，故寸关尺三部脉皆浮盛有力；阳热过盛，逼迫营阴外泄，故自汗出；热伤津气，则见身重；热扰心神，则多眠睡，甚则语言难出；邪热上扰，肺窍不利，则鼻息必鼾。凡此种种，均为温病误治所致的不良后果。治宜清热滋阴，凉血解毒，可用《温病条辨》的清宫汤（玄参心、莲子心、竹叶卷心、连心麦冬、连翘心、犀角尖）化裁为治。

3. 阳明实热身重　邪热传入阳明，津气两伤，或实热炽盛，腑气壅滞，均可导致身重。《伤寒论·辨阳明病脉证并治》曰：阳明病，脉迟，虽汗出，不恶寒者，其身必重，短气，腹满而喘，有潮热者，此外欲解，可攻里也，手足濈然汗出者，此大便已硬也，大承气汤主之。"（208 条）盖邪入阳明，实热壅结，腑气不通，脉道郁滞不利，故脉迟，然必迟而有力；病在阳明，表证已解，故虽汗出而不恶寒；里热炽盛，腑气壅滞，外则影响经脉气血受阻，故身重，内则气机不得通降，故短气，腹满而喘；更见潮热，是病邪归于阳明，腑有燥热结实。治当攻下里实，用大承气汤。

阳明热盛津气两伤身重者，如"三阳合病，腹满身重，难以转侧，口不仁，面垢，谵语，遗尿。发汗则谵语，下之则额上生汗，手足逆冷。若自汗出者，白虎汤主之"（219 条），此言三阳合病，但综合全部证候分析，实为阳明里热独盛之证。由于邪热内盛，胃气不畅，因而腹满；阳明热盛，伤津耗气，故身重，难以转侧；胃之窍出于口，胃热炽盛，津液受灼，则口不仁，面部油垢污浊；热扰神明，则见谵语；热盛神昏，膀胱失约，故遗尿；邪热充斥内外上下，则见自汗出。治法应独清阳明里热，用白虎汤，而不可妄用汗下，否则阳亡液竭，病至不治。另：阳明热盛伤气"身重"还见于第 221 条。

阳明实热身重，有阳明实证与阳明热证之区别。前者为阳明腑实、气机壅滞所引起，后者为阳明热盛、津气两伤所致，然病变都在阳明。其鉴别要点是：阳明腑实身重，除里热炽盛外，重点在于有潮热，谵语，短气，腹满而喘，大便硬等腑实特征，故治用大承气汤通里攻下；阳明里热身重，纯属阳明里热独盛，有腹满身重，难以转则，口不仁，面垢，谵语，遗尿等症，而无燥屎阻结之象，故治用白虎汤独清阳明里热。阳明热盛津气两伤身重与风温热伤津气身重：两者都与津气两伤有关，但病因、治法有所不同。风温热盛津气两伤身重，为温病误治后所引起，其以自汗出，身重，多眠睡，鼻息必鼾，语言难出，脉阴阳俱浮等为特征，治当清热育阴为主；阳明热盛气津两伤，为邪入阳明，热邪伤津耗气所致，其以腹满、身重、难以转侧、口不仁、面垢、谵语、遗尿等为特征，则当从阳明热证主治。

4. 邪陷少阳身重　《伤寒论·辨少阳病脉证并治》曰："伤寒八九日，下之，胸满烦惊，小便不利，谵语，一身尽重，不可转侧者，柴胡加龙骨牡蛎汤主之。"（107 条）伤寒八九日，病证犹在太阳，误用攻下之法，正气受伤，邪陷少阳，故胸胁满而烦；少阳相火上炎，加之胃热上蒸，心神被扰，故令惊惕谵语；少阳枢机不运，三焦决渎失职，故小便不利；阳气内郁，不得畅达，内外气机壅滞，故一身尽重不可转侧。证属误下伤正，邪陷少阳，邪气弥漫，表里俱病，虚实互见之象。治宜和解少阳，通阳泄热，重镇安神，用柴胡加龙骨牡蛎汤（柴胡、龙骨、黄芩、生姜、铅丹、人参、桂枝、茯苓、半夏、大黄、牡蛎、大枣）。邪陷少阳身重与阳明里热身重均为身重难以转侧，但两者病机不同，证治亦有所区别。阳明里热身重，为阳明热盛，伤津耗气所致，临床以腹满身重，难以转侧，口不仁，面垢，谵语遗尿等为特征，故治用白虎汤清解阳明邪热；邪陷少阳身重，为阳气内郁，气机壅滞所致，临床以一身尽重，不可转侧，胸满烦惊，谵语，小便不利为特征，则治用柴胡加龙骨牡蛎汤和解枢机，泄热清里，重镇安神。

5. 里气亏虚身重　《伤寒论·辨太阳病脉证并治》曰："脉浮数者，法当汗出而愈，若下之，身重心悸者，不可发汗，当自汗出乃解。所以然者，尺中脉微，此里虚，须表里实，津液自和，便自汗出愈。"（49 条）脉浮数者，言病犹在表，理应发汗解表。若误用攻下，损伤正气，里气亏虚，津液不足，则可出现身体沉重，心悸，尺中脉微等症。成无己说："若下之，身重心悸者，损其津液，虚其胃气。若身重心悸，而尺脉实者，则下后里虚，邪气乘虚传里也。今尺脉微，身重心悸者，知下后里虚，津液不足，邪气不传里，但在表也。然以津液不足，则不可发汗，须里气实，津液足，便自汗出愈"（《注解伤寒论·辨太阳病脉证并治法中》），是其治法，当补虚扶正，使阴平阳秘，表里皆实，津液自和，自然汗出而愈，而不可发汗。顾尚之说："不可发汗者，言不可用麻黄以大发其汗，非坐视而待其自愈也，用小建中以和其津液，则自汗而解矣。"

6. 阴阳易病身重　《伤寒论·辨阴阳易瘥后劳复病脉证并治》曰："伤寒阴阳易之为病，其人身体重，少气，少腹里急，或引阴中拘挛，热上冲胸，头重不欲举，眼中生花，膝胫拘急者，烧裈散主之。"（392条）伤寒指广义伤寒，包括一切外感疾病。大病瘥后，正气尚虚，气血未复，余邪未尽，当静养调摄，若犯房室，则男女之病，交相传易，而成阴阳易。因病方始愈，强合阴阳，易伤人精气，精气不足，故其人身重，少气；阴分被伤，筋脉失养，故少腹里急，或引阴中拘挛；伤寒余热之邪由阴传入，毒热由下向上攻冲，则有热上冲胸，头重不欲举，眼中生花等症。总由阴阳交媾，染易邪毒而成，治当导邪外出，用烧裈散。男病取妇人裈裆，女人病取男子裈裆。《医宗金鉴·订正仲景全书·伤寒论注》提出"男以六味地黄汤主之，女以四物汤主之，随证加减治之"，可供临证时参考。

7. 阳虚水泛身重　《伤寒论·辨少阴病脉证并治》云："少阴病，二三日不已，至四五日，腹痛，小便不利，四肢沉重疼痛，自下利者，此为有水气。其人或咳，或小便利，或下利，或呕者，真武汤主之。"（316条）少阴病二三日不已，至四五日，邪气递深，肾阳渐衰，阳虚寒盛，水气不化，泛滥为患。浸淫四肢，则肢体沉重、疼痛；浸淫胃肠则腹痛下利；水气停蓄于内，膀胱气化不行，则小便不利；水饮内停，随气机升降，无处不到，故有种种或然见症。而其病机总属肾阳虚衰，水气泛滥，故治宜温阳利水，用真武汤（茯苓、芍药、生姜、白术、炮附子）。

8. 水湿在表身重　水湿为阴，其性重浊，水湿留滞，则可见身体沉重等症。《金匮要略·痉湿暍病脉证治第二》曰："风湿脉浮，身重，汗出恶风者，防己黄芪汤主之。"风湿伤于肌表，故脉浮身重；表虚卫气不固，则汗出恶风。证属风湿表虚，故治宜防己黄芪汤益气除湿。

9. 水气为患身重　水气病的形成机制主要是肺、脾、肾三脏的功能失调，而与三焦的通调、膀胱的气化亦有关系。脾阳虚，则不能运化水湿，也不能克制肾水；肺气虚或肺气不宣，则不能通调水道下输膀胱；肾主五液而施气化，肾阳虚不能化气，则水气不行，即聚水而形成本病，身重乃其常见之症。《金匮要略·水气病脉证并治第十四》说："心水者，其身重而少气，不得卧，烦而躁，其人阴肿""脾水者，其腹大，四肢苦重，津液不生，但苦少气，小便难"等，其"身重"均与水湿代谢失常有关。水气病之脉症预后："脉得诸沉，当责有水，身体肿重。水病脉出者，死。"（同上）盖水淫肌肤，脉络不和，营卫受阻，故脉象多沉，然而阴寒内盛之证，脉亦多沉，故临床必须见有"身体肿重"之症，方能诊断为水气病。是知"身体肿重"在水气病之诊断中具有决定意义。所谓脉出，是脉来盛大无限，重按则散，其与脉浮之上盛下弱不同，为真气涣散于外之表现。水肿病一般脉沉，若水肿未消，突然见有浮而无根之象，与证不相符合，则表示预后不良，临床当积极救治。

10. 黄汗湿盛身重 黄汗是因汗出色黄而命名，是因湿热郁结所致。黄汗湿胜，则有身重症。《金匮要略·水气病脉证并治第十四》曰："黄汗之病，两胫自冷……若身重，汗出已辄轻者，久久身必瞤，瞤即胸中痛，又从腰以上必汗出，下无汗，腰髋弛痛，如有物在皮中状，剧者不能食，身疼重，烦躁，小便不利，此为黄汗，桂枝加黄芪汤主之。"（29 条）黄汗病从水湿得之，湿性重浊向下，浸淫下肢，阳气被郁，不能下达，故身体发热，而两胫发冷；湿邪阻遏阳气，必然身重；得汗则邪从汗泄，故身体感觉轻快；若汗出过多，阳气随汗而耗，肌肤失其温煦，则肌肉跳动；胸中阳气不足，无力以运气，则胸中痛；上焦阳虚，不能固护阴液，则腰以上汗出；下焦湿盛，阳气不能下达，则腰以下无汗、腰髋胀痛；若病势耗剧，内伤于脾、则不能饮食；外伤肌肉，则身体疼痛；伤于心则烦躁；伤于膀胱则小便不利；水湿无法排泄，潴留于肌肉而生水肿，此即黄汗病。宜用桂枝加黄芪汤，以桂枝汤调和营卫，啜粥出微汗，再加黄芪走表逐湿，使郁阳得伸，热可外达，营卫调和，而病自愈。

11. 伤暑挟湿身重 暑为六淫之一，每易兼寒挟湿，而引起身体沉重等症。《金匮要略·痉湿暍病脉证治第二》说："太阳中暍，发热恶寒，身重而疼痛，其脉弦细芤迟。小便已，洒洒然毛耸，手足逆冷，小有劳，身即热，口开，前板齿燥。若发其汗，则恶寒甚，加温针，则发热甚，数下之，则淋甚。"暑在天为热，在地为火，其性为火，易伤人体气阴，故初感伤暑，而见脉弦细芤迟等气阴两伤现象；太阳内合膀胱，外应皮毛，小便之后，热随尿失，一时阳气虚馁，所以感觉形寒毛耸；阳虚不能温煦四肢则手足逆冷；人体稍有劳动，则阳外浮而身热，口开气喘；阴津内耗而失调，则前板齿燥。治疗之法，宜升阳益气除湿，后世多用东垣清暑益气汤（黄芪、苍术、升麻、人参、泽泻、炒曲、橘皮、白术、麦冬、当归身、炙甘草、青皮、黄柏、葛根、五味子）。又《金匮要略·痉湿暍病脉证治第二》说："太阳中暍，身热疼重，而脉微弱，此以夏月伤冷水，水行皮中所致也，一物瓜蒂汤主之。"此因伤暑则身热；挟湿则疼重；暑湿伤阴，故脉微弱。病发于夏月贪凉饮冷，或汗出入水，水行皮中，阳气被遏。治宜祛湿散水，用一物瓜蒂汤。（按：瓜蒂，《本经》主大水，身面四肢浮肿。）本条以身热疼重为主症，病机重在湿胜，用瓜蒂以散皮肤水气，水气去则暑无所依，而病可解。《医宗金鉴》主用香薷饮（香薷、厚朴、扁豆、黄连）或大顺散（干姜、杏仁、肉桂、甘草）发汗，可以取法。

身　冷

【定义】

身冷是指身体怕冷的症状。本症在《内经》中称"身寒"，《伤寒杂病论》则称"身凉"或"身冷"，并有"背冷""腰中冷"等记载，其临床表现与病理变化有所不同，本节合并一处讨论。

【分类】

1. 热除邪陷身凉　伤寒中风，发热恶寒，若邪热外解，则身凉脉缓和，若外热已除，症见身凉，并有谵语者，则是病邪入里，发生传变。《伤寒论·辨太阳病脉证并治》云："妇人中风，发热恶寒，经水适来，得之七八日，热除而脉迟身凉，胸胁下满如结胸状，谵语者，此为热入血室也，当刺期门，随其实而取之。"（143条）妇人中风，发热恶寒，病邪在表，逢经水适来，则血室空虚，在表之邪内陷，结于血室，因表证已去，故热除身凉；邪气入里，化而为热，与血相结，脉道不利，故脉迟；肝经循于胸胁下，肝藏血，冲脉为血海，血瘀不行，故胸胁下满；热邪扰动血室，则谵语。《伤寒来苏集·伤寒论注·阳明脉证》云："至七八日，热除身凉，脉迟为愈，乃反见胸胁苦满，而非结胸，反谵语而非胃实，何也？脉迟故也。迟在脏，必其经水适来时，风寒外束，内热乘肝，月事未尽之余，其血必结，当刺其募，以泻其结，热满自消，而谵语自止。"因病属热入血室，故治法可刺期门，期门为肝之募穴，刺之以泻其实邪，则病可愈也。

2. 阳气衰虚身冷　阳气有温煦生化之用，阳虚不足，或阳气不通，可导致身冷。仲景所谓"阳气不通即身冷"（《金匮要略·水气病脉证并治第十四》）是也。《金匮要略·脏腑经络先后病脉证第一》曰："鼻头色青，腹中痛，若冷者死。"盖鼻为"面王"，内应于脾，鼻头色青，青是肝色，又见腹中痛，为肝乘脾；如再见极度怕冷，则属阳气衰败，预后不良也。《金匮要略·脏腑经络先后病脉证第一》又说："寸脉沉大而滑，沉则为实，滑则为气，实气相搏，血气入脏即死，入腑即愈，此为卒厥，何谓也？师曰：唇口青，身冷，为入脏即死；如身和，汗自出，为入腑即愈"（11条），此条《脉经》云为卒厥尸厥脉证。《金匮要略心典》说：其所谓实，"实谓血实，气谓气实，实气相搏，则血与气并而俱实也。五脏者，藏而不泻，血气入之，卒不得还，神去机息，阳气涣散，则唇青身冷而死；六腑者，传而不藏，血气入之，乍满乍泻，气还血行，则身和汗出而愈也"。因病属卒厥，血流郁滞，阳气涣散，内闭外脱，病虽凶险，然不可不治，《伤寒六书》回阳救逆汤（附子、干姜、肉桂、人参、白术、茯苓、陈皮、甘草、五味子、半夏），似可化裁用之，并可配合针灸之法。

3. 湿邪困阻身冷　湿为重浊黏腻之邪。湿邪为病，病程漫长，缠绵难愈；又湿为阴邪，易伤阳气，阻碍气机，气机不畅，阳不外达，可见身冷恶寒等症。《金匮要略·痉湿暍病脉证治第二》云："湿家，其人头汗出，背强，欲得被覆向火。"（16条）此即外感寒湿，肌腠闭塞，阳不外达，湿阻阳痹，而致身冷恶寒，欲得被覆向火，但头汗出，背强不和，法当温经散湿，舒展卫阳。另若寒湿痹着于腰，名曰肾着，则可见腰中冷等。《金匮要略·五脏风寒积聚病脉证并治第十一》云："肾着之病，其人身体重，腰中冷，如坐水中，形如水状，反不渴，小便自利，饮食如故，病属下焦，……腰以下冷痛，腹重如带五千钱，甘姜苓术汤主之。"（16条）寒湿着肾，而阳气不行，腰为肾之外腑，肾气输注之处，阳气阻遏，故有腰部冷痛等症。《金匮要略心典》说："肾受冷湿，着而不去，则为肾着。身重，腰中冷，如坐水中，腰以下冷痛，腹重如带五千钱，皆冷湿着肾，而阳气不化之征也。然其肾不在肾之中脏，而在肾之外腑。"寒湿身冷与阳虚身冷有别：阳虚身冷，为真阳虚衰不能温煦机体，其以全身寒冷，唇口色青等为特点，病情严重，当益气活血，回阳救逆，针药并施；湿邪身冷因寒湿之邪，阻遏气机，阳气不能通达，其以腰中冷，如坐水中，腰以下冷痛、身重、腹重等为特征，则治宜温中散寒，健脾除湿，用甘姜苓术汤（甘草、干姜、茯苓、白术），并酌加杜仲、续断、桑寄生等品，则疗效更佳。

4. 饮邪留积背冷　留邪是饮邪留伏于里。《素问·经脉别论》云："饮入于胃，游溢精气，上输于脾，脾气散精，上归于肺，通调水道，下输膀胱，水精四布，五经并行。"这是人体水液的正常流行情况。若脾失其运化，肺失其宣化，肾失其蒸化，三焦失其通调水道之职，则可致水停为饮，饮邪伏留，阻遏气机，阳气不达，而见背冷等症。《金匮要略·痰饮咳嗽病脉证并治第十二》说："夫心下有留饮，其人背寒冷如掌大。"（8 条）因水停留，阳气不通，而有背冷。当还可见有其他症状，如仲景谓："病者脉伏，其人欲自利，利反快，虽利，心下续坚满，此为留饮欲去故也，甘遂半夏汤主之"（同上）。盖脉伏者，其人欲自利，利反快者，是所留之饮以利而减也；虽利，心下坚满者，未尽之饮，复注心下也；然虽未尽，而有欲去之势，故以甘遂、半夏因其势而导之；甘草与甘遂相反，而同用者，盖欲其一战而留饮尽去，因相激而相成也；芍药、白蜜，不特安中，抑缓药毒耳。

身　蜷

【定义】

身蜷是指背弯足曲、蜷身而卧的症状。多由阳虚寒盛、寒气收引所致。

【分类】

1. 肾阳虚弱身蜷　阳气者，精则养神，柔则养筋。邪入少阴，阴寒内盛，阳气虚衰，寒气收引，可见恶寒，身蜷而卧等症。《伤寒论·辨少阴病脉证并治》曰："少阴病，下利。若利自止，恶寒而蜷卧，手足温者，可治。"（288 条）邪入少阴，下利自止，其病情有转剧与好转的两种可能。若手足仍然厥逆，无物可下者，是阳衰阴竭的重证；若利止，手足温和，则为阳复佳兆，虽有恶寒蜷卧，但预后良好，故云可治。《注解伤寒论·辨少阴病脉证并治》说："少阴病，下利，恶寒蜷卧，寒极而阴胜也；利自止，手足温者，里和阳气得复，故为可治。"《伤寒六经辨证治法·少阴后篇》谓："手足温者，乃真阳未离，急用白通、四逆之类，温经散寒，则邪退而真阳复矣。"然少阴病仅凭手足温辨可治尚嫌证据不足，《伤寒论·辨少阴病脉证并治》云："少阴病，恶寒而蜷，时自烦，欲去衣被者可治"（289条），其提出少阴病阳复阴退身蜷者，可伴有有自烦、欲去衣被等症。《尚论篇·少阴经前篇》说："自烦欲去衣被，真阳扰乱不宁，然尚未至出亡在外，故可用温法也。"治宜温肾回阳，四逆汤、四逆加人参汤、白通汤等可以斟酌选用。

2. 阳气亡绝身蜷 《伤寒论·辨少阴病脉证并治》云："少阴病，恶寒身蜷而利，手足逆冷者，不治。"（295条）盖少阴病预后，决定于人之阳气的存亡，阳气尚存是为可治，阳气亡绝是为不治。此条恶寒而无身热，身蜷而手足不温，且兼及下利，是为独阴无阳之危候，故断为不治。本证与肾阳虚弱身蜷同因阳气虚衰，但病情有轻重之不同。前者恶寒嗜卧为阳虚阴盛引起，而阳气未亡，其特征是：在恶寒蜷卧的同时，下利自止，手足转温，是阳复阴退，病情好转，故断为可治，宜选用四逆、白通等方；后者恶寒蜷卧为阳气亡绝引起，纯阴而无阳，其特征是：在恶寒蜷卧的同时，兼有下利，手足不温，阳气已至竭绝程度，故断为不治。然所谓不治，只指病情危重，不应理解为必死，如能及时投以四逆、白通一类方或有一线生机。另有因阳绝神亡身蜷而死者，如所谓"少阴病，四逆，恶寒而身蜷，脉不至，不烦而躁者死"（298条）。阴寒极盛，阳气极衰，故四逆、恶寒、身蜷；真阳虚极，无力鼓动血脉，故阳不至；更见不烦而躁，则不仅阳复无望，而且神气垂绝，危重至极，故断为死候。其烦、躁之辨，《伤寒来苏集·伤寒论注·少阴脉证》说："阳盛则烦，阴极则躁，烦属气，躁属形，烦发于内，躁见于外，形从气动也。时自烦，是阳渐回，不烦而躁，惟形独存耳"。此条与第289条均见有烦与身蜷，病机都为阳衰阴盛，但第289条病为时自烦不安，且欲去衣被，虽有恶寒而蜷，而阳气来复，尚能与寒邪相争，故断为可治；第298条为不烦而躁动，且四逆恶寒身蜷，脉不至，是阳复无望，生气已绝，故属于死候。详参"烦""烦躁"条。

身　瞤

【定义】

身瞤是指身体筋肉不自主跳动的症状。本症《伤寒论》称"身瞤动"，《金匮要略》称"身瞤",其发病一般由阳气虚衰,阴液亏损,或水饮阻遏所致。

【分类】

1. 阳气虚衰身瞤　阳气有温煦、固护、生化的作用。若太阳表病,中风表虚,误用大青龙峻剂发汗,则可致大汗亡阳,手足厥冷,筋肉跳动等坏病。《伤寒论·辨太阳病脉证并治》曰:"若脉微弱,汗出恶风者,不可服之。服之则厥逆,筋惕肉瞤,此为逆也。"其筋惕肉瞤即为"汗多亡阳遂虚"(38条)所致。又《伤寒论·辨太阳病脉证并治》云:"太阳病发汗,汗出不解,其人仍发热,心下悸,头眩,身瞤动,振振欲擗地者,真武汤主之"(82条),此则为太阳病误汗,内伤少阴阳气,阴虚气化无力,制水无权,而致阳虚水泛,而有身瞤动等症。《素问·生气通天论》云:"阳气者,精则养神,柔则养筋。"今阳虚不能温养肢体,而肢体反受水寒之邪浸渍,故一身筋肉跳动,振颤不稳而欲仆也。《注解伤寒论·辨太阳病脉证并治法中》云:"发汗不解仍发热,邪气未解也;心下悸,头眩,身瞤动,振振欲擗地者,汗出亡阳也。里虚为悸,上虚为眩,经虚为身瞤振振摇,与真武汤主之,温经复阳。"以上两条均有身瞤动症。但前者是桂枝证误用大青龙汤发汗,汗出亡阳,手足厥逆,而后出现筋惕肉瞤,治宜以扶阳为急务;后者则为汗后亡阳,挟水气内动。两者虽皆有阳气虚寒,然前者为单纯阳虚;后者为阳虚挟有水气,故治宜温阳利水,用真武汤(附子、茯苓、芍药、生姜、白术)。

2. 水饮内伏身瞤　水饮深伏于里,阻遏阳气,肌肤失其温煦,可见全身瞤动等症。《金匮要略·痰饮咳嗽病脉证治第十二》云:"膈上病痰,满喘咳吐,发则寒热,背痛腰疼,目泣自出,其人振振身瞤剧,必有伏饮。"(11条)伏饮阻碍肺气的肃降故喘咳;太阳总统一身之营卫,其脉挟脊抵腰,久有伏饮,营卫已虚,外感风寒,太阳经气不舒,故恶热发热,背痛,腰疼;饮邪伏留于里,经气被阻遏,阳气不能舒展,以致全身颤抖动摇而不能自主。《金匮要略心典》曰:"伏饮亦即痰饮之伏而不觉者,发则始见也。身热,背痛,腰疼,有以外感而兼见喘满、咳唾,则是《活人》所谓痰之为病,能令人憎寒发热,状类伤寒者也。目泣自出,振振身瞤动者,饮发而上逼液道,外攻经隧也。"治宜解表化饮,用小青龙汤(桂枝、麻黄、细辛、半夏、芍药、炙甘草、五味子、干姜)。

3. 黄汗伤阳身眴 黄汗为感受风湿所致，表现出四肢关节疼痛，兼汗出色黄等。因风湿阻滞，阳气被郁，久久不能痊愈，日久必致伤阳，出现肌肉跳动。《金匮要略·水气病脉证并治第十四》曰："黄汗之病，两胫自冷……若身重，汗出已辄轻者，久久必身眴。眴即胸中痛，又从腰以上必汗出，下无汗，腰髋驰痛，如有物在皮中状，剧者不能食，身疼重，烦躁，小便不利，此为黄汗。桂枝加黄芪汤主之。"（29 条）湿邪重浊，湿盛困阻阳气，故身重；汗出时邪气有所缓解，则身体较舒；反复汗出，易伤阳气，阳气伤损，机体失其温煦，则身眴；胸中阳气不足，胸中疼痛；上焦阳虚，故腰以上汗出；下焦湿盛，则腰髋驰痛，如有物在皮中；病势转剧，内伤于脾，则不能饮食；外伤肌肉，则身体疼痛；伤于心则心烦而躁；影响膀胱气化不利，则小便不利。本证与阳虚身眴之真武汤证相比，前者为表病过汗，阳气损伤，水液泛滥所致，故治用真武汤温阳利水；此为风湿阻滞，反复汗出，阳气损伤，而风湿不解，则治宜益气解肌，调和营卫，用桂枝加黄芪汤（桂枝、黄芪、白芍、甘草、生姜、大枣）。

4. 风痰阻络身眴 脾为生痰之源，肺为贮痰之器，脾主运化，肺主肃降，若脾失运化，肺失肃降，则湿盛生痰，痰郁生水，化而为风，风痰阻络，则可见身眴等症。《金匮要略·趺蹶手指臂肿转筋阴狐疝蛔虫病脉证并治第十九》云："病人常以手指臂肿动，此人身体眴眴者，藜芦甘草汤主之。"（2 条）因风痰在肺，攻走肢体，风痰阻滞经络，气血循环障碍，故手指臂部关节肿胀，并有振颤现象，全身肌肉也发生牵动；风伤经络，故身体眴动。《金匮要略论注》说："人身四肢属脾，然肌肉之气，统于阳明，但足属足阳明，手属手阳明，若手背常肿动，乃手阳明痰气壅闭，更身体眴眴，是肌肉间阳明之气不运，而肌肉肿动也，藜芦能祛风痰，甘草能安中气，故主之。"本证治法，重在化痰通络，而用藜芦甘草汤（藜芦、甘草）。后世医家提出《剂生方》导痰汤（胆南星、半夏、枳实、陈皮、甘草、茯苓、生姜、大枣），亦可酌而用之。

此外，仲景论中还有肤眴之说，如《伤寒论·辨太阳病脉证并治》云："太阳病，医发汗，遂发热恶寒。因复下之，心下痞，表里俱虚，阴阳气并竭，无阳则阴独。复加烧针，因胸烦，面色青黄，肤眴者，难治；今色微黄，手足温者，易愈。"（153 条）此因太阳表病，发汗不当，又误用下法及烧针，故有种种变证，然病重心在于阴阳表里俱虚，邪气留恋不去。而伤寒之病，以阳为主，其人面色青，为阳气大虚，故云难治；若面色微黄，手足温者，即阳气得复故云易愈。身𥆧与肤𥆧，两者均可因阳虚而引起，但身𥆧是身体肌肉跳动，肤𥆧是肌肤不自主跳动，其病情程度有轻重之不同，临床应予鉴别。

身　痒

【定义】

身痒是全身皮肤或黏膜受刺激而需抓挠的一种症状。仲景所论身痒，以风寒犯表居多，实则风热、正虚、血弱等皆可致身痒，临床当分清寒热虚实而辨治之。

【分类】

1. 风寒郁表身痒　《伤寒论·辨太阳病脉证并治》云："太阳病，得之八九日，如疟状，发热恶寒，热多寒少，其人不呕，清便欲自可，一日二三度发。脉微缓者，为欲愈也；脉微而恶寒者，此阴阳俱虚，不可更发汗、更下、更吐也；面色反有热色者，未欲解也，以其不得小汗出，身必痒，宜桂枝麻黄各半汤。"（23 条）病在太阳，至八九日之久，而不传他经，其表邪本微可知。不呕，清便欲自可，则里未受邪；病如疟状，非真是疟，亦非传少阳也，乃正气内胜，数与邪争故也；其发热恶寒，热多寒少，一日二三度发，为病久邪郁，正气抗邪外出故也；因不得小汗，则邪无从出，郁于肌表，游行皮肤，而见面色反有热色、身痒等症。总属风寒日久，邪郁肌表之轻证，治宜辛温轻剂，小发其汗，用桂枝麻黄各半汤（桂枝、芍药、生姜、炙甘草、麻黄、大枣、杏仁）。

2. 风邪外搏身痒　《金匮要略·水气病脉证并治第十四》说："脉浮而洪，浮则为风，洪则为气，风气相搏，风强则为隐疹。"所谓脉浮为风，指外感风邪；脉洪为气实，是素有郁热。观病之初期，以外感风邪致病为主，风邪强盛，搏于肤表，则皮肤瘾疹，身体为痒，称为"泄风"。瘾疹因痒而搔抓不已，日久可成"痂癞"之疾。若病变发展，气机失调，气受邪郁，不能化水，则聚水身肿，而成风水之病。辨治之法，愚意若在初期风邪搏表，瘾疹身痒者，可用后世《外科正宗》方消风散（荆芥、防风、当归、生地黄、苦参、炒苍术、蝉蜕、胡麻仁、炒牛蒡子、知母、石膏、生甘草、木通），加减为治；若疾病演变，风气相击，聚而为水者，则宜发汗散风，散去水气，仲景所谓"汗出乃愈"是也。风寒郁表身痒与风邪外搏身痒两者均与风邪有关，但前者为风寒犯表，日久不愈，邪郁肌表，而尚轻微之证，其临床以发热恶寒，热多寒少，一日二三度发，面赤身痒为特征，故治用麻黄桂枝各半汤微发其汗；后者为外感风邪，素有郁热，风邪相搏之证，临床以皮肤瘾疹，身体瘙痒，久或化脓结痂为特征，则治宜消风散以疏风清热，除湿止痒。另《金匮要略·中风历节病脉证并治第五》尚提到营卫气虚，风寒乘虚侵袭，风血相搏而为身痒者，如"……邪气中经，则身痒而瘾疹"者是，其与风寒郁表或风邪相搏身痒有别，临床应细心审辨。

身 体 羸 瘦

【定义】

身体羸瘦是指身体虚弱消瘦的一种症状。《伤寒论》《金匮要略》有"身体羸瘦""身体尪羸""身体羸""虚羸"等记载，本节合并一处讨论。

【分类】

1. 肝肾俱虚身体羸瘦 为肝肾俱虚，气血衰微，肢体失养所致。《金匮要略·中风历节病脉证并治第五》云："味酸则伤筋，筋伤则缓，名曰泄。咸则伤骨，骨伤则痿，名曰枯。枯泄相搏，名曰断泄。营气不通，卫不独行，营卫俱微，三焦无所御，四属断绝，身体羸瘦，独足肿大，黄汗出，胫冷。假令发热，便为历节也。"（9条）盖酸入肝，肝主筋，味过酸则伤筋，筋伤则弛缓不收，其名为泄，泄者肝气走泄也。咸入肾，肾主骨，味过于咸则伤骨，骨伤则痿弱无力，其名为枯，枯者，肾水枯竭也。枯泄相搏，名曰断泄。断泄者，荣气不通，卫气不行也。荣卫俱虚，三焦失职，四属营养断绝，故身体羸瘦；湿浊流注于下，故两足肿大，关节疼痛，疼处渗出黄汗，为湿郁发热，属于历节病；若全身黄汗出，肿胀，胫冷，无痛楚，是为黄汗病；身体羸瘦乃历节病中之常见证候，多与气血虚弱，风寒湿侵有关，临床当循此而辨证论治。如"诸肢节疼痛，身体尪羸，脚肿如脱，头眩短气，温温欲吐，桂枝芍药知母汤主之"，因证属风湿相搏，气血虚弱，故有肢节疼痛，身体羸瘦，脚肿如脱，头眩短气等症，治宜祛风除湿，温经散寒，滋阴清热，调和气血，用桂枝芍药知母汤（桂枝、芍药、甘草、麻黄、生姜、白术、知母、防风、炮附子）。

2. 虚劳干血羸瘦 《金匮要略·血痹虚劳病脉证并治第六》说："五劳虚极羸瘦，腹满不能饮食，食伤，忧伤，饮食伤，房室伤，饥伤，劳伤，经络营卫气伤，内有干血，肌肤甲错，两目黯黑，缓中补虚，大黄䗪虫丸主之。"（18 条）五劳，一般是指心劳、肝劳、脾劳、肺劳、肾劳。劳伤虚极，肌肉脱落，故身体羸瘦；脾胃失运，消化不良，故腹满不能饮食；虚劳日久不愈，经络气血受阻，瘀积日久，形成干血；瘀血内停，新血不生，肌肤失养，故粗糙如鳞甲状，两目黯黑。治宜缓中补虚，祛瘀生新，用大黄䗪虫丸（蒸大黄、黄芩、甘草、桃仁、杏仁、芍药、干地黄、干漆、虻虫、水蛭、蛴螬、䗪虫）。肝肾俱虚身体羸瘦与虚劳干血身体羸瘦两者皆为虚中夹实之症，然前者为风寒湿侵，饮食失调，肝肾亏虚，气血衰弱所致，临床以身体羸瘦，肢节疼痛，脚肿如脱，头眩短气等为特征，故治用桂枝芍药知母汤祛风除湿，通阳和阴，调理气血；后者为虚劳日久，气血不畅，瘀血内停脾胃失运所致，临床以身体羸瘦，腹满不能饮食，肌肤甲错，两目黯黑为特征，故治用大黄䗪虫丸扶正补虚，活血化瘀。

3. 气液两伤身体羸瘦 为伤寒后期，余热未尽，气液两伤，胃失和降所致。《伤寒论·辨阴阳易瘥后劳复病脉证并治》说："伤寒解后，虚羸少气，气逆欲吐，竹叶石膏汤主之。"（397 条）伤寒病解之后，虽大热已去，但气液受伤，津伤不足以滋润形体，故身体虚弱消瘦；中土不和，胃失和降，故气逆欲吐。《伤寒论直解·辨阴阳易瘥后劳复病脉证并治》云："伤寒解后，血气虚少，不能充肌肉渗皮肤，故形体虚羸而消瘦也。少气者，中气虚也。胃中有寒则喜唾，胃中有热则气逆而欲吐，此虚热也。"临床尚可见有发热，心烦，口渴，少寐，舌红苔少，脉虚数等阴虚内热之症。治宜清退虚热，益气生津，用竹叶石膏汤（竹叶、石膏、半夏、麦冬、人参、炙甘草、粳米）。

半 身 不 遂

【定义】

半身不遂或称"偏瘫"，是指左侧或右侧上下肢瘫痪，不能随意运动的症状而言。常伴有口角歪斜，久则有患肢枯瘦、麻木不仁的表现。《内经》称"半身不遂"为"偏枯"，《金匮要略》始称"半身不遂"，《诸病源候论》有"风半身不随候"等记载，后世医书将此症多放在"中风"病中讨论。

【分类】

风中经络半身不遂　半身不遂主要见于中风之病中。《金匮要略·中风历节病脉证并治第五》云："夫风之为病，当半身不遂，或但臂不遂者，此为痹。脉微而数，中风使然。"此论中风与痹证。风之为病，本在经络脏腑气血，风邪入中经络，故半身不遂；若仅见于某一肢臂不遂者，则多属于痹证，与风湿寒杂至，经脉闭塞不通有关。脉微而数，微为气血不足，数为病邪有余，是中风之根由，大抵气血不足，外邪诱发为病，故谓"中风使然"。中风之病，除半身不遂外，还因病邪中人后之正邪斗争、轻重缓急、在经络、在脏腑之不同，而有不同之症状。所谓"……邪气反缓，正气即急，正气即急，正气引邪，㖞僻不遂。邪在于络，肌肤不仁；邪在于经，即重不胜；邪入于腑，即不识人；邪入于脏，舌即难言，口吐涎"（同上）。中风治法，仲景未曾明言，然所附方剂，均为风邪病证而设。如风寒偏重者，用侯氏黑散补虚祛风；风热偏重者，用风引汤除热息风；血虚风热者，用防己地黄汤养血疏风。后世治疗风中经络，半身不遂，有用大秦艽汤加减（《医学发明》方：秦艽、石膏、甘草、川芎、当归、羌活、独活、防风、黄芩、白芍、白芷、白术、生地黄、熟地黄、茯苓、细辛）者，可供临床时参考。

【补充】

1. 肝阳化风半身不遂　头痛眩晕，耳鸣眼花，心烦易怒，面红目赤，遇有急怒则突发半身不遂，舌强语謇，口眼歪斜，甚则呕吐，神志不清，舌质红苔薄黄，脉弦数。风中经络半身不遂与肝阳化风半身不遂，前者多因正气不足，脉络空虚，风邪流窜经络而发病，临床以突然昏仆，半身不遂，肌肤不仁，口眼歪斜，语言不利等为特征，故可治用大秦艽汤祛风通络，养血和营；后者多因肝肾阴虚，肝阳上亢，风阳挟痰，气血上逆而引起，临床以头痛眩晕，面红目赤，半身不遂，舌强语謇，口眼歪斜，甚则神志昏迷等为特征，则治宜平肝潜阳，涤痰通络，用天麻钩藤饮加减（《杂病证治新义》方：天麻、钩藤、石决明、栀子、黄芩、杜仲、牛膝、益母草、桑寄生、夜交藤、茯神）。

2. 痰湿内闭半身不遂　突然僵仆，半身不遂，嗜睡或昏睡，神识不清，两手握固，痰涎壅盛，牙关紧闭，面白唇紫，四肢不温，舌苔滑腻，脉沉滑或缓。

多由饮食失节，脾失健运，聚湿生痰，致痰涎闭塞，阳气运行障碍。治宜涤痰息风，开窍醒脑，用涤痰汤加减(《济生方》方：半夏、胆星、橘红、枳实、茯苓、人参、菖蒲、竹茹、甘草、生姜、大枣)。

3. 气虚血瘀半身不遂　半身不遂，面色无华，形瘦自汗，偏身枯瘦，肌肤不仁，或手足肿胀，筋脉拘急，半身刺痛，肌肤甲错，舌淡白或有瘀点，脉弦细或细涩。多因气血亏虚，血行障碍，瘀血阻络，或中风日久，气血亏虚，血脉瘀滞，筋脉肌肉失养。治宜补气通络，活血化瘀，用补阳还五汤加减(《医林解错》方：黄芪、当归尾、赤芍、地龙、川芎、红花)。

身 形 如 和

【定义】

身形如和是指从形体上观察一如常人没有显著的病态，而体内如脏腑或情志有病的表现。《金匮要略》有"如身和""身冷和""身形如和""腰以上为和"等记载，其含义大致相同，本节合并一处讨论。

【分类】

1. 阴虚内热身形如和　其主要见于百合病。百合病是一种心肺阴虚为主的疾病，因心主血脉与神明，肺主治节而朝百脉，心肺正常，气血调和，则百脉气血濡养，而无疾病。若心肺阴虚，则心神受累，影响神志，故出现精神恍惚，语言、行动、饮食和感觉失调现象，但从形体上观察，没有显著的病态，有时或见有口苦、小便赤、脉微数等常见不变之征。如《金匮要略·百合狐蜜阴阳毒病脉证治第三》谓："百合病者，百脉一宗，悉致其病也。意欲食复不能食，常默默，欲卧不能卧，欲行不能行，饮食或有美时，或有不用闻食臭时，如寒无寒，如热无热，口苦，小便赤，诸药不能治，得药则剧吐利，如有神灵者，身形如和，其脉微数，……各随证治之。"其治疗原则，应着眼于心肺阴虚内热，以养阴清热为主，如百合地黄汤（百合、生地黄汁）等可选择使用，然切不可妄用汗、吐、下法，以免更伤阴液。

2. 血室瘀热身凉和　妇女月经期，感受外邪，发热恶寒，七八日，热退，身凉和，而反胸胁胀满，有如结胸状，谵语，此为热入血室。《金匮要略·妇人杂病脉证并治第二十二》曰："妇人中风，发热恶寒，经水适来，得之七八日，热除脉迟，身凉和，胸胁满，如结胸状，此为热入血室，当刺期门，随其实而取之。"妇女中风，适逢经来，血室空虚，则表邪内陷，热入血室，故表热已罢，脉迟而身凉和；血室属肝，肝脉络于胁，瘀热于里，肝脉不利，故胸胁满如结胸状；血热上扰神明，则发谵语。《金匮玉函经二注》说："中风发热恶寒，表病也。若经水不来，表邪传里则入腑，而不入血室也。经水适来，血室空虚，至七八日，邪传里之时，更不入腑，乘虚而入于血室，热除脉迟，身凉者，邪气内陷，而表证罢也，胸胁下满，如结胸状，谵语者，热入血室而里实。期门者，肝之募，肝主血，刺期门者，泻血室之热。"故其治法当取肝之募穴期门刺之，以泻其实而清其瘀热。《类证活人书》提出用海蛤散（海蛤、滑石、炙甘草、芒硝），可供临床参考。阴虚身形如和与热入血室身凉和两者病机、症状不同。前者以心肺阴虚内热为主，百脉俱受其累，其特征是有精神恍惚不定等感觉失调征象，而身形如和宛如常人，故治以养清热为主；后者为妇人患中风，正逢经期，表邪内陷，热入血室，表热已除，身体凉和，而有胸胁满如结胸状，谵语等热入血室之典型特征，故治刺期门，泻血室之瘀热。

3. 风水在腰以上和　《金匮要略·水气病脉证并治第十四》附："《外台》防己黄芪汤，治风水，脉浮为在表，其人或头汗出，表无他病，病者但下重，从腰以上为和，腰以下当肿及阴，难以屈伸。"盖下焦阳气不振，外感风湿，风水下重上轻。心阳不能向下，而郁热于上，故脉浮头汗出，汗出过后，则腰以上和缓；凡水下重，湿从下起，上溢于腹，故腰以下沉重水肿，并波及于阴部，难以屈伸。治宜益气除湿，调和营卫，用防己黄芪汤。《金匮要略编注》说："此乃湿从下受，湿多风少，故用黄芪实表，使水不得上溢，以防己驱除风湿，甘草健脾，姜枣以俾荣卫和而湿自除矣。"

综上所述，仲景所论"身形如和""身凉和"等，既说明疾病不在外者，又说明疾病原本在表而邪内陷者，还说明疾病向愈之佳兆者。如《金匮要略·脏腑经络先后病脉证第一》谓："问曰：寸脉沉大而滑，沉则为实，滑则为气，实气相搏，血气入脏即死，入腑即愈，此为卒厥，何谓也？师曰：唇口青，身冷。为入脏即死；如身和，汗自出，为入腑即愈。"是从脉象判断病机，从脏腑说明病情轻重，并结合证候推测预后。盖五脏者，藏而不泻，病邪入脏，无从排泄，故"入脏即死"；六腑者，泻而不藏，病邪入腑，尚有出路，故"入腑即愈"。然判断卒厥入脏入腑，当结合证候来决定。当病人卒然昏倒之后，如伴有唇口青，身冷，是血流郁滞，阳气涣散，内闭外脱之征，此即为入脏，病情危笃；若一时卒倒之后，伴有身自和，汗自出，则是血运恢复正常，顷刻阳机外达，邪气随之外泄，此即为入腑，预后良好。由是得知，对疾病每一证候的分析，不可仅凭表面现象而妄下结论，如此方能辨证准确，施治无误。

腰　　痛

【定义】

腰痛是指以腰部疼痛为主的一种症状。腰痛可表现在腰脊部或腰部一侧或两侧，腰为肾之府，故腰痛与肾的关系最为密切。《伤寒论》《金匮要略》从表里虚实等方面论述腰痛之症，理法方药完备，于临床实践具有指导意义。

【分类】

1. 太阳伤寒腰痛　太阳主表，风寒之邪，侵袭人体，卫外失职，表气闭遏，营阴郁滞，经脉不利，而有身疼腰痛等症。《伤寒论·辨太阳病脉证并治》说："太阳病，头痛，发热，身疼，腰痛，骨节疼痛，恶风，无汗而喘者，麻黄汤主之。"盖足太阳膀胱经起于目内眦，入络脑，出项下，挟脊，抵腰中，循膂，入腘中，贯腨内。风寒之邪郁闭于表则发热，侵入太阳经脉，表气被郁，血行不利，则有身疼，腰痛，骨节疼痛；肺合皮毛，风寒束表，肺气不宣，则无汗而喘。病机总为风寒束表，卫闭营郁，故治宜辛温发汗，宣肺平喘，方用麻黄汤（麻黄、桂枝、杏仁、炙甘草）。

2. 肾虚不足腰痛　腰为肾府，肾主骨髓。肾精亏虚，骨髓不充，可致腰痛。《金匮要略·脏腑经络先后病脉证第一》曰："病人脉浮者在前，其病在表，浮者在后，其病在里，腰痛，背强，不能行，必短气而极也。"尺脉属阴主里，浮在尺部，是病在里，为内伤之病。由于肾阴亏损，阳气不能潜藏，故两尺脉浮，必浮而无力；肾主骨，其脉贯脊，肾虚精髓不充，腰脊失养，故腰痛、背强、骨痿、不能行；肾主纳气，肾虚气不归源，故呼吸短促。治当从补肾纳气着手。此外《金匮要略》还论及肾阳不足虚劳腰痛者，如《金匮要略·血痹虚劳病脉证并治第六》说："虚劳腰痛，少腹拘急，小便不利者，八味肾气丸主之。"腰为肾之外府，肾阳虚则腰痛；肾气不足，则膀胱气化不利，故少腹拘急，小便不利。治当助阳之弱以化水，滋阴之虚以生气，方用八味肾气丸，药用：干地黄、山药、山茱萸、牡丹皮、泽泻、茯苓、桂枝、附子。

3. 寒湿留着腰痛　寒湿之邪，侵袭腰部，阻塞经络，气血不畅，经气不利，可致腰痛。《金匮要略·五脏风寒积聚病脉证并治第十一》曰："肾着之病，其人身体重，腰中冷，如坐水中，形如水状，反不渴，小便自利，饮食如故，病属下焦，身劳汗出，衣里冷湿，久久得之，腰以下冷痛，腹重如带五千钱，甘姜苓术汤主之。"寒主收引，湿性重着，寒湿入腰，故腰部冷痛，转则不利，寒湿阻遏阳气，则身体沉重。此证与肾虚腰痛的鉴别点在于：肾虚腰痛，为肾气亏虚，不能温养经脉，症见腰痛怕冷，少腹拘急，小便不利，以肾虚为主，故治当温肾化气，用八味肾气丸类；寒湿腰痛乃寒湿侵犯腰部，着而不去，腰以下冷痛，转则不利，腹部沉重，口中不渴，小便自利。病机重在腰受寒湿，即肾之外府，而非肾之中脏，故治法不在温肾，而在祛寒除湿，温经通络，方用甘姜苓术汤，药用：干姜、甘草、茯苓、白术。

4. 外寒内饮腰痛　伏饮之病，外感风寒，引发宿疾，可有喘咳腰痛等症。《金匮要略·痰饮咳嗽病脉证并治第十二》曰："膈上病痰，满喘咳吐，发则寒热，背痛，腰疼，目泣自出，其人振振身瞤剧，必有伏饮。"由于饮伏膈上，阻碍肺气，故胸满咳喘；一旦气候转变，或外感风寒，则新感引动伏饮，内外合邪，不仅胸满喘咳加剧，而且恶寒发热，背痛，腰疼；饮发于内，寒束于表，逼迫肺气，则喘咳转甚，致目泣自出，周身振颤，不能自主。太阳伤寒腰痛与外寒内饮腰痛两者均与风寒袭表有关。但前者为风寒袭表，卫闭阳郁所致，症见头痛发热，身疼腰痛，骨节疼痛，恶风无汗而喘，病变重心全在于表，属伤寒表实之证，故治宜发汗解表，宣肺平喘，用麻黄汤；而本证为内有伏饮，难以根除，反复发作，招外寒致内外合邪而成，仲景有论无方，陈修园在《金匮要略浅注》中谓此"俗为哮喘"，主张表里兼治，用小青龙汤，颇有见地。

【补充】

闪挫瘀血腰痛　因闪挫而致，起病突然，有明显外伤史，疼痛剧烈，根据闪挫部位，或脊痛，或腰痛，或腰腿疼痛，影响腰部活动，不能俯仰转侧，动则痛甚。若非因闪挫外伤，外无肿迹可察，若因挫伤，则局部可有瘀血肿痛。治宜活血化瘀止痛为主，方用桃红四物汤加减（桃仁、红花、当归、川芎、熟地黄、赤芍、乳香、没药、延胡索、续断）。

肤　冷

【定义】

肤冷是指周身皮肤凉冷，低于正常体温的症状。汪苓友说："肤冷，乃通身之肌肉皆冷。"（《中寒论辨证广注·卷中》）

【分类】

肤冷仅见于《伤寒论·辨厥阴病脉证并治》，其云："伤寒，脉微而厥，至七八日肤冷，其人躁无暂安时者，此为脏厥。"（338 条）所谓脏厥，是因肾脏真阳虚极而四肢厥冷。其厥冷程度甚而严重，不但肢冷，而且周身肌肤俱冷。因真阳极虚，脏气垂绝，故病人还有躁扰而无一刻安宁之征。柯韵伯说："伤寒脉微厥冷烦躁者，在六七日，急灸厥阴以救之。此至七八日而肤冷，不烦而躁，是纯阴无阳，因脏寒而厥，不治之证矣。"（《伤寒来苏集·伤寒论注·厥阴脉证》）然病证虽极危笃，亦当全力救治，急须大补元阳，用四逆加人参汤类。喻嘉言说："脏厥用四逆及灸法，其厥不回者死。"（《尚论篇·厥阳经全篇》）

热 在 皮 肤

【定义】

热在皮肤是指病人体表发热而内有真寒，即假热真寒的一种症状。

【分类】

热在皮肤之症见于《伤寒论·辨太阳病脉证并治》，其云："病人身大热，反欲得衣者，热在皮肤，寒在骨髓也；身大寒，反不欲近衣者，寒在皮肤，热在骨髓也。"（11 条）所谓皮肤，用以指在外的，浅表的；骨髓指在内的，深层的。皮肤与骨髓，分别代表现象与本质。病人身大热，欲得近衣，是由于阴寒盛于内，虚阳浮越于外，故其身大热在皮肤，属外有假热；欲得近衣，则寒在骨髓，属内有真寒。若病人身大寒，反不欲近衣，是里热过盛，阳郁不达所致，故其身大寒是寒在在皮肤，属外有假寒；不欲近衣是热在骨髓，属内有真热。前者为"寒极似热"，后者为"热极似寒"。前者之寒（即热在皮肤，寒在骨髓）之实例在《伤寒论》颇为多见，如第225条说："脉浮而迟，表热里寒，下利清谷者，四逆汤主之。"（《辨阳明病脉证并治》）第389条说："既吐且利，小便复利而大汗出，下利清谷，内寒外热，脉微欲绝者，四逆汤主之。"（《辨霍乱病脉证并治》）以上两条，虽一在阳明，一在霍乱，但两者均有内寒外热（表热里寒）之真寒假热现象，且见下利清谷，脉微欲绝或脉浮而迟等阳气大衰，真寒内盛之症，故可同用四逆汤回阳救逆。再如《辨少阴病脉证并治》说："少阴病，下利清谷，里寒外热，手足厥逆，脉微欲绝，身反不恶寒，其人面色赤，或腹痛，或干呕，或咽痛，或利止脉不出者，通脉四逆汤主之。"（317条）《辨厥阴病脉证并治》说："下利清谷，里寒外热，汗出而厥者，通脉四逆汤主之。"（370条）此皆为里寒假热之证。其所谓下利清谷，手足厥逆，身冷汗出，脉微欲绝，为里寒；身热不恶寒，面色赤，为外热。是阴盛于内，格阳于外所致也，故治用通脉四逆汤破阴回阳，通达内外。

通过以上对"热在皮肤"的讨论，说明单纯的寒热、虚实较易辨识，但若病情发展到严重阶段，其临床表现往往出现与其本质相反的假象，而一般假象的出现，多在四肢、皮肤或面色方面，而脏腑、气血、津液等方面的内在表现，却如实的反映了疾病的本质。故临床辨证，尚须结合胸腹是否有灼热，口渴与否，及喜饮的冷热与多少，舌苔脉象的变化等，进行综合分析，方可真正做到去伪存真，准确无误。

肌 肤 甲 错

【定义】

肌肤甲错是指人体皮肤发生局限性或广泛的干燥粗糙触之棘手形似鱼鳞蟾皮的症状。《金匮要略》有"肌肤甲错""身甲错""肌若鱼鳞"等记载，本节将合并一处讨论。

【分类】

1. 虚劳瘀血肌肤甲错　为人体劳伤之后，气血虚弱，血脉瘀阻，新血不足，肌肤失养所致。《金匮要略·血痹虚劳病脉证并治第六》说："五劳虚极，羸瘦、腹满不能食，食伤、忧伤、饮伤、房室伤、饥伤、劳伤、经络营卫气伤，内有干血，肌肤甲错，两目黯黑，缓中补虚，大黄䗪虫丸主之。"劳伤虚极，肌肉脱落，故身体羸瘦；脾胃虚弱，运化失常，故腹满不能饮食；气血亏虚，血脉不畅，瘀积日久，形成干血，血不荣外，则肌肤干燥，如鳞甲之交错；血不荣上，则目眶黯黑。《金匮要略直解》云："此条单指内有干血而言。夫人或因七情，或因饮食，或因房劳，皆能使正气内伤，血脉凝积，致有干血积于中，而尪羸见于外也。血积则不能以濡肌肤，故肌肤甲错；不能以营于目，则两目黯黑。与大黄䗪虫丸以下干血，干血去，则邪除正王，是以谓之缓中补虚，非大黄䗪虫丸能缓中补虚也。"治宜缓中补虚，祛瘀生新，用大黄䗪虫丸（大黄、黄芩、甘草、桃仁、杏仁、芍药、干地黄、干漆、虻虫、水蛭、蛴螬、䗪虫）。

2. 肠痈血滞肌肤甲错　《金匮要略·疮痈肠痈浸淫病脉证并治第十八》说："肠痈之为病，其身甲错，腹皮急，按之濡，如肿状；腹无积聚，身无热，脉数，此为腹内有痈脓，薏苡附子败酱散主之。"（3 条）慢性肠痈，血滞于内，不能外荣肌肤，故其身如鳞甲之交错；内无积聚，故腹皮虽急，而按之濡如肿状；病属慢性，故身无热；热郁血分，故其脉数，是肠内有痈脓之征。《医宗金鉴》云："痈生于内，则气血为痈所夺，不能营肌肤，故枯皱如甲错也。腹皮急似肿胀，但按之软，询之腹无积聚，审之身无表热，诊之脉数，非有外证也。此为肠内有痈脓也。主之附子薏苡败酱散，通肠胃消痈肿也。"治宜除湿排脓，解毒消痈，用薏苡附子败酱散（薏苡仁、附子、败酱草）。虚劳瘀血肌肤甲错与肠痈血滞肌肤甲错两者皆有血瘀之症。但前者为五劳虚积，气血瘀滞，内有干血，新血不生，肌肤失荣引起，其特征是：身体羸瘦，腹满不能饮食，肌肤甲错，两目黯黑，故治用大黄䗪虫丸缓中补虚，祛瘀生新；后者为慢性肠痈、血滞于内，不能外荣肌肤所致，其特征是：其身甲错，腹皮急，按之濡如肿状，腹无积聚，尚有脉来而数之热郁血分之象，则治用薏苡附子败酱散解毒消痈，除湿排脓，兼顾阳气。

3. 肺痈瘀热胸中肌肤甲错　《金匮要略·肺痿肺痈咳嗽上气病脉证治第七》

附方："《千金》苇茎汤：治咳有微热，烦满，胸中甲错，是为肺痈。"盖瘀热在内，蒸腐血脉，则形成肺痈，而有咳嗽、胸痛、发热、烦满、脉弦等症。肺主气，主宣降，胸为肺所主，肺有瘀热，血行凝滞，蓄结痈脓，胸之皮肤失其濡养，故胸部皮肤粗糙如鳞甲状。治宜清肺化痰，活血排脓，用《千金》苇茎汤（苇茎、薏苡仁、桃仁、瓜瓣）。肠痈血滞肌肤甲错与肺痈瘀热胸中甲错两者皆有血行瘀滞，但病变部位与临床表现等有所不同。彼为痈结在肠，血滞于内，不荣于外引起，其身甲错，较为广泛，腹皮急，按之濡如肿状，身无热而脉数，故治用薏苡附子败酱散除湿排脓，解毒消痈；此为痈结在肺，瘀热不去，胸肤失养所致，其甲错在胸，较为局限，然有咳嗽、微热、烦满等肺痈瘀毒之症，故治用《千金》苇茎汤清热解毒，祛瘀排脓，宣肃肺气。

4. 黄汗湿热肌肤甲错 《金匮要略·水气病脉证并治第十四》曰："黄汗之病，两胫自冷，假令发热，此属历节。食已汗出，又身常暮卧盗汗出者，此劳气也。若汗出已反发热者，久久其必甲错，发热不止者，必生恶疮。若身重，汗出已辄轻者，久久必身瞤，瞤即胸中痛，又从腰以上必汗出，下无汗，腰髋弛痛，如有物在皮中状，剧者不能食，身疼重，烦躁，小便不利，此为黄汗，桂枝加黄芪汤主之。"黄汗之病，与历节相似，均有发热、骨节疼痛等症，但黄汗两胫自冷，历节两胫发热，此其辨证要点。若食已汗出，卧常盗汗，则为卫气外泄，荣气内虚之征；若汗出而热不为汗减，津液外泄太多，则皮肤枯燥，肌若鱼鳞；荣卫失调，湿邪郁滞，则有发热汗出，身体重痛，肌肉瞤动等症。治宜调和营卫，宣达阳气，排除水湿，用桂枝加黄芪汤（桂枝、芍药、甘草、生姜、大枣、黄芪）。《金匮要略方论本义》说："仲景主之以桂枝加黄芪汤，驱邪于表，升阳于里，驱邪以固卫，而营气之泄为汗者止矣。升阳兼补气，而内湿之酿为热者消矣。一方而湿热除，气充阳旺，乃邪正兼理之法也。"

肌肤甲错之症，以内外杂病瘀热壅滞者居多，而妇人杂病内有瘀血者亦可见之。如"妇人之病，因虚、积冷、结气，……或结热中，痛在关元，脉数无疮。肌若鱼鳞，时着男子，非止女身……"（《金匮要略·妇人杂病脉证并治第二十二》），即为妇人积冷，邪从热化，热灼血干，内着为瘀血，故脐下关元处瘀痛；因内有瘀血，新血不荣于外，则周身虽无疮疡，但肌肤枯燥，状如鳞甲。此等证候，无论男女均可出现，故曰："时着男子，非止女身。"临床当根据证候之变化，寒热虚实之不同，而辨证施治。

肌 肤 不 仁

【定义】

肌肤不仁是指肌肤麻痹不仁，搔之无疼痛痒感的症状。多为经脉痹阻，气血不畅所致。《金匮要略》有"肌肤不仁""身体不仁""痹不仁""皮肤爪之不仁"等记载，本节合并一处讨论。

【分类】

1. 中风经脉痹阻肌肤不仁　　《金匮要略·中风历节病脉证并治第五》云："邪在于络，肌肤不仁；邪在于经，即重不胜；邪入于腑，即不识人；邪入于脏，舌即难言，口吐涎。"（2 条）中风之病，以口眼歪斜，半身不遂为主症，但因病邪中人常有轻重之分，故临床亦有不同之表现。如病变轻浅，邪中于络脉，则营气不能运行肌表，故肌肤麻痹不仁；如病变较重，邪中于经脉，则血气不能运行于肢体，故肢体沉重；如病邪更重，则邪气深入脏腑，脏腑功能失常，而出现昏不识人，不能言语，口吐涎等严重症状。其总的病机则为气血亏损，脉络空虚，风寒乘虚侵袭，风邪引起痰湿，流窜经络，气血滞塞，经脉痹阻。仲景未出方治，后世医家主用大秦艽汤以祛风通络，养血和营。参见"半身不遂"条。

2. 血痹荣卫不通身体不仁　　《金匮要略·血痹虚劳病脉证并治第六》说："血痹阴阳俱微，寸口关上微，尺中小紧，外证身体不仁，如风痹状，黄芪桂枝五物汤主之。"血痹，是营卫气血俱虚的病证，故其脉无论沉取浮取，寸口、关口皆见微象，唯尺中兼见小紧，是风邪乘虚侵入荣分。荣气不通，卫气不行，故外证身体肌肉麻木不仁；若受邪较重者，亦可有酸痛感，故曰如"风痹"状，而实非风痹之关节流窜疼痛为主之证。治宜通阳除痹，调和营卫，用黄芪桂枝五物汤（黄芪、芍药、桂枝、生姜、大枣）。中风经脉痹阻肌肤不仁与血痹荣卫不通身体不仁两者均与正虚邪入有关，但病证病位、症状、治法不同。彼为中风，乃气血不足，脉络空虚，风寒内袭，风痰湿浊，流窜经络，气血滞塞所引起，临床以口眼歪斜，半身不遂，肌肤不仁，肢体沉重，甚或昏不识人，不能语言，口吐涎为特征，故治宜祛风通络，养血和营，酌用大秦艽汤；此为血痹，乃营卫俱虚，风邪乘入，荣卫不行所致，临床以身体肌肉麻木，脉寸口关上微，尺中小紧为特征，故治用黄芪桂枝五物汤通阳行痹，调和营卫。

3. 黑疸湿热血瘀肌肤不仁　酒疸之病，尚未成实，下之不当，湿热内陷，邪入血分，久久熏蒸，血为瘀滞，而成黑疸。黑疸血瘀，不荣于外，故其症目青面黑，皮肤搔之不仁；瘀热内积，流滞于肠腑，故大便正黑；瘀热内蕴，上蒸于心，则心中如啖蒜齑状；湿热上攻，血分又伤，故脉来浮弱。黑疸一般是诸疸病情恶化的晚期症状，不但酒疸、女劳疸久久可变为黑疸，即使是黄疸经久未治，亦可变为黑疸，预后均属不良。然其病机为湿热瘀血，故当采用清热利湿、活血化瘀法为主积极救治。

综上所述，肌肤不仁之症，有因虚因实之不同，但总与气血流通障碍有关，如《金匮要略·水气病脉证并治第十四》说："荣卫俱劳，阳气不通即身冷，阴气不通即骨疼；阳前通则恶寒，阴前通则痹不仁；阴阳相得，其气乃行。"所谓因气血不足，阴阳相失，阳气不通则身冷，阴气不通则骨疼。所谓前通，前，古假借作"剪"，前通，即断绝流通之意。阳气不流通，肌肤失于温煦则怕冷，阴气不流通，肌肉失于濡养则麻痹不仁。若阴阳相得，气血流畅，则肌肤不仁去矣。学者宜明辨之。

身如虫行皮中状

【定义】

身如虫行皮中状是指病人自觉身痒，如有虫在皮下爬行的症状。汪苓友说："此乃以经中阳气虚，不能开发于表，以故皮中如虫行之状也。人如虫行者，痒也。皮中者，皮肉之间，汗欲出而不得，以故肌肉作痒，如虫行皮中状，犹之太阳病，得之八九日，以其不得小汗出，身必痒，当用桂枝麻黄各半汤，小发其汗。《尚论篇》云：言久虚者，以明汗所以不能透出肌表之故，非谓当补也。"（《伤寒论辨证广注·辨阳明病脉并治法》）

【分类】

身如虫行皮中状仅见于《伤寒论·辨阳明病脉证并治》，其云："阳明病，法多汗，反无汗，其身如虫行皮中状者，此以久虚故也。"（196条）阳明病，属里实热证，热盛于里，蒸腾于外，迫津外泄，故见多汗；若久虚之体，患阳明病，虽燥热炽盛，而化源不充，气阴俱衰，故反无汗；因身无汗，则热邪无所透达，而郁于肌表，故身痒如虫行皮中状。本条与《伤寒论·辨太阳病脉证并治》第23条同有身痒，但病机有所不同。彼证身痒，因太阳表病，日久不解，汗出不彻，微邪郁于肌表，故宜小发其汗；此证无太阳之表，而属阳明之里，但以久虚无汗，热不透达而身痒，则不可发汗，而宜清热益气生津。

第二章
头面症状

头 痛

【定义】

头痛，是指头部疼痛的一种自觉症状，临床最为常见，可见于多种急慢性疾病之中。

【分类】

1. 太阳中风头痛　太阳中风，邪袭肌表，太阳经气运行受阻，故头痛。因太阳经脉行于头后及头顶，故头痛部位多在后头及头顶。《伤寒论·辨太阳病脉证并治》曰："太阳病，头痛，发热，汗出，恶风，桂枝汤主之。"（2 条）《金匮要略·妇人产后病脉证治第二十一》曰："产后风续之数十日不解，头微痛，恶寒，时时有热，心下闷，干呕，汗出。虽久，阳旦证续在耳，可与阳旦汤。"临床除头痛以外，尚有项强，发热，汗出，恶风，舌苔薄白，脉浮缓等症。治宜解肌祛风，调和营卫，方选桂枝汤，药用：桂枝、芍药、炙甘草、生姜、大枣。

2. 太阳伤寒头痛　太阳伤寒，风寒外束，邪犯太阳经脉，经气运行不畅，故头痛。头痛部位亦多在后头及头顶。《伤寒论·辨太阳病脉证并治》曰："太阳病，头痛，发热，身疼，腰痛，骨节疼痛，恶风，无汗而喘者，麻黄汤主之。"（3 条）本证与太阳中风头痛皆为太阳经脉受邪，头痛部位相同，但后者属表虚，感邪较轻，头痛程度亦较轻，并有发热，汗出，恶风，舌苔薄白，脉浮缓等症；而太阳伤寒头痛属表实，感邪较重，头痛剧烈，且有恶寒，发热，无汗而喘，舌苔薄白，脉浮紧等症。治宜辛温发汗，宣肺解表，方选麻黄汤，药用：麻黄、桂枝、炙甘草、杏仁。后世临床治疗本证，若太阳感受风寒不甚，症状以头痛为主者，治宜疏风散寒，常用方为川芎茶调散，药用：川芎、白芷、羌活、荆芥、防风、细辛、薄荷、甘草、茶叶。

3. 寒湿伤表头痛 寒湿侵袭肌表，病位偏于上，清阳被郁，故头痛。《金匮要略·痉湿暍病脉证治第二》曰："湿家病身疼发热，面黄而喘，头痛鼻塞而烦，其脉大，自能饮食，腹中和无病，病在头中寒湿，故鼻塞，纳药鼻中则愈。"因湿性重着黏滞，湿与寒合，蒙蔽清阳，故本类头痛多伴有沉重感，与太阳中风、太阳伤寒头痛虽均为表证头痛，但后两者痛无沉重感，且有发热，恶风寒，舌苔薄白，脉浮等症；寒湿伤表头痛除伴有沉重感以外，兼有身疼发热，面黄而喘，鼻塞而烦，舌苔薄白而腻，脉大或脉濡等症。关于本证之治疗，《金匮要略·痉湿暍病脉证治第二》仅提出"纳药鼻中"，以宣泄寒湿，但未指出方药。注家多主张用瓜蒂散（瓜蒂、赤小豆）吹鼻，或以绵裹药末塞鼻中令出黄水。后世对本证之治法，常用辛夷散作嗅剂，以其辛香散发之气宣泄寒湿，药用：辛夷、细辛、藁本、白芷、川芎、升麻、防风、甘草、木通、苍耳子。若寒湿伤表，表实证重而头痛者，可发汗解表，散寒除湿，方选《金匮要略》麻黄加术汤为汤饮服，药用：麻黄、桂枝、炙甘草、杏仁、白术。

4. 邪入少阳头痛 邪入少阳，循经上扰头痛，少阳经气不利，故头痛。因少阳经行于头侧部，故头痛部位多在头之两侧。《伤寒论·辨少阳病脉证并治》曰："伤寒，脉弦细，头痛发热者，属少阳。少阳不可发汗，发汗则谵语……。"（265条）"伤寒五六日，中风，往来寒热，胸胁苦满，嘿嘿不欲食，心烦喜呕，或胸中烦而不呕……小柴胡汤主之。"（96条）《金匮要略·妇人产后病脉证治第二十一》曰："《千金》三物黄芩汤：治妇人在草蓐，自发露得风，四肢苦烦热，头痛者与小柴胡汤……。"本证与以上三证不同，上述三证为邪伤于表，属表证，头痛多在后头部位，且有恶寒发热，脉浮等症；少阳头痛为邪入少阳，病位在半表半里，头痛部位多在侧头，并有寒热往来，口苦，咽干，目眩，胸胁苦满，默默不欲食，心烦喜呕，脉弦细等症。治宜和解少阳，以小柴胡汤为代表方剂，药用：柴胡、黄芩、人参、半夏、炙甘草、生姜、大枣。

5. 水饮上攻头痛 水饮内停，上攻于头，清阳不升，故头痛。《伤寒论·辨太阳病脉证并治》曰："太阳中风，下利，呕逆，表解者，乃可攻之。其人絷絷汗出，发作有时，头痛，心下痞硬满，引胁下痛，干呕，短气，汗出不恶寒者，此表解里未和也，十枣汤主之。"（152条）本证与以上四证不同。太阳中风头痛、太阳伤寒头痛、寒湿伤表头痛均属表证，有恶寒发热等症；少阳头痛属半表半里证，有寒热往来等症；而水饮上攻头痛系饮邪为患，属里实证，无寒热，临床除头痛以外，尚有心下痞硬满闷，牵引胸胁疼痛，下利，呕逆，短气，微汗出发作有时，舌苔白滑，脉弦滑等症。治宜攻逐水饮，方选十枣汤，药用：芫花、甘遂、大戟、大枣（十枚）。将芫花、甘遂、大戟各捣为散，以枣汤调服。

6. 肝寒上逆头痛　肝经寒邪循经脉上逆，阻遏清阳，故头痛。因肝经上抵巅顶，故头痛部位多在头顶。《伤寒论·辨厥阴病脉证并治》曰："干呕，吐涎沫，头痛者，吴茱萸汤主之。"（378条）《伤寒论条辨》曰："厥阴之脉，挟胃属肝，上贯膈，布胁肋，循喉咙之后，上入颃颡，连目系，上出与督脉会于巅，其支者，复从胃别贯膈，上注肺。……然则厥阴之邪，循经气而上逆，故其见症如此。"本证与水饮上攻头痛同有呕逆，均属里证，但后者系饮邪为患，兼有心下痞硬满闷、牵引胸胁疼痛等症；本证则是肝寒上逆为患，头痛部位在巅顶，且由于肝寒犯胃，胃阳不布，浊阴上逆，而有吐涎沫等症。治宜温肝散寒，泄浊降逆，方选吴茱萸汤，药用：吴茱萸、人参、生姜、大枣。

7. 阳虚寒逆头痛　中焦阳虚，寒饮内聚，水寒上逆，直犯清阳，清阳不升，故头痛。《伤寒论·辨阳明病脉证并治》曰："阳明病，反无汗而小便利，二三日呕而咳，手足厥者，必苦头痛；若不咳、不呕、手足不厥者，头不痛。"（197条）本证与水饮上攻头痛、肝寒上逆头痛均有呕逆，但水饮上攻头痛纯实无虚，并有心下痞硬满闷、牵引胸胁疼痛等饮停胸膈之症；肝寒上逆头痛为寒邪循经上冲所致，其头痛部位在巅顶，临床无手足厥冷等阳虚之症；而本证属中焦阳虚，寒饮上逆，临床除头痛、呕吐以外，尚有手足厥冷，咳嗽，舌苔薄白，脉沉弦无力等症。关于本证的治疗，仲景原文未出方药。据其病机，可用温中化饮降逆法，方选苓桂术甘汤合吴茱萸汤，药用：茯苓、桂枝、白术、炙甘草、吴茱萸、人参、生姜、大枣。

8. 虚热上冲头痛　阴虚生内热，虚热循经上冲至头，故头痛。《金匮要略·百合狐蟚阴阳毒病脉证治第三》曰："百合病者，百脉一宗，悉致其病也。意欲食复不能食，常默默，欲卧不能卧，欲行不能行，欲饮食，或有美时，或有不用闻食臭时，如寒无寒，如热无热，口苦，小便赤……其脉微数。每溺时头痛者，六十日乃愈。"本证与水饮上攻头痛、肝寒上逆头痛、阳虚寒逆头痛均属里证，但水饮上攻头痛、肝寒上逆头痛属寒实证；阳虚寒逆头痛属虚寒证；本证则属虚热证，可见于百合病。肺通调水道，下输膀胱，膀胱经脉上行至头。百合病由心肺阴虚内热所致，故小便时，肺之虚热随膀胱经上冲至头而致头痛；此外，尚有精神、饮食、行动失常、口苦、小便赤、脉微数等症。治宜润养心肺，凉血清热，方选百合地黄汤，药用：百合、生地黄汁。

【补充】

1. 风热头痛 热为阳邪，其性炎上，风热中于阳络，上扰清窍，故头痛。其疼痛特点为遇热加重，甚则胀痛如裂。临床除头痛以外，尚有发热，恶风，面红目赤，口渴欲饮，便秘溲黄，舌质红、苔薄黄，脉浮数等症。治宜疏风清热，方选芎芷石膏汤，药用：川芎、白芷、石膏、菊花、藁本、羌活。

2. 肝阳头痛 肝阳上亢，清窍被扰，故头痛。其疼痛特点为遇怒加重，临床尚兼有头晕目眩，耳鸣胁痛，心烦易怒，夜寐不安，面赤口苦，舌质红、苔薄黄，脉弦数等症。治宜平肝潜阳，方选天麻钩藤饮，药用：天麻、钩藤、石决明、栀子、黄芩、牛膝、杜仲、益母草、桑寄生、夜交藤、朱茯神。

3. 瘀血头痛 外伤跌仆，或久病入络，气滞血瘀，头部络脉不畅，故头痛。其疼痛特点为痛如针刺，痛处固定不移，经久不愈，并见舌质紫暗、苔薄白，脉细涩等症。治宜活血化瘀，方选血府逐瘀汤，药用：当归、生地黄、桃仁、红花、枳壳、赤芍、柴胡、甘草、桔梗、川芎、牛膝。

4. 肾虚头痛 肾主骨生髓，脑为髓海，肾虚髓不上荣，脑失所养，故头痛。其疼痛特点为头脑空痛，兼见眩晕耳鸣，腰膝酸软，遗精带下，健忘少寐，舌红少苔，脉细弱等症。治宜滋阴补肾，方选杞菊地黄丸，药用：熟地黄、山茱萸、山药、泽泻、茯苓、牡丹皮、枸杞子、菊花。若头痛而畏寒肢冷，面色白，小便清长，舌淡，脉沉细者，证属肾阳不足，治宜温补肾阳，方选肾气丸，药用：熟地黄、山茱萸、山药、泽泻、茯苓、牡丹皮、肉桂、附子。

头　眩

【定义】

眩，是眼目昏花；冒，是眼前发黑。头眩、目眩是视物昏花、头脑旋转；眩冒是头脑旋转严重而眼前发黑，甚或昏仆倒地。可见，头眩、目眩与眩冒临床表现基本相同，只是证情轻重有别而已，故将三者合论。关于本证定义，后世论述较详，今录数家如下，以备考阅。《简明中医字典》：眩，眼目昏花。冒，头目眩晕如物蒙蔽的样子。《简明中医辞典》：眩冒……又称冒眩。指头晕重而眼前发黑欲倒的感觉。《中医症状鉴别诊断学·内科症状·头项症状》：有将先眼花而致头晕者称"目眩"，先头晕而致眼花者称"巅眩"，头晕重而眼前发黑者称"眩冒"，此类命名并无本质差别。

【分类】

1. 邪入少阳头眩　手足少阳经脉起讫于目锐眦，且少阳胆与肝合，肝开窍于目。邪入少阳，循经上扰空窍，故头目晕眩。《伤寒论·辨少阳病脉证并治》曰："少阳之为病，口苦，咽干，目眩也。"（263 条）《注解伤寒论》："少阳之脉起于目锐眦，少阳受邪，故口苦咽干目眩。"临床除头目晕眩以外，尚有寒热往来，口苦，咽干，胸胁苦满，默默不欲饮食，心烦喜呕，舌质红、苔白或薄黄，脉弦等症。治宜和解少阳，方选小柴胡汤，药用：柴胡、黄芩、人参、半夏、炙甘草、生姜、大枣。

2. 阳明里热头眩　阳明里热，邪不得发泄于外，攻冲于上，故头目晕眩。《伤寒论·辨阳明病脉证并治》曰："阳明病，但头眩，不恶寒，故能食而咳，其人咽必痛"（198 条），"病人小便不利，大便乍难乍易，时有微热，喘冒不能卧者，有燥屎也。宜大承气汤"（242 条）。关于眩冒的病机，《伤寒溯源集》曰："冒者，热邪不得下泄，气蒸而郁冒也。"本证与邪入少阳头眩不同，后者邪热在半表半里，且有寒热往来，口苦，咽干，胸胁苦满，脉弦等症；本证属阳明里热，或燥屎内结，除头眩以外，尚有二便不利，腹满痛，但发热不恶寒，咳喘，舌苔黄燥，脉滑数等症。本证之治疗，若属阳明腑实证，治宜攻下实热，荡涤燥结，方选大承气汤，药用：大黄、厚朴、枳实、芒硝。

3. 湿热上冲头眩　脾湿胃热，蕴结中焦，无从排泄，上冲于头，故头眩。《金匮要略·黄疸病脉证并治第十五》曰："风寒相搏，食谷即眩，谷气不消，胃中苦浊，浊气下流，小便不通，阴被其寒，热流膀胱，身体尽黄，名曰谷疸""谷疸之为病，寒热不食，食即头眩，心胸不安，久久发黄为谷疸，茵陈蒿汤主之"。本证之病机，《医宗金鉴》曰："虽能食，然食后即头晕目眩，心烦不安，此为湿瘀热郁而内蒸，将作谷疸之证也。"本证与阳明里热头眩，病因均与热有关，病位均在里，与胃有关，但后者系热在胃肠，并有腹满，大便不通，但发热不恶寒，舌苔黄燥等症；湿热上冲头眩系湿热蕴结脾胃，临床除头眩以外，尚有恶寒发热（营卫不和之征），身目俱黄，小便不利而赤，心胸烦闷，舌苔黄腻，脉濡数或滑数等症。治宜清泄湿热，方选茵陈蒿汤，药用：茵陈蒿、栀子、大黄。

4. 风湿上犯头眩　外感风湿，流注筋脉关节，上犯于头，阻遏清阳，故头眩。《金匮要略·中风历节病脉证并治第五》曰："诸肢节疼痛，身体尪羸，脚肿如脱，头痛短气，温温欲吐，桂枝芍药知母汤主之。"本证与湿热上冲头眩均与湿邪有关，但后者系湿热为患，蕴积脾胃，并有身目俱黄，小便不利而赤，心胸烦闷，舌苔黄腻，脉濡数等症；风湿上犯头眩系风湿为患，流注筋骨关节，临床除头眩以外，尚有遍历节关节疼痛，形体消瘦，脚肿如脱，麻木不仁，短气呕恶，舌苔白腻，脉濡缓等症。治宜祛风除湿，温经散寒，方选桂枝芍药知母汤，药用：桂枝、芍药、甘草、麻黄、生姜、白术、知母、防风、附子。

5. 痰饮内阻头眩　痰饮内停，阻遏清阳，清阳不升，故头眩。《金匮要略·痰饮咳嗽病脉证并治第十二》曰："心下有支饮，其人冒眩，泽泻汤主之""卒呕吐，心下痞，膈间有水，眩悸者，小半夏加茯苓汤主之""假令瘦人脐下有悸，吐涎沫而癫眩，此水也，五苓散主之""心下有痰饮，胸胁支满，目眩，苓桂术甘汤主之"。本证与以上四证不同，邪入少阳头眩病位在半表半里，有寒热往来，口苦咽干等症；阳明热盛头眩系实热在胃肠，有大便不通，腹满痛等症；湿热上冲头眩系湿热在脾胃，有小便不利而赤，舌苔黄腻等症；风湿上犯头眩系风湿之邪流注筋骨关节，有关节疼痛等症；本证系痰饮为患，病位有在胃、在下焦等部位之不同，临床除头目晕眩以外，尚有心下痞，胸胁支满，心悸，呕吐涎沫，舌苔白滑，脉弦等症。本证之治疗，属饮停心下者，治宜温阳蠲饮，方选苓桂术甘汤合泽泻汤，药用：茯苓、桂枝、白术、甘草、泽泻；属下焦水饮上逆者，治宜通阳化气利水，方选五苓散，药用：泽泻、猪苓、茯苓、白术、桂枝。

6. 冲气上逆头眩　支饮下焦阳虚，下虚上实，而仅用温散之剂发越阳气，影响冲脉，致冲气上逆，故头晕目眩。《金匮要略·痰饮咳嗽病脉证并治第十二》曰："青龙汤下已，多唾口燥，寸脉沉，尺脉微，手足厥逆，气从小腹上冲胸咽，手足瘅，其面翕热如醉状，因复下流阴股，小便难，时复冒者，与茯苓桂枝五味甘草汤，治其气冲。"本证与痰饮内停头眩不同，后者为饮邪阻遏清阳，并有心下痞，胸胁支满，呕吐涎沫，心悸等症；本证虽亦有饮邪，但虚阳浮越，冲气上逆为头眩之病机关键，临床除头眩以外，尚有气从小腹上冲胸咽，四肢麻木，其面翕热如醉状等症。治宜敛气平冲，方选桂苓五味甘草汤，药用：茯苓、桂枝、甘草、五味子。

7. 妊娠水气头眩　妊娠胎气影响膀胱，气化受阻，水气内停，阻遏清阳，清阳不升，故头眩。《金匮要略·妇人妊娠病脉证并治第二十》曰："妊娠有水气，身重，小便不利，洒淅恶寒，起即头眩，葵子茯苓散主之。"本证与痰饮内阻头眩虽均有水饮内停，但后者系肺、脾、肾功能失常，水聚局部为患，且有心下痞，胸胁支满，吐涎沫等症；本证系胎气影响，膀胱气化受阻，水饮泛滥全身为患，临床除头眩以外，尚有身体肿重，小便不利，洒淅恶寒，舌苔白润，脉滑等症。治宜通窍利水，方选葵子茯苓散，药用：冬葵子、茯苓。

8. 少阴阳虚头眩　肾主水，赖阳气以蒸腾。少阴阳虚，水液泛滥，上干清阳，故头晕目眩。《伤寒论·辨太阳病脉证并治》曰："太阳病，发汗，汗出不解，其人仍发热，心下悸，头眩，身瞤动，振振欲擗地者，真武汤主之。"本证与痰饮内阻头眩均属阳虚水停，同有心悸一症，但后者病变主要责之于脾，且有心下痞，吐涎沫，胸胁支满等症；本证病变主要责之于肾，除头眩、心悸以外，临床尚有虚阳外越所致发热，身体筋肉跳动，震颤不稳，小便不利，舌质淡、苔薄白，脉沉无力等症。治宜温阳利水，方选真武汤，药用：茯苓、芍药、生姜、白术、炮附子。

9. 太阴虚寒头眩　太阴虚寒，湿浊内生，寒湿中阻，清阳不升，故头晕目眩。《金匮要略·黄疸病脉证并治第十五》曰："阳明病，脉迟者，食难用饱，饱则发烦头眩，小便必难，此欲作谷疸，虽下之，腹满如故，所以然者，脉迟故也。"本证与少阴阳虚头眩同属虚寒证，均有小便不利，但后者病变重在少阴肾，且有阳虚发热，水泛心悸，筋肉跳动等症；而本证病变重在太阴脾，除头眩，小便不利以外，尚有食难用饱，饱则发烦，腹满，舌苔白或白腻，脉迟缓等症，若治不得法，寒湿久郁，胆汁不循常道而外溢，将出现黄疸。治宜温中散寒除湿，方选理中汤，药用：人参、白术、干姜、炙甘草。虚寒甚，加附子；有黄疸，加茵陈。

10. 心肺阴虚头眩 心肺阴虚内热，虚热上冲于头，故头晕目眩。《金匮要略·百合狐蟚阴阳毒病脉证治第三》曰："百合病者……意欲食复不能食，常默默，欲卧不能卧，欲行不能行，欲饮食，或有美时，或有不用闻食臭时，如寒无寒，如热无热，口苦，小便赤……其脉微数……若溺快然，但头眩者，二十日愈。"本证与湿热上冲头眩均属热证，同有小便赤，但后者属实证，病位在脾胃，小便赤而不利，且有心胸烦闷，舌苔黄腻，脉滑数等症；本证属阴虚证，病位在心肺，小便赤而短少，临床尚有精神、饮食、行动异常，口苦，舌红少苔，脉细数等症。治宜润养心肺，凉血清热，方选百合地黄汤，药用：百合、生地黄汁、泉水。

11. 阴阳两虚头眩 精血衰少，阴虚及阳，阴阳两虚，脑目失养，故头晕目眩。《金匮要略·血痹虚劳病脉证并治第六》曰："夫失精家少腹弦急，阴头寒，目眩，发落，脉极虚芤迟，为清谷亡血失精。脉得诸芤动微紧，男子失精，女子梦交，桂枝加龙骨牡蛎汤主之。"本证与少阴阳虚头眩、心肺阴虚头眩均不同，少阴阳虚头眩有心悸，筋肉跳动，小便不利，舌淡苔白，脉沉无力等症；心肺阴虚头眩有口苦，小便短赤，舌红少苔等症；本证除头眩以外，尚有滑精、遗精、梦交，少腹拘急，外阴部寒冷，头发脱落，脉极虚芤迟等症。治宜调和阴阳，潜镇摄纳，方选桂枝加龙骨牡蛎汤，药用：桂枝、芍药、生姜、甘草、大枣、龙骨、牡蛎。

【补充】

1. 肝阳上亢头眩 肝阳上亢，阳升风动，上扰清空，故头眩。临床尚伴有耳鸣头胀，每因烦劳或恼怒而加重，并有急躁易怒，颜面潮红，少寐多梦，口干口苦，舌质红苔黄，脉弦数等症。治宜平肝潜阳，方选天麻钩藤饮，药用：天麻、钩藤、生石决明、川牛膝、桑寄生、杜仲、栀子、黄芩、益母草、朱茯神、夜交藤。

2. 痰浊中阻头眩 脾虚生湿，湿聚为痰，痰浊中阻，浊阴不降，清阳不升，故头眩，其特点为头眩而沉重如蒙，并见胸闷体倦，纳呆呕恶，神疲嗜睡，舌苔白腻，脉象濡滑等症。治宜健脾燥湿，化痰和胃，方选半夏白术天麻汤，药用：半夏、白术、天麻、陈皮、茯苓、甘草、生姜、大枣。

头　动　摇

【定义】

头动摇，是头部不自主地摇动。

【分类】

外感痉病头动摇　外感痉病，内有津液不足，外感风寒之邪，邪阻筋脉，郁而化热，邪热化燥，伤筋动风，而致头动摇。《金匮要略·痉湿暍病脉证治第二》曰："病者身热足寒，颈项强急，恶寒时头热，面赤，目赤，独头动摇，卒口噤，背反张者，痉病也""夫痉脉，按之紧如弦，直上下行"。关于本证之机制，《金匮要略心典》认为："头热足寒，面目赤，头动摇者，风为阳邪，其气上行而又主动也。"临床除头动摇以外，尚有颈项强急，口噤不开，角弓反张，恶寒发热，面赤目赤，舌苔白少津，脉紧而弦等症。本证之治疗，属表虚柔痉者，治宜调和营卫，清热生津，方选瓜蒌桂枝汤，药用：天花粉、桂枝、芍药、甘草、生姜、大枣；属表实刚痉者，治宜发汗除邪，滋津缓筋，方选葛根汤，药用：葛根、麻黄、桂枝、芍药、炙甘草、生姜、大枣；属邪入阳明痉病者，治宜通腑泄热，急下存阴，方选大承气汤，药用：大黄、厚朴、枳实、芒硝。

【补充】

1. 风阳上扰头动摇　情志不遂，肝郁化火，火升风动，或素体肝阳亢盛，阳亢化风，风阳上扰，故头动摇。临床除头动摇以外，尚有面红目赤，头晕目眩，肢体震颤，心烦不寐，口苦咽干，舌红苔黄，脉弦数等症。治宜平肝息风，方选羚角钩藤汤，药用：羚羊角、钩藤、桑叶、贝母、生地黄、菊花、茯神、白芍、甘草、竹茹。

2. 虚风内动头动摇　热病后期，肝肾阴亏，或素体阴虚，水不涵木，虚风内动，故头动摇。临床除头动摇以外，尚有五心烦热，失眠盗汗，神疲乏力，舌红少苔，脉细数等症。治宜育阴柔肝息风，方选大定风珠，药用：白芍、阿胶、龟甲、生地黄、麻仁、五味子、牡蛎、麦冬、甘草、鸡子黄、鳖甲。

发　落

【定义】

发落，指头发部分或全部脱落。

【分类】

阴阳两虚发落　素患遗精，精耗太甚，精血衰少，阴虚及阳，阴阳两虚，发失所养故发落。《金匮要略·血痹虚劳病脉证并治第六》曰："夫失精家，少腹弦急，阴头寒，目眩，发落，脉极虚芤迟，为清谷亡失血精。脉得诸芤动微紧，男子失精，女子梦交，桂枝加龙骨牡蛎汤主之。"临床除发落以外，尚有遗精梦交，少腹拘急，外阴部寒冷，头晕目眩，脉极虚芤迟等症。治宜调和阴阳，摄精止遗，使阴阳平调，精固而能养发，则发落可愈。方选桂枝加龙骨牡蛎汤，药用：桂枝、芍药、生姜、大枣、甘草、龙骨、牡蛎。

【补充】

1. 阴血亏虚发落　发为血之余，肝肾亏虚，阴血不足，毛发失养，故发落。临床表现为头发稀疏，头皮瘙痒，并伴耳鸣，腰酸肢软，遗精多梦，舌苔少，脉细弱等症。治宜补益肝肾，滋阴养血，方选《外科正宗》神应养真丹加减，药用：熟地黄、当归、白芍、川芎、制何首乌、枸杞子、菟丝子、山茱萸、天麻。

2. 瘀血阻滞发落　瘀血阻滞，新血不生，血不养发，故发落。临床表现尚有面色晦暗，口唇青紫，但欲饮水不欲咽，舌暗有瘀斑，脉细涩等症，且病多经久不愈。治宜活血化瘀，方选桃红四物汤，药用：桃仁、红花、生地黄、赤芍、当归、川芎。

面　热

【定义】

面热，指病人自觉面部发热。本节所论，仅指面部发热，若全身发热而兼面热，则不在此列。

【分类】

1. 虚阳浮热面热 下焦阳虚，支饮上盛，而医者仅用辛温发散之剂，发越阳气，引动冲气，虚阳浮越于上，故面热。《金匮要略·痰饮咳嗽病脉证并治第十二》曰："青龙汤下已，多唾口燥，寸脉沉，尺脉微，手足厥逆，气从小腹上冲胸咽，手足痹，其面翕热如醉状，因复下流阴股，小便难，时复冒者，与茯苓桂枝五味甘草汤，治其气冲。"此所谓发热，虽如醉状，但因属虚阳上浮，故其发热为微热。临床除面部微热以上，尚有两颧微赤，寸脉沉，尺脉微，四肢厥冷，麻木不仁，气从小腹上冲胸咽等症。治宜敛阳平冲，方选茯苓桂枝五味甘草汤，药用：茯苓、桂枝、炙甘草、五味子。如经治疗，冲气已平，而浮阳未愈，可据证再拟他法。

2. 胃热上冲面热 支饮未除，水饮挟胃热，胃热随经上冲于面，故面部发热。《金匮要略·痰饮咳嗽病脉证并治第十二》曰："若面热如醉，此为胃热上冲熏其面，加大黄以利之。"本证与虚阳浮越面热均如醉状，同属支饮变证，但后者面热程度较轻，为戴阳，属虚证；本证面热程度较重，属实证，除面热以外，尚有咳嗽，胸满，呕吐，形肿，面赤，便秘，舌苔黄白相兼，脉数等症。治宜温肺蠲饮，兼以苦寒泄热，方选苓甘五味加姜辛半杏大黄汤，药用：茯苓、甘草、五味子、干姜、细辛、半夏、杏仁、大黄。

面 色 赤

【定义】

面色赤，指面部颜色红于正常人，其程度因病机之不同而有满面通红、两颧潮红、面红如妆及面赤斑斑如锦纹之别。

【分类】

1. 邪郁在表面色赤 太阳表郁轻证，日久不解，又不得小汗出，阳气怫郁在表，不得发泄，故面色赤而满面通红。《伤寒论》第 23 条曰："太阳病，得之八九日，如疟状，发热恶寒，热多寒少，其人不呕，清便欲自可，一日二三度发……面色反有热色者，未欲解也，以其不能得小汗出，身必痒，宜桂枝麻黄各半汤。""二阳并病，太阳初得病时，发其汗，汗先出不彻……若太阳病证不罢者……如此可小发汗。设面色缘缘正赤者，阳气怫郁在表，当解之、熏之。若发汗不彻，不足言，阳气怫郁不得越，当汗不汗，其人躁烦……短气，但坐以汗出不彻故也，更发汗则愈。何以知汗出不彻？以脉涩，故知也。"（41 条）临床除面赤以外，尚有发热恶寒，热多寒少，身痒，烦躁，气喘，舌苔薄白，脉涩等症。治宜辛温轻剂，小发其汗，方选桂枝麻黄各半汤，药用：桂枝、芍药、生姜、炙甘草、麻黄、大枣、杏仁。

2. 疫毒血热面色赤 外感疫毒，侵及血脉，血分热盛，上潮于面，故面色赤，其特点为面部起红斑状如锦纹。《金匮要略·百合狐𧏾阴阳毒病脉证治第三》曰："阳毒之为病，面赤斑斑如锦纹，咽喉痛，唾脓血。五日可治，七日不可治，升麻鳖甲汤主之。"本证与邪郁在表面色赤均属实证，但后者系表实证，其特点为满面通红，且有发热恶寒，身痒，脉涩等症；本证系里实证，其特点为面部起红斑如锦纹，此外，尚有咽候痛，唾脓血等症。治宜清热解毒，滋阴散瘀，方选升麻鳖甲汤，药用：升麻、当归、蜀椒、甘草、雄黄、鳖甲。

3. 阴虚火炎面色赤 阴血亏损，阴不制阳，虚火上炎，故面色赤，其特点为午后两颧潮红。《金匮要略·脏腑经络先后病脉证第一》曰："色白者，亡血也，设微赤非时者死。"本证与以上二证不同，邪郁在表面色赤为满面通红，属表实证，有发热恶寒等表证；疫毒血热面色赤为面部起红斑如锦纹，属里实证，有咽喉痛，唾脓血等症；本证为午后两颧潮红，属里阴虚证，除面色赤以外，尚有潮热盗汗，五心烦热，口燥咽干，眩晕失眠，舌红少津，脉细数无力等症。本证之治疗，仲景未出治方。后世多用滋阴潜阳之法，方选麦味地黄汤，药用：麦冬、五味子、生地黄、牡丹皮、泽泻、山药、山茱萸、茯苓。

4. 虚阳上浮面色赤 阳虚阴盛，阴盛格阳，虚阳上浮，故面色赤，其特点为颧红如妆。《伤寒论》第 366 条曰："下利，脉沉而迟，其面少赤，身有微热，下利清谷者，必郁冒汗出而解，病人必微厥，所以然者，其面戴阳，下虚故也。"《伤寒论》第 317 条曰："少阴病，下利清谷，里寒外热，手足厥逆，脉微欲绝，身反不恶寒，其人面色赤，或腹痛，或干呕，或咽痛，或利止脉不出者，通脉四逆汤主之。"本证与阴虚火炎面色赤均属里虚证，但后者为阴虚不能制阳的里虚热证，其特点为午后两颧潮红，并有潮热盗汗，五心烦热，舌红少津，脉细数等症；本证为阳虚不能制阴的里虚寒证，其特点为颧红如妆，此外，尚有四肢厥冷,身有微热,冷汗出,呼吸短促,渴喜热饮,溲清便溏,唇舌色淡,舌苔白润,脉微欲绝等症。治宜破阴回阳,通达内外,方选通脉四逆汤,药用:炙甘草、附子、干姜。

【补充】

1. 外感风热面色赤 风热为阳邪,外感风热,上扰于面,故面色赤。临床除面色赤以外,尚有发热恶寒,汗出口渴,咽喉肿痛,舌质红、苔薄黄,脉浮数等症。治宜辛凉解表泄热,方选银翘散,药用:金银花、连翘、淡豆豉、牛蒡子、荆芥、薄荷、桔梗、芦根、竹叶、甘草。

2. 阳明经热面色赤 邪热入里,阳明经热盛,上冲于面,故面色赤。临床除面色赤以外,尚有高热汗出,不恶寒反发热,大渴引饮,舌质红、苔黄燥,脉洪大等症。治宜清热生津,方选白虎汤,药用:石膏、知母、粳米、炙甘草。

面 色 黄

【定义】

面色黄,即面部颜色发黄,多见于黄疸病。

【分类】

1. 寒湿郁表面色黄 寒湿侵犯肌表,病位偏于上,阳气被郁,故面色黄而不鲜明。《金匮要略·痉湿暍病脉证治第二》曰:"湿家病身疼发热,面黄而喘,头痛鼻塞而烦,其脉大,自能饮食,腹中和无病,病在头中寒湿,故鼻塞,纳药鼻中则愈。"临床除面黄以外,尚有发热恶寒,头痛身疼,鼻塞气喘,心烦,舌苔白,脉大等症。治宜宣泄上焦,通利肺气,方选瓜蒂散,药用:瓜蒂、赤小豆、香豉。用法:上药研极细末吹鼻,或以绵裹塞鼻中,令出黄水。

2. 湿热蕴结面色黄 湿热蕴结于脾,肝胆疏泄失常,胆汁不循常道而外溢,故面色黄,其特点为面色黄而鲜明。《金匮要略·脏腑经络先后病脉证第一》曰:"病人有气色见于面部……色黄者便难。"本证与寒湿郁表面色黄不同,后者为病邪在表在上,其色黄而不鲜明,无目黄、小便黄,并有发热恶寒,头痛身疼,脉大等症;本证为病邪在里,其色黄而鲜明,多见于黄疸病,临床除面色黄以外，多有身目俱黄，小便黄，大便难，腹满，舌苔黄腻，脉滑数等症。治宜清热利湿，方选茵陈蒿汤，药用：茵陈、栀子、大黄。

3. 脾虚寒湿面色黄　脾阳虚弱，寒湿中阻，影响肝胆疏泄功能，木郁不达，胆汁不循常道而外溢故面色黄，其特点为色黄而晦暗。《伤寒论·辨少阳病脉证并治》曰："得病六七日……医二三下之，不能食，而胁下满痛，面目及身黄……。"（98条）《伤寒论·辨阳明病脉证并治》曰："伤寒发汗已，身目为黄，所以然者，以寒湿在里不解故也。以为不可下也，于寒湿中求之。"（259条）本证与湿热蕴结面色黄均可见于黄疸病，但后者面色黄而鲜明，属实热证，且有腹满，大便难，舌苔黄腻等症；本证面色黄而晦暗，属虚寒证，临床除面色黄以外，尚有四肢不温，口淡不渴，大便稀溏，舌淡苔白，脉沉迟缓等症。治宜温中散寒除湿，方选理中汤加茵陈，药用：人参、白术、干姜、炙甘草、茵陈。

面 色 黑

【定义】

面色黑，即面部（满面或颜面局部）皮肤显露晦黑的病色。

【分类】

1. 肾阴虚面色黑　肾阴虚生内热，虚热熏蒸于上，肾色外露，故面色黑，其特点多为额上发黑。《金匮要略·脏腑经络先后病脉证第一》曰："病人有气色见于面部……色黑为劳。"《金匮要略·黄疸病脉证并治第十五》曰："额上黑，微汗出，手足中热，薄暮即发，膀胱急，小便自利，名曰女劳疸""膀胱急，少腹满，身尽黄，额上黑，足下热，因作黑疸，其腹胀如水状，大便必黑，时溏，此女劳之病，非水也"。临床除额上黑以外，尚有手足心发热，薄暮即发，少腹拘急，小便自利，心烦口干，腰膝酸软，眩晕耳鸣，舌红少苔，脉细数等症。本证之治疗，仲景未出治方。后世以滋阴降火为法，方选知柏地黄汤，药用：知母、黄柏、生地黄、牡丹皮、泽泻、茯苓、山药、山茱萸。

2. 支饮面色黑　寒饮留伏于肺间，营卫运行不利，故面色黑，其特点为面色黑晦暗。《金匮要略·痰饮咳嗽病脉证并治第十二》曰："膈间支饮，其人喘满，心下痞坚，面色黧黑，其脉沉紧，得之数十日，医吐下之不愈，木防己汤主之。"本证与肾阴虚面色黑不同，后者为额上发黑，由虚热熏蒸所致，属虚证，并见手足心热，腰膝酸软，眩晕耳鸣，舌红少苔，脉细数等症；本证为面色黑而晦暗，由饮停胸肺，营卫运行不利所致，属实证，临床除面色黑以外，尚有咳喘胸满，心下痞坚，精神不振，舌苔白滑，脉沉而紧等症。治宜行水散结，方选木防己汤，药用：木防己、石膏、桂枝、人参。

3. 水气面色黑 肾阳不足，水气内停，肾水反侮脾土，肾色外露于鼻部（上位），而鼻头色微黑。《金匮要略·脏腑经络先后病脉证第一》曰："病人有气色现于面部……鼻头色微黑者，有水气。"本证与肾阴虚面色黑均与肾有关，但后者系肾阴虚内热所致，多为额上黑，并伴手足心热，舌红少苔，脉细数等症；本证系肾阳虚水气内停所致，临床除鼻头色微黑以外，尚有身肿，小便不利，形寒肢冷，腰膝酸软，食少便溏，舌淡苔白，脉沉细无力等症。本证之治疗，仲景未出治方。后世以温肾利水为法，方选济生肾气丸，药用：熟地黄、山药、山茱萸、茯苓、牡丹皮、泽泻、肉桂、附子、车前子、牛膝。

【补充】

瘀血内阻面色黑 由于久病、外伤、内出血或寒凝血脉，使瘀血内阻，血行不畅，故面色黑。临床除面色黑以外，尚有肌肤甲错，局部疼痛拒按，腹内肿块，唇舌紫暗或有瘀斑，脉细涩等症。治宜活血化瘀，方选血府逐瘀汤，药用：桃仁、红花、生地黄、赤芍、当归、川芎、川牛膝、桔梗、枳壳、柴胡、甘草。

面 色 白

【定义】

面色白，指面部缺乏血色而发白。

【分类】

1. 血虚面色白 脾胃素虚，营血生化不足，或失血过多，阴血虚少，面失所荣，故面色白。《金匮要略·脏腑经络先后病脉证第一》曰："病人有气见于面部……色白者，亡血也。"《金匮要略·血痹虚劳病脉证并治第六》曰："男子面色薄者，主渴及亡血，卒喘悸，脉浮者，里虚也。"本证除面色白以外，临床尚有头晕目眩，心悸失眠，形体消瘦，手足麻木，唇舌色淡，脉浮无力或细弱等症。本证之治疗，仲景未出治方。治当养血补虚，方以四物汤为主，药用：熟地黄、白芍、当归、川芎。

2. 阳虚面色白 阳气虚弱，不能鼓舞血行于面，故面色白。《金匮要略·血痹虚劳病脉并治第六》曰："男子脉虚沉弦，无寒热，短气里急，小便不利，面色白，时目瞑，兼衄，少腹满，此为劳使之然。"本证与血虚面色白应予鉴别，后者为阴血本虚，面失充养所致，并见心悸头眩，手足麻木等症；本证为阳虚血运无力，不能上达于面所致，临床除面色白以外，尚有形寒肢冷，口淡不渴，尿清便溏，短气懒言，少腹拘急，小便不利或浮肿，舌质淡苔薄白，脉沉无力等症。本证之治疗，仲景未出治方。治宜温阳补气，方选右归饮，药用：熟地黄、枸杞子、山药、山茱萸、甘草、肉桂、附子、杜仲。

面 色 青

【定义】

面色青，指面部或颜面某一局部显露青色。

【分类】

1. 阴毒瘀血面色青 病毒侵袭血脉，瘀血凝滞，阻塞不通，气血运行不畅，故面色青。《金匮要略·脏腑经络先后病脉证第一》曰："病人有气色见面部……色青为痛。"《金匮要略·百合狐蜮阴阳毒病脉证治第三》曰："阴毒之为病，面目青，身痛如被杖，咽喉痛。五日可治，七日不可治，升麻鳖甲去雄黄蜀椒主之。"临床除面色青以外，尚有目青，咽喉痛，遍身疼痛有如被杖之感，舌质紫暗，脉涩等症。治宜解毒散瘀，方选升麻鳖甲汤去雄黄、蜀椒，药用：升麻、鳖甲、当归、甘草。

2. 肝木乘脾面色青 青为肝木色，鼻位应脾，脾胃虚寒，木郁不达，肝气犯脾，其色现于脾位，故鼻头色青。《金匮要略·脏腑经络先后病脉证第一》曰："病人有气色见于面部……鼻头色青，腹中痛，苦冷者死。"本证与上证不同，上证系瘀血为患，色青在面部，且有目青，身痛，舌质紫暗，脉涩等症；本证系脾胃虚寒，肝气犯脾所致，色青在鼻头部，临床除鼻头色青以外，尚有胁腹胀痛，嗳气少食，大便稀溏，四肢不温，舌苔薄白，脉弦等症。本证之治疗，仲景未出治方。治宜疏肝理气，温中健脾，方选四逆散加味，药用：柴胡、白芍、枳实、炙甘草、吴茱萸、干姜、茯苓、白术。

相 兼 面 色

【定义】

相兼面色，指面部同时或先后出现两种以上的病色。

【分类】

1. 狐惑病赤白黑相兼 狐惑病正邪交争，湿热散漫，若热偏甚而上蒸，则面目忽然发赤；若湿偏甚而上郁，则面目忽然发黑；若湿热阻滞营卫，气血不能上荣，则面目忽然发白。《金匮要略·百合狐惑阴阳毒病脉证治第三》曰："狐惑之为病，状如伤寒，默默欲眠，目不得闭，卧起不安，蚀于喉为惑，蚀于阴为狐，不欲饮食，恶闻食臭，其面目乍赤、乍黑、乍白。蚀于上部则声喝，甘草泻心汤主之。"本证除面目赤白黑三色先后出现以外，尚有发热，沉默欲眠，目不得闭，卧起不安，咽喉或二阴腐蚀溃疡，声音嘶哑等症。治宜清热化湿，安中解毒，方选甘草泻心汤，药用：甘草、黄芩、人参、干姜、黄连、大枣、半夏。

2. 黑疸病黑黄相兼 湿热黄疸经久不愈，或误用攻下，湿热内陷血分，久久熏蒸，血为瘀滞，变为黑疸，故面色由黄转黑，黑中带黄。《金匮要略·黄疸病脉证并治第十五》曰："酒疸下之，久久为黑疸，目青面黑，心中如啖蒜齑状，大便正黑，皮肤爪之不仁，其脉浮弱，虽黑微黄，故知之。"本证与上证不同，上证为感染湿热虫毒所致，面色时赤、时黑、时白，三色交替出现；本证为湿热内陷血分所致，面色黑黄相兼，黑中带黄，此外，尚有目青，胃中灼热，皮肤麻木不仁，大便黑，脉浮弱等症。治宜消瘀化湿，方选硝石矾石散，药用：硝石、矾石。

面色鲜明

【定义】

面色鲜明，指面部色泽明亮光润。

【分类】

1. 痰饮面色鲜明　水性主润，其质清彻透明。水饮停留胸膈，上泛于面，面目浮肿，故面色鲜明。《金匮要略·脏腑经络先后病脉证第一》曰："病人有气色见于面部……色鲜明者有留饮。"《金匮要略心典》曰："色鲜明者，有留饮，经云：水病人目下有卧蚕，面目鲜泽也。"关于本证之兼症，《金匮要略·痰饮咳嗽病脉证并治第十二》曰："咳逆倚息，短气不得卧，其形如肿，谓之支饮。"临床除面色鲜明以外，尚有咳嗽气逆，短气不能平卧，面目浮肿，恶寒发热，舌苔白滑，脉浮紧等症。本证之治疗，属外寒内饮之支饮者，治宜解表散寒，温肺化饮，方选小青龙汤，药用：麻黄、桂枝、半夏、细辛、干姜、白芍、五味子、炙甘草。

2. 水气面色鲜明　水肿病，水势太盛，皮中水多，肤色光亮，故面色鲜明。《金匮要略·水气病脉证并治第十四》曰："夫水病人，目下有卧蚕，面目鲜泽，脉伏，其人消渴。病水腹大，小便不利，其脉沉绝者；有水，可下之。"关于本证之机制，《金匮要略论注》曰："水气主润，故面目鲜华而润泽，不同于风燥也。"本证与痰饮面色鲜明均系水饮为患，但后者为水饮停留于胸膈，上泛于面，多见于支饮，除面色鲜明以外，尚有咳嗽气喘，面目浮肿等症；本证为水饮泛滥全身，多见于水肿重证，临床除面色鲜明以外，尚有周身浮肿，腹大，小便不利，口渴不欲饮，脉沉伏等症。本证之治疗，属水肿实证者，治宜峻下逐水，方选十枣汤，药用：甘遂、芫花、大戟、大枣。

面　垢

【定义】

面垢，指面部如蒙油垢污浊。

【分类】

阳明里热面垢　阳明胃热炽盛，热势上蒸，故面垢。《伤寒论·辨阳明病脉证并治》曰："三阳合病，腹满，身重，难以转侧，口不仁，面垢，谵语，遗尿……若自汗出者，白虎汤主之。"（219 条）关于面垢之机制，《医宗金鉴》曰："阳明主面，热邪蒸越，故面垢也。"本证除面垢以外，临床尚有腹满，身重，难以转侧，言语不利，食不知味，谵语，遗尿，自汗出，舌苔黄而少津，脉洪大等症。治宜独清阳明里热，方选白虎汤，药用：知母、石膏、炙甘草、粳米。

面　　肿

【定义】

面肿，即面部浮肿，轻者按之应手而起，重者按之凹陷难起，多由肺、脾、肾功能失常所致。本节所论，不包括邪热所致面部红肿。

【分类】

1. 肺痈面肿　邪热壅肺，痰涎内结，瘀热成痈，肺失宣降，通调失职，水气逆行于上，故面肿。《金匮要略·肺痿肺痈咳嗽上气病脉证治第七》曰："肺痈胸满胀，一身面目浮肿，鼻塞清涕出，不闻香臭酸辛，咳逆上气，喘鸣迫塞，葶苈大枣泻肺汤主之。"临床除面部浮肿以外，尚有目肿，胸满胀痛，鼻塞流涕，不闻香臭，咳嗽气喘，吐脓臭痰，口干咽燥，舌苔黄，脉滑数等症。治宜清热泻肺，排脓消痈，方选葶苈大枣泻肺汤合《千金》苇茎汤，药用：葶苈子、大枣、苇茎、薏苡仁、桃仁、瓜瓣。

2. 风水面肿　风邪袭表，肺失宣降，通调失职，水气逆行于面，故面肿。《金匮要略·水气病脉证并治第十四》曰："寸口脉沉滑者，中有水气，面目肿大，有热，名曰风水""风水恶风，一身悉肿，脉浮而渴，续自汗出，无大热，越婢汤主之"。本证与肺痈面肿均与肺失宣降，通调失职有关，但后者无表证而属里实证，除面肿以外，全身多不肿，且有咳喘，吐脓臭痰，胸满胀痛，鼻塞口干，舌苔黄厚，脉滑数等症；本证属表证，临床除面肿以外，身目俱肿，尚有发热恶风，汗出而渴，骨节疼痛，舌苔薄黄，脉浮等症。本证之治疗，属风水挟热者，治宜宣肺散水，清解郁热，方选越婢汤，药用：麻黄、石膏、生姜、大枣、甘草。

3. 皮水面肿　脾虚不能运化水湿，肺失宣降，不能通调水道，水气滞留面部，故面肿。《金匮要略·水气病脉证并治第十四》曰："皮水者，一身面目黄肿，其脉沉，小便不利，故令病水……越婢加术汤主之。"本证与风水面肿均与肺失宣降有关，病位均在表，但后者病位主要在肺，为表中之表，以面肿为甚，且有发热恶风，骨节疼痛，脉浮等表证；本证病位在脾、肺，为表中之里，其病机除肺失宣降外，尚与脾失健运有密切关系，临床无表证，除面目肿以外，全身肿甚，按之没指，且有腹满，小便不利，脉多沉等症。治宜发汗行水，健脾除湿，兼清内热，方选越婢加术汤，药用：麻黄、石膏、生姜、大枣、甘草、白术。

4. 黄汗面肿　脾虚水湿不运，潴留于肌肤，上泛于面，故面肿。《金匮要略·水气病脉证并治第十四》曰："黄汗其脉沉迟，身发热，胸满，四肢头面肿""黄汗之为病，身体肿，发热汗出而渴，状如风水，汗沾衣，色正黄如柏汁，脉自沉，何从得之？师曰：以汗出入水中浴，水从汗孔入得之，宜芪芍桂酒汤主之"。本证与风水、皮水面肿不同，后者虽肿而无黄汗；本证除面肿以外，其特征为全身汗出色黄，由汗出入水中，水湿内侵，脾失健运，营卫郁滞所致，且有全身水肿，发热口渴，胸满，脉沉等症。治宜调和营卫，祛散水湿，方选芪芍桂酒汤，药用：黄芪、芍药、桂枝、黄酒。

5. 正水面肿　肾阳虚弱，气化失常，水液内停，上泛于面，故面肿。《金匮要略·水气病脉证并治第十四》曰："正水其脉沉迟，外证自喘""病者苦水，面目身体四肢皆肿，小便不利……"。本证与风水、皮水面肿均有身肿、小便不利，但后者水肿近于表，病位在肺、脾；本证水肿属里证，病位主要在肾，影响于肺，临床除面肿、身肿、小便不利以外，尚有腹满喘气，畏寒肢冷，面色白，腰膝酸软，舌淡苔薄白，脉沉迟等症。本证之治疗，仲景未出治方。治当温肾利水，方选济生肾气丸，药用：肉桂、附子、熟地黄、山药、茯苓、山茱萸、牡丹皮、泽泻、车前子、牛膝。

【补充】

1. 肺气虚面肿　肺气虚弱，宣降无力，气不布津，水湿停滞而上逆，故面部浮肿，肿势不甚。临床除面肿以外，尚有短气，自汗，乏力，咳嗽，吐白痰，舌质淡、苔薄白，脉虚等症。治宜补肺益气，化痰止咳，方以玉屏风散合苏子降气汤为主，药用：黄芪、白术、防风、半夏、紫苏子、当归、肉桂、甘草、前胡、陈皮、厚朴、生姜。

2. 脾气虚面肿 脾气虚弱，运化失职，水湿停留，故面部浮肿。临床除面肿以外，尚有神疲乏力，食欲不振，脘腹胀满，大便稀溏，舌质胖淡、苔白微腻，脉虚弱等症。治宜健脾益气，除湿消肿，方选参苓白术散加黄芪，药用：黄芪、党参、茯苓、白术、扁豆、桔梗、陈皮、山药、莲子、砂仁、薏苡仁、甘草。

颈 脉 动

【定义】

颈脉动，指结喉两旁足阳明人迎脉较正常人跳动明显。

【分类】

风水颈脉动 风水病势较剧，水湿较甚，侵犯阳明胃脉，故颈脉跳动明显。《金匮要略·水气病脉证并治第十四》曰："寸口脉沉滑者，中有水气，面目肿大，有热，名曰风水。视人之目窠上微拥，如蚕新卧起状，其颈脉动，时时咳，按其手足上，陷而不起者，风水。"临床除颈脉动以外，尚有面肿大，眼胞微肿，手足肿甚，按之凹陷不起，发热恶风，时时咳嗽，舌苔白，脉沉滑等症。治宜发汗行水除湿，方选越婢加术汤，药用：麻黄、石膏、生姜、大枣、白术、甘草。

额上陷脉紧急

【定义】

额上陷脉紧急，指额角上陷中之脉紧张而拘急。关于本症的含义，注家尚有争议。有认为系额上陷中之脉紧急者，如《医宗金鉴》曰："衄血吐血之家，阴已亡矣，若发其汗，汗出液竭，诸脉失养，则额角上陷中之脉为热所灼，紧且急也。"有认为系额上两侧之动脉下陷不起，寸口脉紧者，如《金匮要略心典》

曰："脉者血之府，额上陷者，额上两旁之脉，因血脱于上而陷下不起也。脉紧者，寸口之脉，血不荣而失其柔，如木无液而枝乃劲也。"

【分类】

阴血亏损额上陷脉紧急 病人素有衄血，阴血亏少，虽有表证，亦不可发汗，因汗血同源，误汗则阴血重伤，经脉失养，故额上陷脉紧急。《伤寒论·辨太阳病脉证并治》曰："衄家不可发汗，汗出必额上陷脉急紧，直视不能眴，不得眠。"（86条）《金匮要略·惊悸吐衄下血胸满瘀血病脉证治第十六》中亦见此条。衄家误汗，除见本证以外，临床尚有两目直视不能转动，不能入眠，神疲面白，气短自汗，舌质淡红少苔，脉弦细等症。关于本证之治疗，仲景未予指出。根据其病机，治当滋阴养血，缓解拘急，方选四物汤加味，药用：熟地黄、白芍、当归、川芎、炙甘草、阿胶、麦冬、五味子、人参。

目 瞑

【定义】

目瞑，即闭目懒睁，不喜阳光刺激的症状。

【分类】

1. 气血虚弱目瞑 虚劳病气血两虚，眼目失养，故目瞑。《金匮要略·血痹虚劳病脉证并治第六》曰："男子脉虚沉弦，无寒热，短气里急，小便不利，面色白，时目瞑，兼衄，少腹满，此为劳使之然。"临床除目瞑以外，尚有面色白，衄血，短气里急，少腹胀满，小便不利，舌淡苔薄白，脉沉弦无力等症。本证之治疗，仲景未出治方，治宜补气养血，方以八珍汤为主，药用：人参、白术、茯苓、炙甘草、熟地黄、白芍、当归、川芎。

2. 邪郁阳遏目瞑 太阳伤寒证服用麻黄汤后，证情有所缓解，但由于外邪郁闭较重，故不能一汗而邪解。外邪郁闭，阳气被遏，故目瞑。《伤寒论·辨太阳病脉证并治》曰："太阳病，脉浮紧，无汗，发热，身疼痛，八九日不解，表证仍在，此当发其汗。服药已微除，其人发烦目瞑，剧者必衄，衄乃解。所以然者，阳气重故也。麻黄汤主之。"（46条）本证与上证不同，上证由目失气血充养所致，属虚证，且有短气，面色白等症；本证由邪郁阳遏致，属实证，临床除目瞑以外，尚有心烦及未尽之表证存在。此目瞑、心烦，本为服麻黄汤后药力助正气驱邪外出，正邪交争之征，若正胜邪却，则无须治疗。若证情变化，邪热不退，当随证施治。

目 赤

【定义】

目赤，指患眼白睛红赤。

【分类】

1. 少阳中风目赤 风邪侵入少阳经，风火循经上扰，壅滞于目，故目赤。《伤寒论·辨少阳病脉证并治》曰："少阳中风，两耳无所闻，目赤，胸中满而烦者，不可吐下，吐下则悸而惊。"（264 条）临床除目赤以外，尚有耳聋，胸满而烦，寒热往来，口苦咽干，目眩，舌苔微黄，脉弦等症。治宜和解少阳，方选小柴胡汤，药用：柴胡、黄芩、半夏、人参、炙甘草、生姜、大枣。

2. 狐蜮酿脓目赤 湿热浊毒侵入血分，循经上注于目，蓄热不解，将成痈脓，故目赤，其特点为目赤如鸠眼。《金匮要略·百合狐蜮阴阳毒病脉证治第三》曰："病者脉数，无热微烦，默默但欲卧，汗出，初得之三四日，目赤如鸠眼；七八日，目四眦黑，若能食者，脓已成也，赤豆当归散主之。"本证与上证不同，上证系少阳风火上扰为患，且有耳聋，寒热往来，口苦咽干等症；本证系湿热循肝经上注为患，临床除目赤以外，尚有默默但欲卧，心烦，无热汗出，两眼内外眦颜色发黑，舌苔黄腻，脉数等症。治宜渗湿清热，解毒排脓，方选赤豆当归散，药用：赤小豆、当归。

3. 痉病郁热上冲目赤 外感痉病，表证未解，邪郁化热，郁热上冲，故目赤。《金匮要略·痉湿暍病脉证治第二》曰："病者身热足寒，颈项强急，恶寒，时头热，面赤，目赤，独头动摇，卒口噤，背反张者，痉病也。"本证与少阳中风目赤均属邪热上扰所致，但后者为邪在少阳，且有寒热往来，耳聋，口苦咽干等症；本证为邪在太阳，临床除目赤以外，尚有恶寒，发热，身热足寒，面赤，头摇，口噤不开，项背强急，角弓反张，舌苔白少津，脉弦紧等症。治宜发汗解表，舒缓筋脉，方选葛根汤，药用：葛根、麻黄、桂枝、芍药、炙甘草、生姜、大枣。

【补充】

1. 肝胆火盛目赤　肝开窍于目，肝胆火盛，火热上冲，影响于目，故目赤，其特点为目赤胀痛，此外，尚有急躁易怒，面部发红，胁肋胀痛，口苦咽干，大便秘结，小便短黄，舌苔黄，舌质红，脉弦数等症。治宜清肝泻火，方选龙胆泻肝汤，药用：龙胆草、柴胡、黄芩、栀子、木通、泽泻、车前子、生地黄、当归、甘草。

2. 肝肾阴虚目赤　肝藏血，肾藏精，肝肾精血不足，不能上承于目，同时，肝肾阴虚，虚火上炎，故目赤，其特点为白睛淡红，此外，尚有腰膝酸软，潮热盗汗，五心烦热，口干不欲饮。治宜滋阴清热，补益肝肾，方选知柏地黄汤，药用：知母、黄柏、生地黄、山药、山茱萸、牡丹皮、泽泻、茯苓。

目　　血

【定义】

目血，指目窍出血。

【分类】

少阴病误汗目血　少阴病，但厥无汗而无表证，却强发其汗，使阳气更伤，并激动营血上溢目窍，故目血。《伤寒论·辨少阴病脉证并治》曰："少阴病，但厥，无汗，而强发之，必动其血。未知从何道出，或从口鼻，或从目出者，是名下厥上竭，为难治。"（294 条）临床除目血以外，口鼻也可出血，尚有下半身厥冷，无汗，口燥咽干，舌淡少苔，脉沉细无力等症。关于本证之治疗，由于在下之阳气虚衰，在上之阴血又竭，下厥非温不可，上竭又不宜用温，顾此失彼，确属难治，故原文曰："难治"。临床若遇此证，可用滋阴回阳之法救治。

【补充】

1. 肝火上炎目血　肝开窍于目，肝火上火，目窍脉络受损，血溢络外，故目血。临床除目血以外，尚有面红目赤，急躁易怒，头目胀痛，耳鸣失眠，胸胁灼痛，口苦咽干，便秘尿黄，舌质红苔黄，脉弦数等症。治宜清肝泻火，凉血散瘀，方选龙胆泻胆汤加味，药用：龙胆草、柴胡、黄芩、栀子、木通、泽泻、车前子、生地黄、当归、甘草、丹参、赤芍。

2. 撞击外伤目血　眼部撞击，脉络破损，血溢络外，故目血。临床除目血以外，有眼部外伤史，尚有头痛眼胀，伤处肿痛且有瘀斑，舌苔白，脉弦等症。治宜活血散瘀，方选桃红四物汤，药用：桃仁、红花、熟地黄、赤芍、当归、川芎。

目　黄

【定义】

目黄，即双目白睛发黄。

【分类】

1. 肝热上扰目黄　肝开窍于目，肾阴亏虚，肝阳上亢，肝经郁热上扰于目，故目黄特点为黑睛周围发生黄晕。《金匮要略·惊悸吐衄下血胸满瘀血病脉证治第十六》曰："夫脉浮，目睛晕黄，衄未止。晕黄去，目睛慧了，知衄今止。"临床除目黄以外，尚有视物昏黄不清，衄血，眩晕耳鸣，心烦不寐，口干咽燥，舌质红少苔，脉浮无力等症。本证之治疗，仲景未出治方。治宜滋阴降火，清肝明目，方选杞菊地黄丸，药用：枸杞子、菊花、熟地黄、牡丹皮、泽泻、山药、茯苓、山茱萸。

2. 脾虚寒湿目黄　素体脾阳虚弱，寒湿内盛，或因伤寒发汗太过，损伤中阳，或因脾阳素虚，感受风寒，误用攻下，使脾阳更虚，以致寒湿中阻，影响肝胆疏泄功能，胆汁不循常道上溢，故目黄，其特点为黄而晦暗。《伤寒论·辨少阳病脉证并治》曰："得病六七日，脉迟浮弱，恶风寒，手足温，医二三下之，不能食，而胁下满痛，面目及身黄……。"（98条）《伤寒论·辨阳明病脉证并治》曰："伤寒发汗已，身目为黄，所以然者，以寒湿在里不解故也。以为不可下也，于寒湿中求之。"（259条）本证与上证不同，上证为肾阴不足，肝经郁热上扰所致，目黄特点是黑睛周围出现黄晕，并伴视物不清，衄血，而无身黄、小便黄；本证为脾阳虚寒湿中阻，胆汁外溢所致，目黄特点是目黄而晦暗，常见于黄疸病，临床除目黄以外，尚有身黄，小便黄而不利，腹满少食，肢冷便溏，头眩，舌质淡、苔白，脉迟缓无力等症。本证之治疗，仲景有法而无方。治宜温中散寒除湿，方选理中汤加茵陈，药用：人参、白术、干姜、炙甘草、茵陈。

目 泣 自 出

【定义】

目泣自出，即眼泪不由自主地流出。

【分类】

外寒内饮目泣自出 膈上素有伏饮，肺气被阻，复感风寒，引动伏饮，内外合邪，逼迫肺气，咳喘剧烈，故目泣自出。《金匮要略·痰饮咳嗽病脉证并治第十二》曰："膈上病痰，满喘咳吐，发则寒热，背痛腰疼，目泣自出，其人振振身瞤剧，必有伏饮。"临床除目泣自出以外，尚有胸满喘咳，呕吐痰涎，恶寒发热，背痛腰疼，周身不舒，全身震颤动摇，舌苔白滑，脉浮紧或弦滑等症。治宜解表散寒，温肺化饮，方选小青龙汤，药用：麻黄、桂枝、半夏、干姜、细辛、五味子、白芍、炙甘草。

目直视 （目正圆）

【定义】

目直视，即定睛前视，目珠不能转动。目正圆与目直视义同。

【分类】

1. 痉病目直视 痉病病人，精血亡绝，目失所养，虚风内动，故两目直视。《金匮要略·脏腑经络先后病脉证第一》曰："其目正圆者，痉，不治。"临床除目直视以外，尚有项背强直，四肢抽搐，口噤不开，角弓反张，头目晕眩，面色苍白，小便失禁，大便秘结，舌红少苔，脉细无力等症。关于本证之治疗，仲景未予详述。治宜滋阴养血，息风镇痉，方选三甲复脉汤，药用：白芍、阿胶、龟甲、鳖甲、牡蛎、麦冬、生地黄、炙甘草、麻仁。

2. 衄家误汗目直视 素有衄血，阴血本少，复有表证，误发其汗，阴血重伤，目睛失养，故目直视。《金匮要略·惊悸吐衄下血胸满瘀血病脉证治第十六》曰："衄家不可汗，汗出必额上陷脉紧急，直视不能眴，不得眠。"本证与上证不同，上证为痉病精血亡绝，虚风内动所致，故有颈项强直，口噤不开，角弓反张等症，其病势危急，治疗困难；本证为衄血误汗，伤及阴血所致，其病势较缓，治疗较易，临床除目直视以外，尚有额上陷中之脉紧急，不能入睡，眩晕，自汗，神疲，气短，舌质淡红，脉弦细等症，并有衄血及误汗史。关于本证之治疗，仲景尚未明确指出。根据其机制，治宜滋阴养血，方选四物汤加味，药用：熟地黄、白芍、当归、川芎、阿胶、麦冬、甘草、五味子、人参、龟甲。

目　肿

【定义】

目肿，指双眼上胞下睑肿胀不适。

【分类】

1. 肺痈目肿　痈生于肺，肺失宣降，通调失职，水气上逆，故目肿。《金匮要略·肺痿肺痈咳嗽上气病脉证治第七》曰："肺痈，胸满胀，一身面目浮肿，鼻塞清涕出，不闻香臭酸辛，咳逆上气，喘鸣迫塞，葶苈大枣泻肺汤主之。"本证除目肿以外，临床尚有咳喘胸满，喉中痰鸣，痰浊腥臭，鼻塞清涕出，身面浮肿，舌苔黄，脉滑数等症。治宜开泄肺气，方选葶苈大枣泻肺汤，药用：葶苈子、大枣。

2. 风水目肿　皮毛受邪，肺失宣降，通调失职，水湿滞留于上，故目肿。《金匮要略·水气病脉证并治第十四》曰："寸口脉沉滑者，中有水气面目肿大，有热，名曰风水。视人之目窠上微拥，如蚕新卧起状，其颈脉动，时时咳，按其手足上，陷而不起者，风水。"本证与上证均与肺失宣降有关，但上证系痰热壅肺为患，病位在里，临床伴有咳痰腥臭，胸满气喘，苔黄，脉滑数等症；本证系风邪袭表为患，病位在表，临床除目肿以外，尚有发热恶风，身面浮肿，手足肿甚，按之陷而不起，颈脉明显跳动，时时咳嗽，舌苔薄白或薄黄，脉浮或脉沉滑等症。本证之治疗，风水挟热者，治宜发越阳气，散水清热，方选越婢汤，药用：麻黄、石膏、生姜、大枣、甘草。

3. 皮水目肿 脾虚不能运化水湿，肺气不宣，不能通调水道，水湿上泛，故目肿。《金匮要略·水气病脉证并治第十四》曰："里水者，一身面目俱肿，其脉沉，小便不利，故令病水……越婢加术汤主之。"本证与风水目肿均与肺失宣降有关，病位都在表，同有身肿，但后者为风邪袭表，有发热、恶风、脉浮等表证；本证病机除肺失宣降以外，尚与脾失健运有关，水肿虽趋于表，但无恶风等表证，临床尚有面肿身肿，按之没指，腹满如鼓，小便不利，舌苔白或兼黄，脉浮或脉沉等症。本证之治疗，若挟热者，治宜发汗行水，健脾除湿，兼清内热，方选越婢加术汤，药用：麻黄、石膏、生姜、大枣、甘草、白术。

4. 正水目肿 肾阳虚弱，气化无权，水湿内停，上泛于目，故目肿。《金匮要略·水气病脉证并治第十四》曰："病者苦水，面目身体四肢皆肿，小便不利""正水其脉沉迟，外证自喘""夫水病人，目下有卧蚕，面目鲜泽，脉伏，其人消渴。病水腹大，小便不利，其脉沉绝者，有水，可下之"。本证与风水、皮水目肿均有身肿，小便不利，但后者病机主要与肺有关，病位在表，其脉多浮；本证病机主要在肾，影响于肺，病位在里，其脉沉迟，临床尚有腹满而喘，畏寒肢冷，倦怠乏力，腰酸腿软，溲清便溏，舌质淡苔白，脉沉等症。本证之治疗，仲景有法而无方。若水肿甚而正气尚未衰者，可用逐水攻下法，方选十枣汤，药用：甘遂、大戟、芫花、大枣；若邪实正虚者，治宜温阳利水，方选真武汤加味，药用：炮附子、白术、茯苓、白芍、生姜、木通、防己。

【补充】

肺脾积热目肿 风热入里，或饮食不节，食积生热，风热邪毒积于肺脾，深入血分，上攻于目，故目肿而赤痛发热，疼痛拒按，痛引头额，怕光流泪，或伴恶寒，全身发热，舌质红、苔黄，脉数。治宜散风清热解毒，《中医症状鉴别诊断学·眼科症状》选用散热消毒饮（《审视瑶函》），药用：牛蒡子、羌活、黄连、黄芩、薄荷、连翘。

目　青

【定义】

目青，指白睛或眼胞呈现青色。

【分类】

1. 阴毒目青　疫毒侵袭血脉，瘀血凝滞，阻塞不通，故目青。《金匮要略·百合狐惑阴阳毒病脉证治第三》曰："阴毒之为病，面目青，身痛如被杖，咽喉痛。五日可治，七日不可治，升麻鳖甲汤去雄黄、蜀椒主之。"临床除目青以外，尚有面色青，遍身疼痛如被杖一样，咽喉痛，舌质暗，脉涩等症。治宜解毒散瘀，方选升麻鳖甲汤去雄黄、蜀椒，药用：升麻、鳖甲、当归、甘草。

2. 黑疸目青　酒疸误下，湿热内陷，邪入血分，久久熏蒸，血为瘀滞；或黄疸日久不愈，瘀血内停，均可导致目青。《金匮要略·黄疸病脉证并治第十五》曰："酒疸下之，久久为黑疸，目青面黑，心中如啖蒜齑状，大便正黑，皮肤爪之不仁，其脉浮弱，虽黑微黄，故知之。"本证与上证不同，上证为疫毒侵入血分所致，除目青以外，尚有面色青，咽喉痛，身痛如被杖等症；本证由酒疸误下，或黄疸经久不愈转变而成，临床除目青以外，尚有面色黑中带黄，胃中灼热不舒，大便色黑，肌肤麻木不仁，少腹胀满，舌质暗，脉浮弱或涩滞等症。治宜消瘀化湿，方选硝石矾石散，药用：硝石、矾石。

目　瞤

【定义】

目瞤，即眼皮频频震跳，不能自制。

【分类】

1. 肝中风目瞤　足厥阴肝经经脉上连目系，肝主筋而开窍于目，为风木之脏。风中于肝而易从火化，风胜则动，风火上扰，影响于目，故目瞤。《金匮要略·五脏风寒积聚病脉证并治第十一》曰："肝中风者，头目瞤，两胁痛，行常伛，令人嗜甘。"关于本证之机制，《金匮要略悬解》云："肝为厥阴风木，肝中风者，木郁风动，筋动振摇，故头目瞤。"临床除目瞤以外，尚有头部颤动，两胁疼痛，行走时曲背垂肩，喜食甘味之品等症。关于本证之治疗，仲景未出方治，《金匮发微》认为："当用熟地以补血，潞参以补气，重用龙骨牡蛎以镇之，其效至速……。"

2. 脾中风目瞤 眼胞属脾，脾中风，风淫于外，而气阻于内，故见眼胞跳动，甚至眼皮浮肿。《金匮要略·五脏风寒积聚病脉证并治第十一》曰："脾中风者，翕翕发热，形如醉人，腹中烦重，皮目瞤瞤而短气。"本证与上证不同，上证为风中于肝，并有胁痛、喜食甘味等症；本证为风中于脾，除目瞤以外，临床尚有翕翕发热，四肢不收，形如醉人，腹中烦重，短气等症。关于本证之治疗，仲景未出方治。后世注家有认为，若脾经蕴郁之风热较重，且短气咳喘明显者，可酌用越婢加半夏汤宣肺泄热，降逆平喘；若因脾虚湿泛，郁而化热成为皮水者，用越婢加术汤发汗散水，清热除湿，健运脾气。前方药用：麻黄、石膏、生姜、大枣、甘草、半夏；后方药用：麻黄、石膏、生姜、大枣、甘草、白术。

目 四 眦 黑

【定义】

目四眦黑，指两眼内外角的颜色呈黑色。

【分类】

热瘀血腐目四眦黑 狐蜜病湿热虫毒内陷血分，血分热毒壅遏已久，热瘀血腐成脓，故目四眦黑。《金匮要略·百合狐蜜阴阳毒病脉证治第三》曰："病者脉数，无热，微烦，默默但欲卧，汗出，初得之三四日，目赤如鸠眼，七八日，目四眦黑。若能食者，脓已成也，赤豆当归散主之。"临床除本证以外，尚有微烦，默默但欲卧，无热汗出，目赤如鸠眼，舌苔黄腻，脉数等症，并有咽喉及前后二阴溃烂病史。治宜清热利湿，解毒排脓，祛瘀生新，方以赤豆当归散为主，药用：赤小豆、当归。

两 目 暗 黑

【定义】

两目暗黑，指两眼周围皮肤颜色发黑。

【分类】

虚劳瘀血两目暗黑 五劳所伤，日久不愈，经络气血运行受阻，瘀血内停，血脉凝滞，不能上荣于目，故两目暗黑。《金匮要略·血痹虚劳病脉证并治第六》曰："五劳虚极羸瘦，腹满不能饮食，食伤、忧伤、饮伤、房室伤、饥伤、劳伤、经络营卫气伤，内有干血，肌肤甲错，两目黯黑。缓中补虚，大黄䗪虫丸主之。"临床除两目黯黑以外，尚有身体消瘦，腹满不能饮食，肌肤甲错，面色晦暗无华，舌质有瘀斑，脉涩等症。治宜攻补兼施，扶正祛瘀，方选大黄䗪虫丸，药用：大黄、黄芩、甘草、桃仁、杏仁、芍药、干地黄、干膝、虻虫、水蛭、蛴螬、䗪虫。上药炼蜜为丸服用。

目 不 得 闭

【定义】

目不得闭，指病人不能闭目久睡。

【分类】

狐惑病目不得闭　狐惑病，感染湿热虫毒，日久不愈，伤及营血，邪毒上扰心神，故目不得闭。《金匮要略·百合狐惑阴阳毒病脉证治第三》曰："狐惑之为病，状如伤寒，默默欲眠，目不得闭，卧起不安，蚀于喉为惑，蚀于阴为狐，不欲饮食，恶闻食臭，其面目乍赤、乍黑、乍白。蚀于上部则声喝，甘草泻心汤主之。"临床除目不得闭以外，尚有发热，沉默欲眠，食欲不振，恶闻饮食气味，卧起不安，面色变幻无常，时红，时黑，时白，声音嘶哑等症。治宜清热化湿，安中解毒，方选甘草泻心汤，药用：甘草、黄芩、人参、干姜、黄连、大枣、半夏。

目中不了了

【定义】

目中不了了，即双目视物不清。

【分类】

热盛阴伤目中不了了　伤寒经过一定时日，邪热深伏于里，热结于腑，阳热亢盛，阴津耗竭，目睛失养，故目中不了了。《伤寒论·辨阳明病脉证并治》曰："伤寒六七日，目中不了了，睛不和，无表里证，大便难，身微热者，此为实也。急下之，宜大承气汤。"（252 条）对于本证之病机，《伤寒溯源集》云："目中不了了，是邪热伏于里而耗竭其津液也。"临床除目中不了了以外，尚有眼球转动不灵活，身微热，大便难，舌苔黄，脉沉实等症。治宜泻阳救阴，方选大承气汤，药用：大黄、厚朴、枳实、芒硝。

目 如 脱 状

【定义】

目如脱状是指两目胀突，有如脱出之状，此既为两目外鼓之体征，又含有自觉眼睛胀突好象将要脱出的感觉，为肺胀病临床表现之一。《金匮要略心典》云："外邪内饮，填塞肺中，为胀为喘，为咳而上气……目如脱状者，目睛胀突，如欲脱落之状，壅气使然也。"

【分类】

目如脱状症仅见于《金要要略·肺痿肺痈咳嗽上气病脉证治第七》之第 13 条，其云："咳而上气，此为肺胀，其人喘，目如脱状，脉浮大者，越婢加半夏汤主之。"此因外感风热，水饮内作，致肺气胀满而发病也。水饮挟热，逆而上肺，故咳嗽上气，喘急，甚则目睛胀突，有如脱出之状；脉浮主表，亦主在上，大脉主热，风热挟饮邪上逆，则脉象浮大。治宜宣肺泻热，降逆平喘，方用越婢加半夏汤：麻黄、石膏、生姜、大枣、半夏、甘草。

耳 前 后 肿

【定义】

耳前后肿是指耳部前后肿胀，为邪郁少阳，经脉受阻的表现之一。

【分类】

耳前后肿症仅见于《伤寒论·辨阳明病脉证并治》第 231 条，其云："阳明中风，脉弦浮大而短气，腹都满，胁下及心痛，久按之，气不通，鼻干，不得汗，嗜卧，一身及目悉黄，小便难，有潮热，时时哕，耳前后肿。刺之小瘥，外不解，病过十日，脉续浮者，与小柴胡汤。"盖病之初为阳明中风，受邪之后，即酿成三阳合病。脉弦为少阳，浮为太阳，大为阳明，此三阳合病之脉。从证候分析言，阳明热气壅滞，熏灼肝经，胃失和降，热蒙心神，则鼻干，腹满而喘，一身及目悉黄，昏厥嗜卧，时时哕；耳前耳后，为少阳经脉所过之地，热邪外壅，经脉受阻，则耳前后肿；少阳经脉外循胸胁，内而下胸中贯膈，属胆络肝，热邪壅聚不通，则见心胁痛，久按之气不通；少阳热盛，枢机不利，三焦水道失调，则小便不利；病及阳明，法当多汗，今太阳之邪未罢，故为无汗。如此三阳证见，病重而复杂，发表必碍其里，攻里必碍其表，故治宜针刺之法，以疏利经脉，泄热祛邪，宣通郁阳。柯韵伯谓"刺足阳明"，钱天来谓"刺少阳阳明之路"，可通补为用。刺后若病情小瘥，而外邪不解，病过十日，脉续浮（《医宗金鉴》谓"弦浮"），知里热已解，而病偏少阳，当见少阳之证，则治以小柴胡汤和解枢机。

两耳聋无闻

【定义】

两耳聋无闻是指耳的听觉失聪，不能听到外界声响而言。轻者，听而不真，称为重听；重者，不闻外声，则为全聋。《杂病源流犀烛》云："耳聋者，声音闭隔，竟一无所闻者也，亦有不至无闻，但闻之不真者，名为重听。"

【分类】

1. 心肾不足耳聋 《伤寒论·辨太阳病脉证并治》曰："未持脉时，病人手叉自冒心，师因教试令咳而不咳者，此必两耳聋无闻也。所以然者，以重发汗，虚故如此。"（75条）诊病之要在于四诊合参。现未持脉时，见到病人交叉双手，按住心胸部位，望而便知是心阳虚而心悸；为进一步确立诊断，使教病人咳嗽，病人不咳，是因耳聋听不见的缘故。心悸与耳聋都属重汗，阳气虚脱的表现；汗为心之液，过度发汗使心阳外泄，导致心阳不足，空虚无主，故心悸，叉手自冒心；手少阴之络会于耳，心寄窍于耳，心阳虚则两耳失聪，严重者伤及肾气，肾开窍于耳，肾气虚则两耳聋无闻。关于本病心悸、耳聋，仲景无治法。张路玉谓："必大剂参附，庶可换回也。"（《伤寒缵论·太阳下篇》）汪苓友谓："《补亡论》常器之云，素无热人，可与芍药附子汤；素有热人，可与黄芪建中汤；愚以重发汗而致虚，黄芪建中汤固宜用也。夫精气虚，非火虚，芍药附子汤不宜用也。"（《伤寒论辨证广注·辨太阳病脉证治法中》）但多数注家认为此与桂枝甘草汤证相同，只是较重而已，可用上方加大剂量，虚甚者可加参附。

2. 风火上扰耳聋　《伤寒论·辨少阳病脉证并治》曰："少阳中风，两耳无所闻，目赤，胸中满而烦者，不可吐下，吐下则悸而惊。"（264 条）足少阳经脉起于目锐眦，走于耳中，下胸中贯膈。少阳主相火，风邪侵袭少阳，则风火上壅，清窍不利，故耳聋目赤；风火走窜经脉，结于胸中，故胸中满而烦。治法当以和解为主。如误认为胸中满而烦为肠胃实邪阻滞而用吐下之法，势必耗伤气血，以致心失所养，心神无主，而产生心悸、惊惕等变证。心肾不足耳聋与风火上扰耳聋，两者有虚实之别，前者为重发其汗，心阳虚损，伤及肾气所致，后者为风火上扰，壅阻清窍所致。其辨证要点是：心肾不足耳聋，必无胀无痛，属虚证，故治当温阳补虚，用桂枝甘草汤加参附之类；风火上扰耳聋，往往有填塞闭胀，甚至疼痛之感觉，属实证，则治用和解，使枢机得运，风火自散。

【补充】

1. 风热袭肺耳聋　一侧或双侧耳聋，耳鸣如刮风样，或有耳闭胀闷感，伴鼻塞，涕多，头痛，发热，舌淡红苔薄，脉浮数。系因外感风热，或风寒郁久化热所致。治宜宣泄肺气，佐以清解，方用桑菊饮（桑叶、菊花、杏仁、连翘、薄荷、桔梗、甘草、芦根）。

2. 肝阳上亢耳聋　耳鸣耳聋，眩晕胀痛，伴有面红目赤，失眠健忘，咽干口燥，腰膝酸软，舌红少津，脉弦细而数。系因肝肾阴虚，肝阳上亢所致，为本虚标实之候。治宜滋阴潜阳，方用天麻钩藤饮（天麻、钩藤、石决明、栀子、黄芩、杜仲、牛膝、益母草、桑寄生、夜交藤、茯神）。

口　苦

【定义】

口苦是指胆气上溢。病人自觉口中时泛苦味而言。苦为胆味，《灵枢·四时气篇》说："胆热泄则口苦。"成无己谓："足少阳，胆经也。《内经》曰：病有口苦，名曰胆瘅。《甲乙经》曰：胆者，中精之腑，五脏取决于胆，咽为之使。少阳之脉，起于目锐眦，少阳受邪，致口苦、咽干、目眩。"（《注解伤寒论·辨少阴病脉证并治》）

【分类】

1. 邪在少阳口苦　胆为少阳之府，邪气侵犯少阳，枢机不利，胆火上炎，可见口苦等症。《伤寒论·辨少阳病脉证并治》曰："少阳之为病，口苦，咽干，目眩也。"（263 条）即是病入少阳，邪在半表半里，以致枢机不利，胆火上炎，灼伤津液，故见口苦、咽干；手足少阳经脉起讫于目锐眦，且胆与肝合，肝开窍于目，邪热上干空窍，故头目晕眩。口苦、咽干、目眩为少阳病提纲，其他症尚有往来寒热、胸胁苦满、默默不欲饮食、心烦喜呕等（参见 96 条）。治疗宜和解少阳，用小柴胡汤（柴胡、黄芩、人参、半夏、炙甘草、生姜、大枣）。

2. 百合阴虚口苦　百合病多与心肺阴虚内热有关，因邪热在里，故其亦有口苦等症。《金匮要略·百合狐䘌阴阳毒病脉证治第三》曰："百合病者……意欲食复不能食，常默默，欲卧不能卧，欲行不能行，欲饮食，或有美时，或有不用闻食臭时，如寒无寒，如热无热，口苦，小便赤……其脉微数……各随证治之。"因百合病是以心肺阴虚为主的病变，故其临床表现大致为两个方面：一是由于阴血不足，影响神明，出现神志恍惚不定及语言行动、饮食或感觉等失调症；二是由于阴虚生内热，出现口苦、小便赤、脉浮数等症。治疗之法，当以养阴清热为主，而不可妄用汗吐下。邪在少阳口苦与百合阴虚口苦，两者有虚实之不同。邪在少阳口苦，为胆火上炎，灼伤津液所致，以实证为主；百合阴虚口苦，为阴虚内热，影响胆气所致，以虚证为主。其辨证要点是：邪在少阳口苦，以口苦、咽干、目眩、往来寒热、胸胁苦满、默默不欲饮食为主症，故治用和解，方用小柴胡汤；百合阴虚口苦，是在口苦、尿赤、脉微数阴虚内热之症外，尚有默默不言，欲卧不能卧，欲行不能行，想进饮食但不能饮食，有时胃纳尚佳，有时又厌恶饮食，如寒无寒，如热无热等阴血不足而影响神明的症状，临床应根据具体情况，随证施治。

【补充】

肝胆郁热口苦　口苦心烦，口干欲饮，太息易怒，目赤头痛，胁肋胀痛，小便黄，大便偏干，舌红苔黄，脉弦数。病因情志郁结或五志过极化火，肝胆郁火内蕴，疏泄失职，胆气上溢所致。治宜疏利肝胆，清解郁热，用龙胆泻肝汤（龙胆草、黄芩、栀子、柴胡、当归、生地黄、车前子、泽泻、木通、甘草）。若挟痰热者，可用黄连温胆汤化裁为治。

口　燥

【定义】

口燥是指口中津液缺乏而口舌干燥的证候。《伤寒论》《金匮要略》有"口燥""口干燥""口舌干燥"等不同描述，因其表现大致相同或相似，本节以"口燥"概括之，并合于一处讨论。

【分类】

1. 寒湿不化口燥　寒湿为病，口应不燥，然苦寒湿内阻，气不化津，则可见口燥。《金匮要略·痉湿暍病脉证治第二》曰："湿家，其人但头汗出，背强，欲得被覆向火，若下之早则哕，或胸满，小便不利，舌上如苔者，以丹田有热，胸上有寒，渴欲得饮而不能饮，则口燥烦也。"病湿之人，因外感寒湿，腠理闭塞，阳气不能外达，反逆而上出，故但头汗出，背强恶寒，欲得被覆向火，此时治疗，法当温经化湿，舒展卫阳。若下之早，则阳气下陷，寒湿上泛，故在胃则哕，在胸则满，在下则小便不利，在舌则为滑如苔；清阳不升，浊阴不降，则丹田有热，胸上有寒；寒湿不化，津液不生，故口燥心烦，渴欲得饮而不能饮，此乃湿病误治之变也。救误之法，《金匮要略讲义·痉湿暍病脉证治第二》说："钱天来主张用桂枝附子汤，或甘草附子汤，可以参考。"

2. 下虚上实口燥　《金匮要略·痰饮咳嗽病脉证并治第十二》曰："青龙汤

下已，多唾口燥，寸脉沉，尺脉微，手足厥逆，气从少腹上冲胸咽，手足痹，其面翕热如醉状，因复下流阴股，小便难，时复冒者，与茯苓桂枝五味甘草汤，治其气冲。"支饮之病，服小青龙汤后，外寒已解，内饮未除，又辛热伤阴，故见痰唾多、口干燥；饮留于上，阳虚于下，肾气乘之，冲气上逆，则有寸脉沉、尺脉微、手足厥逆、气从少腹上冲胸咽等症。寒湿不化口燥与下虚上实口燥两者均为服药后所致，前者是湿病之人下之过早，阳气下陷，寒湿不化引起，其特征是：口燥心烦，渴饮得饮而不能饮，哕而胸满，小便不利，舌上如苔，治当温阳散寒化湿，用桂枝附子汤加减；本证是支饮病人，用小青龙汤后，外寒虽解，但辛热伤阴引起，然病变重心还在下焦阳虚，支饮上盛，其特征是：多唾口燥，寸脉沉，尺脉微，手足厥逆，气从少腹上冲胸咽，手足痹，其面翕热如醉状，小便难，时眩冒。则治宜平冲降逆，用桂苓五味甘草汤（茯苓、桂枝、炙甘草、五味子）。

3. 肺中风邪口燥　肺主气，气化津，肺中风邪，气不布津，可见口燥等症。《金匮要略·五脏风寒积聚病脉证并治第十一》曰："肺中风者，口燥而喘，身运而重，冒而肿胀。"是肺中于风，津气不布，故口燥；肺气上逆，故见喘气；肺主治节，治节失职，故身运而重；肺主清肃，清肃之令不行，浊气上逆，故时昏冒；肺气失宣，通调失司，气滞水停，故见肿胀。仲景未出方治，综观其证，宣肺利气、通利水道之法可以为之。

4. 黄疸湿热口燥　《金匮要略·黄疸病脉证并治第十五》曰："病黄疸，发热烦喘，胸满口燥者，以病发时火劫其汗，两热所得。然黄家所得，从湿得之。一身尽发热而黄，肚热，热在里，当下之。"黄疸初期，里有湿热，当清热利湿。若误用火劫发汗以退其黄，则不但在里之湿热不得解，反使火邪与郁热相合，则"两热相得"。邪热上壅，故发热烦喘，胸满口燥；然邪热虽盛，无湿则不黄，故曰"黄家所得，从湿得之"；一身尽发热，面黄，肚热，为黄疸的里热实证，故曰"当下之"。寒湿不化口燥与黄疸湿热口燥，两者病机不同，证候表现各异。前者为湿病之人，下之过早，阳气下陷，寒湿不化所致，其特征是：口燥心烦，欲饮得饮而不能饮，喘而胸满，背强恶寒，欲得被覆向火，小便不利，舌上白滑如苔，治宜温经散寒除湿，可用桂枝附子汤加减；本证为湿热黄疸，误用火劫，使里实热甚所致，其特征是：口燥胸满，发热烦喘，一身尽发热，而腹部发热更重，是"热在里"之征象尤为突出，故治当苦寒攻下，仲景有证无方，后人主张用栀子大黄汤、大黄硝石汤或凉膈散，均可相机使用。

5. 瘀血气阻口燥 瘀血之病，血行瘀滞，气不化液，津不上濡，则有口燥。《金匮要略·惊悸吐衄下血胸满瘀血病脉证治第十六》曰："病人胸满，唇痿舌青，口燥，但欲漱水不欲咽，无寒热，脉微大来迟，腹不满，其人言我满，为有瘀血。"盖瘀血阻滞，故胸满；瘀血内阻，血不外荣，故唇痿舌青；血瘀津不行，津不上濡，故口燥；病因瘀血，并非津亏，故是口燥却只欲漱水而不欲咽；病非外感，故无寒热；血瘀经隧，脉涩不利，则脉微来迟。证属瘀血无疑。若"病者如热状，烦满，口干燥而渴，其脉反无热，此为阴伏，是瘀血也，当下之"（同上）。此与上条均论瘀血，但脉症略有不同。上条所论为单纯瘀血证，而本条所述则是瘀血化热的证候。故上条口燥，病人言我满，脉微大来迟；而本条口燥而渴，烦满，如热状，其脉反无热，是瘀血在里，久郁化热使然。治当活血化瘀，或破血逐瘀，酌情选用桃核承气汤、抵当汤之类。

6. 痰饮水积口燥 痰饮之病，水饮内阻，一般无口燥，但若水走肠间，水气不化，津不上承，则可见口燥。《金匮要略·痰饮咳嗽病脉证并治第十二》曰："腹满，口舌干燥，此肠间有水气，己椒苈黄丸主之。"肺与大肠，合为表里，肺失通调，水走肠间，饮邪内结，故见腹满；水气不化，津不上承，故口干舌燥。治当辛宣苦泄，前后分消。本证与下虚上实口燥，两者在病机上均有痰饮内结，但下虚上实口燥，为支饮之病，服小青龙汤后，辛热伤阴，而下热阳虚，支饮上盛，其特点是：痰唾多，口干燥，重在有寸脉沉，尺脉微，手足厥逆，气从少腹上冲胸咽，小便难，时眩冒等下虚上实证候，故治用桂苓五味甘草汤以平冲降逆为主。本证口燥，为肠间有水气，气不化津，其特点是：口舌干燥，重在有水走肠间腹满的典型证候，故治用己椒苈黄丸攻逐水饮，则饮去病解，"口中有津液"。若服药后反加口渴，是饮阻气结所致，可加芒硝软坚散结。

7. 热盛津伤口燥 《伤寒论·辨太阳病脉证并治》曰："伤寒无大热，口燥渴，心烦，背微恶寒者，白虎加人参汤主之。"（169 条）《伤寒论·辨阳明病脉证并治》："若渴欲饮水，口干舌燥者，白虎加人参汤主之。"（222 条）两条所论，均为邪入阳明，里热炽盛，津液大伤之证，故突出表现有口舌干燥，渴欲饮水，心烦等症。所谓伤寒无大热，是阳明热盛，汗出太多，而表无大热；里热太盛，汗出肌疏，则背微恶寒。治法清阳明里热，益气生津，方用白虎加人参汤（石膏、知母、粳米、炙甘草、人参）。

8. 真阴耗伤口燥 《伤寒论·辨少阴病脉证并治》曰："少阴病，自利清水，色纯青，心下必痛，口干燥者，可下之，宜大承气汤。"（321 条）盖燥实内结，迫液旁流，故自利清水，不夹渣滓，颜色青黑；燥实内阻，胃气壅滞，故心下必痛；燥热灼伤真阴，故口干燥。热盛津伤口燥与真阴耗伤口燥病因、病机不同，前者为阳明热盛，津气大伤所致，其特征是：身热，汗出，渴欲饮水，口舌干燥，或背微恶寒，属阳明经热之证，故治用白虎加人参汤辛寒清热，益气生津；本证为燥实内结，灼伤真阴所致，其特征是：自利清水，色纯青，心下必痛，口干燥。属阳明腑实，肾阴耗伤之证，则治当急下阳明之实，挽救少阴之阴，方用大承气汤，否则迁延过日，肾水告竭，其阴必亡，虽下无及也。

9. 妇人瘀血口燥 《金匮要略·妇人杂病脉证并治第二十二》曰："问曰：妇人年五十所，病下利数十日不止，暮即发热，何也？师曰：此病属带下。何以故？曾经半产，瘀血在少腹不去。何以知之？其证唇口干燥，故知之。温经汤主之。"妇人年已五十，冲任皆虚，既往又曾经半产，正气已虚而少腹瘀血未尽。瘀血内结，冲任虚寒，血不归经，故腹满里急，漏血数十日不止；阴血耗损，虚热内生，故暮即发热，手掌烦热；瘀血不去，新血不生，津不上润，则唇口干燥，此乃判断血瘀之证的一个重要标志。妇人瘀血口燥与瘀血气阻口燥，两者病机大致相同，但瘀血气阻口燥是以单纯瘀血阻滞为主，其特征是：口燥，但欲漱水不欲咽，无寒热，胸满，腹不满，病人言我满，脉微大来迟，若瘀血久郁化热，或见口干燥而渴，且其瘀血多在经隧，故治用桃核承气汤或抵当汤活血或破血。妇人瘀血口燥，除瘀血外，尚有冲任虚寒等病况，其特征是：唇口干燥，腹满里急，漏血数十日不止，暮即发热，手掌烦热。其瘀血是在少腹部位，治宜温补冲任，养血行瘀，扶正祛邪，方用温经汤：吴茱萸、当归、川芎、芍药、人参、桂枝、牡丹皮、生姜、阿胶、半夏、麦冬、甘草。

仲景所论口燥，除上所述外，尚有舌上干燥、舌上燥等不同描述，因口包括于舌，故舌上燥亦即口燥也。《伤寒论·辨太阳病脉证并治》曰："伤寒若吐若下后，七八日不解，热结在里，表里俱热，时时恶风，大渴，舌上干燥而烦，欲饮水数升者，白虎加人参汤主之。"（168 条）此论伤寒吐下后，热结在里，热盛津伤之证治。其突出证候是表里俱热，大渴，舌上干燥而烦，欲饮水数升。此"舌上干燥"与前"热盛津伤口燥"所述之"口燥渴心烦"（169 条）、"渴欲饮水，口干舌燥者"（222 条）之口燥含义完全相同，热盛津伤的病理也相一致，同时说明口燥与舌上干燥可以互文见义，故均可用白虎加人参汤辛寒清热，益气生津。《伤寒论·辨太阳病脉证并治》论大结胸证亦有"舌上燥"者，如"太阳病，重发汗而复下之，不大便五六日，舌上燥而渴，日晡所小有潮热，从心下至少腹硬满而痛不可近者，大陷胸汤主之"（137 条）。是表病重汗，复加攻下，邪热内陷，与水饮互结于胸膈，而为太阳结胸，又兼阳明内实，病变重心在于水热互结，津伤胃燥，故有舌上燥而渴，日晡所小有潮热，不大便五六日，从心下至少腹硬满疼痛不可近等症。治宜泻热逐水破结，用大陷胸汤（大黄、芒硝、甘遂）。

口 不 仁

【定义】

口不仁是指言语不利，食不知味，为阳明胃热炽盛的证候表现。

【分类】

口不仁症仅见于《伤寒论·辨阳明病脉证并治》，其云："三阳合病，腹满身重，难以转侧，口不仁，面垢，谵语，遗尿。发汗则谵语，下之则额上生汗，手足逆冷。若自汗出者，白虎汤主之。"（219 条）此言三阳合病，实则为阳明里热独盛之证。邪热内盛，胃气不畅，因而腹满；阳明热盛，伤津耗气，故身重，难以转侧；胃之窍出于口，胃热炽盛，津液受灼，则口不仁；足阳阴经脉绕面部，热势上蒸，故面部油垢污浊；热扰神明，则见谵语；热盛神昏，膀胱失约，故见遗尿；热邪充斥于内外上下，则见汗出。不可妄用发汗，否则津液外泄，里热愈炽，谵语更甚；亦不可妄下，下则阴液竭于下，阳无所附而上越，出现额上生汗，手足逆冷之危证。宜以白虎汤大清胃热，急救津液，以存其阴，则口不仁、面垢、谵语、遗尿、腹满诸症可去矣。

口 多 涎

【定义】

口多涎是自觉口中涎液较多，或频频不自主吐涎的症状。

【分类】

1. 黄汗有寒口多涎　黄汗病机为脾虚失运，湿热郁蒸，其以汗液色黄为特点。若黄汗"上焦有寒"，则可见口多涎等症。《金匮要略·水气病脉证并治第十四》曰："不恶风者，小便通利，上焦有寒，其口多涎，此为黄汗。"脾虚失运，水湿内郁，郁而化热，湿热郁蒸则发黄汗；若不恶风，是未受风邪；下焦无病，故小便通利；湿未化热，上焦有寒，则口多涎。仲景未出方治。但文中有黄汗病因湿重阳郁者，用桂枝加黄芪汤，阳郁而营血有热者，用芪芍桂酒汤，仅供参考。

2. 肺痈风热口多涎　《金匮要略·肺痿肺痈咳嗽上气病脉证治第七》曰："……肺痈……寸口脉微而数，微则为风，数则为热……风舍于肺，其人则咳，口干喘满，咽燥不渴，多唾浊沫，时时振寒。热之所过，血为之凝滞，蓄结痈脓，吐如米粥。始萌可救，脓成则死。"盖肺痈成因，因感受风热引起，故寸口脉微（当作"浮"字解）而数；风舍于肺，肺气不利，故其人咳；肺热而壅，故口干喘满；热在血中，故咽燥不渴；肺气壅塞，通调失司，津液不布，故多唾浊沫；热盛于里，故时时振寒，此乃肺痈初起反应。热之所致，血为之凝滞，蓄结不解，酿成痈脓，故吐如米粥，此为肺痈已成之征。肺痈初起，有表证者，治宜辛凉解表，用银翘散等方加减；初期不解，风热入肺，侵入营血，结而为痈，在酿脓期者治宜清热泻肺，方用葶苈大枣泻肺汤；在溃脓期者，治宜排脓解毒，方用桔梗汤合《千金》苇茎汤加味。本证口多涎与黄汗有寒口多涎有别，黄汗有寒口多涎是"上焦有寒"所致，其口涎多而较清稀，并见不恶风、小便通利（有谓小便不利），或身浮肿，汗出色黄，治宜温阳散寒祛湿；本病口多涎是"风舍于肺"所致，其口涎多而涎黏稠色黄，甚则咳吐脓血，形如米粥，则治宜清热解毒排脓为主。

3. 肺痿虚寒口多涎　《金匮要略·肺痿肺痈咳嗽上气病脉证治第七》曰："肺痿吐涎沫而不咳者，其人不渴，必遗尿，小便数，所以然者，以上虚不能制下故也。此为肺冷，必眩，多涎唾，甘草干姜汤以温之。"此因上焦阳虚，多肺中虚冷而成肺痿。阳虚不能化气，气虚不能摄津，故频吐涎沫；上焦虚寒，故不咳不渴；上焦虚冷，不能制约下焦，故遗尿或小便频数；肺气虚寒，清阳不升，故头目晕眩。肺痿虚寒口多涎与肺痈风热口多涎，两者皆病关于肺，但病机不同。彼为风热病邪引起，其临床特征是：多唾浊沫咳痰黄稠，咽燥不渴，时时振寒，故治用清热解毒排脓之法；此为上焦虚寒引起，其临床特征是：吐涎沫而质清稀，其人不咳不渴，必遗尿，小便数，治当温肺复气，方用甘草干姜汤（炙甘草、干姜）。

【补充】

1. 肾虚水泛口多涎　肾主水，阳虚失其温化之能，水泛于上，临床可见唾涎沫，质地清稀，头晕目眩，心悸气短，动则尤甚，舌淡苔白滑，脉弦滑等症。治宜温阳化气利水，方用干地黄汤加减（熟地黄、鹿茸、巴戟天、枸杞子、丹参、五加皮、车前子、肉桂、防风）。

2. 脾胃虚寒口多涎　脾主运化，开窍于口，脾虚运化无权，水津不运而溢于口，则有口多涎沫，质稀量多，常常不自主地吐唾，伴见脘腹痞满，纳差少气等症。治宜温运中阳，方用理中汤（丸）（人参、干姜、白术、炙甘草）化裁。

唇　口　青

【定义】

　　唇口青是指口唇周围出现青色或青深紫色或青淡色而言。唇口青可见于脏气垂绝之证，亦可见于气血瘀滞或痰浊阻肺者。《金匮要略》有"唇口青""唇痿色青"等记载，本节合并一处讨论。

【分类】

　　1. 内闭外脱唇口青　《金匮要略·脏腑经络先后病脉证第一》曰："问曰：寸脉沉大而滑，沉则为实，滑则为气，实气相搏，血气入脏即死，入腑即愈，此为卒厥，何谓也？师曰：唇口青，身冷，为入脏即死；如身和，汗自出，为入腑即愈。"寸脉沉大则滑，沉大为血实，滑大为气盛，血气并走于上，故卒然昏厥；病势沉重，邪入已深者为入脏，预后不良；卒倒之后，如伴唇口色青，身体厥冷，是血运障碍，阳气涣散之内闭外脱证候，心阳已告衰竭，所谓"入脏即死"；如身尚温和，微汗自如，则血运尚好，心阳未衰，病邪尚能外出，则为"入腑即愈"。内闭外脱唇口色青，身体厥冷者，当急救回阳，用大剂参附，并针刺人中、素髎、合谷、十宣、涌泉、太冲等穴，或配合温针或隔附 2 片灸。

2. 瘀血内阻唇口青　《金匮要略·惊悸吐衄下血胸满瘀血病脉证治第十六》曰："病人胸满，唇痿舌青，口燥，但欲漱水不欲咽，无寒热，脉微大来迟，腹不满，其人言我满，则为瘀血。"血瘀气滞，故见胸满；瘀血内阻，血色不荣，故唇痿舌青；津液不生，则口中干燥；漱水不欲咽，则内无实热可知；身无寒热则病非外感；脉微大来迟，为气滞血瘀征象；腹不满而其人言我满，为血积在阴，而非气壅在阳，当下其瘀血。瘀血内阻唇口青与内闭外脱唇口青，两者病机不同，证候亦有差异。内闭外脱唇口青是唇口色青，伴有身体厥冷，为气血逆乱，心阳衰竭所致，故治当急救回阳；本证唇口青是唇痿不泽，舌色青紫，伴有胸满、口燥，但欲漱水不欲咽等症，为瘀血内阻，血不外荣所致，治宜活血化瘀，或破血逐瘀，根据血瘀部位不同，可分别选用通窍活血汤、血府逐瘀汤、少腹逐瘀汤，或桃核承气汤、抵当汤等。

【补充】

痰浊阻肺唇口青　唇口青紫，咳嗽痰鸣，甚则张口抬肩，不能平卧，痰浊稠黄，或心慌气短，舌苔黄腻或白滑厚腻，脉滑或数。乃因同有咳喘痰瘀，肺气失于通降，百脉不得朝布所致。治疗之法，若证以痰热为主者，治宜清化痰热，肃肺降气，方用麻杏石甘汤合贝母瓜蒌散加减；若证以痰湿为主者，则宜温化痰湿，健脾肃肺，方用二陈汤合三拗汤加减。根据临床经验，慢性咳喘见唇口青紫者，除痰浊阻肺外，亦常兼有气血瘀滞，是以临证用药，应在使用上方基本上酌加丹参、赤芍、桃仁、红花等活血化瘀之品，能提高对疾病的治疗效果。

口 伤 烂 赤

【定义】

口伤烂赤是指口舌生疮、红肿糜烂而言，一般见于热邪炽盛，火热炎上的病证。另在《伤寒论》尚有火劫致误而见"口干咽烂"者，本节合并一处讨论。

【分类】

1. 热厥津伤口伤烂赤　《伤寒论·辨厥阴病脉证并治》曰："伤寒，一二日至四五日，厥者必发热，前热者后必厥，厥深者热亦深，厥微者热亦微。厥应下之，而反发汗者，必口伤烂赤。"（335 条）热厥之证，因热邪内伏，阳不外达，故四肢厥冷，其四肢虽冷，但必伴有其他热证。所谓"厥者必发热""前热者后必厥"，是以发热为例，说明热厥的辨证要点。由于热厥的轻重与热郁的轻重成正比，故四肢厥冷愈甚，则热邪郁愈深；四肢厥冷较轻，热邪郁伏亦轻。"厥应下之"，此乃热厥的治疗原则，所谓"下之"，当包括清法在内，白虎或承气类，皆可随证选用。不可误用发汗，否则伤津助热，邪热更炽，火势上炎，而发生口伤烂赤之变证。此时治法，似宜在清法或下法基础上，佐以清热解毒，后世方如黄连解毒汤、普济消毒饮等可以加减为用。

2. 火劫致误口干咽烂　《伤寒论·辨太阳病脉证并治》曰："太阳病中风，以火劫发汗，邪风被火热，血气流溢，失其常度。两阳相熏灼，其身发黄。阳盛则欲衄，阴虚小便难。阴阳俱虚竭，身体则枯燥，但头汗出，齐颈而还，腹满微喘，口干咽烂，或不大便。久则谵语，甚者至哕，手足躁扰，捻衣摸床，小便利者，其人可治。"（111 条）盖风为阳邪，火亦为阳，太阳中风误火，风火相煽，热势炽盛，必伤其气血。气受热灼则动荡，血被火扰则流溢，气血沸腾，运行失常，进而灼伤津液，损伤脏腑，而出现发黄、衄血、小便难、身体枯燥、但头汗出、腹满微喘、口干咽烂、或不大便，久则谵语，甚者至哕，手足躁扰，捻衣摸床等诸多变证。热厥津伤口伤烂赤与火劫致误口干咽烂，两者均与误治之后火热津伤有关。但前者为热厥之证，应下误汗，津伤热炽所引起，其特征是：口舌生疮，红肿糜烂，或见厥热之证，治当清热解毒，或通里攻下；后者为太阳中风，火劫伤阴，内热因生所引起，其特征是：口中干燥，咽喉糜烂，伴有发黄、衄血、小便难、谵语、腹满、哕逆等症，较前者重而且危。仲景谓"小便利者，其人可治"，是肾水不枯也，若小便已无，则为化源已绝，津液将竭，脏腑功能衰败，预后不良矣。

口 噤

【定义】

口噤是指牙关紧闭，口合不开的症状，因其以牙关咬定难开为主要表现，故又称"牙关紧急"。仲景论"口噤"，多指外邪侵袭机体，筋脉强急，不能舒缓之证。如《金匮要略·痉湿暍病脉证治第二》有 3 条载有"口噤"，皆为"痉"之临床表现。后世所论口噤，多伴项强、神昏、不语、抽搐等症，临床应区分其寒热虚实不同，从整体辨证论治。

【分类】

1. 风寒束表口噤 风寒袭表，邪入于筋，可见口噤等症。《金匮要略·痉湿暍病脉证治第二》曰："太阳病，无汗而小便反少，气上冲胸，口噤不得语，欲作刚痉，葛根汤主之。"风寒束表，腠理闭塞，故身无汗；邪郁于表，里气不畅，津液不布，故小便反少；表实无汗，邪不外达，少尿，邪不下行，逆上冲胸，可有胸满；邪入于筋，筋脉痉挛，故口噤不得语，此为刚痉之先兆也。治宜开泄腠理，发汗除邪，滋养津液，舒缓筋脉，方用葛根汤（葛根、麻黄、桂枝、芍药、炙甘草、生姜、大枣）。

2. 热盛灼筋口噤 表证失于开泄，邪气内传阳明，热盛灼筋，亦可导致痉病。《金匮要略·痉湿暍病脉证治第二》曰："痉为病，胸满口噤，卧不着席，脚挛急，必齘齿，可与大承气汤。"里热壅盛，故见胸满；热邪炽盛，灼伤津液，故口噤；卧不着席、脚挛急，皆反张之甚也；齘齿，口噤之甚也，为牙关紧闭，甚时上下齿紧切作声之征象。此与风寒束表口噤有别。风寒束表口噤，重在风寒郁表，腠理闭塞，筋脉失养，以口噤不得语，身体无汗，气上冲胸，小便量少为特征，故治用葛根汤发汗解表，升津舒筋；本证口噤，重在里热炽盛，灼伤筋脉，以口噤，卧不着席，脚挛急，齘齿，胸满等为特征，而病势较前者更为严重，治用大承气汤（大黄、芒硝、厚朴、枳实）通腑泻热，急下存阴。

【补充】

外伤风毒口噤 牙关微紧，口噤项强，四肢抽搐，呈苦笑面容，甚者角弓反张，或兼寒热，舌苔白腻，脉弦。多因跌仆，损皮破肉，或疮疡溃后，至经脉拘急而发口噤。其中于风者为"破伤风"，中于湿者为"破伤湿"。其可出现寒热间作之症，但整个病证与外感者不同，有面部肌肉拘挛，颜面呈典型苦笑状，严重者因邪毒攻心，可致神志昏迷。治宜镇痉祛风，可选用玉真散（天南星、防风、白芷、天麻、羌活、白附子）或五虎追风散（蝉蜕、天南星、天麻、全蝎、僵蚕）加减为治。

口 不 能 言

【定义】

口不能言是指因口舌疾病，说话困难，多因中风痰迷，或热盛神昏引起。《伤寒论》《金匮要略》有"口不能言""语言难出""不能言语""舌即难言"等记载，均有语言困难的含义，但病变性质与痉之程度有所不同，本节将合并一处讨论。

【分类】

1. 热扰心神口不能言　《伤寒论·辨太阳病脉证并治》曰："太阳病，发热而渴，不恶寒者，为温病。若发汗已，身灼热者，名曰风温。风温为病，脉阴阳俱浮，自汗出，身重，多眠睡，鼻息必鼾，语言难出……一逆尚引日，再逆促命期。"（6条）太阳病，发热而渴，不恶寒者，名温病，乃感受风热所致，治当辛凉解表以清透邪热。若误用辛温发汗，是以势助热，重伤津液，必致变证丛生。风温变证即是其中一例。其因津伤热盛，邪热充斥内外，故身体灼热，寸关尺三部脉搏浮盛有力；阳热过盛，迫液外泄，故自汗出；热伤津气，故身体沉重；心主言，舌乃心之苗，热扰心神，故多眠睡，语言难出；邪热上壅，肺窍不利，则鼻息必鼾。凡此种种皆为温病误治之不良后果。此时治法，宜用甘寒之剂清热养阴，切忌苦寒攻下，火劫取汗等法，否则更是贻患无穷。

2. 痰火郁阻口不能语　咽喉外伤，痰火郁结，咽部红肿破溃，则有不能言语等症。《伤寒论·辨少阴病脉证并治》曰："少阴病阴中伤，生疮，不能语言，声不出者，苦酒汤主之。"（312条）咽部受到创伤，且已发生溃疡，波及会厌，故语言不利，声不得出，此乃痰火郁结故也。本证与热扰心神口不能言，两者病机不同，证候亦异。热扰心神不能言之特征是：神昏不语，伴有身灼热，自汗出，身重，多眠睡，脉阴阳俱浮等热盛津伤见症，故治以清热养阴为主；痰火郁结口不能言特征是：咽喉溃疡疼痛而不能语言，声音不出，尚有脓性分泌物塞于咽喉等痰热浊邪见症，治宜清热涤痰，敛疮消肿，用苦酒汤（半夏、鸡子清、米醋）。

3. 中风偏瘫口不能言　中风之病，多因正气亏虚，偶受外邪诱发致病。其证候多先猝然昏倒，随后出现半身不遂，口眼㖞斜，昏不识人，口不能言语等症。《金匮要略·中风历节病脉证并治第五》曰："夫风之为病，当半身不遂……邪在于络，肌肤不仁；邪在于经，即重不胜；邪入于腑，即不识人；邪入于脏，舌即难言，口吐涎。"盖中风病机，主要是经脉痹阻，而半身不遂。但病邪中人，有轻有重，病变较轻者，邪中于络脉，营气不能运行于肌表，故肌肤麻木不仁；病变较重者，邪中于经脉，血气不能运行于肢体，故肢体沉重；若病邪更重，邪气深入脏腑，影响脏腑功能，则有昏不识人，不能言语，口吐涎等症。中风病的治疗，若气血亏损，虚阳上越，风寒痰阻者，可用侯氏黑散清肝化痰，镇痉息风；若风邪内逆，火热内生，五脏阳亢者，可用风引汤清热降火，养血息风；若血虚外寒，中风偏枯，口不能言者，可用续命汤散邪补虚，如《古今录验》"续命汤，治中风痱，身体不能收，口不能言，冒昧不知痛处，或拘急不得转侧"。盖本病中风，缘于营血素虚，风寒侵入，痹阻经脉，故四肢不痛，废而不收，或拘急不能转侧；营卫不行，神识昏昧，故不知痛处，口不能言。故治宜益气养血，调和营卫，用续命汤（麻黄、桂枝、当归、人参、石膏、干姜、川芎、杏仁、甘草）。

龂 齿

【定义】

龂齿是指上下牙齿相互磨切，格格有声而言，俗称磨牙，又称啮齿。《医门棒喝·伤寒论本旨》曰："龂齿者，咬牙龂齿也。"

【分类】

1. 里热炽盛龂齿 痉病不解，邪入阳明，热邪灼筋，可见龂齿等症。《金匮要略·痉湿暍病脉证治第二》曰："痉为病，胸满口噤，卧不着席，脚挛急，必龂齿，可与大承气汤。"痉病表证，邪不外解，郁于阳明，里热炽盛，耗伤津液，筋脉失于濡养，而见龂齿、胸满、口噤等症，可予大承气汤急下存阴。若仅表现为消谷善饥、睡中龂齿、口渴欲饮、嘈杂、舌红苔黄少津、脉数等胃火炽盛者，可用清胃散清泄胃火；若表现为大渴饮冷、大汗、龂齿、大热、脉洪大等阳明经热证者，可用白虎汤或白虎加人参汤清热生津。参见"口噤"条。

2. 外感风寒齘齿 外感风寒，正邪交争于表，可见发热恶寒，战栗齘齿，头身疼痛，无汗，舌红苔薄白，脉浮紧等症。仲景虽未言及于此，然临床可以见之，治宜发汗解表，疏风散寒，方用麻黄汤加减。里热炽盛齘齿与外感风寒齘齿病机证治有别，前者乃里热内盛，津伤筋脉失养所致；后者乃邪正交争于表之证。前者伴见口渴、脉数等里热证候；后者伴见寒战、头身疼痛等表证，且齘齿常与战栗并见，并多在醒时发作。里热炽盛者，当清泄里热；外有表寒者，当解表散寒。

【补充】

1. 饮食积滞齘齿 由饮食不洁，内伤饮食，饮食积滞不化，气滞不行所致。其常于睡中齘齿，伴有胸脘痞闷、不思饮食、大便不畅，舌红苔腻，脉滑而实等症。多见于小儿，治宜消食导滞和中，方以保和丸（山楂、神曲、莱菔子、陈皮、半夏、茯苓、黄芩、黄连、白术、泽泻）加减。

2. 蛔虫内扰齘齿 多见于小儿，睡中齘齿同时伴见蛔虫之特征，如腹痛时作时止，尤以脐周为明显，面黄肌瘦，白睛有蓝斑或蓝点，面部有白色虫斑，唇内有粟状小点等。治宜健脾化湿，驱虫和中，方选追虫丸(《证治准绳》：槟榔、雷丸、木香、苦楝皮、皂荚、牵牛子、茵陈)、使君子散或乌梅丸等。饮食积滞齘齿与蛔虫内扰齘齿虽多见于小儿，每于夜间发作，但前者主要为饮食积滞不化所致，伴见胸脘痞闷、不思饮食、腹胀便溏等症，故治以消食化滞为主；后者则主要有蛔虫的特点，如脐腹疼痛，时作时止，异嗜怪癖等，故治以驱虫为主。

鼻　塞

【定义】

鼻塞是指鼻不通气，呼吸时气体通过鼻腔时受阻，严重者鼻塞不通而张口呼吸。肺主气，开窍于鼻，鼻塞虽有寒热之别，但终因肺窍不利所致。

【分类】

1. 寒湿在上鼻塞 鼻为肺窍，寒湿犯上，肺气受阻，可见鼻塞等症。《金匮要略·痉湿暍病脉证治第二》曰："湿家病身疼发热，面黄而喘，头痛鼻塞而烦，其脉大，自能饮食，腹中和无病，病在头中寒湿，故鼻塞，纳药鼻中则愈。"湿犯肌表，阳为湿郁，故身疼发热面黄；表气郁滞，肺气上逆，故而见喘；寒湿在上，故鼻塞；病邪在上，则脉大。"自能饮食，腹中和无病"，知邪未传里。病以"头痛鼻塞而烦"为主症，治宜纳药鼻中，宣泄上焦。仲景未言何方，后世医家主张用瓜蒂散嗜鼻，或以绵裹塞鼻中，令出黄水宣泄寒湿；亦有人用鹅不食纳鼻，亦有疗效；或用辛香开发之味作嗅剂，如《证治准绳》之辛夷散（辛夷、细辛、藁本、白芷、川芎、升麻、防风、甘草、木通、苍耳子）类。

2. 肺气壅滞鼻塞 《金匮要略·肺痿肺痈咳嗽上气病脉证治第七》曰："肺痈胸满胀，一身面目浮肿，鼻塞清涕出，不闻香臭酸辛，咳逆上气，喘鸣迫塞，葶苈大枣泻肺汤主之。"痈在于肺，故胸满而胀；肺失通调，气水逆行，故一身面目浮肿；肺气壅塞，肺窍不利，故鼻塞流清涕，不闻香臭酸辛；肺失肃降，故咳逆上气，喘鸣迫塞。本证与寒湿在上鼻塞有别，寒湿在上鼻塞为寒湿犯表、肺气失宣引起，其特征是：鼻塞，头痛，心烦，病纯在表在上，故只须纳药鼻中，宣泄上焦；本证鼻塞为痈在于肺，肺气不利引起，其特征是：鼻塞流清涕，不闻香臭酸辛，且胸满而胀，一身面目浮肿，咳逆上气，喘鸣迫塞，病纯在里在肺，因肺实气闭，则治当开泄肺气，用葶苈大枣泻肺汤。

【补充】

风热上扰鼻塞 鼻塞较重，流黄涕，发热，头痛，口渴，汗出，舌红苔黄，脉浮数。乃风热上扰，肺气失宣所致。治宜疏风清热，宣肺通窍，方用桑菊饮（桑叶、菊花、杏仁、连翘、薄荷、桔梗、甘草、芦根）合苍耳子散（苍耳子、辛夷、白芷、薄荷）加减。

清 涕

【定义】

清涕是指从鼻孔流出清稀分泌物而言。肺在窍为鼻，鼻流清涕，多与外感风寒，邪客于肺，肺气不利，宣发肃降失职有关。

【分类】

1. 肾虚外寒清涕 《金匮要略·腹满寒疝宿食病脉证治第十》曰："夫中寒

家，喜欠，其人清涕出，发热色和者，善嚏。"中寒家，可指素有里寒者，但不一定喜欠善嚏；根据《素问》肾为欠为嚏之说，当系肾虚里寒之人。因肾虚神疲，故寒呵欠；又因新感外邪，故其人清涕出，发热色和，并善喷嚏。仲景未言何治，从症状分析，病属肾虚里兼有外感，与《伤寒论》少阴病阳虚兼表略同，故其治法可从温阳解表和中悟出，用麻黄细辛附子汤方。

2. 痈在于肺清涕　《金匮要略·肺痿肺痈咳嗽上气病脉证治第七》曰："肺痈胸胀满，一身面目浮肿，鼻塞清涕出，不闻香臭酸辛，咳逆上气，喘鸣迫塞，葶苈大枣泻肺汤主之。"因痈在于肺，肺窍不利，肃降失司，故见胸胀满，一身面目浮肿，鼻塞清涕出，不闻香臭酸辛，咳逆上气，喘鸣迫塞等症。肾虚外寒清涕与痈在于肺清涕有别，前者为肾虚里寒，又兼外感引起，其特征是：清涕出，喜呵欠，善喷嚏，发热色和，故可用麻黄细辛附子汤温经散邪；本证为痈在于肺，肺气壅滞引起，其特征是：既有肺窍不利之鼻塞流清涕，不闻香臭酸辛，咳逆上气，喘鸣迫塞，又有肺失通调，水道失司之一身面目浮肿等症。治宜开泻肺气，方用葶苈大枣泻肺汤。参见"鼻塞"等条。

鼻　干

【定义】

鼻干是指自觉鼻腔干燥的症状。《伤寒论》《金匮要略》有"鼻干""鼻燥"之说，本节将合并一处讨论。

【分类】

1. 热气壅滞鼻干　《伤寒论·辨阳明病脉证并治》曰："阳明中风，脉弦浮大，而短气，腹都满，胁下及心痛，久按之气不通，鼻干，不得汗，嗜卧，一身及面目悉黄，小便难，有潮热，时时哕，耳前后肿。刺之小瘥，外不解，病过十日，脉续浮者，与小柴胡汤。"（231 条）阳明中风，受邪之后，已酿成三阳合病。脉弦为少阳，浮为太阳，大为阳明，此三阳合病之脉。阳明里热壅滞，热灼肝胆，热蒙心神，故短气，腹满，鼻干，一身面目悉黄，潮热，嗜卧，时时哕；少阳热盛，枢机不利，三焦水道失调，故胁下及心痛，久按之气不通，小便难，耳前后肿。病及阳明，法当多汗，今太阳之邪未罢，故为无汗。此三阳证见，病重而复杂，发表必碍其里，攻里必碍其表，故治以针刺之法，以泄热通阳，疏利经脉，以缓解病证，然后观其转变，相机而治。刺后病情小瘥而外邪犹不解，病过十日，其脉续浮（《医宗金鉴》谓"弦浮"），知里热已解，而病偏少阳，当见少阳之证，则治宜和解枢机，方用小柴胡汤。

2. 酒疸湿热鼻燥　《金匮要略·黄疸病脉证并治第十五》曰："酒黄疸者，或无热，靖言了了，腹满欲吐，鼻燥，其脉浮者先吐之，沉弦者先下之。"酒黄疸病常内生湿热，故无外热；心中无热，故精神安静，言语不乱；湿热蕴胃，故腹满欲吐；内热耗津，故有鼻燥。若脉浮者，病势向上，宜先吐之；脉沉弦者，病势在里，宜先下之。热气壅滞鼻干与酒疸湿热鼻燥，两者均有邪热为患，但前者为三阳合病，里热壅盛表邪未解所引起，其特征是：既有阳明之腹满、短气、鼻干等症，又有太阳、少阳之无汗、胁下及心痛等症，治疗颇为棘手，故始用刺法，俟邪热势挫，病偏少阳后，再与小柴胡汤和解少阳；本证为酒疸湿热，热邪伤阴引起，其特征是：无有外热，神情安静，腹满，欲吐，鼻燥，脉浮或沉弦。湿热有居中、向上或趋下之势，治疗之法，宜用吐、下，仲景未举具体方药，《金匮要略浅注·黄疸病脉证并治第十五》云："按栀子大黄汤，吐、下两法兼备，宜先吐者，则以栀子、香豉为主；宜先下者，则以大黄、枳实为主，临床时可灵活掌握使用。"

鼻　鸣

【定义】

鼻鸣是指因鼻中分泌物增多，气息不利而发出的鸣响。鼻鸣与鼻塞两者皆有鼻息不利的表现，但鼻塞以呼吸时气体通过鼻腔不利，甚至鼻腔不通为主；鼻鸣除鼻息不利外，随着呼吸尚可见有鼻中鸣响，鼻鸣甚时亦可发展为鼻塞。

【分类】

鼻鸣仅见于《伤寒论·辨太阳病脉证并治》中之太阳中风证，其云："太阳中风，阳浮而阴弱，阳浮者热自发，阴弱者汗自出，啬啬恶寒，淅淅恶风，翕翕发热，鼻鸣干呕者，桂枝汤主之。"（12条）盖太阳中风，外邪犯表，卫阳浮越（盛），抗邪于外，故阳浮（脉浮），翕翕发热；卫外不固，营不内守，故阴弱

(脉缓)，汗自出；风寒袭于肌表，则恶风、恶寒与脉浮、发热并见；肺合皮毛，肺气上通于鼻，外邪犯表，肺气不利，故见鼻鸣（或鼻塞）；外邪干胃，胃气上逆，则见干呕。诸症反映营卫不调，卫强营弱，肺气不利，外邪干胃的病理，仲景称之为"阳浮而阴弱"。治宜解肌祛风，调和营卫，方用桂枝汤（桂枝、芍药、炙甘草、生姜、大枣）。

鼻息必鼾

【定义】

鼻息必鼾是指呼吸气粗、睡眠时发出的鼻息声。一般认为，轻微的鼻鼾可能属正常生理现象，但鼻息必鼾多属病理现象，临床应予鉴别。

【分类】

鼻息必鼾仅见于《伤寒论》第6条，其云："太阳病，发热而渴，不恶寒者，为温病。若发汗已，身灼热者，名风温。风温为病，脉阴阳俱浮，自汗出，身重，多睡眠，鼻息必鼾，语言难出……"此因太阳温病，邪热内蕴，误用发汗，自汗出，身体沉重；热扰心神，故多睡眠、语言难出；肺窍通于鼻，邪热上壅，肺窍不利，神昏嗜睡，则鼻息必鼾。凡此均为温病误治所致，治宜甘寒辛热，益气养阴，白虎汤、白虎加人参汤、清营汤等可以加减为用。参见"口不能言"条。

咽　干

【定义】

咽干是指咽喉干燥而言。《伤寒论》《金匮要略》有"咽干""咽干口燥"等记载，本节将合并一处讨论。

【分类】

1. 毒热壅肺咽干　《金匮要略·肺痿肺痈咳嗽上气病脉证治第七》曰："咳而胸满，振寒脉数，咽干不渴，时出浊唾腥臭，久久吐脓如米粥者，为肺痈，桔梗汤主之。"邪热郁肺，肺气不利，故咳而胸满；毒热内郁，而卫表不固，故脉数振寒；毒热壅肺，深入血分，故咽干不渴；热毒蕴蓄，酿成痈脓，则时出浊唾腥臭，吐脓如米粥。治当排脓解毒为主，方用桔梗汤（桔梗、甘草）。临床经验，若兼加清肺化痰剂如《千金》苇茎汤等，则疗效更好。

2. 狐𧏾毒盛咽干 《金匮要略·百合狐𧏾阴阳毒病脉证治第三》曰："狐𧏾之为病……蚀于下部则咽干，苦参汤洗之。"狐𧏾为病，因湿热毒蕴，蚀于下部（前阴），故前阴蚀烂；盖足厥阴肝经绕阴器，抵少腹，上通咽喉，热毒上冲，故咽喉干燥。治用苦参汤熏洗前阴患处，杀虫解毒化湿，则咽干自愈。本证咽干与毒热壅肺咽干，两者病机、病位、病证等有所区别，毒热壅肺咽干是热毒蕴蓄，酿成肺痈，病位在肺，除咽干外，重点症在咳而胸满、脉数振寒、时出浊唾腥臭、久久吐脓如米粥，故治用桔梗汤等排脓解毒；狐𧏾毒盛咽干，是湿热毒邪蚀于前阴，重点症在前阴蚀烂，兼见咽干，故用外治之法，以苦参汤洗其前阴，而诸症自除。

3. 阴虚内热咽干 《金匮要略·血痹虚劳病脉证并治第六》曰："虚劳里急，悸，衄，腹中痛，梦失精，四肢酸疼，手足烦热，咽干口燥，小建中汤主之。"此因虚劳，致阴阳两虚，而有寒热错杂见症。如阴虚内热则衄血，手足烦热，咽干口燥；阳虚生寒则里急，腹中满；心营虚则心悸；肾阴虚则梦失精；气血虚衰，四肢失养，则四肢酸疼。治当建立中气，用小建中汤（桂枝、芍药、生姜、胶饴、炙甘草、大枣）化裁，中气四运，从阴引阳，从阳引阴，阴阳协调，则诸症可愈。

4. 土燥水竭咽干 《伤寒论·辨少阴病脉证并治》曰："少阴病，得之二三日，口燥，咽干者，急下之，宜大承气汤。"（320条）邪至少阴二三日，口燥，咽干，是燥实内结，蒸灼津液，损伤肾阴所致，当可见阳明肠腑燥实之腹满痛，不大便等症，故用大承气汤急泻胃火以救肾水。阴虚内热咽干与土燥水竭咽干，两者病机不同，前者为虚劳之病，因阴阳两虚引起，其特征是：既有咽干口燥，手足烦热等阴虚之症，又有里急腹痛等阳虚之候，还有气血不足之四肢酸痛等症，纯属虚证，故治用小建中汤温中补虚；本证为肠腑燥实，灼伤真阴引起，其特征是：既有肾水耗伤之咽干口燥症，又有肠腑燥实之腹满便结，属真实真虚证，此时治法，惟有急下阳明之实，才能救少阴之阴，故用大承气汤。

5. 胆火上炎咽干 病入少阳枢机不利，胆火上炎，灼伤津液，咽干乃常见之症。《伤寒论·辨少阳病脉证并治》曰："少阳之为病，口苦，咽干，目眩也。"（263 条）此为少阳病之提纲症，其尚可伴有往来寒热，胸胁苦满，默默不欲食，心烦喜呕等症，治宜和解少阳，方用小柴胡汤。参见"口苦"等条。

【补充】

1. 风热袭肺咽干　咽喉干燥，有灼热感，或觉痛痒，口渴欲饮，或见发热，恶风，鼻塞，咽红肿，舌红苔薄白或薄黄，脉浮数。系由风热袭肺，或风寒郁久化热所致，治宜清宣肺热，方用桑菊饮（桑叶、菊花、杏仁、连翘、薄荷、桔梗、芦根、甘草）加减。

2. 燥热伤肺咽干　咽干鼻燥，干咳无痰，或痰少而黏，不易咯出，或伴有胸痛，发热，头痛，周身酸楚不适，舌红苔薄黄，脉浮细数。多因燥热之邪耗伤肺阴所致，治宜清肺润燥，方用桑杏汤（桑叶、杏仁、沙参、贝母，豆豉、栀子、梨皮）加减。

咽　痛

【定义】

咽痛或称咽喉痛、喉咙痛、咽嗌痛，是指咽喉部位疼痛而言。《伤寒论》《金匮要略》有"咽痛""咽喉痛""咽必痛"等记载，本节将合并一处讨论。从临床来看，咽痛有虚实寒热之不同，应仔细审辨。

【分类】

1. 邪热犯肺咽痛　《伤寒论·辨阳明病脉证并治》曰："阳明病，但头眩，不恶寒，故能食而咳，其人咽必痛；若不咳者，咽不痛。"（198 条）阳明病，不恶寒，是无表证，而阳明受热，第 182 条阳明病外证云："身热，汗自出，不恶寒，反恶热"，便是其例。阳明受热，上扰清空，故头目晕眩；热邪上逆犯肺则咳；咽喉为呼吸之门户，肺受热袭，咽候应之，故发咽痛。病起于阳明，而累及于肺者，乃母病及子故也。若阳明虽有燥热，而未曾上逆犯肺者，则咽喉不痛，自属阳明本病，直从阳明论之可也。阳明燥热犯肺、咽喉疼痛者，当予清解邪热，宣肺利窍法治之。

2. 少阴客热咽痛 《伤寒论·辨少阴病脉证并治》曰："少阴病，二三日，咽痛者，可与甘草汤；不瘥者，与桔梗汤。"（311 条）少阴经脉循喉咙，热客于少阴经脉，故咽喉疼痛。然因肾阴未虚，热亦不甚，故只用甘草汤（一味甘草）清除客热；若服后咽痛未除，则可与前方再加桔梗（名桔梗汤）开肺利咽。桔梗汤，后世名甘桔汤，为治疗咽喉痛的基本方，后世治咽痛诸方大多由此方加味而成，其不仅治咽痛，亦能治因风热犯肺所致失音者。

3. 少阴阴虚咽痛 邪入少阴，阴液亏虚，虚火上炎，可见咽痛、胸满、心烦等症。《伤寒论·辨少阴病脉证并治》曰："少阴病下利，咽痛，胸满心烦，猪肤汤主之。"（310 条）盖阴虚液泄，故有下利，利久阴液更伤，虚火上炎，肺阴受伤，熏灼咽嗌，故咽痛、胸满、心烦。证以阴虚为本，故不用芩连直折，而以猪肤汤（猪肤、白蜜、白米粉）滋阴润燥。少阴客热咽痛与少阴阴虚咽痛同属少阴咽痛，但前者为热客少阴经，肺气不宣引起，邪气较微，其特征是：咽痛必不太甚，局部轻微红肿，故治用甘草汤或桔梗汤清热解毒、宣肺利咽；后者为阴液虚损，虚火上炎引起，阴虚明显，其特征是：咽痛不太剧烈，或自觉干痛，咽部亦红肿不甚，伴有胸满、心烦等症，故用猪肤汤清热润燥补虚。

4. 少阴客寒咽痛 《伤寒论·辨少阴病脉证并治》曰："少阴病，咽中痛，半夏散及汤主之。"（313 条）少阴病，咽中痛，用半夏散及汤是知本证咽痛当属客寒痰阻，当伴有恶寒、痰涎多、咳吐不利等症。少阴客热咽痛与少阴阴虚咽痛、少阴客寒咽痛，三者咽痛均病在少阴。少阴客热咽痛为邪热客于少阴经，肺气失宣所致，临床以咽痛不甚，局部轻度红肿为特点，故治用甘草汤或桔梗汤清热利咽；少阴阴虚咽痛，为肾水不足，阴虚火炎所致，临床以咽痛不剧，或自觉干痛、咽部红肿不甚为特点，故治用猪肤汤滋阴润燥补虚；本证咽痛为寒邪痰湿客阻咽喉所致，临床以咽虽痛而不红肿，苔必白而滑润等为特点，治以散寒通阳，涤痰开结，方用半夏散及汤（半夏、桂枝、炙甘草）。

5. 阴阳毒咽喉痛 《金匮要略·百合狐惑阴阳毒病脉证治第三》曰："阳毒之为病，面赤斑斑如锦纹，咽喉痛，唾脓血……升麻鳖甲汤主之。阴毒之为病，面目青，身痛如被杖，咽喉痛……升麻鳖甲汤去雄黄、蜀椒主之。"阴阳毒病系感受疫毒所致，两者均见有咽喉痛。但阳毒之病，因疫疠火毒，扰于营血，血分热盛，故面赤斑斑如锦纹；火毒上灼咽喉，故咽喉疼痛；火毒熏蒸气血，血肉腐败，故吐脓血。治宜清热解毒散瘀，方用升麻鳖甲汤（升麻、当归、蜀椒、甘草、雄黄、炙鳖甲）。阴毒之病，因疫疠毒邪因结于里，血瘀凝滞，故面目色青；经脉阻塞，血流不畅，故身痛如被杖；疫毒结于咽喉，故咽喉疼痛。治疗之法，宜升麻鳖甲汤去雄黄、蜀椒，重在解毒散瘀，防其阴气损伤。

【补充】

1. 风热外袭咽痛 咽喉疼痛，吞咽时明显，咽黏膜红肿，伴有发热，恶风，汗出，咳嗽，头痛，舌红苔薄黄，脉浮数。系由外感风热，肺失宣和，邪结咽喉所致。治宜清热解表，宣肺利咽，方用银翘散（金银花、连翘、牛蒡子、豆豉、薄荷、荆芥、桔梗、甘草、竹叶、鲜芦根）加减。

2. 火毒郁结咽痛 咽喉刺痛，发病迅速，来势较快，伴吞咽困难，呼吸急促，咽喉黏膜鲜红，会厌水肿，舌红苔薄黄，脉洪大而数。多由火热毒邪，郁于咽喉，气机不利所致。治宜清热解毒，宣通气机，可用经验方丹栀宣痹汤（即《温病条辨》宣痹汤：防己、杏仁、薏苡仁、滑石、连翘、栀子、半夏、蚕沙、赤小豆皮，加牡丹皮）或普济消毒饮（黄芩、黄连、陈皮、玄参、柴胡、桔梗、连翘、板蓝根、马勃、牛蒡子、薄荷、僵蚕、升麻、甘草）加减。

咽 喉 不 利

【定义】

咽喉不利是指咽中不适，或咽喉干燥疼痛的症状。多由火热伤津，咽喉失润，或邪客咽喉所致。一般而言，咽喉疼痛与咽喉干燥者，常伴有咽喉不利，因此，咽喉不利之证治可与"咽喉疼痛""咽喉干燥"等互参。

【分类】

1. 虚热津伤咽喉不利 阴液亏损，阴火上逆，咽喉不利乃常见之症。《金匮要略·肺痿肺痈咳嗽上气病脉证治第七》曰："大逆上气，咽喉不利，止逆下气者，麦门冬汤主之。"此因肺胃津伤，津伤则阴虚，阴虚则火旺，火旺必上炎，肺胃之气俱逆，故见咳喘；肺胃津伤，津不上承，故咽喉干燥不利，当可见口干欲得凉饮，舌红少苔，脉虚数等症。治当润肺养胃，清退虚热，方用麦门冬汤（麦冬、半夏、人参、甘草、大枣、粳米）。

2. 邪陷阳郁咽喉不利 《伤寒论·辨厥阴病脉证并治》曰："伤寒六七日，大下后，寸脉沉而迟，手足厥逆，下部脉不至，咽喉不利，唾脓血，泄利不止者，麻黄升麻汤主之。"（357 条）伤寒六七日，误用大下，邪气内陷，阳郁于里，郁而不达，故寸脉沉而迟，下部脉不至，手足厥逆；大下之后，阴阳两伤，阴伤而肺热络痹，故喉咽不利，唾脓血；阳伤而脾寒气陷，故泄利不止。此时"阴阳上下并受其病，虚实寒热混淆不清"（尤在泾语），欲治其阴，必伤其阳，欲补其虚，必碍其实，故曰难治。证情虽然复杂，然邪陷阳郁乃矛盾之主要方面，故治当以发越郁阳为主，兼清上温下，方用麻黄升麻汤（麻黄、升麻、当归、知母、黄芩、葳蕤、芍药、天冬、桂枝、茯苓、甘草、石膏、白术、甘草）。虚热津伤咽喉不利与邪陷阳郁咽喉不利，两者阴伤病机同，但证候有所不同。前者为肺胃津伤，虚火上炎所引起，其特征是：咽喉干燥不利，咳嗽喘气，咯痰不爽，或见口干欲得凉饮，舌红少苔，脉象虚数等症，证以阴虚火旺为主，故治用麦门冬汤清退虚热，润肺养胃；本证为伤寒大下，邪陷阳郁，阴阳两伤所引起，其特征是：咽喉疼痛，吞咽不利，唾脓血，泄利不止，手足厥冷，寸脉沉而迟，下部脉不至。证属阴阳俱病，寒热错杂，但重在邪陷阳郁，故治用麻黄升麻汤发越郁阳，清肺温降，则病可愈也。

喉中水鸡声

【定义】

喉中水鸡声是指喉间痰鸣声连连不绝，似小鸡的叫声，一般为痰阻气逆所致。

【分类】

喉中水鸡声仅见于《金匮要略·肺痿肺痈咳嗽上气病脉证治第七》，其云："咳而上气，喉中水鸡声，射干麻黄汤主之。"咳而上气，喉中有水鸡声，是临床常见的哮喘病表现之一。由于寒饮郁肺，肺气失宣，故上逆喘咳；痰阻气逆，气触其痰，痰气相搏，故喉中痰鸣如水鸡声。治当散寒宣肺，降逆化痰，方用射干麻黄汤（射干、麻黄、生姜、细辛、紫菀、款冬花、五味子、半夏、大枣）。

咽中伤生疮

【定义】

咽中伤生疮是指咽喉溃破糜烂的症状。其与"咽烂"症状大抵相同而名不同，另见专条。

【分类】

咽中伤生疮仅见于《伤寒论·辨少阴病脉证并治》，其云："少阴病，咽中伤，生疮，不能语言，声不出者，苦酒汤主之。"（312条）此因邪热痰浊，凝聚少阴之脉，郁闭咽喉，溃腐糜烂，故咽中伤生疮；痰热浊邪包括脓性分泌物塞于咽喉，加之局部肿胀疼痛，则不能语言，声不出。治宜清热涤痰，敛疮消肿，方用苦酒汤（半夏、鸡子清、米醋）煮后去滓，少少含咽之。徐灵胎说："咽中伤生疮，疑即阴火咽癣之类。此必迁延病久，咽喉为火所蒸腐，此非汤剂所能疗，用此药敛火降气，内治而兼外治法也。"（《伤寒论类方》）

气上冲咽

【定义】

气上冲咽是指自觉有气从少腹向上冲于咽喉的症状，多见于奔豚、痰饮等病中。

【分类】

1. 奔豚气病气上冲咽　《金匮要略·奔豚气病脉证治第八》曰："奔豚病，从少腹起，上冲咽喉，发作欲死，复还止……腹痛，往来寒热，奔豚汤主之。"奔豚气病，以"气从少腹上冲咽喉，发作欲死，复还止"为特征。其发病机制与肝肾有关，上冲之理与冲脉有联系。冲脉起于下焦，上循咽喉，如心肾不足，下焦水寒随冲气上逆，或惊恐、情志不遂，肝气循冲脉上逆，均可发生奔豚。肝郁奔豚，若郁而化热，随冲气上逆，故有气上冲胸咽；肝郁气滞，血行不畅，故腹中疼痛；肝脏胆腑，互为表里，肝郁则少阳失和，故往来寒热。此往来寒热为奔豚气发于肝的特征，而非所有奔豚必具之征。治宜养血平肝，和胃降逆，方用奔豚汤（甘草、川芎、当归、半夏、葛根、芍药、生姜、甘李根白皮）。

2. 痰饮上逆气上冲咽　《伤寒论·辨太阳病脉证并治》曰："病如桂枝证，头不痛，项不强，寸脉微浮，胸中痞硬，气上冲喉咽，不得息者，当吐之，宜瓜蒂散。"（166 条）病如桂枝证，是指病人有发热、恶风、自汗等症，其与太阳中风证相似，但其头不痛、项不强，知病非太阳之表中也，而在胸膈有痰实。盖痰饮实邪停滞胸膈，故胸中痞硬；痰饮内停，随气上逆，故气上冲咽喉不得息；痰实阻遏，胸阳不宣，卫气不布，故恶寒、发汗、汗出；痰阻胸中，正气抗邪，故寸脉微浮。本证与奔豚气上冲咽不同，奔豚气上冲咽多因情志不遂，肝气郁结引起，其以气从少腹上冲咽喉，发作欲死，复还止为特点，伴有腹中疼痛，往来寒热等症，故治用奔豚汤调肝和胃，平冲降逆；本证气上冲咽系由痰饮阻胸，痰涌上气所致，其以胸中痰实涌盛，上逆咽喉，喉中声如曳锯（方有执语）为特点，伴有胸中痞硬，发热，恶风，汗出，寸脉微浮等症，故治当涌吐痰实，方用瓜蒂散（瓜蒂、赤小豆、香豉）。

咽中如有炙脔

【定义】

咽中如有炙脔是指咽中若有异物梗阻的症状。《金匮要略》有咽中"状如炙肉"、"咽中如有炙脔"的记载，本节将合并一处讨论。另"喉咽塞噎"与咽中"状如炙肉"大抵相似，可参考本证论治，不另设专条。

【分类】

1. 肾气上冲咽中如有炙脔　《金匮要略·水气病脉证并治第十四》曰："病者苦水，面目身体四肢皆肿，小便不利，脉之，反言胸中痛，气上冲咽，状如炙肉，当微咳喘……肾气上冲，喉咽塞噎，胁下急痛……当先攻击冲气令上，乃治咳；咳止其喘自瘥；先治新病，病当在后。"病者苦于水气病，身面四肢皆肿，小便不利，由寒水不化，水气外溢所致；但在诊病时，病者不言水肿，反言胸中痛，气上冲咽，状如炙肉梗阻，常微咳喘，此与肾气上冲寒水侵肺有关，而与痰饮咳嗽病，气从小腹上冲胸咽的症状相似，医者误以为饮留胁下或痰阻膈上，而用十枣汤、瓜蒂散大下、大吐之，不仅病未解除，反而使上症加重。救治之法，当先治其冲气，用桂苓五味甘草汤类，冲气止，再用苓甘五味姜辛汤类治其咳，咳止喘不治自愈。

2. 七情郁结咽中如有炙脔 《金匮要略·妇人杂病脉证并治第二十二》："妇人咽中如有炙脔，半夏厚朴汤主之。"妇人咽中如有炙脔，吞之不下，吐之不出，俗名梅核气，多由七情郁结，痰气阻滞所致。此证与肾气上冲咽中如有炙脔病机不同，前者是水寒结于下焦，肾气上冲所引起，其临床特征是：重在面目身体皆肿，小便不利，兼有气上冲咽，状如炙肉（喉咽塞噎）等症状，治宜温阳利水，平冲降逆；本证咽中如有炙脔是七情郁结，痰气交阻所引起，其特征是：以咽中如有炙脔为主，因痰涎壅盛，或有中脘痞闷，气不舒快，恶心欲呕等症。治宜解郁散结，化痰利气，方用半夏原朴汤（半夏、厚朴、茯苓、紫苏叶、生姜）。

第三章
四肢症状

厥　逆

【定义】

厥逆，即手足（四肢）表面温度低于正常并伴手足寒冷感觉的临床表现。既为体征，亦属症状范畴。一般冷至腕、踝者名厥冷；冷过肘、膝者名厥逆。在仲景论中，有关本症的述辞较多，有"厥""厥冷""逆冷""逆寒""四逆""手足寒""手足冷"等，其义基本相同，而程度略有所异。至于胫冷，则单指足胫冷，言足不及手；指头寒者，则独谓手指冷，言手未及足。此皆与本症相类而异者。《伤寒明理论》释本症曰："四逆者，四肢逆而不温者是也。积凉成寒，积温成热，非一朝一夕之故，其所由来者渐矣……厥者冷也，甚于四逆也。经曰……厥者，手足逆冷是也。"

【分类】

本症之病因实为繁杂，有因于寒者，有因于热者，有缘于虚者，有缘于实者。而其基本病机，仲景一言而蔽之："凡厥者，阴阳气不相顺接，便为厥。"（《伤寒论》第337条）后世医家进而析之，谓阳受气于四肢，阴受气于五脏，阴阳之气相贯，如环无端，若寒厥则阳不与阴顺接，热厥则阴不与阳相顺接也。

1. 阳虚阴盛厥逆　寒邪直中，损伤阳气；或大病迁延，阳气渐耗，而致阳气虚弱，阴寒内盛，阴阳之气不能顺接，发为厥逆。其证多与脾胃肝肾相关。据仲景原著，当有如下分类。

（1）少阴阳虚　邪入少阴，或误用吐下诸法，致心肾阳气大伤，不能温煦四末，故厥逆一症，为少阴虚寒主症之一。其症每伴下利呕吐，恶寒身蜷，神疲气短，舌淡脉微等。治宜回阳救逆，方用四逆汤。若少阴阳气虚极，阴寒内盛，格阳于外，症见下利脉微，四肢厥逆，小便清长等虚寒征象，并见虚阳外越之"身反不恶寒，其人面色赤"等假热表现，此阴盛格阳证也，虽与单纯阳虚阴盛证不尽相同，然其基本病机仍为阳气虚衰，治宜破阴回阳，通达内外，据《伤寒论》第 317 条选用通脉四逆汤方。若阴寒内盛而逼阳于上，症见恶寒肢厥，下利脉微而伴虚阳上浮之面赤咽痛等，则为阴盛戴阳证，其证与格阳证略有不同，彼为虚阳外越，以身反不恶寒，甚或身热为其假热特征；而本证虚阳上浮，以面赤咽痛为其假热特征，是以两证阴阳格拒之病理趋向不同。其治当破阴回阳，宣通上下，方用白通汤或加猪胆汁、人尿以咸寒反佐，交通阴阳。若少阴阳气不足，无以温运水湿；或外湿乘虚侵袭，致寒湿滞留关节肌肉，此阳虚寒湿证也。症见身痛骨疼，恶寒肢厥，舌淡苔腻，脉沉而微等。此与前述各证之区别在于寒湿留滞，故身疼骨痛明显，然其阳气虚弱之本质相同。治宜温阳散寒，除湿止痛，方用附子汤。若阳气虚衰已极，剧烈吐下而致阴液耗竭，此阳损及阴，阴阳两虚之候，然证以阳衰为病理重心，可见吐下自断而诸虚见症不减。《伤寒论》第 390 条谓："吐下而断，汗出已厥，四肢拘急不解，脉微欲绝者，通脉四逆加猪胆汤主之。"本证以无物可吐下而吐下自断、手足拘挛为其特征，与单纯阳虚征象相别。然其阴虚乃阴液因吐利过度而伤，并未导致内热，故仅于通脉四逆汤中加猪胆汁益阴和营足矣，盖复阳即所以固阴也。若四肢厥冷而伴身蜷下利、躁烦喘冒、脉微欲绝，甚或身热汗出、脉不至者，此阳虚欲脱，阴盛阳绝之候，与前述诸虚寒征象相较，病情险恶，故仲景断为死证。临证之时，当图急救回阳，方选重剂通脉四逆汤、白通汤、参附汤等。

（2）厥阴虚寒　厥阴风木，易犯脾胃，若肝阳不足，浊阴上逆，则每多肝胃同病。因其阳气亏虚，不能温养肢末，故见厥逆。《伤寒论》第 309 条云："少阴病，吐利，手足逆冷，烦躁欲死者，吴茱萸汤主之。"其文虽言少阴，实则厥阴为病。因其病位与前述少阴虚寒诸证不同，故其表现亦有所异。本证阳虚程度略轻，浊阴上逆明显，故吐甚而利轻，因吐剧而极度心烦意乱，典型者伴吐涎沫，巅顶头痛，其脉沉弦而紧、或弦弱。治宜暖肝降逆，方用吴茱萸汤。若厥阴阳虚，寒结其位，"病者手足厥冷，言我不结胸，小腹满，按之痛者，此冷结在膀胱关元也"。本证与前证不同者，肝寒不犯脾胃，故未见呕利；自结其位，是以小腹满而按之痛；而恶寒肢冷等症，所当自见。原著未出方治，据其证情，可选当归四逆加吴茱萸生姜汤。若阳气虚衰而寒邪内结，病发寒疝者，虽不完全属于厥阴，然其位与厥阴相关，故有腹痛绕脐，甚或牵掣阴部，不欲食，恶寒肢冷，脉弦紧等症。本证与其他阳虚阴盛者所不同者，在于本证寒邪凝结之势甚重，故以疼痛为其主症，痛剧而身冷汗出。治宜辛热散寒，破积止痛，方用大乌头煎。病在厥阴，其变多端，盖厥阴肝木，其本为风；且位居三阴之末，阴尽而阳生，是以寒热互易，虚实错杂。论中之厥热胜复，即为明证。厥之与热，交相胜复，乃阴阳平衡之处于运动过程中也。其阴胜者，阳必不足，故而为厥；其阳胜者，阴必不敌，则为发热。此厥阴病之特殊病证，治当审视阴阳，随证而论。其厥者，自当温复厥阴肝阳，则吴茱萸汤，可为其选。

（3）脾胃虚寒 脾胃同居中焦，为气血生化之源。若脾胃虚弱，寒邪内阻，则阳气不能达布四末，故为逆冷。《伤寒论》第 357 条云："伤寒六七日，大下之后，寸脉沉而迟，手足厥逆，下部脉不至，喉咽不利，唾脓血，泄利不止者，麻黄升麻汤主之。"其证上热下寒，上热者肺热也，故喉咽不利，唾脓血；下寒者脾寒也，故手足厥逆，下部脉不至，泄利不止。就其阳虚程度而言，此与前述诸证相比，更形轻浅；且症兼肺热，故鉴别并不困难。治宜清上温中，方用麻黄升麻汤。《金匮要略·血痹虚劳病脉证并治第六》曰："脉沉小迟，名脱气。其人疾行则喘，手足逆寒，腹满，甚则溏泄，食不消化也。"本证肾阳虚，而以脾阳虚衰为主，故主要见症为腹满，甚则溏泄、食不消化等，与少阴阳虚之病理重心在肾略有所异。一般而言，太阴为病，重则累及少阴；而少阴为病，则必有太阴虚寒见症，其区别就在于病理重心在脾或在肾。既然太阴少阴关系如此密切，其治法方药自有相通之处，故仲景论太阴虚寒，曰："当温之，宜服四逆辈"。是以本证当遵其法，治宜温补脾肾，则桂附理中汤甚或四逆汤为的对之剂。若寒气袭胃，胃阳被遏，气逆呕逆，其证虽非绝对阳虚，然阳遏不运，其用不达，亦自虚馁也。《金匮要略·呕吐哕下利病脉证治第十七》曰："干呕、哕，若手足厥者，橘皮汤主之。"本证阳虚不显，惟寒遏胃阳，不温肢末，是以肢厥，伴见干呕、哕逆，舌白脉紧等。其厥者，难与少阴虚寒诸证相提并论，仅轻度寒冷也。治宜通阳降逆，阳气舒展，则肢厥自回，方用橘皮汤。若胃阳耗伤明显，则虚衰之象自著，阳气无力温煦四肢，故为厥逆。《金匮要略·呕吐哕下利病脉证治第十七》即谓："夫六腑气绝于外者，手足寒，上气，脚缩"，因胃阳虚衰，功能失常，当伴呕吐哕逆诸症。此与前之胃阳被遏者不同，彼因寒遏而阳用不展，虚象不显；此则阳气虚损而失温煦，是故神疲面白、食少纳差、舌淡脉弱，种种不足，昭然在目。论中虽未示治法，然温阳益胃，自属不移大法，可选理中汤、香砂六君子汤等化裁。

2. 血虚寒凝厥逆　血虚感寒，寒邪凝滞，气血运行不畅，四肢失于温养，而致手足厥寒。其证病理特点为血虚与寒凝同见，既虚且实，与阳虚阴盛者不同。彼之虚者，阳气不足也，此之虚者，阴血也；彼之盛者，内寒自生也，此之寒者，外寒中人也。是以本证当见面白头晕，肢麻体痛，经来腹痛，量少色暗，舌淡瘀紫，脉细或涩等。《伤寒论》第351条曰："手足厥寒，脉细欲绝者，当归四逆汤主之。"其脉细而非微，显然血亏而非阳虚，治宜养血散寒，温通经脉，方用当归四逆汤。至于第347条"伤寒五六日，不结胸，腹濡，脉虚复厥者"，此纯为血虚所致，与当归四逆汤证同中有异。其同者，血虚也；其异者，寒凝与否也。因血为气母，气赖血运，若血虚无以载达，则阳气难以温煦，故而肢厥。兼见头晕目眩，多梦失眠，面白神疲，舌淡脉弱等。论中未言治法，而补养阴血，自无疑辞，可选四物汤化裁。《金匮要略·水气病脉证并治第十四》曰："寸口脉迟而涩，迟则为寒，涩为血不足。趺阳脉微而迟，微则为气，迟则为寒。寒气不足，则手足逆冷；手足逆冷，则营卫不利。"其证气血不足而兼寒，与前同中有异，症兼腹满肠鸣，骨痛身冷，麻痹不仁等。本证未出治方，据证而论，可以桂枝新加汤调和营卫，益气和营。

3. 水湿阻滞厥逆　阳气不足，水湿不运，停蓄为患，或为痰饮，或为水气，见症纷繁。是以论痰饮水湿者，多难离阳虚。然临床情况变化多端，亦有痰饮水湿为患而阳不虚者，贵在辨证论治。

（1）中焦阳虚，水饮内停　胃阳不足，水饮内停，阳气既已不足，且被郁遏，则难以外达温煦四肢，故见肢厥。《伤寒论》第356条曰："伤寒厥而心下悸，宜先治水，先服茯苓甘草汤，却治其厥。不尔，水渍入胃，必作利也。"其症肢冷而伴心下悸，甚或胃中水声漉漉，纳少脘痞，舌苔白滑，脉来弦缓等。治宜温胃散饮，方用茯苓甘草汤。此与单纯脾胃虚寒者之区别在于本证虚而兼饮，且以水饮停蓄为其病理重心，故宜先治水，水去则厥回；若水去而厥不回，则治从温补，仿脾胃虚寒证例。

（2）下焦阳虚，饮邪留滞　下焦肾阳不足，不能温煦则可见厥，此少阴阳虚证象也，毋用赘言。惟肾阳虚衰，水湿失运，阳气既虚且郁，则肢厥难免。《金匮要略·痰饮咳嗽病脉证并治第十二》云："青龙汤下已，多唾口燥，寸脉沉，尺脉微，手足厥逆，气从小腹上冲胸咽，手足痹，其面翕热如醉状，因复下流阴股，小便难，时复冒者，与茯苓桂枝五味甘草汤，治其气冲。"此支饮下焦阳虚，服青龙汤引发冲气及虚阳上逆，故手足厥逆而伴气从少腹上冲胸咽，四肢麻木，其面翕热如醉状等。其证阳气虽弱，然冲逆为急，治宜敛气平冲，方用苓桂味甘汤。冲逆平，则可缓图其本，温阳化饮之剂，固当选用。脾虚及肾，肾虚涉脾，是故脾肾每多同病，肾主水，脾制水，脾肾在水液代谢过程中，协同为用，今脾肾阳虚，水湿泛溢，四肢失温，故为厥逆。《金匮要略·腹满寒疝宿食病脉证治第十》曰："寒气厥逆，赤丸主之。"四肢秉气于脾胃，下焦寒水侮土，四肢失秉，是以厥逆；寒气挟水饮上逆，是以腹痛，心悸，吐逆。其证与单纯中焦阳虚之饮停不同者，在于此为下虚为主，中虚为次，且寒水冲逆。其与桂苓味甘汤证亦略有所异，彼为虚阳挟冲气上逆，而寒象不著；此则寒水冲逆，寒象明显。是以本证治宜散寒止痛，化饮降逆，方用赤丸（茯苓、乌头、半夏、细辛、朱砂、蜜）。

（3）痰实阻滞，阳气不达　《伤寒论》第355条曰："病人手足厥冷，脉乍紧者，邪结在胸中，心下满而烦，饥不能食者，当须吐之，宜瓜蒂散。"证因痰涎壅塞，食积停滞，胸阳被遏，不能外达四肢，故手足厥冷。此与前之阳虚饮停者，征象迥然不同，伴见心下满而烦，饥不食，愠愠欲吐，气上冲咽喉不得息，舌苔白厚腻，脉来弦紧等。治宜因势利导，涌而吐之，方用瓜蒂散。

（4）水湿流注，阳气郁遏　《金匮要略·水气病脉证并治第十四》曰："黄汗之病，两胫自冷。"其证因水湿下流，阳气郁遏，故而两足胫寒冷，此与阳虚诸证或痰饮阻遏之四肢厥冷者，略有不同。症见汗出色黄，胸中窒闷，身疼肿重，烦躁，小便不利等。治宜调和营卫，宣达郁阳，方用芪芍桂酒汤或桂枝加黄芪汤。

（5）水气泛滥，热郁于内　若水湿之邪泛溢肌肤，病为皮水。水湿阻遏，阳郁化热，不能外达，故而厥冷。《金匮要略·水气病脉证并治第十四》曰："厥而皮水者，蒲灰散主之。"其症当见脉浮身肿，按之没指，不恶风，其腹如鼓，口不渴或渴喜热饮等。治宜清利湿热，方用蒲灰散。

4. 阳热郁伏厥冷　肝气不舒，郁遏于内，不能外达；或热邪内伏，不能透发，此皆阳热郁遏致厥之由也。

（1）热邪郁伏　《伤寒论》第335条云："一二日至四五日，厥者必发热，前热者后必厥，厥深者热亦深，厥微者热亦微。"热厥与寒厥症状相似而实异：寒厥者手足厥冷伴一派虚寒之象，宜寒象越重，则厥逆越重；热厥者手足厥冷伴一派郁热之征，且厥逆因郁热之轻重而增减，其症烦热口渴，脉来滑实，舌红苔黄，便秘腹满等。于此，仲景提出："厥应下之"，概言其法也。若郁热内实者，治当攻下实热，则承气诸方，自为首选；若郁热深伏而无结实者，则宜清透郁热，《伤寒论》第350条曰："伤寒脉滑而厥者，里有热，白虎汤主之。"

（2）阳气郁遏，肝气不舒　其症"热少厥微，指头寒，默默不欲饮食，烦躁"（339条），其与阳虚阴盛之寒厥，自不相同，即与热邪深伏之热厥，亦自相异。彼为邪热深伏，一派实热之证；此则阳气郁遏，虽有化热之机，毕竟气郁为主，故见嗳气叹息，胸胁不适，脘痞胁痛，神情抑郁，脉弦苔白等。《伤寒论》第318条曰："少阴病，四逆，其人或咳，或悸，或小便不利，或腹中痛，或泄利下重者，四逆散主之。"即是言此，其治疏肝解郁，宣达阳气，方用四逆散。

5. 蛔虫阻滞厥逆　此证又称蛔厥，为寒热错杂、蛔阻气逆所致，其辨证要点是：手足厥冷常随上腹部剧痛而出现，伴有呕吐清水或胆汁，甚则吐蛔，面色萎黄，静而复时烦，偏食异食，或不利，或脘痞，舌苔白腻，脉沉细等。治宜清上温下，安蛔止痛，方用乌梅丸。若蛔扰得安，蛔虫得下，则不治其厥而厥自回。其证治与脏气大虚、真阳垂败之脏厥的区别，见于《伤寒论》第338条"伤寒，脉微而厥，至七八日肤冷，其人躁无暂安时者，此为脏厥，非蛔厥也。蛔厥者，其人当吐蛔。令病者静而复时烦者，此为脏寒，蛔上入其膈，故烦，须臾复止，得食而呕又烦者，蛔闻食臭出，其人常自吐蛔。蛔厥者，乌梅丸主之"。关于脏厥，实与阳虚阴盛证相同，惟多因杂病迁延而致，非若外感病阳虚阴盛发展较为迅速也。

手 足 烦 热

【定义】

手足烦热，是指手足发热的临床表现，体温可升高，也可正常。在仲景原著中，言手足烦热者，尚有"手足烦""手足热""四肢苦烦""手足温"等，其意相类，惟手足温者，其发热程度较其他为轻。至于"足温"，其字面意思为言足不言手，而实则亦概之。

【分类】

本证多见于热证、实证，而寒证、虚证亦可见之。

1. 阳明里热手足温　四肢为诸阳之本，脾胃禀气于兹。若阳明里热，外充肌表，则身热肢温，理所当然。《伤寒论》第99条论三阳同病："伤寒四五日，身热恶风，颈项强，胁下满，手足温而渴者"；第228条论阳明病下后余热未尽之"手足温"，虽伴见症不尽相同，然致手足温之机制则一，均为阳明里热蒸腾于外之见症。故而本证理当兼见口渴发热、汗出面赤、舌红脉数等阳明里热证。若第99条之三阳合病，则尚兼太阳之恶风项强，及少阳之胁下满等，治宜和解少阳，透达内外，所谓表里同病治运其枢，以小柴胡汤为之；若阳明下后余热未尽者，则以清宣郁热之栀子豉汤治之。此论中明确之论，若里热亢盛而身热明显者，则白虎汤等，亦当选用。

2. 产后中风四肢烦热　妇人产后，血室空虚，风邪侵袭，若邪在表里之间，少阳之界，邪热充斥，而见四肢烦热，并兼头痛心烦，胸胁不舒等少阳见症，此与阳明里热证不同者，彼为阳明为病，偏于里；此为少阳为病，偏于表，治宜和解泄热，方用小柴胡汤。若外邪乘血室之虚，径犯血分者，此既与阳明里热证不同，亦与少阳柴胡证之邪在气分有别，故四肢烦热而头不痛，且面赤口燥，漱水不欲咽，或恶露量多色鲜，或舌红绛少苔等，其血热之象，殆非前述二证可比。治宜凉血清热，解毒祛风，方用《千金》三物黄芩汤。

3. 瘅疟热盛手足热　《金匮要略·疟病脉证并治第四》云："阴气孤绝，阳气独发，则热而少气烦冤，手足热而欲呕，名曰瘅疟。若但热不寒者，邪气内藏于心，外舍分肉之间，令人消铄脱肉。"本证与阳明里热相类，然其为病，实咎之疟邪，故四肢手足热乃表里俱热之阳明证同，而身热发有定时，汗出热退等，则为疟病之特征。本证论中未出方治，然清热生津，疏解疟邪，自不易之法，可用白虎汤加味治之。

4. 湿热壅遏四肢苦烦　病黄疸，脾湿不行，壅遏化热，湿热阻滞，外应四肢，是为烦热。《金匮要略·黄疸病脉证并治第十五》曰："寸口脉浮而缓，浮则为风，缓则为痹。痹非中风。四肢苦烦，脾色必黄，瘀热以行。"其症当见身黄目黄，小便短赤，口渴头汗出，发热，舌红苔腻，脉滑数等。与前之实热证可比，病机大异。治宜清热化湿，利胆退黄，可用茵陈蒿汤等。

5. 阴虚内热手足烦热　阴血不足，虚热内生，外应肢末，故而手足或烦或热，并兼见一系列阴虚内热之象，如潮热颧红，心烦盗汗，或暮热早凉，目眩耳鸣，腰膝酸软，梦遗早泄，舌红少苔，脉来虚数等。证如《金匮要略》女劳疸肾虚有热之手足中热而薄暮即发、虚劳病阴虚内热手足烦等，其治当养阴清热。论中女劳疸之用硝石矾石散，是因其兼瘀者。若无瘀阻，则知柏地黄汤等方，可随证选用。

6. 阴阳两虚手足烦热　阴损及阳，阳损及阴，此阴阳两伤之由也。盖阳虚致手足烦热者，每为鲜见，若见之，多为亡阳之兆。故阴阳两虚之手足烦热，多责之其阴虚；阴虚而内热生，外充于肢体，则见四肢烦热。《金匮要略·血痹虚劳病脉证并治第六》曰："虚劳里急，悸衄，腹中疼，梦失精，四肢酸疼，手足烦热，咽干口燥，小建中汤主之。"其文偏于叙述阴虚内热之证，而于阳虚之证语焉不详，然则本证用方多偏于阳虚，则脘痞纳差，腹疼便溏，神疲少言，脉弱等，必不少见。治宜温建中气，中气立则阴血渐复，方用小建中汤。《金匮要略·妇人杂病脉证并治第二十二》曰："妇人年五十所，病下利数十日不止，暮即发热，少腹里急，腹满，手掌烦热，唇口干燥，何也？师曰：此病属带下，何以故？曾经半产，瘀血在少腹不去，何以知之？其证唇口干燥，故知之。当以温经汤主之。"本证为冲任虚寒而兼瘀血所致之崩漏。其手掌烦热则由阴血亏耗太过所致。故而其证亦属阴阳两虚而以虚寒为主，并兼瘀血内停，与小建中汤证同中有异。治宜温经散寒，养血化瘀，方用温经汤（吴茱萸、当归、川芎、芍药、人参、桂枝、阿胶、生姜、牡丹皮、甘草、半夏、麦冬）。

7. 太阴脾虚手足温　脾主四肢，若太阴受邪为病，脾阳虽弱，尚可外达，故四肢虽不若阳明证之手足灼热，然亦不若少阴病之厥冷，故言手足温，此由实转虚之兆也。《伤寒论》第98、187、278条皆言手足温者，是为病在太阴。然此手足温者，定非阳热，仍属虚寒，故当见腹满时痛，不欲食，吐利等太阴脾虚湿阻见症。治宜温运脾阳，方用理中辈。另外，仲景每论阴证转阳时，多以手足温代表阳气来复，此病之佳兆，非若阳虚寒甚，故当别论。

【补充】

有关本症，后世医家多论于五心烦热之中，可参阅有关内容。

手 足 肿

【定义】

手足肿即四肢浮肿或肿胀。尚有"手指臂肿"，为一侧或双侧上肢肿胀；"足肿"，仅言下肢浮肿；"四肢聂聂动"，是附见于皮水手足肿的一个症状，言手足肌肉时时轻微掣动。因上述证候均涉及手足肿，故合并一处讨论。

【分类】

手足肿胀之机制，多为水湿泛溢肢体所致，亦有因气血郁滞而致者。

1. 表虚湿郁手足肿 《金匮要略·水气病脉证并治第十四》言："黄汗其脉沉迟，身发热，胸满，四肢头面肿，久不愈，必致痈脓。"卫表虚弱，湿邪侵袭，且营气郁滞，久则化热，湿热交蒸，故见身热，汗出色黄，手足肿而胸闷等症。病属黄汗，而其脉症及成因，仲景于本篇同时明确指出："黄汗之为病，身体肿，发热汗出而渴，状如风水，汗沾衣，色正黄如柏汁，脉自沉，何从得之？师曰：以汗出入水中浴，水从汗孔入得之。"至于本证之治法，自为调和营卫，疏表散湿，方选芪芍桂酒汤或桂枝加黄芪汤。

2. 湿滞卫郁手足肿 本证为《金匮要略》所谓风水是也。源于风伤卫表，肺气失宣，水气泛溢肌表。风水进一步发展则卫表之象不甚明显。《金匮要略·水气病脉证并治第十四》曰："寸口脉沉滑者，中有水气，面目肿大有热，名曰风水。视人之目窠上微拥，如蚕新卧起状，其颈脉动，时时咳，按其手足上，陷而不起者，风水。"又曰："风水恶风，一身悉肿，脉浮不渴，续自汗出，无大热，越婢汤主之。"其证与前证同中有异，前者病属黄汗，卫虚而营郁化热，故身热汗出而色黄，口渴胸闷等；本证卫分受邪，故发热恶风，不渴脉浮。治宜发汗宣肺，祛散水湿，方用越婢汤。

3. 阳虚水逆手足肿 《金匮要略·水气病脉证并治第十四》言："病者苦水，面目身体四肢皆肿，不便不利，脉之，不言水，反言胸中痛，气上冲咽，状如炙肉，当微咳喘。"证由水寒之气结于下焦，乘阳虚之机，挟肾气上冲，故见面浮肢肿，气上冲咽，咳喘短气，小便不利，甚或恶寒肢冷，下利纳差等症。本证与前二证相较，阳气虚衰而冲气上逆是其特征，且每无卫表之象。故治宜健脾利水，平冲降逆，仲景未出其方，可用苓桂术甘汤加味治之。

4. 水泛肌腠手足肿　《金匮要略·水气病脉证并治第十四》曰："皮水为病，四肢肿，水气在皮肤中，四肢聂聂动者，防己茯苓汤主之。"皮水为患，多与脾土相关，脾主四肢，脾病则水湿潴留于四肢肌腠，故见四肢浮肿；且阳气被郁，与水气相争，而现四肢聂聂动。皮水与风水，其证相类，惟皮水证多无卫表之征，故仲景云："皮水其脉亦浮，外证胕肿，按之没指，不恶风，其腹如鼓，不渴"，而"风水其脉自浮，外证骨节疼痛，恶风"。由此可知，风水与皮水，虽同为水湿郁于肌表，然一者恶风，一者不恶风，故风水病位较之皮水更为浅显。皮水之治法，仍当发其汗，但与风水之发汗，有所不同，更当佐以健脾利水之法，冀其表里分消，方用防己茯苓汤（防己、茯苓、桂枝、黄芪、甘草）。

5. 风痰阻络手指臂肿　《金匮要略·趺蹶手指臂肿转筋阴狐疝蛔虫病脉证治第十九》谓："病人常以手指臂肿动，其人身体瞤瞤者，藜芦甘草汤主之。"证由风痰阻络，攻冲走窜，故见手指臂部关节肿胀，时时震颤，且全身肌肉也发生牵动。此与水饮为患者不同，多为关节肿胀，而非肌肤浮肿，治宜涌吐风痰，方用藜芦甘草汤。

6. 湿流关节足肿　病为历节，风湿流注于筋脉关节，气血运行不畅，故肢节肿痛；若湿浊下流，则脚肿如脱。《金匮要略·中风历节病脉证并治第五》曰："诸肢节疼痛，身体尪羸，脚肿如脱，头眩短气，温温欲吐，桂枝芍药知母汤主之。"风与湿合，浸淫关节，故而关节肿胀，上犯头目故眩，阻于中焦则呕。本证与一般水肿病证所不同者，此为关节肿胀为主，若湿浊下注，则可见下肢浮肿；因风湿郁滞日久，每多化热伤阴，故而可见盗汗虚热、舌红苔腻而剥脱等。治宜祛风除湿，温经散寒，滋阴清热，主用桂枝芍药知母汤。若病历节疼痛足肿大而肝肾已损者，又当滋补肝肾而兼利湿浊，可据情而选方用药。

【补充】

有关本症的认识，后世医家多于论水肿时并言，尽管本症不全属水肿范畴，而主要内容却与之相类，故补充内容可参阅有关水肿章节。

手 足 拘 急

【定义】

手足拘急是指四肢筋脉拘紧挛急而屈伸不利的一种临床表现。其与"瘛疭"一症之区别，参见彼条。至于所附之各症，大体均属于拘挛范畴，而因其部位和程度不一，故有不同之表述。如有"脚挛急"与"脚缩者"，皆指足部甚或连及胫腿部筋脉拘挛不舒、屈伸不利的情况，而其拘挛程度以脚缩更重。"两胫拘急"与"膝胫拘急"，均言下肢筋脉拘挛紧急而屈伸不利，主要是指腓肠肌痉挛的表现。"四肢微急""四肢拘急"，均是手足拘急之代辞，而四肢微急者，指手足拘急之轻者。尚有"臂足直"，则为手足拘急之重者。本节均合并一处讨论。

【分类】

本症基本病理为筋脉拘急，而致筋脉拘挛者原因甚多，若概言之，则正虚与邪实足可尽赅之。

1. 阴阳两虚手足拘急　阳气者，柔则养筋；阴液者，濡脉而和。若阴津阳气受损，则筋脉失却阳气之温煦和阴液之濡养，是以拘挛不缓而屈伸不利，此四肢胸急之一大因由也。

（1）表虚过汗阴阳两伤　《伤寒论》第 20 条谓："太阳病，发汗，遂漏不止，其人恶风，小便难，四肢微急，难以屈伸者，桂枝加附子汤主之。"其证因卫表虚弱，发汗伤阳，阳虚失固，阴液继损，是表证仍存而阴阳两伤而以阳虚明显者，症见恶风汗多，发热头痛，小便不利，舌白脉缓等。治宜调和营卫，扶阳敛阴，方选桂枝加附子汤。此阴伤因于阳虚，阳损重于阴亏者之治法。所谓扶阳即所以救阴也，其阴阳相生相依之道，尽寓其中。

（2）少阴虚寒阳损及阴　少阴虚寒，心肾阳虚，下利吐逆，渐损其阴，阴液亏虚，阳气不足，故而拘急。《伤寒论》第 388 条曰："吐利汗出，发热恶寒，四肢拘急，手足厥冷者，四逆汤主之。"其证手足拘急而伴一派虚寒征象，重者兼见虚阳外越之假热，治宜回阳救逆，方用四逆汤。其救阴之意同于前者，借回阳而敛阴，非径补其阴也。若吐利过甚而阴伤较重者，其拘挛程度亦较前为重，而且吐利之症因阴损过甚，无物可吐可下而自止，虚寒征象并未因吐利自止而稍事缓解,《伤寒论》第 390 条即言:"吐已下断,汗出而厥,四肢拘急不解,脉微欲绝者,通脉四逆加猪胆汁汤主之。"其证较四逆汤证而言,不仅阳虚程度更重,而且阴损程度亦更明显,故单纯回阳以图救阴之法,力有不逮。治宜回阳救逆,益阴和阳,方用通脉四逆加猪胆汁汤,"启下焦之生阳,而助中焦之津液"。少阴虚寒阴阳两虚证与表虚过汗阴阳两虚证相较,从病理程度而言,则前者重而后者轻,显而易见。若从病位而言,则后者病在卫表,兼及少阴;而前者则纯为少阴心肾为病。

2. 阴血亏虚脚挛急　　《伤寒论》第 29、30 条所言之中阳虚弱吐逆而兼阴液不足之脚挛急或两胫拘急,虽为阴阳两虚征象,然细析其因,则此之脚挛急实与中阳虚弱关系不大,故此另列为阴血亏虚证,庶几更为确切。大凡阴血不足者,多不能濡养筋脉,是以脚挛急,伴见心烦咽干,面白神疲,多梦失眠,甚或心悸心慌,舌淡脉弱等。此与阴阳两虚证相较,无虚寒之象而每兼见虚热之症,故鉴别不难。治宜滋养阴血,解痉缓急,方用芍药甘草汤。阴虚膝胫拘急者,在《伤寒论》中尚有一证,即阴阳易也,"其人身体重,少气,少腹里急,或引阴中拘挛,热上冲胸,头重不欲举,眼中生花,膝胫拘急者,烧裈散主之"。有关此证,历代医家多认为,其阴虚固不待言,而中挟气虚,不可忽视,故本证实为气阴两虚,故拘急而伴少气头重。治宜补养气阴,方用烧裈散。此方后世医家鲜用,每选人参、生地黄等组方以治。

3. 中风卫虚邪郁手足拘急　　此见于《金匮要略·中风历节病脉证并治第五》所附《千金》三黄汤证:"中风手足拘急,百节疼痛,烦热心乱,恶寒,终日不欲饮食。"风邪外中,营卫不和,经脉阻滞,故手足拘急而疼痛,风邪化热而烦乱心热。此与前之表虚汗漏阴阳两伤者自不相同,治宜固卫祛风,解表清热,方用《千金》三黄汤(麻黄、独活、细辛、黄芪)。

4. 热盛灼津脚挛急　　《金匮要略·痉湿暍病脉证治第二》曰:"痉为病,胸满口噤,卧不着席,必齘齿,可与大承气汤。"外邪入里,化热成燥,津液消灼,无以濡养经脉,故而角弓反张,口噤难开,脚筋挛急。其症当伴发热口渴,面红溲黄而短,舌红苔黄而糙,唇焦咽燥等。本证与前述诸证相较,其燥热伤津之征至为明显,病属实热,治宜通腑泄热,急下存阴,方用大承气汤。后世医家多认为本证与肝风内动相关,故常用平肝息风之羚角钩藤汤化裁治疗。

5. 胃阳虚衰脚缩　　脚缩一症,有因脉拘挛疼痛而缩者,有因恶寒身冷而缩者。《金匮要略·呕吐哕下利病脉证治第十七》曰："夫六腑气绝于外者，手足寒，上气脚缩。"其脚缩者，固然因胃阳不足以温煦经脉而拘挛，更因阳失温煦全身寒冷而病者主动缩脚蜷卧。其症当伴恶寒短气，手足寒，下利呕逆，纳差脘痞等。此与少阴虚寒相似，然病位有别，仲景未出方治，可治以温胃散寒之剂，如香砂六君子汤、理中汤之类，皆可为选。

6. 湿郁伤阴臂脚直　《金匮要略·趺蹶手指臂肿转筋阴狐疝蛔虫病脉证治第十九》曰："转筋之为病，其人臂脚直，脉上下行，微弦，转筋入腹者，鸡屎白散主之。"因湿邪郁滞日久，化热伤阴，阴伤无以濡养，而湿浊更加阻滞经脉，故足手肌肉经脉俱见拘挛，甚则牵引腹部拘急疼痛，伴见苔腻舌红，脘痞纳呆，口渴欲饮，脉弦而长等。治当清化湿浊，缓解痉挛，方用鸡屎白散。

【补充】

后世医家于本症多有发挥。今据《中医症状鉴别诊断学》补缀于次。

1. 太阳风寒手足拘急　证由风寒之邪侵袭太阳，经脉阻滞所致。症见发热恶寒，头项强痛，四肢拘急，身痛不舒，苔白脉浮而紧。治宜祛风散寒，舒筋活络，寒甚无汗者，方选葛根汤；风甚有汗者，方用瓜蒌桂枝汤。本证实为《金匮要略》痉病，惟因其条文未明言手足拘急，故未列入正文。

2. 寒湿蕴结手足拘急　外感寒湿，或阳虚湿停，湿浊阻滞，经脉不畅，故见拘挛。症兼头身重困，脘痞纳呆，便溏溲短，舌淡苔腻，脉沉迟或濡等。治宜温阳利湿，通络解挛，方用胃苓汤加减。

3. 湿热浸淫手足拘急　外感时邪，或脾湿化热，湿热蕴结经络，故而手足拘急。症兼身热不扬，纳呆脘痞，呕恶口苦，便溏臭秽，小便短赤，舌红苔黄腻，脉象濡数等。治宜清化湿热，方用四妙散加味。

四 肢 酸 痛

【定义】

四肢酸痛是指上下肢筋脉、肌肉或关节酸软疼痛的临床表现。本症与一般的肢体疼痛所不同者，在于本症四肢疼痛而伴酸软无力的感觉。另有"脚掣痛"者，脚部掣而痛也；"脚气疼痛"，脚气所致的两脚疼痛；"膝胫疼烦"，两膝关节及其下部位疼痛而伴心烦不宁。本节均合并一处讨论。

【分类】

1. 阴阳两虚四肢酸痛 阴阳两虚，气血不足，肢体失养，故而酸痛。《金匮要略·血痹虚劳病脉证并治第六》谓："虚劳里急，悸，衄，腹中疼，梦失精，四肢酸痛，手足烦热，咽干口燥，小建中汤主之。"其证既兼阳虚里急腹痛之象，亦伴阴虚咽干烦热等症。治宜温健中气，脾胃运则阴血得以生化，故以小建中汤主之。若病以阴虚内热为主，则此方断不相宜，须当另选左归、知柏方化裁。

2. 经脉拘急脚挛痛 仲景在《金匮要略·脏腑经络先后病脉证第一》中论诸病之分类，曾言："头痛、项、腰、脊、臂、脚挛痛"，此为阳病。然于脚挛痛之病机方治，并未明确。临床上，本症多见于经脉拘挛之证。若阴血亏虚失濡者，可用芍甘汤加味；若风寒闭阻者，可选葛根汤化裁；若湿邪郁滞者，又当化湿通络；观其脉症，随证治之，是为大要。

3. 寒湿脚气脚疼痛 脚气之病，不离乎湿。若证属寒湿，脚部疼痛，伴见肿胀溃烂，可以除湿散寒止痛之法治之。《金匮要略·中风历节病脉证并治第五》云："乌头汤方，治脚气疼痛，不可屈伸。"药用：麻黄、芍药、黄芪、甘草、川乌、白蜜。

4. 虚冷结气膝胫疼烦 妇人每因经产耗血伤气，而致元气亏虚；或感受寒邪；或肝气郁积，致下焦经脉失调，逆气攻冲，而见"经候不匀，会阴挛痛，少腹恶寒；或引腰脊，下根气街，气冲急痛，膝胫疼烦"。虽论中未明言治法方药，临床可用温经散寒、调理气血之法，可选温经汤（吴茱萸、当归、川芎、芍药、人参、桂枝、阿胶、生姜、牡丹皮、甘草、半夏、麦冬）加减化裁。

四 肢 重 滞

【定义】

四肢重滞，是指自觉手足沉重、活动不灵的临床表现。另有"四肢烦重"与"四肢苦重"，基本与此同义，惟四肢烦重者，则因肢体重滞不灵而伴烦乱不宁之感觉。本节将合并一处讨论。

【分类】

本症多为气血失和，经络闭阻所致。

1. 邪阻经络四肢重滞 风寒等邪，侵犯人体，先中于表，次及经络。若经络气血因邪而滞，则四肢重着，活动不便。《金匮要略·脏腑经络先后病脉证第一》谓："若人能养慎，不令邪气干忤经络；适中经络，未流传脏腑，即医治之。四肢才觉重滞，即导引、吐纳、针灸、膏摩，勿令九窍闭塞。"此即言外邪郁闭经络，气血失和，治当舒畅经络，调和气血，可用导引、针灸、膏摩、吐纳等法。此经络郁滞之基本处理原则和方法也，无论其病之阴阳寒热属性如何，皆宜准此为法。若风邪中于经络，而见肢体重滞不便，此中风初期之轻浅者。《金匮要略·中风历节病脉证并治第五》曾云："邪在于络，肌肤不仁；邪在于经，即重不胜"，此因风邪阻滞而气血不畅，肢体失养而见重着。其症多偏于一侧肢体，甚则两侧肢体均觉重滞。临床多伴肌肤麻木不仁，口眼㖞斜等。治当据其虚实寒热不同，随证选方用药。临床常见如下情况：

（1）络脉空虚，风邪入中，治宜祛风养血通络，方用大秦艽汤（秦艽、当归、甘草、羌活、防风、白芷、熟地黄、茯苓、石膏、川芎、白芍、独活、黄芩、生地黄、白术、细辛）。

（2）肝肾阴虚，风阳上扰，治宜滋阴潜阳，息风通络，方用镇肝息风汤（牛膝、龙骨、白芍、天冬、麦芽、代赭石、牡蛎、玄参、川楝子、茵陈、甘草、龟甲）。

2. 邪中脏腑四肢烦重 《金匮要略·中风历节病脉证并治第五》曰"风四肢烦重，心中恶寒不足"者，其证属风邪直中脏腑，病在心脾。一般邪在脏腑多见突然昏仆，不省人事，而本证惟觉四肢重滞而心烦意乱，恶寒不足，此邪中之较轻者。《金匮要略编注·二十四卷》释曰："直侵肌肉脏腑，故为大风。邪困于脾，则四肢烦重；阳气虚而未化热，则心中恶寒不足"，治宜养血健脾，化痰祛风，方用侯氏黑散（菊花、白术、细辛、茯苓、牡蛎、桔梗、防风、人参、矾石、黄芩、当归、干姜、川芎、桂枝）。本证与邪中经络相较，病情较重，且有脾气虚弱、心血不足之象，如面色萎黄、神情虚惫、食少纳差、心悸梦多、舌淡脉弱等。

3. 脾虚湿困四肢苦重 脾主四肢，今脾阳亏虚，水湿不制，泛溢为患，浸淫肢体，故而重滞。其证如《金匮要略·水气病脉证并治第十四》所言"脾水者，其腹大，四肢苦重，津液不生，但苦少气，小便难"。证属脾阳亏虚，水湿困郁，临床尚可见食少便溏、恶寒身肿等。治宜温阳利湿，论中虽未明言其方，而理中汤可为的当之剂。本证与风中脏腑之心脾不足者，并不相同。前证脾气亏虚而兼心血不足，寒象不显而风邪独甚；后者脾阳虚弱而水津失运，湿证昭然而虚寒相兼，是以治方各异。

手 足 不 仁

【定义】

手足不仁，论中亦称"手足痹"，是指四肢皮肤不知痛痒、麻木不仁的一种临床表现。《伤寒明理论》释本证曰："仁，柔也；不仁，谓不柔和也。痒不知也，痛不知也，寒不知也，热不知也。任其屈伸灸刺，不知所以然者，是谓不仁也。"本症后世称作麻木。《杂病源流犀烛·麻木源流》曰："麻木，风虚病亦兼寒湿痰血病也。麻，非痒非痛，肌肉之内如千万小虫乱行，或全身淫淫如虫行有声之状，按之不止，搔之愈甚，有如麻之状。木，不痒不痛，自己肌肉如人肌肉，按之不知，掐之不觉，有如木之厚。"其言形象生动，于本症临床特征之理解，极有价值。另有"其人遂痹"，亦是手足麻痹之意。

【分类】

关于本症之病因病机，《伤寒明理论》云："由邪气盛，正气为邪气闭伏，郁而不发；营卫血气虚少，不能通行，致斯然也。"

1. 寒疝阳虚寒盛手足不仁　《金匮要略·腹满寒疝宿食病脉证治第十》曰："寒疝腹中痛，逆冷，手足不仁，若身疼痛，灸刺诸药不能治，抵当乌头桂枝汤主之。"阳气大虚，四肢失养；阴寒盛极，经络郁痹，是以气血不行，营卫不通而手足不仁，病属寒疝，故见腹痛身冷，身痛脉紧等。治宜温阳散寒，调和营卫，方用乌头桂枝汤（乌头、桂枝、芍药、炙甘草、生姜、大枣）。

2. 支饮阳虚气逆手足痹　《金匮要略·痰饮咳嗽病脉证并治第十二》曰："青龙汤下已，多唾口燥，寸脉沉，尺脉微，手足厥逆，气从少腹上冲胸咽，手足痹，其面翕热如醉状，因复下流阴股，小便难，时复冒者，与茯苓桂枝五味甘草汤，治其气冲。"其证因阳虚饮停，误用发散，致生冲逆，而营卫逆乱，气血失调，则手足麻痹不仁。本证与前证之区别在于，彼为阳虚阴寒凝结，以腹满疼痛为主；此则饮停而虚阳挟冲气上逆故，故以气从少腹上冲胸咽，面热如醉，小便难等为特征，两者不难鉴别。治宜敛气平冲，方用苓桂味甘汤。

3. 饮证阳虚血弱其人遂痹　《金匮要略·痰饮咳嗽病脉证并治第十二》谓："水去呕止，其人形肿者，加杏仁主之。其证应内麻黄，以其人遂痹，故不内之。若逆而内之者，必厥。所以然者，以其人血虚，麻黄发其阳故也。"本证"其人遂痹"者，亦手足麻痹之意也。证由阳虚血弱，阳虚失温，血弱不养，故而不仁；兼见尺脉微弱，面色萎黄或白，神疲纳少，气短懒言，梦多眠差等气血虚弱之象；更因水气初去，肺气虚滞，而有形肿咳喘等。与前述二证同中有异，宜加细辨。治宜先以苓甘五味姜辛夏汤清余邪，利肺气。待余邪去、肺气清而形肿喘咳等证消除之际，方可图治其本。仲景虽未言之，而其理自明。可以补养气血为大法，八珍汤、补中益气汤、神应养真丹等，均可酌情选用。

4. 利证阳衰阴竭手足不仁　《金匮要略·呕吐哕下利病脉证治第十七》曰："……五脏气绝于内者，利不禁；下甚者，手足不仁。"其证因脏气虚衰，脾肾阳亏，初则脾虚失运，清气下陷而泄利，继则肾阳虚衰，下焦失固而利甚。因其利甚而阴液耗伤，四肢筋脉失养，故为手足不仁。症兼恶寒身蜷，肢冷脉微等虚寒之象，其阴液耗竭除见手足不仁者，或手足拘挛，或唇口枯痿，或舌淡少津。《伤寒论》385条曰："恶寒脉微而复利，利止亡血也，四逆加人参汤主之。"其所言者，虽为霍乱下利，然其病机亦同为阳虚液竭，故其治方可借以应用于本证，治当温阳复阴，方用四逆加人参汤。

【补充】

后世医家多称本症为四肢麻木，其论颇多发挥，今择要补缀于次。

1. 风寒入络四肢麻木　证由腠理疏松，风寒外袭，经脉失荣，气血不和所致。其症四肢麻木，多伴疼痛，遇阴雨天则加重，兼恶风寒，手足发凉，腰膝酸沉，舌质暗淡，苔白润，脉浮或弦。若风邪偏盛，其麻木之感多游走不定，或伴有轻度口眼歪斜，脉多见浮，治宜祛风护卫，方用黄芪桂枝五物汤；若寒邪偏盛，则麻木多伴疼痛，患处固定，手足发凉，恶寒与腰膝酸沉明显，脉多弦紧，治宜温经散寒，方宜当归四逆汤。

2. 气滞血瘀四肢麻木　气滞血瘀，互为因果，而每致经脉阻滞，营卫失和，营阴不养，卫阳失煦，故发手足不仁。证之临床，有偏于气滞者，有偏于血瘀者，然其临床表现均为麻木而兼郁胀，按之则舒。而偏于气滞者，多见胸闷太息，嗳气食少，情绪抑郁，脉弦等，治宜行气通络，方用羌活行痹汤；偏于血瘀者，则每兼面色晦暗，唇口青紫，舌有瘀点，脉来细涩等，治宜活血通络，方用桃红四物汤。

3. 肝风内动手足麻木　肝阳素旺，喜怒失节，则阳动生风，经络失调而病发麻木。其症肢麻而伴震颤，头晕目眩，烦躁易怒，多梦失眠，舌红而绛，脉弦有力。治宜平肝息风，方用羚角钩藤汤。

4. 风痰阻络手足麻木　证由痰邪久伏，风邪引动，风痰相搏，经络滞涩而致。其症肢麻多伴痒感，或时见震颤，头晕身重，或呕恶纳差，咳吐痰多，舌苔白腻，脉象弦滑或濡。治宜祛风化痰，方选导痰汤化裁。

5. 湿热郁阻手足麻木　湿热郁阻，经络失和，气血不运，则为麻木。其症多为下肢麻木而伴灼热疼痛，甚则欲足踏凉地方觉稍舒，患肢扪之发热，或伴胸闷脘痞，呕恶纳差，大便溏秽，小便短赤等，舌红苔黄腻，脉弦数或濡数。治宜清热利湿通络，方用加味二妙散。

酸削不能行

【定义】

酸削不能行，即两腿酸痛瘦削，不能行动。《医宗金鉴》曰："酸削不能行，即今之虚劳膝酸，削瘦，骨痿不能起于床也。"《金匮要略》尚有"行常伛""欲行不能行""但能前不能却"等描述。"行常伛"即行走时经常曲背垂肩。"欲行不能行"，因神志恍惚不定所致的行动与意识关系失调，意欲行走而两腿却未行动，然其行走功能实际仍属正常。"但能前不能却"，指但能前行，不能后退的病证。其与"酸削不能行"表现大抵类似，本节合并一处讨论。

【分类】

上述行动困难之病证多因虚损或经脉阻滞所致。

1. 肾精亏虚酸削不能行　房劳过度，或久病虚损，致肾精亏弱。肾主骨生髓，今肾精不足，无以滋养，则两腿酸痛瘦削，不能行走。《金匮要略·血痹虚劳病脉证并治第六》云："劳之为病，其脉浮大，手足烦，春夏剧，秋冬瘥，阴寒精自出，酸削不能行。"其症常兼虚热颧红，耳鸣耳聋，头晕目眩，多梦失眠，精神疲惫，五心烦热，舌红少苔或舌淡，脉弱或浮大而虚。仲景论中未及方治，临证可根据情况，酌情选用后世六味地黄丸、知柏地黄丸、左归丸等化裁。

2. 经脉拘急行常伛　《金匮要略·五脏风寒积聚病脉证并治第十一》曰："肝中风者，头目𥆧，两胁痛，行常伛，令人嗜甘。"肝为风木之脏，其脉布于胁肋，连目系，上出额，至巅顶，肝中于风，风胜则动，故头目𥆧动；肝主筋，风胜则筋脉燥而拘急，故两胁痛，行常伛。论中虽未言方治，可据情处以辛润甘酸之法，以芍药甘草汤加祛风之品治之。

3. 心肺阴虚欲行不能行　百合病心肺阴虚，致心神恍惚不宁而语言、行动、饮食和感觉等失调，若意识和行动关系失调，则可能表现为欲行不能行之状，伴见欲卧不能卧，口苦小便赤，脉微数等。治宜润肺清心，益气安神，方选百合地黄汤。

4. 太阳经伤但能前不能却　《金匮要略·趺蹶手指臂肿转筋阴狐疝蛔虫病脉证治第十九》曰："病趺蹶，其人但能前，不能却，刺腨入二寸，此太阳经伤也。"太阳经脉受伤，牵引不便，故足背强直，后跟不能落地，能前行不能后退。治宜针刺合阳、承山等穴以舒缓经脉。

但 臂 不 遂

【定义】

但臂不遂者，一侧肢臂不能随意运动也。另有"两臂不举"者，双上肢不能随意上举。本节合并一处讨论。

【分类】

1. 经脉痹阻但臂不遂　风寒湿三气杂至，痹阻经脉，致肢体活动受限，故可见但臂不遂。其症常兼肢体疼痛，或恶风畏寒，或身肿溲短，或关节变形等。《金匮要略·中风历节病脉证并治第五》曰："夫风之为病，当半身不遂；或但臂不前遂者，此为痹。"治当仿《伤寒论》中之桂枝附子汤、去桂加白术汤、甘草附子汤等，祛风胜湿止痛。

2. 经脉拘急两臂不举 《金匮要略·五脏风寒积聚病脉证并治第十一》曰："肝中寒者，两臂不举，舌本燥，喜太息，胸中痛，不得转侧，食则吐而汗出也。"肝主筋而司运动，肝中寒邪，则厥阴筋脉收引而两臂不举。其症伴见舌燥、叹息、胸痛、汗出、食则吐等。据其证情，可拟以暖肝柔筋之治法，随证选用《景岳全书》暖肝煎（当归、枸杞子、小茴香、肉桂、乌药、沉香、茯苓）加芍药甘草汤。

时 瘛 疭

【定义】

瘛，收缩也；疭，舒弛也。时瘛疭，即阵发性四肢抽搐。其与"手足拘急"相类而实异。"手足拘急"者，指四肢持续性拘紧挛急，屈伸不利；而瘛疭者，则指四肢拘急收缩与舒缓弛张交替发生，两者表现不尽相同，宜于细辨。

【分类】

在仲景论中，时瘛疭一症仅见于《伤寒论》第6条，其曰："太阳病，发热而渴，不恶寒者，为温病。若发汗已，身灼热者，名风温。风温为病，脉阴阳俱浮，自汗出，身重，多眠睡，鼻息必鼾，语言难出。若被下者，小便不利，直视失溲；若被火者，微发黄色，剧则如惊痫，时瘛疭，若火熏之。一逆尚引日，再逆促命期。"其言太阳温病，治当辛凉发散，反一误再误，变为坏病。邪热内炽，阴津耗伤，肝风内动，故而惊痫、瘛疭，伴见发热口渴、黄疸、脉数、舌红少津等。仲景未言方治，揆度其情，则清热救阴，平肝息风，自在不言之中，可选后世羚角钩藤汤等方加减。

【补充】

后世于本症之认识，更加完善，今据《中医症状鉴别诊断学》择要补充于次。

1. 风邪闭阻抽搐 发热恶寒，四肢抽搐，项背强急，筋脉拘挛，肢体酸重或疼痛，舌苔白腻或微黄，脉弦紧或数。证由风邪阻络，治当祛风通络，养血和营，方用大秦艽汤或玉真散、五虎追风散加减。

2. 风痰挟瘀抽搐 时发抽搐，或伴异常叫声，双目上翻，口吐白津，二便失禁，神识不清，发作后一如常人，舌苔白腻，脉弦滑。证因痰瘀交阻，阳升风动，治宜平肝息风，祛痰化瘀，方选镇肝息风汤合血府逐瘀汤化裁。

3. 阴虚阳亢抽搐 腰酸腿软，视物不清，耳鸣眩晕，五心烦热，颧红唇赤，四肢抽搐，舌红少苔，脉弦细数。证因阴虚阳亢，肝风内动。治宜滋阴潜阳，平肝息风，方选平肝息风汤或天麻钩藤饮加减。

4. 湿热生风抽搐 手足瘛动，身热缠绵，首重如裹，舌红胖大、苔黄腻，脉滑数。证由湿热蕴郁，内风煽动。治宜清热利湿息风，药选"鲜地龙，秦艽，威灵仙，滑石，苍耳子，丝瓜藤，酒炒黄连等味"（《温热经纬》）。

5. 脾肾阳虚抽搐 形寒肢冷，面白目清，四肢瘛疭，浮肿腿软，纳差便溏，口淡不渴，舌淡体胖，苔白腻，脉沉迟或缓。证因脾肾阳虚，经脉失煦。治宜温阳息风，方选固真汤化裁。

6. 血虚生风抽搐 面色苍白，肢体麻木，手足蠕动，筋惕肉眮，口唇爪甲淡白，舌淡苔白，脉弦细。证因阴血亏虚，经脉失濡。治宜养阴平肝，息风止搐，方选四物汤加味。

7. 肝郁血虚抽搐 胸闷不舒，多愁善感，失眠多梦，时发叹息，每于情绪波动时哭笑无常，或卒然昏仆，四肢抽动，舌淡脉细弦。证因肝气郁结，血虚风动。治宜养血舒肝，方选补肝汤合四逆散加减。

8. 中毒所致抽搐 缘于药毒或其他化学物中毒，而出现四肢抽搐，其兼症每因毒邪性质不同而表现各异，治疗方法也自不同。

第四章
脏腑症状

烦

【定义】

烦是指心中烦热不安的自觉症状，多见于热证之中。本症与躁是两个不同的概念。烦为自觉症状，躁为他觉体征。就其病机而言，《类证治裁》云："内热为烦，外热为躁，烦出于肺，躁出于肾，热传肺肾，则烦躁俱作"，言烦与躁皆属于热也。然烦为阳而躁为阴，则但烦不躁者多见于阳热之证，而但躁不烦常见于阴寒之证，此亦为其一个重要的区别点。可参阅"烦躁"一节。烦症据其所兼而有不同之表现，因之述词自异。如"烦热"者，因热而烦也，多见于里热之证，或烦而自觉身热反体温正常，或烦而体温增高而已无所感，此烦热之义也。"烦满者"，心烦而兼心胸郁闷也，多由邪陷扰心而气机不畅所致，或亦为心烦而腹满之简辞。"微烦者"，心烦而程度不重者，多见于邪热不甚或兼寒象之证。"虚烦者"，心烦而非燥实之邪所致者，乃无形邪热内乱之证。本节将合并一处讨论。

【分类】

心烦一症，其由多端，故其临床分型实多。仲景所论，条文数十，或因表闭，或缘阳郁，或由燥热，或责虚损，议论详尽，颇堪实用。

1. 表邪郁闭烦 外感风寒，表气郁闷，卫气难宣，阳郁于内；或正邪相争，乱其心神，皆可致烦。此其大要也，若细析之，则有下述诸般不同。

（1）太阳中风，发热汗出，恶风脉缓，治宜调和营卫，解肌祛风，方用桂枝汤。若表闭较甚，药不胜病，正邪剧争，则服之反增心烦。本证心烦，宜与阳明内热相鉴别。其烦必与恶风汗出，舌白脉浮诸表象并见，与阳明内热身热不寒，口渴脉大绝不相同。治宜调和营卫，宣发卫阳，则心烦与中风表虚诸证皆除。正如《伤寒论》第24条所云："太阳病，初服桂枝汤，反烦不解者，先刺风池、风府，却与桂枝则愈"。

（2）太阳伤寒，发热恶寒，身痛无汗，脉象浮紧，治宜辛温发汗，散寒解表，方用麻黄汤。若汗后表邪未尽，更兼心烦，症见寒热未尽，身痛无汗，口和舌白，脉浮数者，可更发汗。惟其峻汗之余，不宜再用麻黄汤，故用桂枝汤以调之。《伤寒论》第57条言："伤寒发汗已解，半日许复烦，脉浮数者，可更汗，宜桂枝汤。"本证与上证略有所异，上证为表虚中风汗之诸症不除，复增心烦，为表邪闭较甚；本证为表实伤寒汗后诸症已除，移时复作而兼心烦，为余邪未尽而阳郁。证有所异，则治非尽同。

（3）外感风寒，治宜汗之，反以冷水噀灌之，则表闭更甚，阳郁化热，外见发热恶寒，身痛无汗，肌肤起粟，内见心烦不安，口渴欲饮而量少，脉浮紧或浮数。证为寒湿郁闭，阳郁化热，机制与大青龙汤证略同。仲景治以清热生津，利湿除烦，方用文蛤散，或五苓散。义见《伤寒论》第141条："病在阳，应以汗解之，反以冷水潠之，若灌之，其热被劫不得去，弥更益烦，肉上粟起，意欲饮水反不渴者，服文蛤散；若不瘥者，与五苓散。"

（4）太阳表邪内传少阳，少阳枢机不利，胆火内郁，而表邪未尽，故在口苦咽干，胸胁胀满，心下支结，微呕等少阳见症同时，尚见发热恶寒，肢节疼痛等表证。《伤寒论》第146条云："伤寒六七日，发热微恶寒，肢节烦疼，微呕，心下支结，外证未去者，柴胡桂枝汤主之。"本证之烦，既因少阳火郁，更责之于表邪郁闭之肢疼痛而致心神难宁。因此，其病理既于单纯之少阳火郁，亦与单纯之太阳表闭不尽相同。治宜和解少阳，调和营卫，方用柴胡桂枝汤（柴胡、黄芩、桂枝、芍药、半夏、人参、生姜、甘草、大枣）。

（5）风寒湿之邪犯人，阻滞于肌肉关节，令人身体骨节疼痛难安，心神烦乱不宁。如论中第174条之"身体疼烦"，第175条之"骨节疼烦"，皆属此类。其风邪甚者，症见体痛难以转侧，不呕不渴，脉浮虚而涩，桂枝附子汤主之。若小便利而大便硬者，则主以去桂加白术汤；若湿胜而阳微者，骨节疼烦掣痛而不得屈伸，近之则痛剧，汗出短气，小便不利，恶风不欲去衣，甚或身肿，治以甘草附子汤温阳胜湿，祛风止痛。《金匮要略》另有湿痹关节疼痛而烦，其理相同，虽未出方治，仍可仿甘草附子汤意为之。若"湿家身烦疼，可与麻黄加术汤发其汗为宜，慎不可以火攻之"，此证之烦，与其他表郁之烦，自亦不同。缘于本证之病因，湿邪与风寒相兼；且病位较之他证略进一层，非在肌肤腠理，实乃肌肉筋骨之中。至于寒湿之邪伤于头部，表阳被郁，则其表现与方治又有不同。"身疼发热，面黄而喘，头痛鼻塞而烦，其脉大，自能饮食，腹中和无病，病在头中寒湿，故鼻塞，纳药鼻中则愈。"

2. 里热炽盛烦　烦之一症，最多里热。盖南方赤色，入通于心，里热炽盛，常乱心神，故烦症自生。然里热范畴，所赅者广，而其大略如下。

（1）阳明内热烦　表邪内传，多入阳明，化热化燥，乱其心主，而烦由主，然阳明之热，有无形弥漫者，有据实成燥者，见症不一，治法各异，又不可不审而明之。其无形弥漫之热，在上焦者，以栀子豉汤类证最为典型。热郁胸膈，心主不宁，或虚烦，或烦热，或微烦，视其邪热程度、波及范围和兼杂不同而定。心烦懊憹，起卧不安，非寒非痛，似烦似躁，心境郁闷，时发叹息，其情莫可言状，是此证之临床特征。其典型者，常兼舌红苔黄，脉数口渴等症。治宜清宣郁热，主以栀子豉汤。若兼腹满者，栀子厚朴汤主之；兼中寒者，栀子干姜所宜；少气者，栀子甘草豉汤；呕逆者，栀子生姜豉汤。随其所兼，各出方治，然大要不离清宣二字。其无形邪热炽于中焦，弥漫全身者，以白虎汤类证为代表。阳明胃经，入通于心。胃热炽盛，最易上扰心神，故心烦为其主症，实属确切。大热、大汗、大烦渴、脉洪大，是此证之诊断依据。仲景论中，白虎汤证并未明言烦症，然于白虎加人参汤证累言述之，"大烦渴不解"（26条）、"舌上干燥而烦"（168条）、"口燥渴、心烦"（169条）。虽阴伤可助火势，然烦自因热扰，由此可知白虎汤证必有烦症，殆无疑辞。治宜清热泻火，方选白虎汤或白虎加人参汤。此证与栀子豉汤类证除病位不同外，尚在于此证之里热外蒸之势明显，故而汗多、渴甚、脉洪；而栀豉汤证里热郁闭较重，故多胸闷叹息、起坐不宁之状。在治法上，前者苦寒直折，清而泻之；后者辛凉并重，清而宣之。由此而辨，则可明鉴。其热实相结而烦之典型者，自非阳明腑实证不足以论。阳明邪热与糟粕相结于胃肠，化燥上攻，神明受扰，则心烦难安。其症烦渴汗出、身热苔黄等与白虎汤证同，而腹满硬痛、大便闭结则为独具。其烦或因热与实结难以外发而微烦；或因燥热攻冲之势甚猛而烦乱以至谵妄，种种不同，要在审机度势。其治以苦寒攻下，清热泻火为大法，据其热实燥满之轻重缓急而随证选用三承气汤。

（2）少阳火郁烦　少阳经脉散布胸中而络心包，且胆为中正之官，有调节情志之能。若邪入其地，则心神为之所动，而烦症由生。然少阳位居半表半里，虚实相生，动静相关，表里互连，故而兼症多端，治法各异。少阳之烦，典型者自属小柴胡汤证。邪入少阳，化火内郁，上扰心神而烦。其症神情抑郁，烦乱不安，伴见往来寒热，胸胁苦满，纳差喜呕，口苦咽干，目眩脉弦。治宜和解少阳，宣达枢机，方选小柴胡汤。若烦甚不呕者，可去半夏、人参加瓜蒌实以清热除烦。本证与阳明内热之区别，前者往来寒热，后者但热不寒；前者胸胁苦满，后者大渴引饮；前者目眩脉弦，后者面赤脉大。诸般征象，种种不同，自不难辨别。若少阳火郁而兼阳明腑实者，亦可见心烦不安之症。惟其兼有内实之机，故其临床表现除一般少阳火郁证象外，更有大便秘结、腹满疼痛等症。治宜和解与攻下并施，方选大柴胡汤。本证与小柴胡汤证之区别主要在于有无内实，而与承气汤证区别则在于本证为少阳火郁兼内实，故以胸胁满硬、往来寒热为其特征；承气汤证乃阳明内热兼燥结，故以手足汗出、面赤渴饮、谵语脉实为其特点。若少阳火郁而兼邪气弥漫、三焦失调者，症见心烦而惊惕不安。其烦者，自与火郁相关，而正虚亦难辞其咎，故烦而惊惕，是其候也。更兼胸满、小便不利、谵语、一身尽重、不可转侧等，则其与大小柴胡证，自有其别。治宜和解少阳，泄热通阳，镇惊安神，方选柴胡加龙骨牡蛎汤。若少阳火郁而兼三焦寒饮者，亦可见心烦一症。其烦自因火郁，而饮邪扰心亦可为其病机。其症胸胁满微结，小便不利，渴而不呕，但头汗出，往来寒热而心烦。治宜和解少阳，温化寒饮，方选柴胡桂枝干姜汤。此证之辨证关键在于饮邪内郁之小便不利，而其与柴胡加龙牡汤证之区别则又体现在正虚与否，临证宜乎细察，方不致误。至于少阳火郁兼表之烦，前已详述，兹不赘言。

（3）湿热壅盛烦　湿热壅盛，弥漫三焦，充斥全身，则心主受扰而烦。《金匮要略·黄疸病脉证并治第十五》曾言黄疸误用火劫发汗，里热不解而发热烦喘，胸满口燥，一身尽黄，肚热，热在里，当下之。其文未出方药，可以茵陈蒿汤或栀子柏皮汤加减化裁。本证与其他里热心烦之区别在于湿邪之有无，肤目之黄否。

（4）肺热壅盛烦　心肺同居上焦，肺热壅盛，则心神难安，是故肺热者每多心烦。《金匮要略·肺痿肺痈咳嗽上气病脉证治第七》言："咳而微热，烦满，胸中甲错，是为肺痈。"治以《千金》苇茎汤（苇茎、薏苡仁、桃仁、瓜瓣），清肺涤痰，排脓消痈。其症心烦而兼胸闷疼痛，咳唾脓痰浊血，脉多滑数，显然有别于他证。

（5）心经郁热烦　《金匮要略·中风历节病脉证并治第五》言："中风手足拘急，百节疼痛，烦热心乱，恶寒，经日不欲饮食。"乃风入心经，郁热在里，神明自乱，故而烦热不宁。治以《千金》三黄汤（麻黄、独活、细辛、黄芪、黄芩）。

（6）阴分瘀热烦　《金匮要略·惊悸吐衄下血胸满瘀血病脉证治第十六》云："病者如热状，烦满，口干燥而渴，其脉反无热，此为阴伏，是瘀血也，当下之。"其烦乃因血瘀郁热，心神不宁。其症当见一般瘀血征象，如舌暗脉涩，疼痛固定等。其口燥渴而但欲漱水不欲咽。仲景未出方治，度其情势，治当活血化瘀，养阴透热，可随证选用桃核承气汤等加减。

（7）狐惑热盛烦　《金匮要略·百合狐惑阴阳毒病脉证治第三》曰："病者脉数，无热，微烦，默默但欲卧，汗出，初得之三四日，目赤如鸠眼；七八日，目四眦黑。若能食者，脓已成也，赤豆当归散主之。"其证热毒内壅，气血腐败，故而烦乱。其典型者，症兼咽痛阴烂，身热口渴，脉数舌红等。治宜清热解毒，方用赤豆当归散。本证之临床特征为目、咽、阴部红肿溃烂，与其他火热证颇不相同。

（8）产后里热烦　《金匮要略·妇人产后病脉证治第二十一》言："妇人在草蓐，自发露得风，四肢苦烦热，头痛者与小柴胡汤；头不痛但烦者"，《千金》三物黄芩汤（黄芩、苦参、干地黄）主之。本证之烦，乃因产后正虚，风邪内入，里热较甚，心主不宁。若表邪未尽而兼头痛者，可以小柴胡汤调之；若但内热而烦者，径与三物黄芩汤直清里热。其证因发于产后，血室自然不充，故而常兼阴血不足之象，诸如头晕眼花、耳鸣肢麻等，与单纯之里热烦乱不难鉴别。另于本篇又载竹皮大丸一证："妇人乳中虚，烦乱呕逆"，以竹皮大丸（生竹茹、石膏、桂枝、甘草、白薇），安中益气，"有热者倍白薇，烦喘者加柏实"。其机制亦自相类。

（9）瘅疟里热烦　《金匮要略·疟病脉证并治第四》云："阴气孤绝，阳气独发，则热而少气烦冤，手足热而欲呕，名曰瘅疟。若但热不寒者，邪气内藏于心，外舍于分肉之间，令人消烁脱肉。"病属疟疾，而阳气独发，里热亢盛，故而心烦不安，身热定时，渴而欲呕，形体消瘦。治宜清透疟邪，兼养阴分。仲景未出方治，可据证选用白虎加人参汤等化裁。本证宜与柴胡证相别，可参阅"往来寒热"条及"少阳火郁烦"等章节。

3. 痰饮扰心烦 外邪内传或脏腑失调，三焦不利，气化失常，而致水湿潴留，饮邪内生。水饮之邪，变动不居，射于肺为咳喘，干于胃为呕逆，若逆于心则为烦悸。

（1）膀胱蓄水烦 太阳表邪不解，循经入腑，州都气化失司，水津内蓄，积而上犯，此即心烦或悸之由也。其症每见小便不利，口渴欲饮，心烦不安，苔白脉浮，甚者水入则吐，愈饮愈渴，愈渴愈烦。症虽可见发热，然无里热征象，且多小便不利，是本证之临床特点。治宜化气利水，水去则烦止，方选五苓散。

（2）支饮咳痛烦 脏腑失调，饮滞胸膈，气机不畅，咳而胸痛。《金匮要略·痰饮咳嗽病脉证并治第十二》曰："夫有支饮家，咳烦胸中痛者，不卒死，至一百日或一岁，宜十枣汤。"其烦固可因饮邪扰心而致，然则更为重要者，则是咳甚胸痛而致心神烦乱，临床常见咳喘难安；而五苓散证则病在下焦，以小便不利口渴欲饮而无热象为依据。

（3）脾虚饮滞烦 脾胃虚弱，饮邪易生。若饮滞于胸，每多心烦。《金匮要略·妇人妊娠病脉证并治第二十》云："妊娠养胎，白术散主之……若心烦吐痛，不能食饮，加细辛一两，半夏大者二十枚。"其证饮停机制类于支饮，而脾胃虚弱则为所独。故形寒脉弱，食少纳差，神气惫疲，在所难免。治以白术散（白术、川芎、蜀椒、牡蛎），加细辛、半夏以温中化饮。

（4）胸中痰实烦 痰涎壅盛，阻于胸中，气机不畅，心神烦乱。《伤寒论》第355条云："病人手足厥冷，脉乍紧者，邪结在胸中，心下满而烦，饥不能食者，病在胸中，当须吐之"，其证尚"病如桂枝证，头不痛，项不强，寸脉微浮，胸中痞硬，气上冲咽喉不得息"（166条）。因其病势向上，治宜因势利导，涌吐痰实，方选瓜蒂散。

4. 寒热夹杂烦 人之禀赋不一，邪之属性各异，感邪有兼杂，阴阳有多寡，是故病情每多繁绪。若寒热夹杂，阴阳不平，心主也有难宁之时，此寒热互见征象而有心烦之故也。

（1）寒热蛔厥烦　人病蛔症，常因脾胃不足，正气虚弱，阴阳失调而呈上热下寒之势。上热者，心受其累，而自烦乱。更因蛔性喜温，常自寒地而趋暖境，上下游窜，则心神焉宁？故蛔厥之烦，更应责之于蛔动，是以烦多为"静而复""得食而呕又烦"，盖蛔虫动静有时也。其症常兼纳差厌食或偏食，面唇虫斑，渴烦不安，大便失调，腹痛隐隐或时痛时止。治宜寒温并举，祛蛔止烦，方宜乌梅丸。

（2）寒热虚痞烦　寒热错杂，脾胃虚弱，热扰而烦；且呕利频仍，心神因之而乱，此甘草泻心汤证烦症之由也。其症干呕不得安，伴见下利清谷频仍，心下痞硬，纳差神萎，舌淡脉弱。治宜补虚益胃，和中消痞，方用甘草泻心汤。本证寒热错杂于中，以心下痞、呕利为主症；而乌梅丸证上热下寒，以消疼热、甚则吐蛔为特征。

5. 正气虚弱烦　凡阴阳气血不足以温煦、濡养心神，均可致其烦乱不安。

（1）阴血不足烦　心主脉，脉舍神。如阴血津液亏虚，无以濡养心神，则烦乱由生。然临证病情每多复杂，据大论之文，常有如下几种情况。邪入少阴，病从火化，则虚火内生，阴液亏损。肾水亏于下，心火亢于上，坎离不交，则"心中烦，不得卧"，伴见身热夜甚、口渴、颧红、耳鸣、头晕、舌绛、脉细数等虚热征象。其烦乱除阴虚失养外，尚与虚火上炎密切相关。治宜养阴清火，除烦安神，方选黄连阿胶汤；而阴虚内热不甚者，虚劳虚烦不得眠，则可与酸枣仁汤治之；若阴虚内热而兼饮邪者，其烦除伴见上述兼症外，尚可因饮结而见小便不利、咳而呕渴等，治宜养阴清热而利水，方选猪苓汤；若阴液亏虚而虚火上炎者，症见下利咽痛、胸满心烦，又可以猪肤汤润燥清热而除烦。

（2）阳气虚弱烦　阳气者，精则养神。若阳气不足，阴寒内生，虚阳上扰，则心神烦乱。病入少阴，阳气亏虚，每见恶寒下利、肢冷脉沉等症。若见心烦，多属虚阳外越之重证，治宜急回其阳，而救厥脱，论中第315条之"厥逆无脉，干呕烦者"，仲景用白通加猪胆汁汤治之。对于此类烦症，在临床上可视其轻重缓急，酌情选用四逆汤类方。《金匮要略·妇人杂病脉证并治第二十二》曾言妇人转胞，饮食如故，烦热不得卧，而反倚息，小便不利之证，亦为阳气虚弱所致，惟其程度较前轻浅，故以肾气丸主之。

（3）脾胃虚弱烦　脾胃虚弱，气血生化乏源，心主失却温养，故而烦。其典型者，"伤寒二三日，心中悸而烦"，脾胃不足，运化不及，故纳差神疲，腹胀面黄，心烦而悸，脉细而弱，舌淡苔薄。其烦之由，乃气血不足，失于濡养，故治宜温运健中，补养气血，方选小健中汤。若脾胃虚弱，寒湿渐生，气机不畅，则食难用饱，饱则微烦头眩，此又为欲作谷疸之证。必见小便短少，苔腻脉濡等，可治以理中丸先健其中焦，杜其发黄之路；若黄疸已现，则可选用茵陈五苓散以利湿退黄。此证仲景虽未出方，然其"当于寒湿中求之"，一语道破玄机。

（4）阴阳两虚烦　阴虚无以濡养，阳乏无以温煦，心主不宁，烦症自生。《伤寒论》第29条所论之阴阳两虚证，中阳不足，阴液亏虚，心烦，恶寒，小便数，自汗出，脚挛急，即是明证。仲景治以先复阳后救阴之法，复阳以甘草干姜汤，养阴以芍药甘草汤。

6. 阴证阳复烦　阳虚阴盛之证，治当温阳散寒。而临证亦有不治而阳气自复而愈者，此机体阴阳自我调节之结果。其证表现为一派阴寒之象，恶寒肢冷，脉微下利。若心情烦乱而伴手足渐温，下利渐止者，即阳气自复之候也。此证因阴证见烦，颇类脱阳之证，宜细心审察。脱阳者，心烦而阴寒之象不减，且有加重之势，治宜急救回阳；与本证之阴寒征象因心烦出现而渐减自不相同。另有"脾家实"之"暴烦下利"一症，亦属阴证阳复之范畴。对于阳复，应密切观察病情变化，仔细分析阴阳盛衰，准确判断其预后。

烦　躁

【定义】

烦躁，是指心中烦热不安，手足躁扰不宁的症状。烦与躁实为两症，前者多属自觉，后者多为他觉，但于临床，两者每多互见，故常烦躁并称。本证之定义和鉴别诊断，《伤寒明理论》言之至为精当，足资参考，其曰："伤寒烦躁，何以明之？烦为扰扰而烦，躁为愤躁之躁。合而言之，烦躁为热也；析而分之，烦也躁也，在阴阳之别焉。烦阳也，躁阴也；烦为热之轻者，躁为热之甚者。经有烦疼、烦满、烦渴、虚烦，皆以烦为热也。有不烦而躁者，为怫怫然便作躁闷，此为阴盛格阳也。虽大躁欲于泥水中卧，但饮水不得入口者是矣。所谓烦躁者，谓先烦渐到躁也；所谓躁烦者，谓先发躁而迤逦复烦者也。"

【分类】

烦躁一症，为临床常见症状，其因多端。《伤寒明理论》曾言："烦躁之由，又为不同，有邪气在表而烦躁者，有邪气在里而烦躁者，有因火劫而烦躁者，有阳虚而烦躁者，有阴盛而烦躁者，皆不同也。"正缘其成因不同，而其临床分类繁多。《伤寒论临床实验录》对六经病证之烦躁析曰："烦躁的症状，一般的为热邪入胸中，或热邪转属阳明时常现的症状。而外邪入少阳，也有心烦喜呕者，此是烦躁为三阳共有之证。然三阴经亦有发现烦躁的，区别在于三阳证之烦躁，皆发于汗下之前；而三阴经之烦躁，每发于汗下之后。而脉象和症状在表现上，迥然不同。一般来说，汗下之前之烦躁，多属于实证，而汗下后发生之烦躁，多属于虚证。实证之烦躁，皆属于三阳，虚证之烦躁，多属于三阴。而三阴病之烦躁，虽都属于虚证，而虚证之中，又分阴虚、阳虚、阴阳俱虚三种。阴虚的，阳未尝不虚，然以阴为主。必须先补阴以维阳。也有的阴虚而阳亢，虽同有烦躁之证，而治法不同。若阳虚之烦躁，则又属于四逆、吴茱萸汤之范围。茯苓四逆汤，主要治阴虚无以维阳之烦躁。"今仅就仲景原著进行分类。

1. 表寒内热烦躁 病人素体阳盛，内有蕴热，而复感受外寒；或风寒束表，阳郁不达，积而生热，皆可形成表寒内热证。阳热内郁，乱其心神，扰其手足，故见烦躁。关于本证，程应旄言："脉则浮紧，证则发热恶寒，身疼痛，不汗出而烦躁，是阴寒在表，郁住阳热之气在经，而生烦躁，则并扰其阴而作躁"，阐论平允。据《伤寒论》第 38 条云："太阳中风，脉浮紧，发热恶寒，身疼痛，不汗出而烦躁者，大青龙汤主之"，故其临床特征，一为阳郁内热，症见烦躁口渴，咽干舌红，脉数等；一为风寒表实，症见发热恶寒，身痛无汗，头疼腰痛，苔白脉浮而紧等。治宜辛温发汗，清热除烦，方用大青龙汤（麻黄、桂枝、杏仁、甘草、生姜、大枣、石膏）。

2. 阳明内热烦躁 外邪入里化热，或温邪径犯阳明，致阳明津伤热炽。阳明胃络通心，今邪热循络攻心，而现心中烦躁不安；四肢为诸阳之本，阳盛则手足为之躁扰不宁。《伤寒论》第 221 条云："阳明病，脉浮而紧，咽燥口苦，腹满而喘，发热汗出，不恶寒，反恶热，身重。……若加温针，必怵惕烦躁不得眠。"本证以燥热伤津为其临床特征，故除烦躁一症外，兼见恶热不寒，大汗，大渴欲饮，舌红苔黄脉洪大等里热征象。治宜清热泻火，生津除烦，方用白虎汤（石膏、知母、甘草、粳米），或白虎加人参汤。

3. 阳明腑实烦躁 外邪侵犯阳明，燥热内炽，且与肠中之糟粕相搏结，形成阳明腑实之证。阳明燥热之邪上犯心主，则心烦不安；外扰于体，则躁动不安。此类烦躁，或发作有时（日晡为甚），或烦躁不休，如《伤寒论》第239条"烦躁，发作有时"，第251条之"烦躁心下硬"。其临床特征，一为燥热伤津，一为腑实结聚，症见腹满硬痛，不大便，谵语烦躁，手足汗出，口渴引饮，舌红苔黄糙或黑褐起刺，脉沉实或滑疾等。本证与阳明内热烦躁同中有异，燥热伤津为其同，糟粕聚否为其异，故本证除烦渴欲饮，身热汗出外，更以腹满硬痛，不大便为其特点。治宜苦寒攻下，荡涤腑实，方选大承气汤（大黄、芒硝、枳实、厚朴）。另《金匮要略·妇人产后病脉证治第二十一》曰："产后七八日，无太阳证，少腹坚痛，此恶露不尽；不大便，烦躁发热，切脉微实，再倍发热，日晡时烦躁者，不食，食则谵语，至夜即愈，宜大承气汤主之。热在里，结在膀胱也。"其证除阳明胃实外，尚兼瘀血内阻，故必见少腹坚痛，恶露下之不畅，脉涩有力等。其治亦仿前例，用大承气汤攻下热结，通瘀破积。

4. 厥阴热郁烦躁　厥阴为阴尽阳生之地，邪入厥阴，或从寒化，或从热化，其证每多错杂之象。若邪从热化，或阳复太过，则为厥阴之热证。厥阴者，统肝与心包也，其本主风。今风火相兼，内扰心主而烦，外摇肢体则躁。《伤寒论》第339条云："伤寒热少厥微，指头寒，嘿嘿不欲饮食，烦躁，数日小便利色白者，此热除也"，即是言此。其证以肝郁化火为特征，除烦躁外，常见口苦咽干，头目晕眩，不欲饮食，心中疼热，舌红少津，脉弦细数等。仲景原著未出方治，可用四逆散加味以调之。

5. 中寒吐逆烦躁　素体阳虚，寒邪内犯，中焦虚寒，气机失常，而致呕吐下利。因其阴寒上逆之势甚重，故而呕吐剧烈而频繁，进而扰乱心神，躁动四肢，而见烦躁。《伤寒论》第309条云："少阴病，吐利，手足逆冷，烦躁欲死者，吴茱萸汤主之。"本证阴寒虽盛，而虚阳尚可与之相争，故以心烦为甚而肢躁为轻；兼症以呕吐为重而下利为轻。临床常伴见肢冷，舌淡苔白，脉弱等虚寒证象。治宜温中降逆，止呕除烦，方用吴茱萸汤（吴茱萸、人参、生姜、大枣）。本证之轻者，如第29条之"烦躁吐逆"，可用甘草干姜汤治疗。

6. 少阴阳虚烦躁　素体阳虚，或寒邪直中，致少阴阳虚阴盛。"阳气者，精则养神"，今阳虚无以养神，且阴邪扰其心主，故见烦躁。据其病情之轻重缓急，而有不同之类型。

（1）心阳虚烦躁　《伤寒论》第118条曰："火逆下之，因烧针烦躁者，桂枝甘草龙骨牡蛎汤主之。"因其误治损伤心阳，而致此证。临床常伴见心悸胸闷，舌淡脉弱或结代无力等症。其病位在心，故而与肾阳虚烦躁之恶寒肢厥，下利清谷，脉微欲绝等自相区别。治宜温补心阳，宁心除烦，方用桂甘龙牡汤（桂枝、甘草、龙骨、牡蛎）。

（2）肾阳虚烦躁　《伤寒论》第61条曰："下之后，复发汗，昼日烦躁不得眠，夜而安静，不呕，不渴，无表证，脉沉微，身无大热者，干姜附子汤主之。"本证多为阳气暴虚，阴寒独盛，残阳欲脱之候。成无己云："阳主于昼，阳欲复，虚不胜邪，正邪交争，故昼日烦躁不得眠；夜阴为主，阳虚不能与之争，是夜则安静。"其烦躁特点是白昼烦躁明显，至夜则静。其静并非安舒静卧，乃精神虚惫，倦极而卧，似睡非睡，似清非清。常兼恶寒肢冷，舌淡苔白，脉微或虚数，按之欲散之象。本证除与心阳虚烦躁证不同外，亦与中寒吐逆烦躁证有异。中寒吐逆烦躁证阳虚不甚，而阴寒上逆之势较重，其烦躁乃因吐甚而致，病位在中；本证不仅阴寒之邪较盛，而且阳虚程度较重，其病位在下。故前者宜于治中，后者宜于治下。治宜辛甘大热，急救回阳，方用干姜附子汤；若病势沉重而较缓者，可用四逆汤（附子、干姜、甘草）。

（3）阴阳离绝烦躁　《伤寒论》第300条云："少阴病，脉微细沉，但欲卧，汗出不烦，自欲吐，至五六日，自利，复烦躁不得卧寐者，死。"本证阳虚至极，而成阴阳离绝之势。其烦躁特点以躁为主，而烦躁不分昼夜。兼见恶寒肢厥吐利汗出，脉微欲绝等险象。本证仲景断为死证，未出方治。临床上可以重剂温补，如通脉四逆汤、白通汤、通脉四逆加猪胆汁汤等，急挽其欲脱之阳，断其离绝之势，则一线生机可望不绝。

7. 阴阳俱虚烦躁　《伤寒论》第69条云："发汗，若下之，病仍不解，烦躁者，茯苓四逆汤主之。"病因太阳误治，损及少阴，阴阳两亏，水火失济，故见烦躁不宁。本证虽曰俱虚，然毕竟以阳虚为主，故必见恶寒、四逆、下利、脉微、舌淡等症，而其阴虚征象多见身热、唇舌咽干、舌面少津或无苔、脉细虚数等。要之，本证之临床特点，是在阳虚之基础上，必见阴虚之征象，从而使之与单纯阳虚或阴虚烦躁相区别。治宜温阳益阴，宁心安神，方用茯苓四逆汤（茯苓、附子、干姜、人参、甘草）。

8. 津伤阴虚烦躁　外感病，误用汗、吐、下、火劫诸法，损其阴血，耗其津液，阴津不足，无以濡养心神，多见烦躁一症。如《伤寒论》第71条"太阳病，发汗后，大汗出，胃中干，烦躁不得眠，欲得饮水者，少少与饮之，令胃气和则愈"，即是言此。其症除烦躁外，兼见口干欲饮，舌红少津，脉细或数等。本证以阴津亏虚为特征，自与阳虚或阴阳俱虚之烦躁不同。若纯因汗下伤津致烦者，少量频饮以和之即可；若阴虚而致火旺者，又可选用黄连阿胶汤（黄连、阿胶、鸡子黄、白芍、黄芩）。

9. 正虚邪实烦躁　外邪内陷，与饮邪相结于胸中，水热结胸。若邪气过盛，正气不支，真气散乱，而见烦躁，其证预后险恶，故《伤寒论》第133条曰："结胸证悉具，烦躁者亦死。"其兼症必具水热结胸之象：心下至少腹硬满而痛不可近，潮热汗出，口渴便秘，脉沉而实等。同时，正虚欲脱而表现出烦躁不休，汗出淋漓，精神虚惫等。本证与阴阳离绝证自有不同之处：本证邪实而正脱，为正虚邪实；后者阴阳离绝，纯为虚证。本证因其邪实，故见烦热躁渴，腹满硬痛等症；后者缘其阳虚，故见恶寒肢厥，汗出吐利等症。另外，本证亦与阳明腑实烦躁证有异：后者为燥热与肠中糟粕相结，故其硬痛多在大腹或脐腹部；本证则为水热互结于胸，而兼腑气不通，故其硬痛从心下至少腹痛不可近；两者同有燥热伤津之象，故烦渴欲饮，但本证则因水饮为患，故苔多黄滑；另则本证正气欲脱，汗出淋漓，神情虚惫，则非阳明腑实所有。因其证情险恶，仲景断为死证。然临证当尽全力，以图万幸，或先攻其实，或先救其脱，或攻补并施，双管齐下，视其具体情况而灵活处理。

10. 肺胀饮热烦躁　饮积于肺，久郁化热，内扰心神，故而烦躁。《金匮要略·肺痿肺痈咳嗽上气病脉证治第七》曰："肺胀，咳而上气，烦躁而喘，脉浮者，心下有水，小青龙加石膏汤主之。"其临床特征有二：一为饮邪，一为郁热。故其症兼见胸闷不舒，咳喘上气，咯痰量多清稀，色白或黄，舌红苔白或黄滑，脉浮缓滑等。治宜温化水饮，清热除烦，方用小青龙加石膏汤（桂枝、芍药、麻黄、干姜、细辛、甘草、五味子、石膏）。

11. 水气凌心烦躁　饮邪为病，流窜泛溢，证情多变。若饮气凌心，乱其心神，扰其四末，而见烦躁不安。《金匮要略·水气病脉证并治第十四》即言："心水者，其身重而少气，不得卧，烦而躁，其人阴肿。"证由心阳虚而水气盛，故见烦躁不得卧，身重而肿，心悸少气，前阴水肿等。本证病位在心，以心悸烦躁为其特点；肺胀饮热证病位在肺，以咳喘痰多为其特征。本证心阳虚而水气为患，故身重阴肿而无热象；肺胀饮热证水饮久郁而化热，故心烦苔黄而有热象。其鉴别大要如是，临证宜于细心，自不惑矣。原著未出方治，但不离温阳化饮之途，以苓桂术甘汤之类化裁可矣。

12. 黄汗湿郁烦躁　《金匮要略·水气病脉证并治第十四》曰："黄汗之病，两胫自冷，假令发热，此属历节。食已发热，又身常暮盗汗出者，此劳气也。若汗出已反发热者，久久其身必甲错；发热不止者，必生恶疮。若身重，汗出已辄轻者，久久必身瞤，瞤即胸中痛，又从腰以上必汗出，下无汗，腰髋弛痛，如有物在皮中状，剧者不能食，身疼重，烦躁，小便不利，此为黄汗，桂枝加黄芪汤主之。"其证因湿郁伤于心神而致烦，心神烦乱而肢体无主则躁动。兼见腰以上汗出色黄，下体无汗，身重而瞤，如物行皮中，胸闷而痛，腰髋弛痛，不能食，小便不利等症。本证以湿郁化热为其病理关键，汗出色黄为其临床特征。治宜调和营卫，利湿通阳，方用芪芍桂酒汤（黄芪、芍药、桂枝、苦酒），或桂枝加黄芪汤（桂枝、芍药、黄芪、生姜、甘草、大枣）。后世在此基础上，每多配用黄柏、栀子、白鲜皮、赤茯苓、木通等品，以增强清热利湿之功。

【补充】

后世于本症临床辨治，多有发挥，现据《中医症状鉴别诊断学》择要补缀于后，以资参考。

1. 热入营血烦躁　温邪侵袭，内陷营血，心神不安，手足难宁，而见烦躁。症见：烦躁不寐，身热夜甚，甚或发狂，斑疹透露，吐衄血，或尿血便血，舌质红绛，脉细数等。病理改变以热窜血络、迫血妄行、肝风内动、热盛伤阴为特征。治宜透营转气，清热凉血，方选清营汤或犀角地黄汤。

2. 痰火内扰烦躁　多因痰结日久，郁而化火，或情志不遂，气郁化火，或外感时邪，化热灼津，继而聚生痰浊，痰火互结，扰乱神明，而现烦躁。症见：气急烦闷，躁扰不宁，发热面赤，痰黄黏稠，大便秘结，小便短赤，舌红苔黄腻，脉滑数。治宜清热化痰，宁心安神，方用芩连温胆汤。

3. 瘀血冲心烦躁　热邪羁留，深入血络，血行不畅，瘀阻心窍；或血瘀日久，郁而化热，热壅血瘀，上扰心神。症见：心烦躁扰，面唇青紫，眼眶黯黑，心胸刺痛，或少腹硬满疼痛，小便自利，大便色黑易解，舌质紫暗，有瘀点，脉沉涩或结代。治宜活血祛瘀，方用血府逐瘀汤加减。

4. 少阳郁热烦躁　在仲景原著中，少阳证并无烦躁并见之记载，然临床并非少见，故《中医症状鉴别诊断学》特另列一类。症见：胸胁满闷，烦躁谵语，惊惕不安，小便不利，全身困重，不可转侧，苔薄黄，脉弦数。治宜和解少阳，清热镇惊，方用柴胡汤加龙骨牡蛎汤。

5. 阴虚火旺烦躁　久病伤阴，或七情内伤，或年老体衰，肾阳不足，水亏火浮，上扰心神。症见：虚烦不寐，躁扰不宁，心悸怔忡，多梦健忘，颧红唇赤，五心烦热，潮热盗汗，咽干口燥，腰膝酸软，舌红少苔，脉细数。治宜滋阴清火，方用黄连阿胶汤或知柏地黄汤。

躁

【定义】

躁者，手足躁动不宁也。《伤寒明理论》释曰："躁为愤躁之躁……躁，阴也……热为之甚者……有不烦而躁者，为怫怫然便作躁闷，此为阴盛格阳也，虽大躁欲于泥水中卧，但饮水不得入口者是矣。"躁之与烦，相类而有别，参阅"烦躁""烦"等章节。

【分类】

手足躁扰一症，虽多属热，然临床上也有非热所者。因而，也应辨其寒热虚实。

1. 里热炽盛躁　外邪入里化热，或因误治津伤邪入，里热因之而炽，扰动肢体而躁症由生。《伤寒论》第 110 条之"太阳病二日，反躁"，即为外邪入里化热；而第 114 条之"不得汗，其人必躁"，则为表证误用火法而伤津化热。里热炽盛，必见口渴身热、舌红脉数等症，而其手足躁动每多与心中烦热相兼而现。原文未出方治，临证可随证选用清热泻火、凉血解毒诸法治之，方如白虎汤、大黄黄连泻心汤，以及后世犀角地黄汤等。

2. 阴盛阳虚躁　阴寒内盛，阳气衰竭，虚阳外扰，而手足躁动。《伤寒论》第 298 条之"不烦而躁"，第 338 条之"躁无暂安时"以及第 344 条之"躁不得卧"，皆为其例。其症虽躁而多不烦，虽欲饮水而不欲咽，必伴恶寒肢厥、下利呕逆、脉微欲绝等阴寒征象。大凡阴证见躁，病多危重，故仲景断言其死。若阳微而兼寒实内结，则病情更形危重，《金匮要略·腹满寒疝宿食病脉证治第十》之"病者痿黄，躁而不渴，胸中寒实，而利不止者死"，即是言此。然亦当急救其阳而图之，诸如四逆、白通等，据证选用。

3. 湿郁气滞躁　《金匮要略·水气病脉证并治第十四》云："身肿而冷，状如周痹，胸中窒，不能食，反聚痛，暮躁不得眠，此为黄汗。"因其湿郁气滞，故身肿而冷，胸闷不舒，汗出色黄；暮躁不得眠者，湿为阴邪，郁滞气机而旺于暮。治当利湿行气，调和营卫，或主以芪芍桂酒汤，或治以桂枝加黄芪汤，据证而定。《金匮要略·黄疸病脉证并治第十五》云："腹满，舌痿黄，躁不得睡，属黄家。"此亦言湿郁气滞而躁，症兼身黄溲黄，腹满，脉濡，苔腻等。治当据其化热与否、里结与否，及正气强弱，灵活选方。但大要不离利湿，所以然者，"诸病黄家，但利其小便"也。二证之区别，一为汗出色黄而身目不黄，一为身目黄、汗出不畅而色正常。

4. 饮积肺闭躁　《金匮要略·肺痿肺痈咳嗽上气病脉证治第七》云："上气喘而躁者，属肺胀，欲作风水，发汗则愈。"其言风寒外束，水饮内积，肺失宣肃，邪气内闭而手足躁扰，伴见咳嗽上气、胸闷不适。仲景未言方药，然其"发汗则愈"，已示治法。可据证选用麻黄汤开其肺闭，宣肃肺气，则其喘躁胸满等症自可消除。

躁　烦

【定义】

躁烦一症，与烦躁同类，即心中烦乱与手足躁动相兼而现。而《伤寒明理论》则明确指出了两者之异同："所谓烦躁者，谓先烦渐至躁也；所谓躁烦者，谓先发躁而迤逦复烦者也。"故而躁烦之与烦躁，其临床表现略有所异，而病机则基本相同，多为热证之征象。

【分类】

躁烦一症，每为热扰，动其肢末为躁，乱其心神而烦。然亦有阴寒内盛，虚阳上扰者，是以临证不能一概而论，要在四诊参证，综合分析。

1. 胃热津伤躁烦　外邪传里，或因邪甚，或缘正伤，或由误治，邪热内炽，阴津耗伤，肢体躁动而心神烦乱，是本证躁烦之由也。《伤寒论》第110条曰："太阳病，反躁，凡熨其背而大汗出，火热入胃，胃中水竭，躁烦，必发谵语"，当见口渴引饮，身热面赤，舌红脉数等兼症。仲景未出方治，度其因机脉证，可选白虎加人参汤以清热泻火而生津除烦。

2. 里热炽盛躁烦　《伤寒论》中，其讨论病情传变转归之条文，曾言及"躁烦"一症。如第 4 条"伤寒一日，太阳受之，脉若静者，为不传；颇欲吐，若躁烦，脉数急者，为传也"，第 269 条"伤寒六七日，无大热，其人躁烦者，此为阳去入阴故也"，均为表邪内传、邪热转盛之兆。然其里热固可属之阳明，又未尝不可属他经，故于里热炽盛之躁烦，宜乎辨证施治，随证选方而不拘于成见，若白虎、承气、柴胡诸方，皆为其常用之剂。

3. 水热互结躁烦　外邪入里，与痰水互结于心胸，实邪阻滞，气机失畅。邪热躁其四肢，扰其神明，而躁烦由生。《伤寒论》第 134 条曰："太阳病，脉浮而动数，浮则为风，数则为热，动则为痛，数则为虚，头痛发热，微盗汗出，而反恶寒者，表未解也。医反下之，动数变迟，膈内拒痛，胃中空虚，客气动膈，短气躁烦，心中懊憹，阳气内陷，心下因硬，则为结胸。"其症除躁烦外，尚症兼胸闷气短，心下至少腹痞硬疼痛，发热口渴，头汗出，舌红苔黄腻，脉沉紧等。治宜清热逐水，方选大陷胸汤。本证病机为水热互结，以"脉沉而紧，心下痛，按之石硬"为特征，与单纯里热炽盛者不同。

4. 阴证亡阳躁烦　躁烦一症，多由热致。然阴寒内盛而阳气衰竭者，虚阳外越，上扰于心而烦，外动四肢为躁，故而阴证见此者，常为危重之兆。《伤寒论》第 296 条云："少阴病，吐利，躁烦四逆者，死。"其症四肢厥冷，下利清谷，神情萎顿，恶寒呕逆，脉微欲绝，甚则大汗淋漓，气息低微。仲景言之必"死"，然当图其万一，急用四逆、通脉之属，以尽心力。

欲　　眠

【定义】

欲眠，是指睡眠增多的临床表现。不论昼夜，时时欲睡，呼之即醒，稍后复眠。本症与神昏不同，神昏是意识模糊不清；而本症神识清醒，惟精神困顿，时时欲睡。在仲景论中，有关睡眠增多证情的用辞较多，如"欲眠睡""多眠睡""蜷卧""但欲寐""欲卧""欲眠"等，其临床表现略有所异，须据证而论。

【分类】

许叔微《伤寒百证歌·多眠歌》，对本证概言如下："多眠四证病形殊，风温狐惑及柴胡；更与少阴同共四，当观形与证何如；风温身热当自汗，小柴胁满项强拘；少阴自利但欲寐，狐惑多眠非一途。"

1. 少阴虚寒欲眠 伤寒邪入少阴，损伤阳气，阳气不能温煦神明，故《伤寒论》第281条曰："少阴病，脉微细，但欲寐也。"其症神情虚惫，时时欲眠，似睡非睡，似昧非昧，呼之即醒，转侧复眠；伴见形寒肢冷，吐利脉微等虚寒征象。第288条"恶寒而蜷卧"者，即卧而身体蜷曲也，乃阴寒内盛之征；第300条之"但欲卧"者，亦为虚寒重证之神气惫极、不欲动作之表现。治宜温肾补阳，方用四逆汤。

2. 血气虚少欲眠 此证多由病后失调，或思虑过度，或失血过多，致心血耗伤，脾气不足，心神失养，而出现神志恍惚、心悸失眠。《金匮要略·五脏风寒积聚病脉证并治第十一》云："邪哭使魂魄不安者，血气少也，血气少者属于心，心气虚者，其人则畏，合目欲眠。"其症倦怠嗜卧，面白无华，心悸气短，多梦易恐，食少纳呆，舌淡苔白，脉细弱。本证与前证相较，虽同属虚证，然彼为阳虚阴盛，故恶寒肢厥，下利脉微；而本证气血不足，寒象不显，是以面白无华，多梦易恐而心悸气短，治宜补益心脾，方选后世之归脾汤。

3. 湿热内蕴欲眠 《血证论》谓："身体沉重，倦怠嗜卧者，乃脾经有湿。"狐惑病湿热内蕴，气机阻滞，阳气难伸，则多倦怠欲眠，每兼见头重如裹，四肢沉重，中脘满闷，食纳减少，口黏不渴或渴喜热饮，脉濡数，以及狐惑病之特异性病证（目、咽、阴部红肿溃烂）等。本证与前二证虚实不同，且寒热径庭，鉴别自无困难。治宜清化湿热，方用甘草泻心汤化裁。

4. 邪热郁闭欲眠 邪入阳明，内热壅盛，阳气郁闭，神机难运，是以神倦嗜卧，此热极神迷之前兆也。其症如《伤寒论》第231条之"嗜卧"，第268条之"但欲眠睡"及第6条之"多眠睡"，症兼身热口渴，短气腹满，面赤汗出，舌红苔黄，脉大等。治宜清热泻火，宣通郁阳，可用白虎汤主之；若津伤明显者，可酌加人参、麦冬等品。

【补充】

肾精不足欲眠 证因劳伤过度或久病不愈，或高年体衰，肾精亏耗，髓海空虚而致头晕欲睡。兼见神疲倦怠，耳鸣耳聋，腰酸腿软，梦多健忘，舌淡体瘦，脉弱等。治宜填精补髓，方用左归丸。

不 得 眠

【定义】

不得眠，是指入睡困难、睡后多梦易醒、醒后不易入睡，以致睡眠时间缩短、甚至彻夜不能入睡的病证。有称"不得卧""不能卧""卧起不安"者，从某种角度而言，虽同具失眠之义，然亦有所异。不得卧、不能卧者，尚有因呼吸困难或心烦意乱等，而不能平卧或安舒静卧之意，并非独指困倦而不能睡之状。至于卧起不安，主要是指心境烦乱而坐卧不宁之状。

【分类】

关于本证的病因病机，《景岳全书·不寐》曾言："不寐证虽病有不一，然惟知邪正二字则尽之矣。盖寐本乎阴，神其主也。神安则寐，神不安则不寐。其所以不安者，一由邪气之扰，一由营气之不足耳。有邪者多实，无邪者皆虚。"可谓要言不繁。而于仲景所论之不得眠诸证，《伤寒百证歌·不得眠歌》则对其因机证治作了简要概括："伤寒何事不得眠，汗过胃中干燥烦；或因吐下虚烦致，或因大热语言颠；小便不利正发渴，心烦少气若孜煎；忽若水停心下满，但与猪苓可保全；伤寒瘥后热尚在，阴未复时阳使然。"

1. 热扰心神不得眠　各种原因引起的内热壅盛或阴虚火旺，扰乱心主，神魂不安则不得眠，治宜据证而论。

（1）热扰胸膈　伤寒表证误治或阳明热证误下，致热邪留扰胸膈，心神不安而不得眠。其症虚烦不得眠，心烦懊憹，卧起不安，反复颠倒，心胸郁闷；伴见口渴欲饮，身热汗出，舌红脉数等热象。治宜清宣郁热，宁心安神，方用栀子豉汤。

（2）阴虚水热互结　素体阴亏，或邪热伤阴，且水津代谢失常，致水湿之邪与邪热相结，此阴虚而水热互结之由也。阴虚失养，饮邪冲逆，热邪扰动，皆可致心神不宁而不得眠。《伤寒论》第319条曰："少阴病，下利六七日，咳而呕渴，心烦不得眠者，猪苓汤主之"。其症既有阴虚内热之象，如潮热面红，五心烦热，舌红少苔，脉来细数等；且伴饮邪内蓄之征，如下利呕咳，小便不利，甚或面浮肢肿等。其证虚实相兼，且病在下焦，与前证大相径庭。治宜清热育阴利水，方用猪苓汤。

（3）阴虚火旺 肾阴亏虚，无以上济，则心火独亢；或邪热内炽，灼耗真阴，此皆阴虚火旺之由也。阴虚不能濡养，火亢自乱心神，则烦躁而不得眠。《伤寒论》第303条云："少阴病，得之二三日以上，心中烦，不得卧，黄连阿胶汤主之。"其证与猪苓汤证相较，虚火之象更为明显，故见潮热颧红，盗汗遗精，腰酸腿软，目眩耳鸣，舌质红绛，脉细数等；但无小便不利，面浮身肿等饮邪内停之征。治宜清热泻火，养阴安神，方用黄连阿胶汤。至于心肺阴虚内热之欲卧不能卧，欲行不能行，病属百合病，其证较黄连阿胶汤证略为轻浅，治以百合地黄汤，参阅有关章节。

（4）阳明腑实 阳邪内盛，与燥屎相结成实，腑气不通，浊热上扰，故烦乱不眠。《伤寒论》第242条："病人小便不利，大便乍难乍易，时有微热，喘冒不能卧者，有燥屎也，宜大承气汤。"其证与热扰胸膈不得眠区别在于：前证为无形邪热留扰胸膈；本证为有形之邪与无形邪热相结成实，故应兼见腹满硬痛，潮热谵语，手足汗出，大便秘结或乍难乍易，舌红苔糙，脉沉实等。治宜攻下热实，方用大承气汤。

上述四证，虽有虚实之异，然热扰心神则是其不得眠卧之基本原因，临证宜乎既知其同，更晓其异，方能准确选方施治。

2. 阴盛阳虚不得眠 邪入少阴，阳气虚损，虚阳为盛阴所逼，欲争无力，昼日得天阳之助，尚或勉力相争，则烦躁不得眠；入夜则外助无由，是以虚愈不堪，似睡非睡，似清非清。《伤寒论》第61条曰："下之后，复发汗，昼日烦躁不得眠，夜而安静，不呕不渴无表证，脉沉微，身无大热者，干姜附子汤主之。"其证多因外寒直中，阳气暴虚，每伴恶寒肢厥，呕利身蜷，舌淡脉微等症。治宜急救回阳，方用干姜附子汤。若因肾气不足而发妇人转胞之病，其症烦热不得卧，乃虚阳上扰之故，兼见小便不通，少腹胀满，倚息难平，脉弱舌淡等，此亦阳虚不得卧之另一端绪也，与上证相较，惟阴寒之邪不重耳。治宜温振肾阳，方用肾气丸。若阴证阳虚，症见"脉微细沉，但欲卧，汗出不烦自欲吐。至五六日，自利，复烦躁不得卧寐者"（300条）；或"伤寒发热，下利厥逆，躁不得卧者"（344条），虽其发热烦躁等症貌似阳复佳兆，然阴寒诸症却未稍减，此阴盛已极而阳气外亡之险情也，故仲景断之曰"死"。虽如此，仍当尽力图之，以重剂通脉四逆或白通加猪胆汁汤救之。

3. 阴血亏虚不得眠 肝郁血虚，心神失养，则不得眠。《金匮要略·血痹虚劳病脉证并治第六》云："虚劳虚烦不得眠，酸枣仁汤主之。"其证多因情志抑郁，阴血暗耗，每见心悸梦多，虚烦失眠，头晕目花，神情疲惫，面白无华；或颧红盗汗，五心烦热，口干咽燥，舌淡或红而少津，脉细弱或虚数。本证与阴虚火旺证同中有异：本证重在阴血内亏，虚热之有无，无关宏旨；前证则阴虚与内热并重，故以清热养阴为法。本证治宜养阴安神，方用酸枣仁汤（酸枣仁、川芎、知母、茯苓、甘草）。若素体血亏之人，复发其汗而更伤其阴，必变证丛生。《伤寒论》第86条曰："衄家不可发汗，汗出，必额上陷脉急紧，直视不能眴，不得眠。"其证阴血大虚，心神失养而经脉失濡，故见上症。治当补养阴血，自为不移之法，方药可选芍甘汤合四物汤化裁。若病吐衄，失血过多，则气随血脱，虚阳上浮，而见"咳逆上气，其脉数而有热，不得卧者"（《金匮要略·惊悸吐衄下血胸满瘀血病脉证治第十六》），虽亦阴血亏虚之证，然证情危重，阴损及阳，气随血脱，预后险恶，故仲景谓之死证。临床当以独参汤或参附汤固脱救逆。至于表证大汗伤津致烦而不得眠，如《伤寒论》第71条"太阳病，发汗后，大汗出。胃中干，烦躁不得眠"者，若津伤程度不重者，可令其少量频饮，即可润燥安神，所谓"少少与饮之，令胃气和则愈"是也。若津伤程度较重者，酌情选用生津润燥之品如石斛、麦冬、梨汁等，亦属妥切。

4. 痰饮阻滞不得眠 素体脾弱，水湿内留；或外湿侵袭，脾阳受困，而致痰饮内生，阻遏清阳，扰乱心神，则为不眠。仲景在《金匮要略》中，据其不同临床表现，分为如下几种。

（1）痰浊壅肺 浊痰壅塞，肺失清肃，卧则气逆更甚，故但坐不得眠。《金匮要略·肺痿肺痈咳嗽上气病脉证治第七》曰："咳逆上气，时时吐浊，但坐不得眠，皂荚丸主之。"其症兼见咳喘胸闷，气壅痰涌，面色青紫，舌苔白腻，脉象弦滑等。治宜宣壅导滞，利窍豁痰，方用皂荚丸。

（2）痰热壅滞 风热犯肺，肺气不利，更兼痰浊相搏，痰热壅滞，难以安卧；且邪扰心神，烦乱不安，故不得卧。《金匮要略·肺痿肺痈咳嗽上气病脉证治第七》："肺痈，喘不得卧，葶苈大枣泻肺汤主之。"其证与前证之单纯痰闭不同，更兼风热为患，故伴身热口渴，舌红苔黄，脉滑数等热象。治宜清热化痰，泻肺平喘，方用葶苈大枣泻肺汤。

（3）痰闭胸阳　寒痰壅盛，闭塞心脉，胸阳痹阻，因之咳唾短气而不得卧。《金匮要略·胸痹心痛短气病脉证治第九》云："胸痹不得卧，心痛彻背者，瓜蒌薤白半夏汤主之。"其证与前二证相较，彼病在肺，此病在心，以心脉瘀阻为其特征，故兼见心痛彻背，背痛彻心，胸闷气短，咳唾喘气，舌质青紫，脉沉弦紧等。治宜通阳豁痰，宣痹止痛，方用瓜蒌薤白半夏汤。

（4）饮停胸膈　饮停胸膈，病属支饮。其证"咳逆倚息，短气不得卧，其形如肿"。因饮邪冲逆，心神不安，更由饮阻气逆，咳喘倚息，故不能平卧。据《金匮要略·痰饮咳嗽病脉证并治第十二》所论，若支饮重证，症兼心下痞坚，面色黧黑，喘满难平者，可以苦辛通降之木防己汤逐饮消痞；若饮气冲逆而喘逆眩冒者，可治以健脾化饮之泽泻汤；若兼腹满便秘等胃实症状者，可治以厚朴大黄汤逐饮通滞；若饮邪犯肺而不得息者，则宜葶苈大枣泻肺汤；若呕渴者，则宜小半夏汤降逆止呕。

（5）水气凌心　因心阳虚衰，水饮内蓄，饮邪凌心，则不得卧。《金匮要略·水气病脉证并治第十四》曰："心水者，其身重而少气，不得卧，烦而躁，其人阴肿。"论中未出方治，可以温阳行水之法治之，方用桂枝甘草合真武汤化裁。

5. 湿盛阳遏不得眠　水湿侵袭，郁于肌肤，湿盛阳遏，病发黄汗。其证据《金匮要略·水气病脉证并治第十四》，当见汗出色黄，身痒瘾疹，身肿而冷，胸中窒闷，不能食，暮躁不得眠，小便不利等。治宜调和营卫，通阳除湿，方用芪芍桂酒汤或桂枝加黄芪汤。若寒湿郁滞，肝胆失职，而发阴黄，可见腹满濡软，食少纳差，身黄目黄，黄色晦暗，并见躁不得睡，脉弱濡缓，舌淡苔白等，此亦湿遏所致不得眠之又一候也。临床治疗可据仲景大法，于寒湿中求之，以茵陈五苓散或理中汤化裁。若湿热郁滞而病狐惑，亦可见卧起不安，其证与前之黄汗、黄疸不得眠不同，表现为目、咽、阴部红肿溃烂，并兼见一系列湿热之象。治宜清化湿热，方用甘草泻心汤。

6. 气血郁滞不得卧　妇人产后，气血失调，郁滞不行，心神不宁，故烦满不得卧。症兼胸胁满闷，少腹硬痛，舌暗脉弦或涩等，与阳明腑实不得卧相较，其病位、病机均不同，故临床表现亦有所异。治宜调理气机，和血止痛，方用枳实芍药散。

【补充】

不眠之证甚多，除上述各证外，临床上尚可见到下述证型。

1. 肝经郁热不得眠　证由恼怒伤肝，气郁化火；或酒食不节，热聚肝胆，进而上扰心神，卧眠不宁。症兼烦躁易怒，胸胁胀满，时欲叹息，口苦目赤，头目眩晕，小便短赤，舌红苔黄，脉来弦数。治宜疏肝清热，佐以安神，方用龙胆泻肝汤（龙胆草、黄芩、栀子、泽泻、木通、车前子、当归、生地黄、柴胡、甘草）。

2. 心胆气虚不得眠　心胆素虚，症见：善惊易恐，夜寐不宁，或卒然惊恐，心悸不宁，神疲气怯，舌淡苔白，脉弦。治宜益气镇惊，安神定志，方用安神定志丸（人参、龙齿、茯苓、茯神、远志、石菖蒲）。

喜　忘

【定义】

喜忘，是记忆力减退的一种表现。病人对往事容易忘记，严重者，言谈不知首尾，事过转瞬即忘。后世也称为"喜忘""多忘""健忘""易忘"，其义均同。《类证治裁·健忘》释本证曰："健忘者，陡然忘之，尽力思索不来也。夫人之神宅于心，心之精依于肾，而脑为元神之府，精髓之海，实记忆所凭也。"

【分类】

喜忘一症，其由实多，病机纷繁，但仲景论中，仅论及瘀血致忘一类。

阳明蓄血喜忘　阳明邪热与停瘀宿血相结，瘀热上扰心神，而致喜忘。《伤寒论》第237条云："阳明证，其人喜忘者，必有蓄血。所以然者，本有久瘀血，故令喜忘。屎虽硬，大便反易，其色必黑者，宜抵当汤下之。"其症兼见口燥，但欲漱水不欲咽，大便硬而色黑易解，或软而胶滞如黑漆，舌红而紫，或见瘀点，脉细涩或结代。治当活血化瘀，清心宁神，方选抵当汤。

【补充】

后世家于本症之认识，日渐全面，今择要补充于后。

1. 肾精亏虚喜忘　肾精不足，脑海空虚，不能记忆其事，故而喜忘。伴见腰酸腿软，神情恍惚，毛发早白，枯脆易脱，耳鸣眼花，遗精早泄，舌淡质薄，脉细虚弱等。治宜补肾填精，方选河车大造丸（紫河车、茯苓、茯神、远志、人参、丹参）。

2. 心肾不交喜忘 肾阴亏耗，水不济火，心阳独亢；或五志化火，下劫肾阴，心肾不交，故而喜忘。症兼虚烦不眠，心悸怔忡，头晕耳鸣，多梦遗精，潮热盗汗，五心烦热，口渴颧红，舌红苔少，脉细数。治宜滋阴清热，养心安神，方选黄连阿胶汤。

3. 心脾两虚喜忘 脾气亏虚，气血生化乏源。或慢性失血，或久病耗损，致血气不足，心神失养，此心脾两虚喜忘之由也。症兼面色苍白或萎黄，心悸怔忡，多梦少寐，气短神疲，食少倦怠，腹胀便溏，舌淡苔白，脉细弱。治宜补益心脾，安神定志，方选归脾汤（白术、茯苓、黄芪、人参、甘草、木香、当归、远志、龙眼肉、酸枣仁）。

4. 痰浊扰心喜忘 脾失健运，水湿停留，痰浊内生；兼之情志抑郁，肝气不舒，痰气交阻，上逆扰心，故而喜忘。症兼神志恍惚，疲惫嗜卧，头晕目眩，心悸失眠，胸闷不舒，喉中痰鸣，苔白而腻，脉弦而滑。治宜化痰宁心，方用导痰汤（陈皮、半夏、甘草、茯苓、天南星、枳实）。

谵　语

【定义】

谵语是以神志不清、胡言乱语为特征的一种临床表现，多见于实证、热证之中，语声高亢有力，语言逻辑紊乱。其与郑声一症表现各异，郑声为神志昏沉而语声低微，言辞重复而不相接续，且多见于虚证之中。《伤寒明理论》释本证曰："伤寒谵语，何以明之？谵语谓呢喃而语也，又作谵，谓妄有所见而言也，此皆真气昏乱、神识不清之所致。"

【分类】

关于本症病机，《伤寒明理论》明确指出："夫心藏神而主火，病则热气归焉。伤寒胃中热盛，上乘于心，心为热冒，则神昏乱而语言多出，识昏不知所以然，遂言无次而成谵妄之语。轻者睡中呢喃，重者不睡亦语言差谬。"

1. 热炽阳明谵语 《类证治裁·伤寒》曰："伤寒阳明证……热气熏蒸，口渴谵语，此散漫之热，邪未结聚。"热邪上扰于心，神明内乱而发谵语。其症伴见高热面赤，口渴汗出，气粗似喘，心烦躁扰，舌红脉洪等。《伤寒论》第219条云："三阳合病，腹满身重，难以转侧，口不仁，面垢，谵语遗尿。发汗则谵语，下之则额上生汗，手足逆冷。若自汗出者，白虎汤主之"，明确了本证之证治方药。治宜清热泻火，方用白虎汤。若热炽而津伤较明显者，症兼口渴欲饮水数升不而解，舌红体瘦少津等，可以白虎加人参汤治之。

2. 阳明腑实谵语　邪入阳明，燥热成实，腑气不通，浊热上攻，心神受扰，则发谵语。《伤寒论》第220条曰："二阳并病，太阳证罢，但发潮热，手足汗出，大便难而谵语者，下之则愈，宜大承气汤。"本证与热炽阳明谵语相较：后者只无形之热弥漫，而未与有形之邪相结成实，故见高热面赤，口渴汗出，舌红脉大等；而本证邪热与燥屎相结成实，故除日晡潮热，手足汗出，口渴面赤等热象外，尚应见腹满硬痛，大便闭结，脉沉实等里实结聚之征。治宜苦寒攻下，荡涤燥结，方用大承气汤。

3. 热入血室谵语　妇女月经适行适断之际，外邪乘虚内陷血室，瘀热互结，血热上冲于心窍，则谵语自发。《伤寒论》第143条曰："妇人中风，发热恶寒，经水适来，得之七八日，热除而脉迟身凉，胸胁下满如结胸状，谵语者，此为热入血室也，当刺期门，随其实而取之。"其证与阳明谵语相较：因邪入血室，病及肝脉，故胸胁满闷，寒热时作，舌质暗红，脉弦细数，与阳明谵语之大热大汗、大烦渴、脉洪大或腹满便结脉沉者，迥然不同。治宜疏化瘀滞，清热安神，可用小柴胡汤和解或针刺期门等。后世医家于本证之治法方药，多有发挥，可参阅"往来寒热"条。

4. 少阳胆热谵语　少阳胆火内郁，可上扰于心，神明错乱而发谵语。《伤寒论》第142条曰："太阳与少阳并病，头项强痛，或眩冒，时如结胸，心下痞硬者，当刺大椎第一间、肺俞、肝俞，慎不可发汗，发汗则谵语，脉弦，五日，谵语不止，当刺期门。"其证应兼胆经火郁之症，如口苦咽干、目赤耳聋等，此与热入血室谵语相较：彼为热与血结，此则胆火犯心；其治彼证应清热化瘀兼顾，此则直折少阳火邪。然其热邪之郁，皆与肝胆相关，故其治皆可以针刺期门以泻之。《伤寒论》第107条曰："伤寒八九日，下之，胸满烦惊，小便不利，谵语，一身尽重，不可转侧者，柴胡加龙骨牡蛎汤主之。"其证因误下而病邪内陷，弥漫全身，表里俱病，虚实互见。然其病理重心仍为少阳火郁，是以谵语烦惊而兼胸满、口苦、小便不利、身重、脉弦等。治宜通阳泄热，重镇安神，以柴胡加龙骨牡蛎汤治之。此与单纯少阳火郁略有所异，为虚实互见而手足少阳同病，故见三焦证象如小便不利等，且郁火伤气身重难以转侧。另《伤寒论》第108条曰："伤寒，腹满，谵语，寸口脉浮而紧，此肝乘脾也，名曰纵，刺期门。"此论肝经火邪横逆犯脾，肝火上扰而致谵语，症兼面红目赤，烦躁易怒，口渴欲饮，舌红苔黄，脉弦滑数。治宜清肝泻火，刺期门自属妥切，亦可随证选用后世之龙胆泻肝汤、丹栀逍遥散等。

5. 阳极阴竭谵语 阳热亢极，消烁阴津，心神被扰，且失濡养，故发谵语。其证因阳热极盛而阴液告竭，病多凶险，可见目睛直视，神情呆滞，壮热汗出，渴饮无度，躁狂不宁，肌肤干燥，舌红少津或无苔，脉数疾无伦而伴空豁无力之象，甚则正气上脱而喘满，中气败坏而下利。本证与阳明热炽谵语，其同者，均为火热为患；其异者，病理程度本证重而彼证轻，且本证阴液亡竭则非彼证可比。《伤寒论》第210条曰："夫实则谵语，虚则郑声。郑声者，重语也。直视谵语，喘满者死；下利者亦死"，即是言此。本证预后险恶，治宜泄热救阴，顾护元气，临床可用大剂白虎加人参汤加生地黄、麦冬等护阴之品。

6. 阳气亡越谵语 谵语多属实证、热证，然亦可见于虚证之中。因发汗过度而致阳气外亡，心气散乱，言语失常，发为谵语。其症谵语神疲，言语无力，体虚肢冷，恶寒脉弱，舌淡苔白。《伤寒论》第211条云："发汗多，若重发汗者，亡其阳，谵语。脉短者死，脉自和者不死。"临床可治以温通心阳、安神定志之法，灵活选用桂甘龙牡汤合参附汤化裁。

7. 阴虚阳亢谵语 阴津亏耗，虚热上亢，心神被扰，则发谵语。《伤寒论》第284条："少阴病，咳而下利，谵语者，被火气劫故也。小便必难，以强责少阴汗也。"其证与阳极阴竭谵语不同，论阴虚，此轻彼重，且彼之阴竭由阳热亢极消烁所致，而此为阴液亏耗而致虚热内生；论热象，此为虚热内生，彼为阳邪亢盛，亦此轻而彼重。本证据其病机，应见五心烦热，虚烦不眠，颧红舌燥，脉来细数。治宜养阴清热以安神，可选黄连阿胶汤化裁。

8. 阳明瘀热谵语 《金匮要略·妇人产后病脉证治第二十一》曰："产后七八日，无太阳证，少腹坚痛，此恶露不尽；不大便，烦躁发热，切脉微实，再倍发热，日晡时烦躁者，不食，食则谵语，至夜即愈，宜大承气汤主之。"证因产后瘀阻兼阳明里实，与单纯之阳明腑实谵语不同者，在于本证内有瘀血，故除阳明腑实的一般见症外，尚有少腹坚痛，或舌暗脉涩等瘀象。治宜攻下里实，清热化瘀，可选用大承气汤收一举两得之功。

【补充】

关于本症，后世医家，特别是温病学家，对之认识更加全面。

1. 湿热蒙蔽谵语　多由湿热外袭，郁而不达；或脾虚不运，湿浊内生，化热蕴结，蒙蔽心窍所致。症见：烦乱谵语，身热不扬，小便黄赤，或身目发黄，或下痢赤白，胸闷脘痞，苔黄垢腻，脉来濡数。治宜清热化湿，开窍醒神，方用菖蒲郁金汤（石菖蒲、郁金、栀子、连翘、菊花、滑石、竹叶、牡丹皮、牛蒡子、竹沥、姜汁、玉竹）。

2. 热入营血谵语　邪热入侵营血，扰乱心神而发谵语，此温病最常见之谵语者。症兼身热夜甚，烦躁不安，失眠多梦，潮热颧红，暮热早凉，吐衄发斑，舌绛红，脉细数等。治宜清营凉血，方用清营汤或犀角地黄汤。

3. 痰火上扰谵语　素体痰盛，郁滞化热，或外感时邪，热煎津液，酿生痰浊；痰热交蒸，上扰神明而发谵语。症见：面赤烦热，谵语妄动，气急呕恶，痰涎壅盛，小便短赤，大便秘结，舌苔黄腻，脉来滑数。治宜清热化痰，方用清气化痰丸（瓜蒌子、黄芩、茯苓、枳实、陈皮、南星、半夏、姜汁），必要时可合至宝丹。

4. 瘀血冲心谵语　多因邪热入血，灼血凝涩，或产时感受邪毒，邪血相结，机窍不运，而发谵语。临床兼见口唇爪甲青紫，皮肤发斑，少腹硬满疼痛，大便色黑，小便自利，舌质紫暗，脉细涩等。治宜活血化瘀清热，方用桃核承气汤。

5. 阴竭阳脱谵语　阴液耗损，元阳脱绝，阴阳俱亡，神乱谵语。始见阴虚证汗出肢温，渴喜凉饮，舌红而干，脉数无力；继之出现阳脱，面色苍白，大汗淋漓，气短息微，四肢厥冷，脉微欲绝。治宜回阳救逆，方用参附汤。

郑　声

【定义】

郑声是以神志昏沉、语言重复、语声低微、不相续接为特征的一种症状。为疾病晚期精神散乱的一种危重表现。

【分类】

《景岳全书·伤寒典下》曰："郑声为虚。虚者神虚也……察其果虚，忌妄伐，少有差谬，无不即死。治此者速宜察其精气，辨其阴阳，舍其外证，救其根本，稍迟犹恐不及，而况于误治乎？甚至有自利身寒，或寻衣撮空，面壁啐啐者，尤为逆候。"其于本症之辨治及预后判断作了简要概括。在仲景论中，仅《伤寒论》第 201 条提出郑声一症之概念："夫实则谵语，虚则郑声。郑声者，重语也。"简要阐论了郑声的概念及病理属性，而于辨治则未涉及，今据临床实际，概分二类于下。

1. 亡阴郑声　证因误用汗、吐、下诸法，耗伤阴液；或产后、外伤失血；或热病后期，或久病虚损，而致阴精耗竭，心神散乱。症见：神识不清、呢喃重语，肌肤枯瘪，肢温汗黏，渴喜凉饮，唇舌干红，脉虚数大。治宜救阴敛阳，方用生脉散加味。

2. 亡阳郑声　久病不愈，元气衰微；或寒邪直中，元阳暴脱；或阴损及阳，心气耗散，种种因由，要在阳亡不能温煦神明，而郑声自作。症兼冷汗淋漓，四肢厥冷，面色苍白，气短息微，精神萎靡，或吐利兼作，舌淡脉微。治宜回阳救逆，方选参附汤或参附龙牡汤加减。

独　　语

【定义】

独语者，指神志一般清醒而喃喃自语、见人语止的病状。而郑声则是神识不清、不能自主、语言重复、语音低怯、断续重复而语不成句的病状；谵语亦为神志不清状态下出现的语言错乱病状，一般语声高亢，乱言乱语，喋喋不休，重复不明显。三者虽同为语言错乱，临床特点自有区别。

【分类】

独语一症，每由心气虚弱所致，然也可兼见于实证中。

1. 阳明腑实独语　阳明腑实，浊热上干，心神受扰，言语不能自主，故独语。《伤寒论》第 212 条云："伤寒，若吐若下后，不解，不大便五六日，上至十余日，日晡所发潮热，不恶寒，独语如见鬼状。"其症独语而伴潮热，不大便，腹满硬痛，舌燥脉实等；若剧者，则不识人，微喘直视，循衣摸床等危象毕现。治宜急以大承气汤峻下燥热以救阴津，则独语自止。

2. 血虚受风独语　素体血亏，虚热内生，外风乘虚侵袭，热扰心神而独语。《金匮要略·中风历节病脉证并治第五》曰："病如狂状，妄行，独语不休，无寒热，其脉浮。"本证与前证相比，一为虚热，一为实热；一者素体血虚，一者燥邪伤津，临床表现大不相同。故而前证苦寒攻下以救阴，本证则宜养血祛风以清热，方选防己地黄汤（防己、桂枝、防风、甘草、生地黄）。

喜　欠

【定义】

喜欠，是指不拘时间、且不在困倦之时、频频呵欠的临床表现。又称"数欠伸"。

【分类】

本症多见于正气虚弱之证。《灵枢》曰："卫气昼日行于阳，夜半则行于阴。阴者主夜，夜者卧。阳气主上，阴气主下……阴阳相引，故数欠。"对本症的病理机制作了简要阐述。

1. 里虚感寒喜欠　素体虚弱者，常易感受外邪。寒邪外袭，表阳被遏，而里阳虚并不明显，仍有伸展之机，阴阳相引，故喜欠。其症如《金匮要略·腹满寒疝宿食病脉证治第十》所言："夫中寒家，喜欠，其人清涕出，发热色和者，善嚏"。论中虽未言其治法，然发散风寒、兼顾里虚之法，诚不可废。可选葱豉汤加味，或桂枝新加汤化裁。

2. 肝郁阴伤喜欠　情志不遂，思虑过度，肝气郁滞，化热伤阴，累及心脾，而为脏躁。其症"喜悲伤欲哭，象如神灵所作，数欠伸"，神疲乏力，心烦失眠，舌淡或红，脉细或数。此与前证之里虚感寒不同，前证乃里气不足，外受寒邪，而肺卫之征昭然；本证乃肝郁而心脾血亏，故阴亏常伴虚热时冲之象。治宜甘润滋养，方用甘麦大枣汤；若虚热较显，可选酸枣仁汤化裁。

【补充】

后世医家于本症，认识更为全面。

1. 气滞血瘀喜欠　气滞血瘀，郁积难通，阴阳相引，以图伸展，故而喜欠。症见：频频呵欠，胸闷胁胀，或心胸憋痛，心悸气短，唇口青紫，舌暗脉涩等。治宜活血化瘀，理气解郁，方选血府逐瘀汤（桃仁、红花、当归、生地黄、川芎、赤芍、柴胡、枳壳、甘草、桔梗、牛膝）化裁。

2. 脾肾阳虚喜欠　久病体虚，脾寒体虚，脾肾阳衰，阴寒内盛，阴阳相引，故欠。伴见神情疲惫，形寒肢冷，面色㿠白，食少腹胀，大便溏泄，夜尿频多，舌淡，脉沉而弱。治宜温补脾肾，方用右归丸（熟地黄、山茱萸、山药、枸杞子、杜仲、菟丝子、附子、肉桂、当归、鹿角胶）加味。

喜悲伤欲哭

【定义】

喜悲伤欲哭者，指未遇悲伤之事，经常悲伤欲泣，不能自制的症状而言。

【分类】

本症常缘虚证，气血不足，脏阴内亏，致心不主神，肺不藏魄，易表现情绪低落而喜悲伤欲哭。

1. 心肺气虚喜悲伤欲哭　《金匮要略·五脏风寒积聚病脉证并治第十一》曾言："邪哭使魂魄不安者，血气少也。血气少者属于心，心气虚者，其人则畏，合目欲眠，梦远行而精神离散，魂魄妄行。阴气衰者为癫，阳气衰者为狂。"即阐明了血气不足，无以奉心，心神失养，肺不藏魄，可致经常无故哭泣，且兼心慌气短，多梦失眠，头晕眼花，咳嗽声低，动则自汗，舌淡脉弱等。此当以补益气血、养心安神为治，论中虽未言方治，临证可选用后世天王补心丹等方剂加减化裁。

2. 脏躁阴虚喜悲伤欲哭　明确提出"喜悲伤欲哭"一症者，当属《金匮要略·妇人杂病脉证并治第二十二》"妇人脏躁，喜悲伤欲哭，象如神灵所作，数欠伸，甘麦大枣汤主之"。有关其病机各说不一，然位在心脾，病性为虚，则为多数医家所认同。心脾受损，心阴不足，血不养心，脾失健运，生化无源，致诸脏失荣。因而本证应有性情抑郁、呵欠叹息、心悸多梦、精神萎靡、脉细而弱等兼症。治以甘平补虚，益阴生津，方选甘麦大枣汤。本证病属心脾，常及于肝，证以阴液亏虚为主；前证病位在肺，以气虚为主，虽同属虚证，而表现有异，因之治方不一。

靖言了了

【定义】

靖，安静也；了了，明白清楚也。靖言了了，即语言清楚明晰而神情安静之义。此词为正常之语言表达情况描述，并非病理性临床症状术语。

【分类】

《金匮要略·黄疸病脉证并治第十五》曾曰："酒黄疸者，或无热，靖言了了，腹满欲吐，鼻燥；其脉浮者先吐之，沉弦者先下之。"此处用"靖言了了"一词，表明病者思维意识处于正常状态，神志并未受到病邪之影响。其病缘于湿热内蕴所致，病机趋势又有在上、在中、在下之不同。如湿热偏上，则欲吐、鼻燥；偏于下部，则腹部胀满；湿热不甚，邪在于中，则心中无热，神情安静，语言清晰。治当因势利导，如病势趋向于上，鼻燥脉浮欲吐者，当用吐法；病势趋向于下，腹满脉沉弦者，当用下法。总在权衡轻重，随机应变，灵活施治。

默　　默

【定义】

默者，无声也；默默，经常性抑郁不舒、默默少语也。其与"喜悲伤欲哭"有相似之处，然此则心情抑郁而少语，彼则情绪低落而悲泣，既相类且相异。

【分类】

本症机制常与肝胆气滞相关，且多热郁于内。

1. 少阳火郁默默　邪入少阳，胆火内郁，枢机不利，故而抑郁难伸，默默少语。《伤寒论》第96条曰："伤寒五六日，中风，往来寒热，胸胁苦满，默默不欲饮食，心烦喜呕。”其症尚兼口苦咽干、目眩耳聋、脉弦等。治宜和解少阳，宣达枢机，方选小柴胡汤。

2. 阴虚内热默默 杂病心肺阴亏，虚热内生，心神失养而失却活泼灵动之性，故常默默。《金匮要略·百合狐惑阴阳毒病脉证治第三》云："百合病者，百脉一宗，悉致其病也。意欲食复不能食，常默默，欲卧不能卧，欲行不能行，饮食或有美时，或有不用闻食臭时，如寒无寒，如热无热，口苦，小便赤。诸药不能治，得药则剧吐利，如有神灵者，而身形如和，其脉微数。"其症口苦小便赤，脉微数而神情不宁，为阴虚内热之象，与少阳火郁之往来寒热、胸胁苦满等迥然有别。治宜清热养阴，镇静安神，方选百合地黄汤。

3. 湿热郁滞默默 湿热内壅，气机不畅，此也默默少言之由也。《金匮要略·百合狐惑阴阳毒病脉证治第三》曰："狐惑之为病，状如伤寒，默默欲眠，目不得闭，卧起不安，蚀于喉为惑，蚀于阴为狐，不欲饮食，恶闻食臭，其面目乍赤、乍黑、乍白，蚀于上部则声喝（一作嗄）。"本证临床特征为目、咽、阴部之红肿溃烂，其神情默然、卧起不安、不欲饮食等，均为其兼见征象。因而与前述二证自有不同。治宜清化湿热，调健中焦，方选甘草泻心汤。

多　嗔

【定义】

嗔者，怨责也。多嗔，即时常无故怨责他人。每见于心境不畅之时。

【分类】

《金匮要略·妇人杂病脉证并治第二十二》曰："妇人之病，因虚、积冷、结气，为诸经水断绝，至有历年，血寒积结，胞门寒伤，经络凝坚。在上呕吐涎唾，久成肺痈，形体损分。在中盘结，绕脐寒疝；或两胁疼痛，与脏相连；或结热中，痛在关元，脉数无疮，肌若鱼鳞，时着男子非止女身。在下未多，经候不匀，会阴掣痛，少腹恶寒；或引腰脊，下根气街，气冲急痛，膝胫疼烦；奄忽眩冒，状如厥癫；或有忧惨，悲伤多嗔；此皆带下，各有病因。"其证因肝郁气滞，气血失调，而情绪反常，无故悲伤忧虑，常生怨责之意。多伴脉弦目昏，耳鸣肢麻，胸闷胁胀等症。后世常据证选用四逆散、逍遥散等方药。

不　识　人

【定义】

不识人者，神志不清而不能辨识其原所熟知之人事也。

【分类】

本症多因邪蒙心窍所致，常见于里热极盛之证。

1. 阳明腑实不识人　邪入阳明，化燥化火，与糟粕相结于胃肠，浊热上冲，清窍失灵，故神识昏乱，不辨人事。《伤寒论》第 212 条云："伤寒，若吐若下后，不解，不大便五六日，上至十余日，日晡所发潮热，不恶寒，独语如见鬼状。若剧者，发则不识人，循衣摸床，惕而不安，微喘直视，脉弦者生，涩则死；微者，但发热谵语者，大承气汤主之。"其言阳阴腑实重证，潮热谵语，不大便，甚则直视不识人，循衣摸床，腹满微喘。而口渴脉实、舌红苔糙诸象，自在其中。治宜以大承气汤峻下结热，方可复其神明。然本证病情急重，治疗之机转全赖阴津之存亡，"脉弦者"，阴津尚存，病可勉救；"脉涩者"，阴液已竭，图之而时机已迟矣。

2. 邪中脏腑不识人　邪入脏腑，犯于肺为咳喘，干于胃为呕逆，入于心者，则多神昏之象。《金匮要略·中风历节病脉证并治第五》言："寸口脉浮而紧，紧则为寒，浮则为虚；寒虚相搏，邪在皮肤；浮者血虚，络脉空虚；贼邪不泄，或左或右；邪气反缓，下气即急，正气引邪，喝僻不遂。邪在于络，肌肤不仁；邪在于经，即重不胜；邪入于腑，即不识人；邪入于脏，舌即难言，口吐涎。"其言中风病因病机及临床表现。病因者，正气不足而风邪入中也；病机者，经络窒塞，气血不畅，甚或脏腑失调。其临床表现，口眼歪斜，肌肤不仁，手足偏废，此为之常；重者，神志错乱，辨物不清，言謇语涩，皆可见也。仲景于此论述了中风之因机脉证，而以不识人、语言困难为其重病。其未明确治法方药者，示人活法圆机，视正气亏虚程度、邪气寒热属性，及病所涉之脏腑，辨证立法而遣方选药。痰热者，至宝、安宫之属；湿痰者，苏合、郁金之品；气虚者，补气通络；血少者，养血柔筋。诸般方治，据情而施。

【补充】

本症实为神昏，后世医家于此多所发挥，今据《中医症状鉴别诊断学》补述于次。

1. 热陷心包神昏不识人　证由温邪燔灼营血，内传心包而致。表现为：高热烦躁，神昏谵语，目赤唇焦，舌强言謇，斑疹隐现，溲赤便秘，舌质红绛，脉数。治宜清营凉血，清心开窍，方选清营汤、犀角地黄汤、紫雪丹、至宝丹等。

2. 热毒攻心神昏不识人　证由热毒疫邪内陷心包，神机不运所致。症见：壮热昏谵，头面红肿，咽肿喉烂、衄血便血、斑疹紫暗，疮疡或丹毒漫延，舌绛苔焦，脉沉细数。治宜清热解毒，醒神开窍，方选犀角地黄汤或清瘟败毒饮合安宫牛黄丸等。

3. 暑邪上冒神昏不识人　病由暑邪内犯，耗气伤津所致。症见：神志昏糊，身热面垢，气粗似喘，冷汗淋漓，四肢厥冷，脉虚大而数等。治宜辛凉开窍，益气养阴，方选紫雪丹或安宫牛黄丸合独参汤等。

4. 湿热蒙窍神昏不识人　湿热郁阻，酿痰生浊，上蒙心窍。症见：身热不扬，口苦黏腻，渴不欲饮，四肢困重，胸腹痞闷，神识渐昏，时明时昧，或昏糊不醒，舌红苔黄腻，脉濡数。治宜清热化湿，豁痰开窍，方选菖蒲郁金汤、苏合香丸等。

5. 风痰内闭神昏不识人　素体痰盛，或肝阳化风，风痰相挟，内扰心窍。症见：突然昏仆，人事不省，肢体震颤，抽搐或半身不遂，口眼歪斜，喉中痰鸣，舌苔白腻，脉弦滑。治宜平肝息风，涤痰开窍，方选涤痰汤、天麻钩藤汤等。

6. 热盛动风神昏不识人　热灼肝经，扰乱神明，故而高热抽搐，神志昏迷，灼热肢厥，角弓反张，目瞪颈强，面红目赤，溲赤便闭，舌红脉弦数。治宜清热平肝，息风开窍，方用羚角钩藤汤合紫雪丹。

7. 阴虚风动神昏不识人　肝肾阴虚，虚阳妄动，故见头晕目花，肢体震颤，进而昏仆，语謇舌强，半身不遂，口眼歪斜，舌红少苔，脉弦细数。治宜育阴潜阳，平肝息风，方选大定风珠或天麻钩藤饮等。

8. 瘀血乘心神昏不识人　热入营血，血热互结，瘀热阻窍；或血瘀气逆，扰乱心神。症见：神识不清，妄言乱语，狂躁不安，舌謇身灼；或少腹硬满，面唇青紫；或大便色黑易解，小便清长；舌质紫暗，脉沉涩。治宜通瘀开窍为主，酌情选用犀地清络饮、血府逐瘀或桃核承气汤等。

9. 阴竭阳脱神昏不识人 失血过多，或下利频频，或大汗不止，而阴竭阳脱。症见：昏迷不醒，汗多肢温，呼吸短促，逐渐面色苍白，气短息微，汗出黏冷，四肢厥逆，舌红或淡红，脉沉伏或虚数无力。治宜回阳固脱，益气敛阴，方选参附汤、生脉散等。

10. 内闭外脱神昏不识人 邪气过甚，内蒙心窍，同时正气耗散而神不守舍。症见：神志昏乱，身热气粗，目闭口开，手撒尿遗，汗出面白，肢体厥逆，舌红或淡红，脉沉伏或虚数无力。治宜开闭固脱，据情而施。

怵 惕

【定义】

怵惕，恐惧貌。指未遇恐惧之事而产生恐惧之感，终日惶惶不安，如人将捕之的症状而言。

【分类】

正虚不养及邪扰神明，此怵惕之由也。而仲景论中仅阐明了热扰致惕。

1. 热盛津伤怵惕 《伤寒论》第221条云："阳明病，脉浮而紧，咽燥口苦，腹满而喘，发热汗出，不恶寒，反恶热，身重。若发汗则躁，心愦愦，反谵语；若加温针，必怵惕，烦躁不得眠；若下之，则胃中空虚，客气动膈，心中懊恼，舌上苔者，栀子豉汤主之。"其病阳明里热，而误用温针火灸等法，伤其阴津而助其热势，神明受扰，则怵惕而烦躁不眠，伴见口渴身热，汗出脉数，舌红苔黄而少津等。论中并未明确方治，据其脉症，可以白虎加人参汤之类清热泻火而兼益阴之剂治之。

2. 阳明腑实怵惕 另《伤寒论》第212条之"若剧者，发则不识人，循衣摸床，惕而不安"，其"惕而不安"，实亦"怵惕"之别辞。而此条之病机则与上条略异，彼为热盛津伤，此则更兼里实，是以腹满便秘，潮热谵语等症，自必兼见。治宜攻下热结，可用大承气汤。

【补充】

后世医家在长期临床实践中，丰富和发展了中医学对本症的认识，今撮其要，补缀于次。

1. 肾精不足怵惕 心悸怵惕，腰膝酸软，失眠多梦，精神萎靡，遗精盗汗，舌红苔少，脉细弱。治宜滋填肾精，方选六味地黄丸加味。

2. 气血虚弱怵惕 心慌怵惕，气短神疲，身倦乏力，自汗畏风，头晕目眩，面色无华，舌淡脉弱。治宜补益气血，方选远志丸合八珍汤。

3. 肝胆不足怵惕 怵惕虚怯，胁肋不适，遇事多虑而寡断，舌淡苔薄，脉弦而弱。治宜补益肝胆，方选补胆防风汤。

如 见 鬼 状

【定义】

意指病者言行举止异常。

【分类】

导致病人神志不清、言行异常之因素颇多，仲景论中仅有 2 条原文明确提出。

1. 阳明腑实如见鬼状 邪入阳明，热实相结，浊热上扰，心神昏乱，故而昏谵乱言，行为失常，如见鬼状。《伤寒论》第 212 条之"独语如见鬼状"，即为其例。其症伴见腹满便闭，潮热汗出，口渴脉实、舌红苔糙等。治宜苦寒攻下，方用大承气汤。

2. 热入血室如见鬼状 妇人经期感邪，血室空虚，邪气因入，血分蓄热，心神不宁而言语错乱。《伤寒论》第 145 条曰："妇人伤寒，发热，经水适来，昼日明了，暮则谵语，如见鬼状者，此为热入血室。"其症见：谵语，往来寒热，发作有时，胸胁满闷，经事当断不断或应畅反滞，脉弦数或迟。治宜调畅气血，宜透郁热，方用小柴胡汤，或针刺期门。关于后世对"热入血室"治法方药的发展，可参阅"往来寒热"条。本证热与血结，病在肝胆血室，故其枢机不利之象显然，往来寒热，胸胁苦满而谵语；阳明腑实证热与屎结，病在胃肠之腑，因之燥热结实之象昭然，故腹满便闭，潮热汗出而昏妄。因机不同，而其脉证治方则异。

3. 心肺阴虚如见鬼状　百合病之如寒无寒，如热无热，欲卧不能卧，欲行不能行，饮食或有美时，或有不用闻食臭时，其行为及喜恶异常，"如有神灵者"，虽未明言"如见鬼状"，然其意相同。阴虚内热，心神不宁，故而致此，伴口苦、小便赤、脉微数等症。治宜清热益阴，方用百合地黄汤。

4. 阴虚脏躁如见鬼状　其病多由情志不舒或思虑过度，肝郁化火，伤阴耗液，心脾两虚所致。一般表现有：精神失常，无故悲伤欲哭，频数欠伸，神疲力乏等。因其行为举止异于常人，故曰"象如神灵所作"。治宜补益心脾，安神宁心，方用甘麦大枣汤。本证与百合病略有所异：彼证阴虚而内热明显，故口苦小便赤而脉微数，治之清热而兼养阴；此证阴虚而心脾不足，内热之象并不明显，故仅忧郁喜悲而神疲力乏，治之甘平补益而不予清热。

循 衣 摸 床

【定义】

指病人在意识不清的状态下，两手不自主地经常抚摸床沿和衣被的临床表现。其与"如见鬼状"者，有所不同。如见鬼状，指病人在意识清楚或模糊的状态下，或举止异常，或喜恶多变，其所指范畴较广；而本症则是特指病人在意识不清的状态下经常触摸衣被床沿等手边之物，虽属举止异常之"如见鬼状"，然意义较为局限。

【分类】

《伤寒论纲目》曾言："王肯堂曰：循衣摸床，危恶之候也。有二症，一由太阳中风，以火劫病，因成坏病，捻衣摸床，此则小便利者生，不利者死。一由阳明里热之极，循衣摸床，此则脉弦者生，脉涩者死也。"其言总结了《伤寒论》中对本症的论述。实际上，此症虽病起不同，或因中风误火，或因阳明热炽，然其理基本一致。

1. 热炽津枯循衣摸床　《伤寒论》第 111 条云："太阳病中风，以火劫发汗，邪风被火热，血气流溢，失其常度，两阳相熏灼，其身发黄，阳盛则欲衄，阴虚小便难，阴阳俱虚竭，身体则枯燥，但头汗出，齐颈而还，腹满微喘，口干咽烂，或不大便，久则谵语，甚者至哕，手足躁扰，捻衣摸床，小便利者，其人可治。"其症神识昏糊，谵语躁扰，或发黄，或衄血，而身热口渴、脉数舌红，自在不言之中。在一派热象中而见手足躁扰，捻衣摸床，神识昏糊，则属热极津枯，阴不敛阳，阴阳欲离之险兆。仲景未言治法，而其"小便利者，其人可治"一语，则示人急当泻火救阴，如后世之紫雪丹、安宫牛黄丸，或其他清热解毒、凉血养阴之剂如犀角地黄汤等，皆可酌情选用。

2. 阳明腑实循衣摸床　阳明腑实重证，浊热攻心，神识错乱，也可见到本证。其症伴见腹满便难，潮热汗出，脉实苔糙等。治宜苦寒攻下，方用大承气汤。其证与前证略有所异：前证热极津枯而无腑实，且血分受累，故发黄衄血，身体枯燥；本证燥热腑实相结，故潮热谵语，腹满便难而脉实苔糙。症有所异，而治法方药自异。

心 中 懊 憹

【定义】

心中懊憹者，指心中烦郁特甚，使人有无可奈何之感。《伤寒明理论》对此释曰："懊者，懊恼之懊，憹者，郁闷之貌。即心中懊懊恼恼，烦烦恼恼，郁郁然不舒畅，愦愦然无奈，比之烦闷而甚者，懊憹也。"本症与烦症，在程度上有轻重之别，此重而彼轻；在病者自我感觉上，也略有所异，彼者惟心神烦乱不安，而此者尚兼心胸郁闷不畅之感，以"乱""闷"二字为其临床特征。

【分类】

心中懊憹一症，每因邪热内陷心胸部位，热扰胸膈，心神不安而气机郁滞所致。许叔微《伤寒百证歌》云："伤寒懊憹意忡忡，或实或虚病胃中；结胸下早阳内陷，阳明误下胃虚空；客气动膈心中躁，栀子汤兼大陷胸；胃中燥屎宜承气，腹满头坚不可攻。"简要概括了本症的因机证治。

1. 热扰胸膈心中懊憹　伤寒表证，或阳明经证，误用汗、吐、下诸法，外邪乘虚内陷心胸之位，化热郁积其位，扰乱心神，故而懊憹不安。《伤寒论》第76条云："发汗吐下后，虚烦不得眠，若剧者，必反复颠倒，心中懊憹，栀子豉汤主之。"其证因无形邪热郁扰胸膈，故而每兼发热口渴，舌红脉数，睡眠不安等症。治宜清宣郁热，方选栀子豉汤。若兼气短者，乃热伤元气，加甘草以补之；若兼呕逆者，乃胃气上逆，加生姜以降之。

2. 水热互结心中懊憹　伤寒表邪，因误下而内陷化热，与心胸之水饮痰湿相搏，心神因之而乱，是懊憹之由。《伤寒论》第 134 条曰："……医反下之，动数变迟，膈内拒痛，胃中空虚，客气动膈，短气躁烦，心中懊憹，阳气内陷，心下因硬，则为结胸，大陷胸汤主之。"其证与前证既同且异，其同者，邪热内陷心胸；其异者，前证为无形邪热为患，本证乃热与水结成实。故而其临床表现，心中懊憹，发热口渴，舌红脉数为其同；而心下痛，按之石硬，脉沉而紧，甚则从心下至少腹硬而痛不可近者，此则为水热互结之独特表现。治宜攻逐水热，方选大陷胸汤。

3. 阳明腑实心中懊憹　邪热内传阳明，与肠中糟粕相结成实，燥邪伤津，浊热上扰，乱其心神，因成懊憹。《伤寒论》第 238 条："阳明病下之，心中懊憹而烦，胃中有燥屎者，可攻。腹微满，初头硬，后必溏，不可攻之。若有燥屎者，宜大承气汤。"其证与栀子豉汤证因邪之有形无形而自有区别，而与水热互结之大陷胸汤证相较，虽同为有形之邪与无形之热相搏，然大陷胸汤证为水饮之邪，且病位主要在心胸，是以心下痛，按之石硬，甚则从心下至少腹硬满而痛不可近，脉沉而紧；虽发热口渴，究因饮邪为患，故津伤燥象不重，故舌红而苔或白滑，或黄腻。而大承气汤证乃燥屎与邪热相结，病在胃肠，仅浊热上冲而累及心胸部位，且邪热化燥，故津伤之征明显，故以腹满硬痛，大便秘结，潮热汗出，口渴舌燥，甚则谵妄狂乱，脉沉实或迟为特点。治宜苦寒攻下，方选大承气汤。

4. 湿热发黄心中懊憹　湿热之邪，蕴郁中焦，熏蒸肝胆，上犯心胸，故而懊憹发黄。《伤寒论》第 199 条云："阳明病，无汗，小便不利，心中懊憹者，身必发黄。"其症除心中懊憹外，主要表现为身黄、目黄、小便黄，无汗或头汗出，齐颈而还，发热口渴，小便不利，舌红苔黄腻，脉滑数。其与水热互结胸证虽同为水浊邪热为患，然结胸证病在心胸，阻滞气机；本证病在中焦，肝胆受蒸。前者以心下痛、按之石硬为特点；后者以发黄、小便不利为特征，鉴别并不困难。本证治宜清热利湿退黄，视其湿与热之轻重，选用茵陈蒿汤或栀子柏皮汤；若兼表邪未尽而身痒无汗者，可用麻黄连翘赤小豆汤。

5. 酒毒发黄心中懊憹 嗜酒之人，酒毒蕴积，湿热内生，熏蒸肝胆，上扰心胸，是以懊憹。《金匮要略·黄疸病脉证并治第十五》曰："心中懊憹而热，不能食，时欲吐，名曰酒疸""酒黄疸，心中懊憹或热痛，栀子大黄汤主之"。其症当有身热，烦躁不眠，大便难，小便不利，身黄如橘色等。本证与湿热发黄证病机基本一致，惟病因主要偏于酒毒为患，是以临床表现基本相同，惟本证心中懊憹热痛与发黄均为主症，而湿热发黄则以发黄身热为主症，心中懊憹仅为其兼。本证治宜清心除烦，方用栀子大黄汤（栀子、大黄、枳实、豆豉）。

恍 惚 心 乱

【定义】

恍惚心乱者，心神恍惚，不能自主也。钱天来释曰："恍惚者，心神摇荡，而不能自持；心乱者，神虚意乱，而不能自主也。"其与"不识人"症相比，本证神志较清，惟心神不宁，而难以自持；与"烦躁"症相比，本症心神恍乱，缺乏主见，而烦躁症虽烦乱而自有定见，且肢体躁动不宁。

【分类】

本症仅见于《伤寒论》第88条，其曰："汗家，重发汗，必恍惚心乱，小便已阴疼，与禹余粮丸。"舒驰远释之："平日汗多者，表阳素亏，若重发其汗，阳从外亡，胸中神魂无主，故心神恍惚而内乱也。小便已阴疼者，阳气大虚，便出则气愈泄，化源伤，故疼。"实则本证为阴阳两伤，故应兼见心悸汗多，面白神疲，脉弱无力等。治宜敛阴止汗，重镇固涩，方选禹余粮丸。惟其方已佚，临证宜乎据法而遣药组方以治之。

心 愦 愦

【定义】

愦愦，心乱也。成无已曰："愦愦者心乱。"心愦愦者，即心中烦乱不安之意，与烦症之义实同而辞异。

【分类】

本症于仲景论中只分见于《伤寒论》《金匮要略》各 1 条，然其寒热虚实属性则迥然不同。

1. 津伤热炽心愦愦　《伤寒论》第 221 条中，言阳明热证，若误发其汗，则伤其阴津，而邪热更甚，热扰心神则愦愦然烦乱不安。其症必兼咽燥口苦，发热汗出，不恶寒，反恶热，口渴引饮，舌红脉数，甚则谵语狂乱等。如此证情，仲景虽未明言方治，然清热救阴之法，却为其不易之理，可选白虎加人参汤等。

2. 寒饮搏结心愦愦　《金匮要略·呕吐哕下利病脉证治第十七》曰："病人胸中似喘不喘，似呕不呕，似哕不哕，彻心中愦愦然无奈者，生姜半夏汤主之。"是言饮停于胃，上犯胸膈，心阳被郁，心神不宁而烦乱难安，故而愦愦无奈。其症伴见似喘不喘，似呕不呕，似哕不哕，或胸闷脘痞，或肠鸣漉漉，舌淡苔湿而滑，脉缓滑或弦。治宜散饮去结，方用生姜半夏汤。本证与上证寒热互异，鉴别不难。

心如啖蒜齑状

【定义】

心如啖蒜齑状，是指胸部，或胃脘部有灼热不舒的感觉。

【分类】

1. 胸阳痹阻心如啖蒜齑状　多因寒邪外束，胸中阳气闭结不通，故见胸中似痛非痛，似热非热，象食蒜后的辛辣感觉。临床尚见胸痛彻背，背痛彻心，遇寒则痛增，喘息咳唾，短气，舌苔白腻，脉沉弦或紧等症。《金匮要略·五脏风寒积聚病脉证并治第十一》曰："心中寒者，其人苦病心如啖蒜齑状，剧者心痛彻痛，背痛彻心，譬如蛊注。其脉浮者，自吐乃愈。"本证属胸痹病，治宜通阳散结，行气祛痰，方选瓜蒌薤白白酒汤，药用：瓜蒌实、薤白、白酒。如果寒邪较甚，胸背痛剧烈，脉沉迟者，可加干姜、熟附子以温散寒邪。

2. 瘀热内蕴心中如啖蒜齑状　本证因酒疸误下，导致湿热内陷，邪入血分，久久熏蒸血为瘀滞，变为黑疸；若瘀热内蕴、上蒸于心，故见胃中有灼热不舒感。《金匮要略·黄疸病脉证并治第十五》曰："酒疸下之，久久为黑疸，目青面黑，心中如啖蒜齑状，大便正黑，皮肤爪之不仁，其脉浮弱，虽黑微黄，故知之。"因瘀于内，不荣于外，故见面黑目青，皮肤搔之不仁；瘀热内积，流滞于肠腑，故见大硬正黑，舌青紫，脉浮弱或细涩。本证无方治，现补之。治宜泄热燥湿祛瘀，方用栀子大黄汤合硝石矾石散，药用：栀子、大黄、枳实、豆豉、硝石、矾石、大麦。

心　痛

【定义】

心痛，是脘部和心前区疼痛的统称。如《丹溪心法》曰："心痛，即胃脘痛。"又如《灵枢·厥病》曰："真心痛，手足青至节，心痛甚，旦发夕死，夕发旦死。"此外，《伤寒论》《金匮要略》还有"心下痛""心下必痛""心中热痛""心中结痛""心下满微痛""心中大寒痛"等名称。心下痛，多指胃脘疼痛，也泛指胸腹部疼痛。心下必痛，是指腹满痛而连及心下者。心中热痛，是指胃脘部灼热疼痛。心中结痛，是指心中因于火邪郁结而作疼痛。心下满微痛，是指胃脘部痞满和轻微作痛的一种症状。心中大寒痛，是指疼痛部位相当广泛，从心胸到腹部因寒气充斥而发生剧烈疼痛的一种症状。

【分类】

1. 胸痹阳虚痰滞心痛　因上焦阳虚，痰饮上乘，以致痰邪聚于胸中，胸阳痹阻不通，心脉闭塞，故见心前区疼痛，或见心痛彻背，背痛彻心。临床尚见喘息咳唾，短气，不能平卧，胸背痛，舌苔白腻，寸脉沉而迟，关脉小紧数，或脉沉弦。《金匮要略·胸痹心痛短气病脉证治第九》曰："胸痹不得卧，心痛彻背者，瓜蒌薤白半夏汤主之。"治宜通阳散结，豁痰下气，方用瓜蒌薤白白酒汤，药用：瓜蒌实、薤白、白酒。若痰涎壅盛者，表现心痛彻背，不得平卧，则用瓜蒌薤白半夏汤，以通阳散结，逐饮降逆，药用：瓜蒌实、薤白、白酒、半夏。

2. 痰饮气逆心痛　因痰饮寒邪停聚心下，饮气向上冲逆，牵引心窝部作痛，故见心悬而空痛。临床尚见胃脘部痞闷不舒，干呕，气塞，舌苔白滑，脉沉弦等症。《金匮要略·胸痹心痛短气病脉证治第九》曰："心中痞，诸逆，心悬痛，桂枝生姜枳实汤主之。"本证与胸痹阳虚痰滞心痛不同在于：后者为上焦阳虚，痰饮上乘，致胸阳痹阻，心脉不通所致，属虚实夹杂证，其辨证要点为心前区疼痛，或心痛彻背伴见喘息咳唾，短气等肺失宣降之征，治宜通阳散结，豁痰下气，以瓜蒌薤白白酒汤为代表方；本证为寒痰邪饮内停胃脘，气逆向上所致，其特点是心窝部分向上牵引疼痛，伴见胃脘痞闷，干呕等胃气失和的表现。治宜温化水饮，下气降逆，方用桂枝生姜枳实汤，药用：桂枝、生姜、枳实。

3. 阴寒痼结心痛　本证以寒邪为患，因阴寒痼结，寒气攻冲，故见心窝部疼痛牵连背部作痛，或背部疼痛牵引心窝作痛。其临床证候为：心痛彻背，背痛彻心，且疼痛剧烈，经久不愈，四肢厥冷，舌苔白，脉沉等。《金匮要略·胸痹心痛短气病脉证治第九》曰："心痛彻背，背痛彻心，乌头赤石脂丸主之。"本证与胸痹阳虚痰滞心痛不同，后者是胸阳不振，痰涎壅塞所致，病位偏上，病程较短，其辨证要点是心前区疼痛，或心胸疼痛牵连背部，伴喘息咳唾不能平卧，短气等症，治以通阳散结，逐饮降逆，方用瓜蒌薤白半夏汤；本证是阴寒痼结所致，病位偏下，病程较长，其临床特点为心窝部疼痛牵连背部，或背痛牵连心窝部作痛，且疼痛剧烈，无休止，伴四肢厥冷，脉沉紧等阴寒内盛之象。治宜温阳散寒，峻逐阴邪，方选乌头赤石脂丸，药用：蜀椒、乌头、附子、干姜、赤石脂、蜜。

4. 心阴阳两虚心痛　本证多因久病不愈，年老体弱，而致心阴阳气血不足，阴血不足则心失濡养，阳气亏虚则运血无力，气血运行不畅，故见心痛。其临床证候为：胸闷隐痛，时作时休，劳累后加剧，伴心悸，气短，头面赤，发热，下肢无力，失眠多梦，口干少津，小便短赤，舌光少苔，脉结代或脉细数。《金匮要略·五脏风寒积聚病脉证并治第十一》曰："心伤者，其人劳倦，即头面赤而下重，心中痛而自烦，发热，当脐跳，其脉弦，此为心脏伤所致也。"《金匮要略》对本证未出方治，根据临床实践，本证治宜滋阴养血，通阳活血，方选炙甘草汤，药用：甘草、生姜、人参、生地黄、桂枝、阿胶、麦冬、麻仁、大枣、丹参、川芎。

5. 蛔虫病心痛　因饮食不洁而蛔虫内生，蛔虫内扰，气机郁滞，故见上腹部疼痛。其临床证候为：脐周腹痛，时作时止，伴见贪食不易消化，并有嗜异，吐涎，眼白睛有蓝色斑点，面部有白斑，鼻孔瘙痒，睡中龂齿，下唇黏膜有半透明状颗粒，大便不调，舌面有红点、苔多剥蚀，脉洪大。《金匮要略·趺蹶手指臂肿转筋阴狐疝蛔虫病脉证治第十九》曰："蛔虫之为病，令人吐涎，心痛发作有时，毒药不止，甘草粉蜜汤主之。"本证治宜安蛔缓痛，方选甘草粉蜜汤；呕吐者，可选用乌梅丸。在蛔虫病腹痛不剧，或腹不痛时，治宜驱除蛔虫，方可选化虫丸加减。

6. 上热下寒心中热痛 病及厥阴，疏泄失常，一则可见木火上炎而为上热，二则因肝气横逆克伐脾土，而成下寒。厥阴之脉挟胃贯膈，肝经气火循经上扰，故见心中热痛，其特点为胃脘部疼痛，伴有灼热感。其临床证候为：心中热痛，口干喜饮，气上撞心，饥不欲食，食则呕吐，或吐蛔虫，舌苔黄或白滑，脉弦数或脉微。因木火燔炽，津液被耗，肝胃阴伤，故见消渴；肝气横逆，所以气上撞心；厥阴经脉挟胃贯膈，肝经气火循经上扰，故见胃脘嘈杂似饥；肝木乘脾，脾经不能运化，故见不欲食；如果肠中素有蛔虫，脾虚肠寒则蛔不安而上泛，进食时可随食气而吐出。《伤寒论·辨厥阴病脉证并治》曰："厥阴之为病，消渴，气上撞心，心中疼热，饥而不欲食，食则吐蛔。下之利不止"（326条），本证无方治，结合临床实践，本证治宜清上热，温下寒，方可选用乌梅丸加减。

7. 湿热酒疸心中热痛 因嗜酒伤中，湿热内蕴中焦，阻遏气机，不通则痛，故见心中热痛。其临床证候为：心中烦懊，胃脘灼热疼痛，身热，烦躁不安，身黄如橘子色，小便不利，或尿黄如浓茶汁，大便难，舌苔黄腻，脉滑数。《金匮要略·黄疸病脉证并治第十五》曰："酒黄疸，心中懊侬或热痛，栀子大黄汤主之。"治宜泄热除烦，行气利湿，方选栀子大黄汤，药用：栀子、大黄、枳实、淡豆豉。

8. 脾胃虚寒心中大寒 因脾胃阳衰，中焦寒甚，脏腑经络均为寒气所充斥，经脉拘急不利，故见心中大寒痛。其临床证候为：心胸至腹部疼痛剧烈，伴腹部上冲皮起，似有头足的块状物，上下攻冲作痛，拒按，呕吐，不能食，形寒肢冷，大便不通，舌淡苔白，脉弦或沉紧。《金匮要略·腹满寒疝宿食病脉证治第十》曰："心胸中大寒痛，呕不能饮食，腹中寒，上冲皮起，出现有头足，上下痛而不可触近，大建中汤主之。"治宜温中补虚，降逆止痛，方选大建中汤，药用：蜀椒、干姜、党参、饴糖。

9. 水热结胸心下痛 伤寒六七日，表邪内传，因人体阳气偏盛而从阳化热；或因太阳病误下，阳邪内陷，热与水互结于胸膈，气血阻滞不通，故见心下痛，多以胸膈心下部硬痛为其特征。临床常见证候为：心下痛，按之石硬，甚至从心下至少腹硬满而痛不可近，但头汗出，心中懊侬，短气烦躁，或大便秘结，小有潮热或无大热，苔黄厚，脉沉紧或沉迟有力。因水热互结于膈间，阻滞气机，气血阻滞不通，故心下痛，按之石硬；若水热之邪弥漫，泛溢于上下，则可见心下至少腹硬满疼痛拒按；水热互结，热在水中被郁遏，不能向外透越，故仅见头微汗出，而周身无汗。水热互结胸中，气机受阻，故见短气；心居胸中，被邪所扰，故烦躁至懊恢；实热内结，腑气不通，故见大便秘结；苔黄厚为水热互结所致；脉沉紧或沉迟有力为水饮内结，气机受阻之征。《伤寒论·辨太阳病脉并治》曰："伤寒六七日，结胸热实，脉沉而紧，心下痛，按之石硬者，大陷胸汤主之。"（135 条）治宜泻热逐水破结，方选大陷胸汤，药用：大黄、芒硝、甘遂。若热实结胸而邪偏于上者，症见：胸膈或心下硬痛，伴见颈项强急，仰俯不能自如，汗出等。治宜逐水破结，峻药缓攻，方选大陷胸丸，药用：大黄、葶苈子、芒硝、杏仁、甘遂、白蜜。

10. 痰热结胸心下痛 多由表邪入里，或表证误下，邪热内陷，与痰互结于心下胃脘部气郁不通，故见胸脘痞满，按之则痛。其临床常见证候为：心下硬满，按之则痛，伴身热面赤，咳嗽痰黄黏稠，大便秘结，舌苔黄腻或黄滑，脉浮滑。《伤寒论·辨太阳病脉证并治》曰："小结胸病，正在心下，按之则痛，脉浮滑者，小陷胸汤主之。"（138 条）本证与水热结胸心下痛同属热实结胸，不同在于水热结胸心下痛，为水热互结而致，邪结深重，部位广泛，临证以心下痛，按之石硬，甚至从心下至少腹硬满而痛不可近，脉沉紧为特征，治以泻热逐水破结，方选大陷胸汤；本证为痰热互结而致，邪浅热轻，病变部位仅限于心下胃脘部，临证以心下硬满，按之则痛，不按则不痛，痰黄黏稠，苔黄腻，脉浮滑为特征，治宜清热涤痰开结，方选小陷胸汤，药用：黄连、半夏、瓜蒌实。

11. 燥实内阻心下必痛 因少阴热化伤阴，燥实内结阳明，阻滞胃肠，腑气不通，故见心下必痛，多表现为腹部硬满疼痛。其临床证候为：腹部硬满疼痛，伴自利清水、色纯青、其气臭秽，口干，舌苔干黄或焦燥起刺，脉沉迟或沉实有力。《伤寒论·辨少阴病脉证并治》曰："少阴病，自利清水，色纯青，心下必痛，口干燥者，可下之，宜大承气汤。"（321 条）因燥实内结，迫液旁流，故见自利纯属清水，不夹渣滓，而且颜色青黑；燥热灼伤真阴，故口中干燥。病属少阴热化成实，热结旁流，火炽津枯，治宜急下存阴，方选大承气汤，药用：大黄、芒硝、枳实、厚朴。

12. 水气内停心下满微痛 因水邪凝结心下，气机不畅，故见心下胀满、微痛。其临床证候为：心下胀满，微痛，伴见头项强痛，发热，无汗，小便不利，舌苔白滑，脉濡缓。《伤寒论·辨太阳病脉证并治》曰："服桂枝汤，或下之，仍头项强痛，翕翕发热，无汗，心下满微痛，小便不利者，桂枝去桂加茯苓白术汤主之。"（28 条）水邪内停，致太阳腑气不利，气化失司，故见小便不利，头项强痛，翕翕发热。治宜通阳利水，方选桂枝去桂加茯苓白术汤，药用：白芍、甘草、生姜、白术、茯苓、大枣。

13. 火邪郁结心中结痛　太阳病邪已化热入里，或感受火热之邪，致火邪郁于胸膈，壅遏气血，气血不利，故见心中结痛，多表现为心胸灼热疼痛。其临床常见证候为：心胸灼热疼痛，虚烦不得眠，心中懊恼，胸中窒塞，心下濡，饥不欲食，身热，手足温，但头汗出，舌苔黄腻，脉数有力。《伤寒论·辨太阳病脉证并治》曰："伤寒五六日，大下之后，身热不去，心中结痛者，未欲解也。栀子豉汤主之。"（78 条）治宜清宣郁热，方选栀子豉汤，药用：栀子、香豉。

心 中 热

【定义】

心中热，是指病人自觉心胸烦热不宁的一种症状，它不同于心中懊恼。心中懊恼是指心中郁闷不舒，无灼热感。临床上两者常同见。

【分类】

湿热酒疸　因嗜酒伤中，湿热内蕴而成酒疸。若湿热上薰于心，则见心胸烦热不安。临床常见证候为：心胸烦热不安，心中懊恼或热痛，身热，不欲食，失眠，足下热，身黄如橘子色，大便难，小便不利，舌苔黄腻，脉数。《金匮要略·黄疸病脉证并治第十五》曰："心中懊恼而热，不能食，时欲吐，名曰酒疸""夫病酒黄疸，必小便不利，其候心中热，足下热，是其证也"。治宜清热利湿除烦，若病位偏于上，主见心胸烦热不安，药用：栀子、大黄、枳实、淡豆豉。

心 下 痞

【定义】

心下痞，是指心下胃脘堵闷不舒的症状。《景岳全书·痞满》曰："痞者痞塞不开之谓。盖满则近胀，而痞则不必胀也。所以痞满一证，大有疑，辨则在虚实二字。凡有邪有滞而痞者，实痞也；无物无滞而痞者，虚痞也。有胀有痛而满者，实满也；无胀无痛而满者，虚满也。"说明痞多因气机阻塞不畅所致，与满略有不同，其特征以病人自觉阻塞感较强为特征。但在临床上痞满常并见。另外，在《伤寒论》《金匮要略》二书中，常有"心下痞硬""心下满""按之濡""心下闷""心下支结"等名称。心下痞硬，是指脘腹部满闷不舒，且按之腹肌有紧张感的表现。心下满，是指胃脘部痞闷胀满的症状。按之濡，是指胃脘部按之柔软而不坚硬疼痛的表现。心下闷，是指胃脘痞闷不舒的症状。心下支结，是指病人自觉胃脘间有物支撑梗阻似的，烦闷不舒，不硬不满的一种症状。本节合并一处讨论。

【分类】

1. 热痞心下痞　多因太阳病迭经误下，邪热内陷，结于中焦致气机壅滞，故见心下胃脘部有堵闷痞塞之感，但按之却柔软，而不坚硬疼痛。临床常见证候为：心下痞，按之濡，心烦口渴，或见吐衄，小便黄赤，舌红苔黄，其脉关上浮。《伤寒论·辨太阳病脉证并治》曰："心下痞，按之濡，其脉关上浮者，大黄黄连泻心汤主之。"（154条）本证治宜泄热消痞，方选大黄黄连泻心汤，药用：大黄、黄连、黄芩。

2. 热痞阳虚心下痞　多因太阳病误治，里虚邪陷，邪热结聚心下，气机阻塞不畅，故见心下痞，又因有阳虚，卫表不固，必兼恶寒汗出之阳虚证。临床常见证候为：心下痞，按之濡，兼见恶寒、汗出，舌苔薄白，脉浮弱或数。本证与热痞心下痞不同在于：后者为单纯邪热结于中焦，气机壅滞所致，临床除心下痞外，尚有心烦口渴，小便黄赤，苔黄之热证可寻，治宜泄热消痞，方选大黄黄连泻心汤；本证为邪热结聚心下，兼阳虚，卫表不固，临床除心下痞，按之濡之外，必兼恶寒汗出之阳虚证。治宜泻热消痞，扶阳固表，方选附子泻心汤，药用：大黄、黄连、黄芩、附子。

3. 寒热错杂心下痞　多因误下损伤脾胃之气，邪热乘虚内陷，与痰浊之邪互结于中焦，致脾胃升降失常，气机痞塞，故见胃脘堵闷不舒。临床常见证候为：心下痞满，恶心呕吐，头晕目眩，肠鸣，下利，舌苔白腻或黄腻，脉滑或弦。《伤寒论·辨太阳病脉证并治》曰："伤寒五六日，呕而发热者，柴胡汤证具，而以他药下之，柴胡证仍在者，复与柴胡汤。此虽已下之，不为逆，必蒸蒸而振，却发热汗出而解。若心下满而硬痛者，此为结胸也。大陷胸汤主之。但满而不痛者，此为痞，柴胡不中与之，宜半夏泻心汤。"（149 条）《金匮要略·呕吐哕下利病脉证治第十七》谓："呕而肠鸣，心下痞者，半夏泻心汤主之。"本证治宜和中降逆，开结除痞，方选半夏泻心汤，药用：半夏、黄芩、干姜、人参、甘草、黄连、大枣。

4. 饮停食滞心下痞硬　伤寒病或因汗不得法，损伤脾胃之气，或因其人素体脾胃气弱，以致邪热乘虚内陷，与水饮之邪互阻于中焦，使脾胃升降失常，气机痞塞，故见脘腹部满闷不舒，且按之腹肌有紧张感。临床常见证候为：心下痞硬，纳少不馨，干噫食臭，肠鸣，大便溏薄，或见小便不利，下肢浮肿，舌苔白滑，脉沉。《伤寒论·辨太阳病脉证并治》曰："伤寒汗出，解之后，胃中不和，心下痞硬，干噫食臭，胁下有水气，腹中雷鸣，下利者，生姜泻心汤主之。"（157 条）本证与半夏泻心汤证所致的心下痞不同，后者为邪热与痰浊之邪互结中焦，气机痞塞所致，其特点是：心下痞满伴恶心呕吐、眩晕、苔腻、脉滑等痰浊内盛之症，治宜和中降逆消痞，方选半夏泻心汤；本证为脾胃虚弱，水饮之邪互结中焦，气机痞塞所致，其辨证要点在于：心下痞硬，伴见腹中雷鸣、大便溏薄、舌苔白滑等水饮内停之症和脾虚之食少、干噫食臭等症。治宜和胃降逆，散水消痞，方选生姜泻心汤、药用：生姜、甘草、人参、干姜、黄芩、半夏、黄连、大枣。

5. 胃虚气逆心下痞硬　多因伤寒中风，误用下法，致脾胃俱虚，邪气内陷，胃中虚气上逆，浊阴不降，故见心下痞硬而满。临床常见证候为：心下痞而满，干呕心烦，食少，肠鸣，下利频作，完谷不化，舌苔薄白，脉濡或弦。《伤寒论·辨太阳病脉证并治》"伤寒中风，医反下之，其人下利日数十行，谷不化，腹中雷鸣，心下痞硬而满，干呕、心烦不得安。医见心下痞，谓病不尽，复下之，其痞益甚。此非结热，但以胃中虚，客气上逆，故使硬也，甘草泻心汤主之。"（158

条）本证因反复误下而致脾胃虚弱，寒热错杂于中焦，升降失其常度。脾之清阳不升，胃气不能腐熟，水谷不别，下奔肠道，故肠鸣下利，谷不化；脾胃不和，升降失常，浊阴不降，虚气上逆，故见干呕，心烦不得安，心下痞硬而满。治宜和胃补中，消痞止利，方选甘草泻心汤，药用：甘草、黄芩、半夏、大枣、黄连、干姜、人参。

6. 胃虚痰结气逆心下痞硬　因伤寒病经发汗，或吐或下后，表证虽解，但脾胃气伤，运化功能失职，痰饮内生，停聚于心下，故见心下痞硬。临床常见证候为：心下痞硬，按之不痛，噫气频作，或呕吐痰涎，或泛清水，或头晕目眩，或食欲不振，便秘，苔白，脉弦缓。《伤寒论·辨太阳病脉证并治》曰："伤寒发汗，若吐，若下，解后，心下痞硬，噫气不除者，旋覆代赭汤主之。"（161条）本证与水气痞心下痞硬不同在于：后者为内陷之邪热与水饮互结于中焦，兼有食滞所致，其特征是：心下痞硬，伴见干噫食臭，肠鸣，下利等症，治宜和胃降逆，散水消痞，方选生姜泻心汤；本证为胃虚痰气交阻心下所致，其特征是：心下痞硬，伴见噫气频作，而不夹食臭，呕吐痰涎清水，便秘等症。治宜和胃降逆，化痰下气，方选旋覆代赭汤，药用：旋覆花、人参、生姜、代赭石、炙甘草、半夏、大枣。

7. 脾虚兼表心下痞硬　太阳病，表不解，而屡用攻下，则表邪不去而反伤脾阳，致其健运失职，升降异常，气机阻滞，浊阴不降，故见心下痞硬。临床常见证候为：心下痞硬，腹痛绵绵，口不渴，下利不止，发热恶寒，头痛，苔白滑，脉浮虚。《伤寒论·辨太阳病脉证并治》曰："太阳病，外证未除，而数下之，遂协热而利，利下不止，心下痞硬，表里不解者，桂枝人参汤主之。"（163条）治宜温中散寒解表，方选桂枝人参汤，药用：桂枝、炙甘草、白术、人参、干姜。

8. 水气不化心下痞　太阳病误下，致水饮内停，若停于中焦，使其气机痞塞，故见心下痞。临床常见证候为：心下痞，口舌干燥、渴欲饮水，心烦，小便不利，小腹胀满，舌苔白，脉浮或浮数。《伤寒论·辨太阳病脉证并治》曰："本以下之，故心下痞，与泻心汤。痞不解，其人渴而口燥，烦，小便不利者，五苓散主之。"（156条）本证与水气痞同由饮邪为患，不同在于：后者属脾胃不和，寒热错杂痞，其辨证要点为：心下堵闷不舒，且按之腹肌有紧张感，伴干噫食臭、纳少、肠鸣、下利等症，治宜和胃降逆，散水消痞，方选生姜泻心汤；本证为单纯性饮邪为患，是水饮过多而致上停于心下，其特点是：心下痞，伴见口燥渴、心烦、小便不利等水饮内停之象。治宜化气行水消痞，方选五苓散，药用：猪苓、泽泻、白术、茯苓、桂枝。

9. 饮停胸膈心下痞硬　因有形水饮走窜上下，充斥内外，泛溢周身为患，若水饮之邪停聚于胸膈，故见心下痞硬，且满闷，牵引胸胁疼痛。临床常见证候为：心下痞硬满，牵引胸胁疼痛，伴咳嗽、呼吸短气、干呕、头痛汗出，发作有时，不恶寒，下利，舌苔白，脉沉弦。《伤寒论·辨太阳病脉证并治》曰："太阳中风，下利，呕逆，表解者，乃可攻之。其人汗出，发作有时，头痛，心下痞硬满，引胁下痛，干呕，短气，汗出不恶寒者，此表解里未和也，十枣汤主之。"（152条）治宜攻逐水饮，方选十枣汤，药用：芫花、甘遂、大戟、大枣。

10. 少阳兼表心下支结　因伤寒日久，邪郁少阳，而太阳表证不解，邪郁少阳，经气不利，故见心下支结。临床常见证候为：胸胁心下微满，微呕、不欲饮食，发热，微恶风寒，肢节烦痛，头痛，苔薄白，脉浮弦。《伤寒论·辨少阳病脉证并治》曰："伤寒六七日，发热，微恶寒，支节烦疼，微呕，心下支结，外证未去者，柴胡桂枝汤主之。"（146条）因表邪未尽，营卫不和，经脉不利，故见发热，微恶寒，支节烦疼；邪气初犯少阳，分争于胸胁心下，微滞胃脘，故见胸胁心下微满，微呕。治宜和解少阳，兼以表散，方选柴胡桂枝汤，药用：柴胡、桂枝、黄芩、人参、炙甘草、半夏、芍药、大枣、生姜。

11. 少阳阳微结心下满　因阳热之邪结于胸胁，致少阳枢机不利，气血不能通畅运行，故见心下满。临床常见证候为：心下满，口不欲食，手足冷，头汗出，微恶寒，大便硬，脉沉紧而细。《伤寒论·辨少阳病脉证并治》曰："伤寒五六日，头汗出，微恶寒，手足冷，心下满，口不欲食，大便硬，脉细者，此为阳微结，必有表，复有里也。脉沉，亦在里也。汗出，为阳微。假令纯阴结，不得复有外证，悉入在里。此为半在里半在外也。脉虽沉紧，不得为少阴病。所以然者，阴不得有汗，今头汗出，故知非少阴也，可与小柴胡汤。设不了了者，得屎而解。"（148条）因阳邪蒸于上，故见头汗出，表邪未解，故见微恶寒；手足冷为阳郁于里而不能布达于四末；口不欲食，大便硬为热结在里，津液不下，胃气失和；脉沉紧而细，是因阳郁于里，气血流行不畅，脉道不利。因本证半在里半在外，总由少阳枢机不利所致。治宜和解内外，方选小柴胡汤，药用：柴胡、黄芩、人参、半夏、甘草、生姜、大枣。

12. 痰食停滞心下满 由于痰涎壅塞，食积停滞，胸中阳气郁而不畅，故见心下满。临床常见证候为：心下满，烦躁，饥不能食，手足厥冷，呼吸急促，舌苔白腻，寸脉微浮或乍紧。《伤寒论·辨厥阴病脉证并治》曰："病人手足厥冷，脉乍紧者，邪结在胸中，心下满而烦，饥不能食者，病在胸中，当须吐之，宜瓜蒂散。"（355 条）因痰涎壅塞，食积停滞，胸阳被遏，不能外达四肢，故手足厥冷，烦躁；痰食之邪阻滞于里，气血运行不畅，故脉乍紧；痰食阻滞于胸中，故饥不能食。本证因邪实结于胸中，病位偏高，病势向上，故治宜涌吐痰食，方选瓜蒂散，药用：瓜蒂、赤小豆、香豉。

13. 产后中风心下闷 因产后营卫较虚，风邪外袭，迁延日久而表证仍不解，表邪欲内入而内不受，故见心下痞闷。《金匮要略论注》曰："心下闷干呕，太阳之邪欲内入而内不受者。"临床常见证候为：恶寒发热，头微痛，汗出，心下闷，干呕，舌苔白，脉浮缓。《金匮要略·妇人产后病脉证治第十一》云："产后风，续之数十日不解，头微痛，恶寒，时时有热，心下闷，干呕，汗出，虽久，阳旦证续在耳，可与阳旦汤。"本证治宜解表祛邪，调和营卫，方选桂枝汤，药用：桂枝、芍药、炙甘草、生姜、大枣。

14. 邪热内扰按之濡 因热邪内陷，扰乱胸膈而蕴郁不去，或因下利实已去，无形邪热仍存，郁于胸膈，扰乱心神，故见心烦而心下按之濡软不坚。临床常见证候：心下濡、虚烦不得眠、心中懊恼，反复颠倒，饥不欲食，身热、手足温，但头汗出，舌苔黄腻，脉数。《金匮要略·呕吐哕下利病脉证治第十七》曰："下利后更烦，按之心下濡者，为虚烦也，栀子豉汤主之。"治宜透邪泄热，解郁除烦，方选栀子豉汤，药用：栀子、香豉。

15. 热痞按之濡 多因太阳病迭经误下，邪热内陷，结于中焦而致气机壅滞，故见心下按之柔软而不坚硬疼痛，但胃脘部有堵闷痞塞感。临床常见证候为：心下按之濡，心下痞，心烦，口渴，或见吐衄，小便黄赤，舌红苔黄，其脉关上浮。《伤寒论·辨太阳病脉证并治》曰："心下痞，按之濡，其脉关上浮者，大黄黄连泻心汤主之。"（154 条）本证与邪热内扰按之濡同是热邪为患，不同在于：后者病位偏高，是无形邪热郁于胸膈，扰乱心神所致，其辨证要点是：心下按之濡，必见虚烦不得眠，心中懊恼，反复颠倒等热扰心神的表现，治宜透邪泄热，解郁除烦，方选栀子豉汤；本证是邪热内陷，结于中焦，阻滞气机而致，病位偏低见于中焦胃脘部，其辨证要点是：心下按之濡，必见胃脘堵闷痞塞感、关脉浮等中焦有热，痞塞不通之象。治宜泻热消痞，方选大黄黄连泻心汤，药用：大黄、黄连、黄芩。

心 下 硬

【定义】

心下硬，是指医生切按病人胃脘部肌肉略有紧张感的一种体征。心下硬不同于心下痞，区别在于心下痞是病人自觉胃脘部有堵闷不舒的感觉，而心下硬是他觉症状，须体检方可得之。此外，尚有"心下硬满""心下因硬""胸下结硬""心下坚"等名称。心下硬满，是指病人自觉胃脘部胀满不适按之肌肉略有紧张感。心下因硬，是指病人自觉心下疼痛，按之肌肉紧张特甚。胸下结硬，是指胃脘部痞结胀硬的表现。心下坚，是指按之心下坚硬，即心下肌肉紧。本节拟合并一处讨论。

【分类】

1. 太少并病心下硬　太阳病不解，而并于少阳，邪犯少阳，疏泄失职，经脉之气不利，故见心下硬。临床常见证候为：心下硬，头项强痛，眩冒，或发热，微恶寒，微呕，胸胁心下微满，苔薄白，脉浮弦。《伤寒论·辨太阳病脉证并治》曰："太阳、少阳并病，心下硬，颈项强而眩者，当刺大椎、肺俞、肝俞，慎勿下之。"（171条）邪犯太阳，经脉不利，故见颈项强；头目眩冒为少阳气机疏泄不利所致。《伤寒论》指出本证治法多用针刺，针刺大椎、肺俞以解太阳之邪，刺肝俞以泻少阳之邪。结合临床体会，治疗本证针药并用，效果更好，方可选柴胡桂枝汤、药用：桂枝、芍药、黄芩、人参、炙甘草、半夏、大枣、生姜、柴胡。

2. 阳明热结心下硬满　阳明无形邪热聚结于上，气机阻滞不行，故出现心下胀满按之肌肉紧张而不疼痛。临床常见证候为：心下硬满不疼痛，心烦，口渴，小便短赤，大便不爽，或吐衄，舌红苔黄，脉数。《伤寒论·辨阳明病脉证并治》曰："阳明病，心下硬满者，不可攻之。攻之，利遂不止者死，利止者愈。"（205条）本证无方治，根据临床体会，治宜泻热消满，方可选大黄黄连泻心汤，药用：大黄、黄连、黄芩。

3. 热实结胸心下因硬　伤寒六七日，表邪内传，因人体阳气偏盛而从阳化热，或因太阳病误下，阳邪内陷，热与水互结于胸膈，气血阻滞不通，故出现心下因硬，其特征是心下疼痛硬满拒按。临床常见证候为：心下因硬，心中懊恼，短气烦躁，但头汗出，口渴，或大便秘结，苔黄厚，脉沉紧或沉迟有力。《伤寒论·辨太阳病脉证并治》曰："太阳病，脉浮而动数，浮则为风，数则为热，动则为痛，数则为虚。头痛发热，微盗汗出，而反恶寒者，表未解也。医反下之，动数变迟，膈内拒痛，胃中空虚，客气动膈，短气躁烦，心中懊恼，阳气内陷，心下因硬，则为结胸。大陷胸汤主之。若不结胸，但头汗出，余处无汗，齐颈而还，小便不利，身必发黄。"（134 条）因水热互结，热在水中被郁遏，不能向外透越，故见但头汗出；水热互结胸中，气机受阻，故见短气；心居胸中，被邪所扰，故烦躁至懊恼；实热内结，腑气不通，故见大便秘结；苔黄厚为水热互结所致；脉沉紧或沉迟有力为水饮内结，气机受阻之征。治宜泻热逐水破结，方选大陷胸汤，药用：大黄、芒硝、甘遂。

4. 太阴虚寒胸下结硬　若外受寒邪或内伤生冷，致脾阳虚弱，运化失职，寒湿停滞，加之误下，则中阳更伤，中气虚而不运，胃肠气机不畅，故胸下结硬，其特征是胃脘部痞结胀硬。临床常见证候为：胸下结硬，腹满而吐，食不下，腹痛喜温喜按，口不渴，大便溏薄，舌淡苔白润，脉缓弱或沉迟无力。《伤寒论·辨太阳病脉证并治》曰："太阴之为病，腹满而吐，食不下，自利益甚，时腹自痛。若下之，必胸下结硬。"（273 条）脾阳虚，运化无力，寒湿停滞，胃肠气机不畅，则腹满时痛；脾阳虚而升降失常，浊阴上逆，影响胃气则吐；清阳不升，脾气下陷则下利；脾失健运，故食不下。本证无方治，根据临床体会，治宜温阳散寒，健脾燥湿，方选附子理中汤，药用：附子、干姜、党参、白术、炙甘草。

5. 阳虚阴凝心下坚　由于阳虚阴凝，水饮不消，积留于心下，故见心下坚，其特征是脘腹胀满而坚硬，大如盘，形状中高边低，按之外坚而内空。临床常见证候是：心下坚，大如盘，手足逆冷，骨痛恶寒，痹不仁，舌淡、苔白滑或白腻，脉沉迟。《金匮要略·水气病脉证并治第十四》曰："气分，心下坚，大如盘，边如旋杯，水饮所作，桂枝去芍药加麻黄细辛附子汤主之。"治宜温阳散寒，通利气机，方选桂枝去芍药加麻黄细辛附子汤，药用：桂枝、生姜、炙甘草、大枣、麻黄、细辛、附子。

6. 脾弱气滞心下坚 因脾弱气滞，失于输转，以致水气痞结于胃部，故心下坚，其特征是脘部痞胀，按之外坚而内空，如盘大。临床常见证候：心下坚，大如盘，边如旋盘，食少，腹满，食后益甚，便溏，舌淡、苔白，脉缓弱或微弦。《金匮要略·水气病脉证并治第十四》曰："心下坚，大如盘，边如旋盘，水饮所作，枳术汤主之。"本证与阳虚阴凝心下坚同属气分病，均因水饮所作，不同在于：阳虚阴凝心下坚是寒凝水停，表里兼病，阳虚不能化气，水积心下而致，其辨证要点是：心下坚，大如盘伴手足逆冷，骨痛恶寒，脉迟等表里俱寒之象，治以温阳散寒，通利气机，方选桂枝去芍药加麻黄细辛附子汤；本证因脾弱气滞，病在中焦转输失职，水气痞结于心下所致，其辨证要点是：心下坚，大如盘，伴食少，便溏，脉缓弱等脾虚失运之征。治以行气散结，健脾利水，方选枳术汤，药用：枳实、白术。

7. 膈间支饮心下坚 由于饮邪停于胃，结蓄不去，故见心下坚，其特征是胃脘堵闷不舒按之坚硬。临床常见证候是：心下痞坚，喘满，短气，咳逆倚息不得卧，面色黧黑，面目浮肿，舌苔白滑，脉沉紧。《金匮要略·痰饮咳嗽病脉证并治第十二》曰："膈间支饮，其人喘满，心下痞坚，面色黧黑，其脉沉紧，得之数十日，医吐下之不愈，木防己汤下之。虚者即愈，实者三日复发，复与不愈者，宜木防己汤去石膏加茯苓芒硝汤主之。"因水停心下，上迫于肺故见喘满；寒饮留伏于里，结聚不散，所以其脉沉紧；饮聚于膈，营卫运行不利，故面黧黑。治宜通阳行水，扶正散结，方选木防己汤，药用：木防己、桂枝、人参、石膏。

8. 实积中阻心下坚 因实热积滞阻于胃肠，气机壅塞不畅，故见心下坚，其特征是脘腹胀满疼痛按之坚硬。临床常见证候是：心下坚，脘腹胀满疼痛拒按，大便滞而不爽，或下利臭秽浊水，肛门灼热，发热，舌苔黄厚，脉和缓有力或沉实有力。《金匮要略·呕吐哕下利病脉证治第十七》曰："下利三部脉皆平，按之心下坚者，急下之，宜大承气汤。"本证与膈间支饮心下坚不同，后者是饮邪为患，饮停于胃而致，属虚实夹杂证，其辨证要点是：心下痞满坚硬，伴咳喘，短气，面浮肿，苔白滑等饮邪内盛之象，治以通阳行气，扶正散结，方选木防己汤；本证是热邪为患，实热积滞阻于胃肠所致，为实证，其辨证要点是：心下坚，伴脘腹胀满疼痛拒按，滞下不爽，下利臭秽浊水，肛门灼热，苔黄厚等实热积滞内阻之征。治以荡涤实邪，方选大承气汤，药用：大黄、芒硝、枳实、厚朴。

咳

【定义】

咳亦称咳嗽，是一种症状，六淫外感，脏腑内伤，都可以影响于肺而引起咳嗽。汉代之前，咳，咳嗽同义。金代刘河间《素问病机气宜保命集》谓："咳谓无痰而有声，肺气伤而不清也。嗽是无声而有痰，脾湿动而为痰也。咳嗽谓有痰而有声，盖因伤于肺气，动于脾湿，咳而为嗽也。"临床上常将无痰的咳称为"咳呛"或"干咳"；有痰而有声的统称"咳嗽"。在《伤寒论》《金匮要略》二书中，尚有"咳逆""咳喘""咳满""咳唾""咳烦""时咳"等名称。咳逆，是指咳嗽。咳喘，是指病人咳嗽喘息同时存在的证候。咳满，是指咳嗽而兼有胀满的表现。咳唾，是指咳嗽，或吐脓血，或吐涎沫，或吐痰涎。咳烦，是指咳嗽又心烦的表现。时咳，是指时时咳嗽的表现。本节拟合并一处讨论。

【分类】

1. 外寒内饮咳嗽 多因外感风寒，内挟水饮，寒饮上搏，肺失肃降，肺气上逆，故见咳嗽。临床常见证候为：咳嗽，恶寒，发热，无汗，头身疼痛，干呕，喘息，痰多稀白，或渴或利，或噎，或小便不利，少腹满，苔薄白或滑，脉浮或弦紧。《伤寒论·辨太阳病脉证并治》曰："伤寒表不解，心下有水气，干呕，发热而咳，或渴，或利，或噎，或小便不利，少腹满，或喘者，小青龙汤主之。"（40条）因风寒束表，卫阳被遏，正邪交争，故见发热疼痛；咳嗽气喘为水饮内停，壅塞于肺，肺失宣降；干呕为寒饮犯胃，胃气上逆所致。本证治宜外解风寒，内化水饮，方选小青龙汤，药用：麻黄、芍药、细辛、干姜、甘草、桂枝、五味子、半夏。

2. 肺寒气逆咳嗽 太阳病邪传少阳，或外邪侵袭少阳，正邪分争于半表半里，枢机不利，加之邪入少阳，影响三焦水道的通调，寒饮内停而上犯于肺，肺气上逆，故见咳嗽。临床常见证候为：咳嗽，痰稀色白，往来寒热，胸胁苦满，神情默默，不欲饮，咽干，目眩，苔白，脉弦。《伤寒论·辨少阳病脉证并治》曰："伤寒五六日，中风，往来寒热，胸胁苦满，嘿嘿不欲饮食，心烦喜呕，或胸中烦而不呕，或渴，或腹中痛，或胁下痞硬，或心下悸，小便不利，或不渴、身有微热，或咳者，小柴胡汤主之。"（96条）本证与外寒内饮咳嗽同是寒饮为患，区别在于：后者是属于太阳病，由风寒外束，内挟水饮，肺失宣降所致，咳嗽是主症，其辨证要点是：咳嗽、痰多稀白，伴见恶寒发热、无汗、头身疼痛等伤寒表实证，治宜辛温解表，温化水饮，方选小青龙汤。本证属少阳病或然症，是因邪入少阳，影响三焦水道的通调，致寒饮射肺，肺气上逆而成。其特点是：咳嗽，痰稀色白，必见往来寒热，胸胁苦满，口苦、咽干、脉弦等少阳病的见症。治宜和解少阳，温肺降气，方选小柴胡汤，药用：柴胡、黄芩、半夏、甘草、干姜、五味子。

3. 阳明中寒咳嗽 多因胃阳不足，寒饮内蓄，上犯于肺，肺失肃降，故见咳嗽。临床常见证候为：咳嗽，呕吐清水痰涎，不能食，无汗，头痛，手足厥冷，小便利，舌苔白滑，脉缓弱。《伤寒论·辨阳明病脉证并治》曰："阳明病，反无汗，而小便利，二三日呕而咳，手足厥者，必苦头痛；若不咳、不呕、手足不厥者，头不痛。"（197条）因阳明虚寒，不能化津布汗，故无汗；运化失职，寒饮内蓄，胃失和降，故呕吐；阳虚不能布达四肢，因而手足厥冷；水寒上逆，直犯清阳，必苦头痛。本证无方治，根据临床经验，本证治宜温中化饮降浊，方可选吴茱萸汤，药用：吴茱萸、人参、大枣、生姜、干姜、五味子。

4. 少阴阳虚咳嗽 少阴病日久不愈，邪气遂深，肾阳日衰，阳虚寒盛，水气不化，上逆犯肺，肺气上逆，故见咳嗽。临床常见证候为：咳嗽，但欲寐，心下悸，下利，或呕，或喘，舌淡苔白滑，或苔灰黑而滑润，脉沉或微细。《伤寒论·辨少阴病证并治》曰："少阴病，二三日不已，至四五日，腹痛，小便不利，四肢沉重疼痛，自下利者，此为有水气。其人或咳，或小便利，或下利，或呕者，真武汤主之。"（316条）本证与阳明中寒咳嗽，同因阳虚水饮内停所致，区别在于：后者为阳明中寒，寒饮上逆而致，病属阳明，其临床特征是咳嗽，伴见呕吐，不能食，头痛，脉缓弱等胃阳不足，寒饮上犯之征，治宜温中化饮降浊，方选吴茱萸汤；本证为少阴阳虚，水饮内停而上犯，病属少阴，其辨证要点是咳嗽，下利，脉沉或微等肾阳虚衰兼水气内停之征。治宜温肾阳，利水气，方选真武汤加味，药用：茯苓、芍药、生姜、白术、附子、五味子、细辛、干姜。

5. 水热犯肺咳嗽 少阴病，阴虚有热，兼水气内停，水气上犯于肺，故见咳嗽，临床常见证候为：咳嗽，痰黄黏稠，心烦不得眠，口渴，呕吐，小便短赤，下利黏秽，发热，舌质红、苔薄黄，脉细数。《伤寒论·辨少阴病脉证并治》曰："少阴病，下利六七日，咳而呕渴，心烦不得眠者，猪苓汤主之。"（319 条）水气偏渗于大肠则下利；上犯于胃则呕；水气内停而津不上润则渴；阴虚有热，上扰神明，则心烦不得眠。本证治宜育阴润燥，清热利水，方选猪苓汤，药用：猪苓、茯苓、泽泻、阿胶、滑石。

6. 外邪袭肺咳嗽 六淫外邪，侵袭肺系，阻塞气道，以致肺气不降，呼吸时气上逆而为咳嗽。临床常见证候为：咳嗽，吐痰，伴鼻塞流涕，头身疼痛，恶寒发热，苔薄，脉浮。《金匮要略·脏腑经络先后病脉证第一》曰："师曰：息摇肩者，心中坚；息引胸中上气者，咳；息张口短气者，肺痿唾沫。"本证无方治，但在临证时，应分清寒热之性，若属风热犯肺，症见：咳嗽，痰黄而黏稠，伴鼻流浊涕，恶风，身热，苔薄黄，脉浮数。治宜疏风清热，宣肺化痰，可选桑菊饮加减。若属风寒袭肺，症见：咳嗽，痰稀色白，伴流清涕，恶寒，发热，无汗，脉浮紧。治宜疏风散寒，宣肺止咳，方可选三拗汤加减。

7. 虚热肺痿咳嗽 因发汗太过，或因呕吐频作，或因消渴，小便利数，或因大便难，又被攻利太过等，重伤津液，津伤阴虚生热，热灼肺金，肺气上逆，故见咳嗽。临床常见证候为：咳嗽，吐浊唾涎沫，口干，舌红少苔，脉虚数。《金匮要略·肺痿肺痈咳嗽上气病脉证治第七》曰："问曰：热在上焦者，因咳为肺痿。肺痿之病，从何得之？师曰：或从汗出，或从呕吐，或从消渴，小便利数，或从便难，又被快药下利，重亡津液，故得之。"又曰："寸口脉数，其人咳，口中反有浊唾涎沫者何？师曰：为肺痿之病。若口中辟辟燥，咳即胸中隐隐痛，脉反滑数，此为肺痈，咳唾脓血。"本证无方治，后世医家主张治宜清养肺胃，方选麦门冬汤，药用：麦冬、半夏、人参、甘草、粳米、大枣。

8. 热盛肺痈咳嗽 肺痈是由感受风热病邪而起，病情变化约可分为三个阶段，即表证期、酿脓期和溃脓期。表证期，是由于风热侵犯卫分，肺卫失宣，肺气不利，故见咳嗽，临床尚见：恶寒发热，有汗，咽喉干燥发痒，口微渴，舌尖红，脉浮数。治宜辛凉解表，后世医家多主张用银翘散加减。酿脓期，由于风热内壅，肺气不利，气不布津，痰涎内结，瘀热成痈，症见：咳嗽，咳吐臭痰，喘满，口干，咽燥不渴，胸痛，时时振寒，舌苔黄腻，脉象滑数或数实。治宜清热化痰泻肺，方选葶苈大枣泻肺汤合《千金》苇茎汤，药用：葶苈、大枣、苇茎、薏苡仁、桃仁、瓜瓣。根据临床实践的体会，本期宜加入鱼腥草、蒲公英、紫花地丁、金银花、连翘等以增强清热解毒之力，以促其散。溃脓期，是由于邪热壅肺，结而不散，血脉凝滞腐溃所致，主要表现为：咳吐脓血，腥臭异常，形如米粥，胸痛，时时振寒，舌苔黄腻或黄厚，脉滑数。治宜排脓解毒，方选桔梗汤合《千金》苇茎汤，药用：桔梗、甘草、苇茎、薏苡仁、桃仁、瓜瓣。如果证重体实者，可选用《外台》桔梗白散，药用：桔梗、贝母、巴豆。《金匮要略·肺痿肺痈咳嗽上气病脉证治第七》曰："问曰：病咳逆，脉之何以知此为肺痈？当有脓血，吐之则死，其脉何类？师曰：寸口脉微而数，微则为风，数则为热；微则汗出，数则恶寒。风中于卫，呼气不入；热过于营，吸而不出。风伤皮毛，热伤血脉。风舍于肺，其人则咳，口干喘满，咽燥不渴，多唾浊沫，时时振寒。热之所过，血为之凝滞，蓄结痈脓，吐如米粥，始萌可救，脓成则死。"本证与虚热肺痿咳嗽病变部位均在肺，属热，区别在于：后者是津液过度耗损，阴虚有热，肺枯萎不荣所致，临床以咳嗽吐浊唾涎沫，脉虚数为主症，治以清养肺胃，方选麦门冬汤；本证是感受风热病邪，热聚肺溃，壅塞不通所致，属实证，病情变化约可分为三个阶段，即表证期、酿脓期和溃脓期，临床以咳嗽、胸痛、吐脓痰腥臭、脉滑数为主症。表证期治宜辛凉解毒，方选银翘散；酿脓期治宜清热化痰泻肺，方选葶苈大枣泻肺汤合《千金》苇茎汤；溃脓期治宜排脓解表，方选桔梗汤合《千金》苇茎汤。

9. 饮热迫肺咳嗽 是因外有寒邪较轻，内有饮邪郁热较甚，饮邪挟热，上迫于肺，肺失肃降，肺气上逆，故见咳嗽。临床常见证候为：咳嗽，喘逆，胸满烦躁，咽喉不利，痰声漉漉，但头汗出，倚息不能平卧，苔滑，脉浮。《金匮要略·肺痿肺痈咳嗽上气病脉证治第七》曰："咳而脉浮者，厚朴麻黄汤主之。"本证的病机是病近于表而邪盛于上，治宜散饮降逆，止咳平喘，方选厚朴麻黄汤，药用：厚朴、麻黄、石膏、杏仁、半夏、干姜、细辛、小麦、五味子。

10. 胃热熏肺咳嗽 是因饮酒过度，湿热内生，蕴于胃，上熏于肺，肺失清肃，肺气上逆，故见咳嗽。临床常见证候为：咳嗽，痰黄黏稠，或咳血，吐血，心烦，面赤，口渴，舌红、苔黄腻，脉数有力。《金匮要略·惊悸吐衄下血胸满瘀血脉证治第十六》曰："夫酒客咳者，必致吐血，此因极饮过度所致也。"本证与饮热迫肺咳嗽同有热邪为患，不同在于：饮热迫肺咳嗽，是饮邪挟热上迫于肺，肺气上逆所致，以饮邪为主，其临床特点是：咳嗽，伴见喘逆，痰声漉漉，胸满烦躁，苔滑，脉浮等饮热上迫之征，治以散饮降逆，止咳平喘，方选厚朴麻黄汤；本证是饮酒过度，湿热蕴郁，积于胃而熏于肺所致，以热邪为主，其辨证要点是：咳嗽痰黄黏稠，伴见吐血，面赤，口渴，便秘，舌红苔黄腻，脉数有力等湿热内盛之象。治宜清热除湿，宣肺止咳，后世医家多为主张选用泻心汤加减。

11. 寒饮郁肺咳逆　由于寒饮郁肺，肺气不宣，肺气上逆，故见咳嗽。临床常见证候为：咳嗽，气喘，痰稀色白，喉中痰鸣，胸满，舌苔白滑，脉浮紧。《金匮要略·肺痿肺痈咳嗽上气病脉证治第七》曰："咳而上气，喉中水鸡声，射干麻黄汤主之。"因寒饮郁肺，肺失宣降，故见咳痰清稀色白；痰阻气道，气触其痰，故喉中痰鸣如水鸡声；饮邪停滞，气机壅塞，故见胸闷；舌苔白滑，脉浮紧为寒饮内盛之象。治宜散寒宣肺，降逆化痰，方选射干麻黄汤，药用：射干、麻黄、生姜、细辛、紫菀、款冬花、五味子、大枣、半夏。

12. 痰浊壅肺咳逆　由于痰浊内盛，壅塞于肺，肺失清肃，肺气上逆，故见咳嗽。临床常见证候为：咳嗽气喘痰多，稠黏如胶，但坐不得眠，咯唾不爽，胸满或痛连胸胁，大便难，苔黏腻，脉滑。《金匮要略·肺痿肺痈咳嗽上气病脉证治第七》曰："咳逆上气，时时吐浊，但坐不得眠，皂荚丸主之。"本证与寒饮郁肺咳嗽同因痰饮为病，所不同是：后者病因偏饮邪，质地清稀，由寒饮郁肺，肺气不宣，上逆而致，证情较轻，临床以咳喘，痰稀色白，喉中痰鸣如水鸡声，舌苔白滑为特点；治以散寒宣肺，降逆化痰，方选射干麻黄汤；本证是痰浊为病，质地黏稠，由痰浊蕴肺，肺气不利而致，病势较重，其辨证要点是：咳喘，伴痰多黏稠如胶，咯唾不爽，但坐不得眠，苔黏腻，脉滑等痰浊内盛之象。治以开壅除痰，利窍导滞，方选皂荚丸，药用：皂荚、蜜、枣膏。

13. 饮热郁肺咳逆　因外感风热，水饮内作，以致肺气胀满，水饮挟热而上逆，故见咳嗽。临床常见证候为：咳嗽，气喘，甚至目睛胀突，有如脱出之症，气粗声高息涌，神情紧张，或恶寒发热，舌苔薄黄，脉浮大。《金匮要略·肺痿肺痈咳嗽上气病脉证治第七》曰："咳而上气，此为肺胀，其人喘，目如脱状，脉浮大者，越婢加半夏汤主之。"治宜宣肺泄热，降逆平喘，方选越婢加半夏汤，药用：麻黄、石膏、生姜、大枣、甘草、半夏。

14. 寒饮挟热咳逆　是因外感风寒，内有饮邪郁热，水饮犯肺，肺失宣降，肺气上逆，故见咳嗽。临床常见证候为：咳嗽，气喘，烦躁，咳痰稀薄多泡沫或微黄，或发热恶寒，舌苔薄白，脉浮。《金匮要略·肺痿肺痈咳嗽上气病脉证并治第七》曰："肺胀，咳而上气，烦躁而喘，脉浮者，心下有水，小青龙加石膏汤主之。"本证与饮热郁肺咳逆同属肺胀,均因内外合邪而致,不同是:饮热郁肺咳逆,由外感风热,水饮内作,饮热互结,热甚于饮而致,其临床特点是:咳嗽,气喘,甚至目睛胀突,气粗声高息涌,脉浮大有力,治宜宣肺泄热,降逆平喘,方选越婢加半夏汤;本证是外感风寒,内有饮邪郁热,饮甚于热,上犯于肺所致,其辨证要点是:咳嗽气喘,伴见痰稀薄多泡沫或微黄,烦躁,恶寒发热,脉浮等表寒内饮挟热之征。治宜解表化饮,清热除烦,方选小青龙加石膏汤,药用:麻黄、芍药、桂枝、细辛、甘草、干姜、五味子、半夏、石膏。

15. 饮停胸膈咳逆 因饮水过多,或脾胃运化功能失调,以致水饮内停,阻于胸膈,肺失肃降,肺气上逆故见咳嗽。临床常见:咳嗽,气喘,咳吐白色稀痰,短气不能平卧,呼吸困难,胸闷,浮肿,舌苔白滑,脉弦。《金匮要略·痰饮咳嗽病脉证并治第十二》曰:"问曰:四饮何以为异?师曰:其人素盛今瘦,水走肠间,沥沥有声,谓之痰饮;饮后水流在胁下,咳嗽引痛,谓之悬饮;饮水流行,归于四肢,当汗出而不汗出,身体疼痛,谓之溢饮;咳逆倚息,短气不得卧,其形如肿,谓之支饮。"因水饮停留于胸膈,阻碍肺气的宣降,故见倚床呼吸,短气不能平卧;且肺合皮毛,气逆水亦逆,故外形如肿。治宜泻肺逐饮,方选葶苈大枣泻肺汤,药用:葶苈子、大枣。

16. 寒饮闭肺咳喘 因外感寒邪,内有水饮停聚,寒水相搏,内闭肺气,肺失宣降,故发咳喘。临床常见证候为:咳喘,咳痰清稀色白,面部浮肿,不渴,或恶寒发热,无汗,舌苔白滑,脉浮或弦紧。《金匮要略·水气病脉证并治第十四》曰:"太阳病,脉浮而紧,法当骨节疼痛,反不痛,身体反重而酸,其人不渴,汗出即愈,此为风水。恶寒者,此为极虚发汗得之。渴而不恶寒者,此为皮水。身肿而冷,状如周痹,胸中窒,不能食,反聚痛,暮躁不得眠,此为黄汗。痛在骨节。咳而喘,不渴者,此为脾胀,其状如肿,发汗即愈。然诸病此者,渴而下利,小便数者,皆不可发汗。"本证无方治,结合临床实践,本证治宜外散风寒,温化水饮,方选小青龙汤,药用:麻黄、桂枝、芍药、五味子、干姜、甘草、细辛、半夏。

17. 肺痈成脓咳满 因风热内壅,肺气不利,痰浊壅肺,肺失清肃,故见咳嗽胸满。临床常见证候:为咳嗽,胸满,或胸痛,咳吐脓痰腥臭,咽干不渴,时恶寒,舌苔黄腻,脉数有力或脉滑数。《金匮要略·肺痿肺痈咳嗽上气病脉证治第七》曰:"咳而胸满,振寒脉数,咽干不渴,时出浊唾腥臭,久久吐脓如米粥者，为肺痈，桔梗汤主之。"因热入营分故不渴，津伤则咽干；因热毒蕴蓄，酿成痈脓，脓溃故见时出浊唾腥臭，久久吐脓如米粥；振寒脉数为瘀热内结，阳气抑郁。治宜清肺化痰，排脓解毒，方选桔梗汤合《千金》苇茎汤，药用：桔梗、甘草、苇茎、薏苡仁、桃仁、瓜瓣。

18. 寒饮伏肺咳满　因寒饮伏匿于肺，肺气不利，肺失宣降，故见咳嗽，胸满。临床常见证候为：咳嗽，胸满，咳痰清稀色白，舌苔白滑，脉弦。《金匮要略·痰饮咳嗽病脉证并治第十二》曰："冲气即低，而反更咳满者，用桂苓五味甘草汤去桂加干姜、细辛，以治其咳满。"本证与肺痈成脓咳满，不同在于：肺痈成脓咳满因感受风热邪气，风热痰浊内壅于肺，肺气不利而致，其辨证要点是：咳嗽胸满，伴见吐脓痰腥臭，振寒，舌苔黄腻，脉数有力等热毒蕴蓄之象，治宜清肺化痰，排脓解毒，方选桔梗汤合《千金》苇茎汤；本证因寒饮内停，寒饮伏匿于肺，肺气不利所致，病属支饮，证属寒证，其辨证要点是：咳嗽，胸满，伴见咳痰清稀色白，舌苔白滑，脉弦等寒饮内停之征。治宜散寒蠲饮，泄满止咳，方选苓甘五味姜辛汤，药用：茯苓、甘草、五味子、干姜、细辛。

19. 肺痈溃脓咳唾　由于感受风邪热毒，致邪热壅肺，结而不散，邪热聚集成痈，痈溃脓出，故见咳唾脓血。临床常见证候为：咳唾脓血，腥臭异常，形如米粥，胸痛，口干，时时振寒，舌苔黄腻，脉滑数。《金匮要略·肺痿肺痈咳嗽上气病脉证治第七》曰："曰：寸口脉数，其人咳，口中反有浊唾涎沫者何？师曰：为肺痿之病。若口中辟辟燥，咳即胸中隐隐痛，脉反滑数，此为肺痈，咳唾脓血。脉数虚者为肺痿，数实者为肺痈。"因热邪在肺，灼伤津液，故见口中辟辟燥；热聚成痈，肺中邪实，故咳则胸中隐痛；脉滑数为实热之征。治宜清热解毒排脓，方选桔梗汤合《千金》苇茎汤。

20. 虚寒肺痿咳唾　因上焦阳虚，肺中虚冷，宣降无力，肺气上逆，加之阳虚不能化气，气虚不能摄津，故见咳唾涎沫不止。临床常见证候为：咳唾涎沫不止，咽燥而渴，无热，恶寒，舌淡、苔白，脉迟无力。《金匮要略·肺痿肺痈咳嗽上气病脉证治第七》曰："《千金》生姜甘草汤：治肺痿，咳唾涎沫不止，咽燥不渴。"本证与肺痈溃脓咳唾有寒热虚实之别，临证不难鉴别。肺痈溃脓咳唾因感受风邪热毒，致热壅于肺，成痈溃脓而致，属实热证，其辨证要点是：咳唾脓血，腥臭异常，形如米粥，伴胸痛，口干，舌苔黄腻，脉滑数等热聚邪盛之征，治宜清热解毒排脓，方选桔梗汤合《千金》苇茎汤；本证因上焦阳虚，肺中虚冷，宣降无力，摄津无权而致，证属虚寒证，其辨证要点是咳唾涎沫，伴见恶寒，舌淡、苔白，脉迟无力等虚寒之象。治宜温肺益气，方选《千金》生姜甘草汤，药用：生姜、人参、甘草、大枣。

21. 胸痹咳唾　是因上焦阳虚，胸阳不振，中焦有停饮，阴寒内盛，阴邪乘虚而居于阳位，致胸背之气痹而不通，势必影响肺气不能宣降，肺气上逆，故见咳唾。临床常见证候为：咳唾痰色白清稀，或白色泡沫痰，喘息，胸背痛，短气，舌苔白滑，寸口脉沉迟，关脉略紧。《金匮要略·胸痹心痛短气病脉证治第九》云："胸痹之病，喘息咳唾，胸背痛，短气，寸口脉沉而迟，关上小紧数，瓜蒌薤白白酒汤主之。"因阳虚邪闭，胸背之气痹而不通，故胸背痛而短气；因痰饮上乘，胸阳痹阻，肺气失降，故喘息；寸口脉沉迟为胸阳不足；关上小紧为痰饮上乘。总之本证型属虚实夹杂，治宜通阳散结，豁痰下气，方选瓜蒌薤白白酒汤主之。

22. 悬饮咳唾　由于饮邪停聚于胸胁之间，气机受阻，势必影响肺气宣降，故见咳唾牵引胸胁疼痛。临床常见证候为：咳唾牵引胸胁疼痛，胁下支撑胀满，呼吸气短，不能平卧，干呕，舌苔白滑，脉沉弦。《金匮要略·痰饮咳嗽病脉证并治第十二》曰："问曰：四饮何以为异？师曰：其人素盛今瘦，水走肠间，沥沥有声，谓之痰饮；饮后水流在胁下，咳唾引痛，谓之悬饮；饮水流行，归于四肢，当汗出而不汗出，身体疼痛，谓之溢饮；咳逆倚息，短气不得卧，其形如肿，谓之支饮。"本证与胸痹咳唾均因痰饮之邪为病，不同在于：胸痹咳唾是因上焦阳虚，痰饮上乘，以致阴邪停聚于胸中，胸阳痹阻，肺失宣降，属虚实夹杂，其辨证要点是：咳唾痰涎，伴胸背痛，短气、喘息，寸脉沉迟，关脉微紧等阳虚邪闭之征，治宜通阳散结，豁痰下气，方选瓜蒌薤白白酒汤；本证为单纯饮邪致病，因饮邪潴留于胸胁，阻遏气机，肝络不和，肺气不降，属实证，其临床特点是：咳唾牵引胸胁疼痛，并见胁下支撑饱满，呼吸气短，脉弦等饮停胸胁之征。治宜破积逐水，方选十枣汤，药用：芫花、甘遂、大戟、大枣。

23. 支饮重证咳烦　脾胃运化失常，水饮内停，蓄于胸膈，上凌于心，阻碍气道，心肺俱病，阳气不通，故咳嗽心烦。临床常见证候为：咳嗽心烦，喘息，短气，不能平卧，胸中痛，面部浮肿，舌苔白滑，脉弦。《金匮要略·痰饮咳嗽病脉证并治第十二》曰："夫有支饮家，咳烦胸中痛者，不卒死，一百日或一岁，宜十枣汤。"治宜攻逐痰饮，方选十枣汤。

24. 风水时咳 风水因风邪外袭，内有水气而引起，若病情进一步发展，水气相结，水渍入肺，肺气不宣，故见时时咳嗽。临床常见证候为：时时咳嗽，喘息，面目浮肿，肢体浮肿，按之凹陷不起，颈脉跳动明显，发热，舌苔白，脉沉滑。《金匮要略·水气病脉证并治第十四》曰："寸口脉沉滑者，中有水气，面目肿大，有热，名曰风水。视人之目窠上微拥，如蚕新卧起状，其颈脉动，时时咳，按其手足上，陷而不起者，风水。"因水湿滞留于胸颈以上，卫气被郁，故见面目肿大，发热；水湿侵渍于肢体，故见手足浮肿，按之凹陷不起；水湿犯于肺胃，故颈脉跳动明显；寸口脉沉滑为水气相结之征。本证无方治，现补之。治宜发汗宣肺利水，方选麻杏薏甘汤。

喘

【定义】

喘，亦称喘逆，喘促。古称上气，喘息。喘，是指以呼吸急促为特征的一种病证，甚者可表现为鼻翼煽动，或张口抬肩，不能平卧。喘不同于哮，哮是指喉间声响而言，开口闭口皆有痰声；喘是指呼吸而言，气息迫促，升多降少。哮在发作期间，每与喘促相兼，而喘则未必兼哮。此外，尚有"烦喘""微喘""喘满""息高""喘不能卧"等名称。烦喘，是指病人烦躁而呼吸急促。微喘，是指微微气急。喘满，是指呼吸急促且伴有胀满。息高，是指病人呼吸浅表。喘不能卧，是指病人呼吸困难，急促短迫，不能平卧的表现。本节合并一处讨论。

【分类】

1. 伤寒表实喘 因外感风寒之邪，致肺气失宣，故见喘。临床常见证候为：喘，恶寒发热，头痛身疼，骨节疼痛，无汗，舌苔薄白，脉浮紧。《伤寒论·辨太阳病脉证并治》曰："太阳病，头痛，发热，身疼，腰痛，骨节疼痛，恶风，无汗而喘者，麻黄汤主之。"（35条）因风寒外束，肌表受邪，卫阳被遏，正邪交争，故见头痛，发热恶风；无汗，为腠理闭塞，营阴郁滞；身疼腰痛、骨节疼痛，乃寒邪侵犯太阳经脉，经气运行不畅。治宜辛温发汗，宣肺平喘，方选麻黄汤，药用：麻黄、桂枝、杏仁、甘草。

2. 外寒内饮喘 因风寒外束，内有水饮，上犯于肺，致肺失宣降，故出现喘。临床常见证候为：喘，咳嗽，咳痰清稀色白，干呕，恶寒发热，无汗，或渴，小腹胀满，小便不利，大便溏薄，舌苔白滑，脉浮紧或弦。《伤寒论·辨太阳病脉证并治》曰："伤寒表不解，心下有水气，干呕，发热而咳，或渴，或利，或噎，或小便不利，少腹满，或喘者，小青龙汤主之。"（40条）本证与伤寒表实喘同属太阳伤寒证，不同的是：伤寒表实喘，为单纯风寒之邪所致，因风寒外束，从皮毛而入，郁逆肺气而致，其辨证要点是：喘，伴见恶寒发热，头痛，骨节疼痛，无汗，脉浮紧等风寒外束，经气不利的表现，治宜辛温发汗，宣肺平喘，方选麻黄汤；本证为风寒外束，引动内饮，上犯于肺而致，为表寒里饮，临床以喘，咳嗽，痰多稀白，干呕为特点，多伴见恶寒发热、无汗、脉浮紧等表实证。治宜辛温解表，温化水饮，方选小青龙汤，药用：麻黄、芍药、细辛、干姜、甘草、桂枝、五味子、半夏。

3. 邪热壅肺喘　因风寒之邪入里化热；或因风热之邪入里，致邪热迫肺，肺失清肃，故喘，其特征是呼吸急促，声高气粗。临床常见证候为：喘，咳嗽，咳痰黄稠，汗出，胸闷，发热，舌红苔黄，脉数有力。《伤寒论·辨太阳病脉证并治》曰："发汗后，不可更行桂枝汤，汗出而喘，无大热者，可与麻黄杏仁甘草石膏汤。"（63条）本证与上二证不同，伤寒表实喘，因风寒外束，肺气闭郁而致，其特点是：喘与恶寒发热、无汗，脉浮紧共见，治宜辛温发汗，宣肺平喘，方选麻黄汤；外寒内饮喘，因风寒束表，内有停饮而致，属表里同病，其特点是：喘，咳嗽，痰多稀白，干呕与表实证共见，治宜外散表寒，内化水饮，方选小青龙汤；本证是热邪迫肺，肺失清肃而致，属里实热证，其特点是：喘促气粗，咳嗽，痰黄黏稠，发热，舌红苔黄，脉数同见。治宜清宣肺热，方选麻黄杏仁甘草石膏汤，药用：麻黄、杏仁、甘草、石膏。

4. 饮热郁肺喘　病因外感风热，水饮内作，以致肺气胀满，水饮挟热而上逆，故见喘。临床常见证候：喘息，咳嗽，痰多黏稠，呼吸气粗声高，目睛胀突，神情紧张，舌苔薄黄，脉浮大有力。《金匮要略·肺痿肺痈咳嗽上气病脉证治第七》曰："咳而上气，此为肺胀，其人喘，目如脱状，脉浮大者，越婢加半夏汤主之。"因水饮挟热上逆，故见咳嗽上气，甚至目睛胀突，有如脱出之状；脉象浮大，为风热挟饮邪上逆所致。治宜宣肺泄热，降逆平喘，方选越婢加半夏汤，药用：麻黄、石膏、生姜、大枣、甘草、半夏。

5. 肺实气闭喘　因痰浊内盛，壅塞于肺，肺失肃降，故见喘，其特征是呼吸急促而喉中有痰鸣声，不能平卧。临床常见证候是：喘息、咳嗽、痰涎壅塞，喉中痰鸣，不能平卧，胸胁胀满，面目一身浮肿，或鼻塞流清涕，舌苔白厚，脉实。《金匮要略·肺痿肺痈咳嗽上气病脉证治第七》曰："肺痈胸满胀，一身面目浮肿，鼻塞清涕出，不闻香臭酸辛，咳逆上气，喘鸣迫塞，葶苈大枣泻肺汤主之。"本证与饮热郁肺喘均因痰饮为病，同属实证，不同在于：饮热郁肺喘是外感风热，水饮内作，饮热上迫于肺而致，其临床特点是：喘急气粗声高息涌，咳痰黏稠，苔薄黄，脉浮大有力共见，治宜宣肺泄热，降逆平喘，方选越婢加半夏汤；本证为痰浊壅肺而致，其辨证要点是：喘鸣，不能平卧，与咳嗽、痰多，胸胁胀满，浮肿伴见。治宜泻肺平喘，方选葶苈大枣泻肺汤，药用：葶苈子、大枣。

6. 阳虚邪闭喘　胸痹病因上焦阳虚，胸阳不振，痰饮上乘，以致阴邪停聚于胸中，影响肺气不能宣降，其特点是气喘，动则加剧。临床常见证候：喘息，咳唾痰涎，短气胸背痛，舌苔白腻，寸脉沉迟，关脉略紧。《金匮要略·胸痹心痛短气病脉证治第九》曰："胸痹之病，喘息咳唾，胸背痛，短气，寸口脉沉而迟，关上小紧数，瓜蒌薤白白酒汤主之。"因阳虚邪闭，胸背之气痹阻不通，故胸背痛，短气；胸阳痹阻，肺失宣降，故咳唾；寸脉沉迟为胸阳不振；关上小紧为中焦有痰饮，阴寒内盛之征。治宜通阳散结，豁痰下气，方选瓜蒌薤白白酒汤，药用：瓜蒌、薤白、白酒。

7. 虚劳肾虚喘　多因久病，体弱之人，肾气虚，摄纳无权，故见气喘，其特征为呼多吸少，声低气微。临床常见证候：气喘，动则加剧，声低气微，手足逆冷，腹满，溏泄，食少，舌淡苔白，脉沉迟。《金匮要略·血痹虚劳病脉证并治第六》曰："脉沉小迟，名脱气，其人疾行则喘喝，手足逆寒，腹满，甚则溏泄，食不消化也。"因脾肾阳虚，腐熟和运化功能减退，故腹满便溏，饮食不化；阳虚阴盛，手足失于温煦，故手足逆寒；脉沉小迟为脾肾阳虚的表现。本证无方治，多主张用理中汤加附子，以温补脾肾之阳，可资取法。

8. 产后中风喘　病因产后正气大虚，风邪乘虚侵袭，以致正虚邪实，虚阳上越，故见喘息。临床常见证候：喘息，发热，恶寒，头痛，面正赤，少气无力，舌淡苔白，脉沉细。《金匮要略·妇人产后病脉证治第二十一》曰："产后中风，发热，面正赤，喘而头痛，竹叶汤主之。"因风从外受，病邪在表，邪正相争，经脉之气不利，故见发热头痛；产后阳虚，虚阳上越，故见面正赤。治宜补气温阳，解表祛风，方选竹叶汤，药用：竹叶、葛根、防风、桔梗、桂枝、人参、甘草、附子、大枣、生姜。

9. 二阳合病喘满 太阳与阳明合病，病情偏重太阳者，因风寒外束，肺胃之气不得肃降，故见喘而胸满。临床常见证候是：喘息，胸满，发热恶寒，头项强痛，无汗，舌苔薄白，脉浮紧。《伤寒论·辨太阳病脉证并治》曰："太阳与阳明合病，喘而胸满者不可下，宜麻黄汤。"（36条）治宜解表定喘，方选麻黄汤，药用：麻黄、桂枝、甘草、杏仁。

10. 阳明腑实喘满 因阳明燥实内阻，腑气壅滞，气机不得通降，故见腹满而喘。临床常见证候：喘息，腹满，潮热，不恶寒，汗出，大便秘结，腹硬痛而拒按，短气，舌苔黄燥，脉沉迟或沉实有力。《伤寒论·辨阳明病脉证并治》曰："阳明病，脉迟，虽汗出不恶寒者，其身必重，短气，腹满而喘，有潮热者，此外欲解，可攻里也。手足濈然汗出者，此大便已硬也，大承气汤主之。若汗多，微发热恶寒者，外未解也，其热不潮，未可与承气汤。若腹大满不通者，可与小承气汤，微和胃气，勿令致大泄下。"（208条）本证与二阳合病喘满不同，二阳合病喘满属太阳，乃风寒外束肌表，肺胃之气不得肃降所致，其临床特点是：喘而胸满，与恶寒发热，无汗，脉浮紧等太阳伤寒并见，治宜解表定喘；本证是由实邪壅滞，腑气不通，浊热之气上逆犯肺而成，病属阳明，其临床特点是：喘而腹满，与腹痛拒按，大便秘结，潮热，舌苔黄燥，脉沉实有力等阳明腑实证并见。治宜攻下实热，荡涤燥结，方选大承气汤，药用：大黄、芒硝、枳实、厚朴。

11. 痰热肺痈喘满 由于风热内壅，肺气不利，痰涎内结，痰热壅肺，故喘息而胸满。临床常见证候为：咳嗽口干，咽燥不渴，胸痛，咳吐臭痰，时时振寒，舌苔黄腻，脉滑数或数而有力。《金匮要略·肺痿肺痈咳嗽上气病脉证治第七》曰："问曰：病咳逆，脉之何以知此为肺痈？当有脓血，吐之则死，其脉何类？师曰：寸口脉微而数，微则为风，数则为热；微则汗出，数则恶寒。风中于卫，呼气不入；热过于营，吸而不出。风伤皮毛，热伤血脉。风舍于肺，其人则咳，口干喘满，咽燥不渴，多唾浊沫，时时振寒。热之所过，血为之凝滞，蓄结痈脓，吐如米粥。始萌可救，脓成则死。"本证与阳明腑实喘满同属实热证，不同在于：后者为热邪与燥屎互结致病，病位在胃肠，因燥屎与热邪搏结胃肠，腑气不通，浊热上逆犯肺而成，其辨证要点是：喘息，腹满与腹痛拒按，大便秘结，脉沉实等阳明腑实之征并见，治宜攻下实热，荡涤积滞，方选大承气汤；本证是热邪与痰浊为病，病位在肺，因痰热壅肺，肺气不利而致，其辨证要点是：喘息，胸满与咳嗽，咳吐臭痰，胸痛，脉滑数等痰热壅肺之征同见。治宜清热解毒，泻肺化痰，方选葶苈大枣泻肺汤合《千金》苇茎汤。

12. 膈上伏饮喘满 因风寒束于表，饮伏膈上，内外合邪，逼迫肺气，肺气不利，故见喘息胸满。临床常见证候为：喘息，胸满，咳嗽，呕吐痰涎，恶寒发热，背痛腰痛，周身瞤动震颤，舌苔白滑，脉弦或沉紧。《金匮要略·痰饮咳嗽病脉证并治第十二》曰："膈上病痰，满喘咳吐，发则寒热，背痛腰疼，目泣自出，其人振振身瞤剧，必有伏饮。"因饮伏膈上，阻碍肺气，故胸满喘咳，呕吐痰涎；风寒外束，故恶寒发热，背痛腰痛，周身不舒；寒束于表，饮停于内，阳气不宣，故目泣自出，周身瞤动震颤。本证无方治，后世医家陈修园主张表里兼治，用小青龙汤，可供参考。

13. 支饮迫肺喘满 因饮邪内停于膈，内有郁热，饮邪上迫于肺，肺失宣降，故见喘息胸满。临床常见证候为：喘息，胸满，心下痞坚，口渴，烦躁，面色黧黑，面目浮肿，小便不利，舌苔白滑或微黄，脉沉紧。《金匮要略·痰饮咳嗽病脉证并治第十二》曰："膈间支饮，其人喘满，心下痞坚，面色黧黑。其脉沉紧，得之数十日，医吐下之不愈，木防己汤主之。虚者即愈，实者三日复发，复与不愈者，宜木防己汤去石膏加茯苓芒硝汤主之。"本证与膈上伏饮喘满同属痰饮病，区别在于：后者外寒引动内饮，上迫于肺而致，为表里同病，其临床特点是：喘满伴见恶寒发热，背痛腰疼等风寒外束之征，治宜外解风寒，内蠲水饮，方选小青龙汤；本证是饮邪内停兼有郁热，上迫于肺所致，为寒热虚实错杂，其临床特点是：喘满伴见心下痞坚，烦渴，面色黧黑等饮热内郁，营卫不行之征。治宜通阳行水，扶正散结，方选木防己汤，药用：木防己、石膏、桂枝、人参。

14. 太阴虚寒喘满 病因寒湿内蕴，脾虚失运，气虚不足以息，故见气喘，腹满时减，喜温喜按。临床常见：喘息，腹满，食少，便溏，倦怠乏力，恶寒肢冷，舌淡苔白，脉沉迟等症。《金匮要略·黄疸病脉证并治第十五》曰："黄疸病，小便色不变，欲自利，腹满而喘，不可除热，热除必哕。哕者，小半夏汤主之。"本证无方治，根据临床体会，本证治宜温运脾阳，除湿散寒，方选理中汤，药用：人参、干姜、甘草、白术。

15. 邪实气闭喘不能卧 因风热病邪，浊唾涎沫壅滞于肺，气机被阻，因而气喘不能平卧。临床常见证候为：喘不能卧，咳嗽，痰多，胸胁胀满，面目一身浮肿，舌苔厚腻，脉弦滑。《金匮要略·肺痿肺痈咳嗽上气病脉证治第七》曰："肺痈，喘不得卧，葶苈大枣泻肺汤主之。"治宜开肺逐邪，方选葶苈大枣泻肺汤，药用：葶苈子、大枣。

16. 阳明腑实喘不能卧 因邪热深伏于里，燥屎阻结于中而又攻冲于上，肺气不能顺利肃降，故见气喘不能安卧。临床常见证候为：喘息，卧不安，头晕、发热，腹满硬痛，大便秘结，或泻下稀粪黄水，臭秽异常，小便不利，舌苔黄黑，脉沉实或沉迟有力。《伤寒论·辨阳明病脉证并治》曰："病人小便不利，大便乍难乍易，时有微热，喘冒不能卧者，有燥屎也。宜大承气汤。"（242条）本证与邪实气闭喘不能卧不同，后者痰热之邪为病，因风热浊痰壅肺，气机被阻而致，其特点是：气喘不能平卧，伴见咳嗽痰多，胸闷，苔厚腻等痰浊壅塞之象，治宜泻肺逐饮，方选葶苈大枣泻肺汤；本证为热邪与燥屎致病，是热邪深伏，燥屎内结阻于胃肠，气机不畅而致，其特点是：气喘不能睡安稳，伴见腹满痛拒按，大便秘结，舌苔黄黑等热壅燥屎内结之征。治宜攻下实热，荡涤积滞，方选大承气汤，药用：大黄、芒硝、枳实、厚朴。

17. 寒饮挟热烦喘 是因外感风寒，内有饮邪郁热所引起。若水饮上犯于肺，则气喘；饮邪郁久化热，内扰心神，故烦躁。临床常见证候为：烦喘，咳嗽，痰稀或稠，口渴，恶寒发热，干呕，舌苔白滑或舌苔微黄，脉浮。《金匮要略·肺痿肺痈咳嗽上气病脉证治第七》曰："肺胀，咳而上气，烦躁而喘，脉浮者，心下有水，小青龙加石膏汤主之。"因水饮迫肺，肺气上逆，故咳嗽；外邪束表，故脉浮。治宜解表化饮，清热除烦，方选小青龙加石膏汤，药用：麻黄、芍药、桂枝、细辛、甘草、干姜、五味子、半夏、石膏。

18. 火劫黄疸烦喘 由于湿热郁蒸，而误用火攻强迫发汗，湿热不解，反而增加火热之邪，热邪与火邪两相搏结，上扰心神，壅遏肺气，故见心烦气喘。临床常见证候为：烦喘，高热，胸满，口燥，一身尽黄，腹部灼热疼痛拒按，大便秘结，小便短赤，舌苔黄燥，脉滑数有力。《金匮要略·黄疸病脉证并治第十五》曰："师曰：病黄疸，发热烦喘，胸满口燥者，以病发时火劫其汗，两热所得。然黄家所得，从湿得之。一身尽发热而黄，肚热，热在里，当下之。"因内热炽盛，故发热；火热上炎，则口燥；热伤血分，遂发一身尽黄。治宜通腑泻热，后人主张用栀子大黄汤、大黄硝石汤或凉膈散，结合临床体会，本证方选凉膈散，药用：连翘、大黄、栀子、黄芩、芒硝、甘草、薄荷、竹叶。

19. 外寒兼内饮微喘　因风寒外束，水饮内停，上逆于肺，肺气不利，故见轻度气喘。临床常见证候为：微喘，咳嗽，痰稀色白，干呕，恶寒发热，头项强痛，无汗，舌苔薄白或白滑，脉浮紧或弦紧。《伤寒论·辨太阳病脉证并治》曰："伤寒，心下有水气，咳而微喘，发热不渴。服汤已，渴者，此寒去欲解也，小青龙汤主之。"（41 条）因风寒外束，邪正相争，故发热；水饮内停，上犯于肺，肺失清肃，则咳嗽，口不渴。治宜辛温解表，涤化水饮，方选小青龙汤，药用：麻黄、芍药、细辛、干姜、甘草、桂枝、五味子、半夏。

20. 中风兼气逆微喘　太阳病误下，致表邪不解，兼肺气上逆，故见轻度气喘。临床常见证候为：微喘，恶风发热，头痛，汗出，舌苔薄白，脉浮缓。《伤寒论·辨太阳病脉证并治》曰："太阳病，下之微喘者，表未解故也，桂枝加厚朴杏子汤主之。"（43 条）本证与外寒兼内饮微喘同属太阳病，不同的是：后者因风寒外束，腠理闭塞，兼水饮内停，上逆于肺，肺气不宣而致，证属伤寒表实兼内饮，其辨证要点是：微喘，咳嗽，痰稀色白，干呕与恶寒发热，无汗，脉浮紧表实证共见，治宜辛温解表，兼涤化水饮，方选小青龙汤；本证是外感风寒，营卫不和，兼肺气不降，逆而上行而致，证属中风表虚兼气逆，其辨证要点是：微喘，与发热，恶风，汗出，脉浮缓等表虚证共见。治宜辛温解表兼降逆定喘，方选桂枝加厚朴杏仁汤，药用：桂枝、甘草、生姜、芍药、大枣、厚朴、杏仁。

喜　太　息

【定义】

太息，又称"叹息"，是指以呼气为主的深呼吸。喜太息，又称"善太息"，是指病人自觉胸中憋闷，每以长声嘘气为舒的一种症状。

【分类】

肝寒气郁喜太息　每因寒邪伤及肝，致肝气郁滞，失其条达，故见胸闷抑郁，每欲叹息则胸闷得舒。临床尚有神情默然，或性情急躁易怒，胸胁少腹胀闷窜痛，纳少，食则吐而汗出，口苦，两臂不举，苔白，或舌燥，脉弦。《金匮要略·五脏风寒积聚病脉证并治第十一》曰："肝中寒者，两臂不举，舌本燥，喜太息，胸中痛，不得转侧，食则吐而汗出也。"肝主疏泄，具有调畅情志的功能，气机郁滞，不得条达疏泄，则情志失和，故见神情默默，或急躁易怒；肝经循行于胸胁少腹处，肝气郁结，经气不利，故见胸胁少腹胀闷窜痛；肝主筋而司运动，肝中寒邪，则厥阴筋脉收引而为两臂不举；肝脉循喉咙之后，络于舌本，肝寒火弱，不能蒸血生津上润于舌，故舌本干燥；肝脉上贯胸膈，寒邪闭郁阳气，胸阳不宣，脉络凝塞，则见胸中痛，不得转侧；肝寒犯胃，胃不受食，逼迫胃津，卫阳失固，故食后即作吐而汗出。本证无方治，结合临床实践，本证治宜温肝暖胃，疏肝行气，方可用柴胡疏肝散合吴茱萸汤。

倚　息

【定义】

倚息，指喘气不能平卧，须倚床呼吸，是呼吸困难的症状之一，多伴有咳嗽、喘息、短气等呼吸道症状。

【分类】

1. 支饮倚息　由水饮上迫于肺，阻碍肺气的宣发肃降导致。《金匮要略·痰饮咳嗽病脉证并治第十二》曰："咳逆倚息，短气不得卧，其形如肿，谓之支饮"，临床以长期咳喘且痰量较多为特征。治法当"以温药和之"，如苓甘五味姜辛夏汤类。然依兼症不同，仲景又分而治之：如外邪引发，寒热脉浮，"咳逆倚息不得卧，小青龙汤主之"；饮停阳郁，虚实夹杂，见"膈间支饮，其人喘满，心下痞坚，面色黧黑，其脉沉紧，得之数十日，医吐下之不愈，木防己汤主之"；若饮化为痰浊，见"支饮不得息"，浊痰量多者，又当用葶苈大枣泻肺汤逐其饮邪。

2. 转胞倚息　转，转曲也；胞与"脬"同，膀胱也。转胞即胞系了戾而小便不利，脐下急痛之证；由于水气不得行于下，则浊阴逆而上冲，肺失宣肃而呼吸迫促，成倚息不得平卧见症，但此倚息必继发于小便不利之后，是其特征。《金匮要略·妇人杂病脉证并治第二十二》指出："妇人病饮食如故，烦热不得卧，而反倚息者，何也？师曰：此名转胞，不得溺也，以胞系了戾，故致此病，但利小便则愈，宜肾气丸主之。"转胞一证，病因病机比较复杂，此由肾虚不化，水气不行，故治以肾气丸温肾利水，小便通利，则倚息自止。若由中焦脾虚下陷，上焦肺虚通调失职，妊娠胎气上迫、忍溺入房所致之转胞，治疗又当各随其证，分别用药。

息 摇 肩

【定义】

息摇肩，指呼吸时两肩上下耸动，是呼吸极度困难的表现，常与鼻翼煽动兼见。肩息，即气喘抬肩呼吸。与此类同，呼吸动摇振振者，则指呼吸迫促，引起全身振动。

【分类】

1. 实邪壅滞息摇肩 胸中或有稠黏之痰，或有壅塞之气，则肺之宣肃受阻而呼吸困难，其临床特征为息摇肩与满喘咳吐并见，且伴气粗声高，脉实有力等实证之象。此即《金匮要略·脏腑经络先后病脉证第一》所谓"息摇肩者，心中坚"，此心中指胸中，坚即痰热内蕴等实邪。治疗当以祛邪利气为法则，如葶苈大枣泻肺汤等。

2. 正虚气脱息摇肩 主由肾不纳气，元气耗散于上导致。其症多病势缓慢，呼吸短促难续，动则喘息更甚，气怯声低，脉来微弱或浮大无力，与实喘相异。《金匮要略·肺痿肺痈咳嗽上气病脉证治第七》曰："上气面浮肿，肩息，其脉浮大，不治"，喘而脉浮无根，是肾气衰竭，不能摄纳，阳气外越，病情危急。至于"呼吸动摇振振者，不治"（《金匮要略·脏腑经络先后病脉证第一》），是气盛而形衰，形气相失，如《灵枢·寿夭刚柔》所言："形与气，……不相任则夭"，病情至为危重，故曰"不治"，多见于慢性病后期，阳已脱而气已散失者。本型治疗当以培补摄纳为法，重点在肾，后以多用人参胡桃汤、黑锡丹类。

不 得 息

【定义】

息，呼吸；不得息即难于呼吸，亦是呼吸困难之意，但较前节倚息、肩息更甚也。

【分类】

本症主由实邪壅塞胸中，肺气不得上下导致。如《金匮要略·痰饮咳嗽病脉证并治第十二》曰："支饮不得息，葶苈大枣泻肺汤主之。"支饮由咳逆倚息不得卧发展变化为不得呼吸，说明饮邪已化为痰浊，有壅闭气机之势。所谓肺气之布已不能如常度也，其症当兼胸闷、苔腻、脉弦等，故治以葶苈子开泄肺气，泻下逐痰，兼佐大枣甘温安中，缓和药性。若痰浊稠黏为胶，咳唾不爽而喘甚者，可与皂荚丸涤除痰浊。痰涎宿食停滞胸膈，若见"病如桂枝证，头不痛，项不强，寸脉微浮，胸中痞硬，气上冲喉咽不得息者，此为胸有寒也。当吐之，宜瓜蒂散"，是气机不利，邪有上越之势，故气上冲咽而不得呼吸，治疗又当因其势而吐之，以瓜蒂散涌吐痰食。

短 气

【定义】

短气，指呼吸比正常人急而短，数而不能接续，似喘而不抬肩，似呻吟而无痛楚，呼吸虽急而无痰声的症状。短气当与气喘、不得息、少气详加鉴别（详见相关章节）。

【分类】

短气有虚实之分，总由肺气不利导致。

1. 表邪郁闭短气　此由太阳表邪，不得宣泄，抑郁在表，肺气不利而短气。其临床特征以恶寒发热等表证为主，兼见短气。《伤寒论》第 48 条指出："阳气怫郁不得越，当汗不汗，其人躁烦，不知痛处，乍在腹中，乍在四肢，按之不可得，其人短气但坐，以汗出不彻故也，更发汗则愈。"本型治疗当小发其汗，方如桂枝二越婢一汤类，或助以熏法使邪解病除，不可用攻下之法。《金匮要略·中风历节病脉证并治第五》亦指出："寸口脉迟而缓，迟则为寒，缓则为虚；营缓则为亡血，卫缓则为中风。邪气中经，则身痒而瘾疹；心气不足，邪气入中，则胸满而短气"，此风寒乘营卫气血之虚入侵而发生中风与瘾疹，且邪气内结，影响心肺，故见胸闷烦躁，呼吸气短等，治疗亦须发散表邪。

2. 腑气壅滞短气 阳明邪热闭郁或实热蕴结于里，致成阳明热证，阳明实证。腑气壅滞不通，气机不得通降而短气。临床特征为短气伴发于热炽于内之阳明病证中。《伤寒论》第 231 条云："阳明中风，脉弦浮大而短气，腹都满，胁下及心痛……一身及目悉黄，小便难，有潮热，时时哕，耳前后肿。"所述诸症即由三阳合病经气郁闭，邪无出路，到处攻窜之系列症状。治疗上仲景先以刺法宣解经络闭郁之热，后以小柴胡汤和解少阳，热解则短气自除。若由实热内结，如《伤寒论》第 208 条所说"阳明病，脉迟，虽汗出不恶寒者，其身必重，短气，腹满而喘，有潮热者"，治当攻里，以大承气汤攻下里实。

3. 实阻胸膈短气 痰、饮、水、食诸有形之邪内阻胸膈，则肺气不利而短气。此短气病位在上，当与胸肺症状并见，如胸闷喘满等；腑气壅滞之短气则病位在中焦，以阳明病证为主要表现。

（1）结胸短气 外邪陷膈，热与水互结成为结胸证，胸肺气机受阻则短气。《伤寒论》第 134 条指出："太阳病……医反下之，动数变迟，膈内拒痛，胃中空虚，客气动膈，短气躁烦，心中懊侬，阳气内陷，心下因硬，则为结胸，大陷胸汤主之。"临床以胸膈心下硬痛为主症，可伴见短气。治疗当泻热、逐水、破结，方用大陷胸汤（大黄、芒硝、甘遂）。

（2）饮阻短气 痰饮内停，肺气阻滞而短气是短气症的常见病因。大凡有饮者，必短气。诚以水化则为气生，水不化则气不生，故呼出之气短；水停则阻气，水不化则气不降，故吸入之气短也。水饮重者，则兼有咳满等症；若但短气而不兼咳满等症者，为饮未甚，但有微饮而已。治疗宜行气化饮，则短气自愈，即《金匮要略·痰饮咳嗽病脉证并治第十三》所云："夫短气有微饮，当从小便去之"，方如苓桂术甘汤等。

4. 心肺亏虚短气，胸痹、肺痿俱因虚而短气 《金匮要略·胸痹心痛短气病脉证治第九》曰："阳微阴弦，即胸痹而痛，所以然者，责其极虚也。"又列其主症主方："胸痹之病，喘息咳唾，胸背痛，短气，寸口脉沉而迟，关上小紧数，瓜蒌薤白白酒汤主之"，指出胸痹病由上焦心肺阳气亏虚，阴邪上乘而成，以阳虚不展，则邪痹不通，气滞不行，故以胸背疼痛、短气为主症，瓜蒌薤白白酒汤功能通阳散寒，豁痰下气，故用为主方。肺痿则或由津液耗损过度、津灼而肺焦，或由肺中虚冷，导致肺气萎弱不振，不能司正常呼吸，故见"息张口短气者，肺痿唾沫"之症，治疗或温肺复气，如甘草干姜汤；或清养肺胃，以麦门冬汤、清燥救肺汤等。

5. 肾虚短气　肺为气之主，肾为气之根，肺主出气，肾主纳气，阴阳交和，呼吸乃和。若肾中阳气不足，则摄纳无权而短气。《金匮要略·血痹虚劳病脉证并治第六》曰："男子脉虚沉弦，无寒热，短气里急，小便不利，面色白，时目瞑，兼衄，少腹满，此为劳使之然。"其短气里急、小便不利即由肾阳不足使然。若肾中阴精不足，则阳气无所依附，气反而上逆而短气，出现"浮者在后，其病在里，腰痛背强不能行，必短气而极"诸症。两者病根在肾，但一为虚寒，一为虚热，寒热见症自不相同，治疗均当以培补摄纳为法，前者可用肾气丸，后者则宜后世之金水六君煎等。

少　气

【定义】

少气，又称"气少""气微"，指呼吸微弱，短而声低，语言无力，其状态比较自然的一种虚弱不足的症状。少气与短气不完全相同，《医宗金鉴·杂病心法要诀》指出："短气者，气短不能续息也；少气者，气少而不能称形也。"《杂病广要》论两者病机曰："短气不足以息者体实，实则气盛，盛则气逆不通，故短气；又肺虚则气少不足，亦令短气"，而少气，"此由脏气不足故也"，意即短气有虚实之分，其虚者与少气无异，为气虚所致，其实者为气逆不通，可归属于气喘。《杂病源流犀烛·少气》曰："少气，肺肾二经病也。……肾虚则气无所生，既不克壮气之原，肺虚则气无由藏，又不克充气之府。曰少者，犹言所剩无多，虚虚怯怯，非如短气之不相接续也，知此，则少气可得治矣。宜四君子汤、人参养荣汤、益气丸。"

【分类】

1. 热伤气阴少气　多为热病后期，邪热入于肺胃，伤气耗阴导致。《伤寒论》第 397 条曰："伤寒解后，虚羸少气，气逆欲吐，竹叶石膏汤主之"，即由外感解后，余热不清，气阴两伤形成，当伴见身热未尽，口渴唇焦，舌红少津，脉象虚数等症，故用竹叶石膏汤清虚热、益气津。《金匮要略》论瘅疟机制曰："阴气孤绝，阳气独发，则热而少气烦冤，手足热而欲呕"，此热盛而伤气阴，治之可选白虎加人参汤。两者虽同为热伤气阴，但前者虚多邪少，后者虚少邪实，故其临床表现有所不同，宜乎细辨。

2. 心气虚少气　心为君火，其气繁茂一身，若素体亏虚或久病，心气虚弱则易见少气，且多伴见心悸自汗，心神恍惚等心系症状。治疗当补益心气，方如后世补心汤等。若心气虚水邪上凌，如《金匮要略·水气病脉证并治第十四》所云："心水者，其身重而少气，不得卧，烦而躁，其人阴肿"，治疗可据证选方如真武汤等。若心中阴阳气血俱虚，则宜炙甘草汤治之。

3. 脾气虚少气　脾为气血生化之源，若体素亏弱，或久病伤脾致脾气虚弱，运化无权，水谷不能化生精微，气无所生，则见少气，且有食少腹胀便溏等症，即《金匮要略·痰饮咳嗽病脉证并治第十二》所谓"水在脾，少气身重"之类。治当补脾益气，如后世六君子汤等。若热扰胸膈兼中气不足，见"发汗吐下者，虚烦不得眠……若少气者，栀子甘草豉汤主之"，清宣郁热与益气和中并行。

【补充】

肺气虚少气　常因久患肺病，或久咳伤及肺气；或由先天不足，后天失调，体质羸弱而致肺气虚弱不足引起。肺主气，司呼吸，肺气虚则少气息微，如《杂病广要》"肺主于气而通呼吸，脏气不足，则呼吸微弱而少气"。本型辨证要点为语声低微，声短息弱，动则尤甚，病人易于感冒咳嗽，不耐邪侵。治疗宜补益肺气，方选补肺汤、补中益气汤合玉屏风散。

气 上 冲 胸

【定义】

气上冲胸，指病人自觉有气向上攻冲于胸。另若攻冲于心窝部，则称"气上冲心"。奔豚气以"气从少腹上冲咽喉，发作欲死，复还止"为其特征，气上冲胸（心），为其症状之一。本节将合并一处讨论。

【分类】

1. 奔豚气上冲胸　奔豚气病以发作时其气上冲，如豚之奔突而得名，多因精神刺激、惊恐忧思，内伤肝肾，冲脉失和，肝肾之气挟冲气上逆所致，即如《素问·骨空论》所云："冲脉者，起于气街，并少阴之经，挟脐上行，至胸中而散……冲脉为病，逆气里急"。《金匮要略·奔豚气病脉证治第八》曰"奔豚，气上冲胸，腹痛，往来寒热，奔豚汤主之"，即由肝郁化火，随冲气上升而成，奔豚汤调肝和血、清热、降逆、止痛，故用为主方。其他原因亦可导致奔豚发作，如同篇论桂枝加桂汤证曰："发汗后，烧针令其汗，针处被寒，核起而赤者，必发奔豚，气从小腹上至心"，此因过汗，心气必虚，上虚不能制下，下焦寒气引动，冲气上逆而发。治疗上仲景内外并施，外用艾炷灸其核上以助其阳，温通血脉，并杜外邪再入之患；内以桂枝加桂汤解寒邪、降冲逆。

2. 寒饮气上冲心　上焦阳虚，则停痰蓄饮可上冲横逆，而见"胸痹心中痞，留气结在胸，胸满，胁下逆抢心"（《金匮要略·胸痹心痛短气病脉证治第九》）诸症，仲景治以枳实薤白桂枝汤通阳宣痹，泄满降逆；若偏虚病较缓者，又当以人参汤补中助阳为主。如果阳虚水停，土虚水不受制，则变下行而为上逆，即《伤寒论》第67条所说"伤寒，若吐若下后，心下逆满，气上冲胸，起则头眩，脉沉紧"者，当温阳健脾，利水降冲，茯苓桂枝白术甘草汤主之。

3. 上热下寒气上撞心　《伤寒论》第326条论厥阴病纲要曰："厥阴之为病，消渴，气上撞心，心中疼热，饥而不欲食，食则吐蛔，下之利不止"，此厥阴病上热下寒证。肝为将军之官，喜柔恶燥，病入厥阴，木火燔炽，木少雨露滋荣则横逆莫制，故气上撞心。治当滋阴泻热与温阳通降并用，方可乌梅汤化裁。

4. 表闭邪郁气上冲胸　刚痉之初，寒束肌表，卫气闭塞，若病邪既不能从汗外泄，又不得从尿下行，邪正相搏，气机不利，邪必逆而上冲，即《金匮要略·痉湿暍病脉证治第二》指出："太阳病，无汗而小便反少，气上冲胸，口噤不得语，欲作刚痉，葛根汤主之"，用葛根汤（葛根、麻黄、桂枝、芍药、炙甘草、生姜、大枣），开泄腠理，发汗除邪，升津缓急而治之。

上 冲 皮 起

【定义】

上冲皮起，指有物发作性地从腹壁向上冲起、出现团块状物。本证当与积聚相鉴别：积者，痛有定处，按之有形而不移；聚者，痛无定处，按之无形，聚散不定。本证特点是有发作性，且多伴疼痛。

【分类】

寒凝攻冲上冲皮起 《金匮要略·腹满寒疝宿食病脉证治第十》曰："心胸中大寒痛，呕不能饮食，腹中寒，上冲皮起，出现有头足，上下痛而不可触近，大建中汤主之。"此由脾胃阳虚，中焦寒盛，寒气凝聚成块，好似胎儿头足一样攻冲作痛。仲景治以大建中汤（花椒、干姜、人参、胶饴），大建中气，使中阳得运，阴寒自散。本证可见于多种肠梗阻、肠痉挛病中，蛔虫所致尤多，临床当因病因证施治之。

嚏

【定义】

嚏，喷嚏，俗称打喷嚏，《素问玄机原病式》云："嚏，鼻中因痒而气喷作于声也。"生理上，喷嚏是人体阳气振奋抗邪的表现，如由于异物或刺激性气体入鼻所引起的，或偶尔一二声喷嚏均不属本节讨论范围；病理上的喷嚏频作且伴有其他不适症状者，方为讨论对象。《灵枢·口问》云："阳气和利，满于心，出于鼻，故为嚏。"

【分类】

1. 外邪犯肺嚏 肺主皮毛，开窍于鼻，外邪袭犯，肺气不利，卫气抗邪外出则作喷嚏。本型喷嚏常与恶寒发热、鼻塞、头身痛等表证同见，但气弱者则欲嚏不能矣。《金匮要略·腹满寒疝宿食病脉证治第十》指出："夫中寒家，喜欠，其人清涕出，发热色和者，善嚏；中寒，其人下利，以里虚也，欲嚏不能，此人肚中寒。"同为感寒，表阳被遏，里阳不虚者，阳气仍有伸展之机，故常呵欠；正气有驱邪外出之势，则常作喷嚏；若里阳素虚，无力驱邪外出，故欲嚏不能。风热、风寒外犯肺卫均可作嚏，当分别选用后世银翘散、葱豉汤散之。

2. 肝肺不和嚏 《金匮要略·痰饮咳嗽病脉证并治第十二》曰："水在肝，胁下支满，嚏而痛。"指出饮邪侵肝，肝络不和则胁下支满，肝脉又上注于肺，肝肺不和，影响肺气不利，故发喷嚏，牵引胁下作痛。临床可据其证情，选用舒肝化饮、宣畅肺气之方药治之。

【补充】

肺气虚弱喷嚏 肺气不足则鼻窍失养，鼻窍不利可见喷嚏频作，其特征常兼见少气倦怠，气短声低，自汗，易感冒，脉虚弱等，治宜益肺固表，方如玉屏风散。

哕

【定义】

哕，即呃逆，俗称打呃，指胃气上逆、咽喉间频频呃呃作声，是胃膈气逆之征。须注意的是，金元之前，哕与呃逆同义；金元之后，哕指干呕。《景岳全书·杂证谟》云："凡杂证之呃，虽由气逆，然有兼寒者，有因食滞而逆者，有因气滞而逆者，有因中气虚而逆者，有因阴气竭而逆者。但察其因而治其气，自无不愈。若轻易之呃，或偶然之呃，气顺则已，本不必治。惟屡呃为患及呃之甚者，必其气有大逆或脾胃元气大有亏竭而然。然实呃而难治，而惟元气败竭者乃最危之候也。"

【分类】

1. 胃寒水湿哕 外感寒邪，直中胃肠，或饮食劳倦，中伤饮停，均可引起胃之纳降失常，胃膈气逆成哕。此为寒实之哕，多呃声沉缓有力，得寒更甚，口和不渴，苔白脉缓。《金匮要略·呕吐哕下利病脉证治第十七》之"干呕，哕，若手足厥者，橘皮汤主之"，即因寒邪袭胃而哕；同篇生姜半夏汤证则因寒饮搏结，中上焦气机受阻，故"病人胸中似喘不喘，似呕不呕，似哕不哕，彻心中愦愦然无奈",特重用生姜且取汁以散饮去结、半夏降逆化饮而治之；若水湿阻滞，哕兼腹满，小便不利者，则当知"何部不利，利之则愈"，以猪苓汤类通利州都。

2. 胃热上冲哕　外感热邪，结于胃腑，嗜食辛辣，胃内积热，或肝郁化火，横逆犯胃，上冲作哕。其特征为：哕声洪亮，冲逆而出，口臭烦渴，小便短赤，舌红苔黄，脉象滑数。属阳明热郁者，如《伤寒论》第231条所云："阳明中风，……时时哕"；腑实于内者，如《金匮要略·呕吐哕下利病脉证治第十七》之"哕而腹满，视其前后，知何部不利，利之即愈"，其病在下而溢于上也。治当通腑清肠，方如调胃承气汤。肝火犯胃为哕之常见病因，其哕常兼见胁痛、口苦、脉弦诸症，治当清肝和胃，降逆止呃，方如后世化肝煎。

3. 阳气虚亏哕　脾胃阳气亏虚者，多呃声不断，气不接续，手足不温，面色苍白，纳少便溏，舌淡脉弱，与寒实之哕兼症有虚实之别。《伤寒论》第209条曰：大便若"但初头硬，后必溏，不可攻之，攻之必胀满不能食也，欲饮水者，与水则哕"，此脾胃不实，妄误攻下，阳气受伤，受纳无权之哕，治疗当温胃散寒降逆，如吴茱萸汤等；若胃气虚亏有热，哕逆伴见虚烦不安、少气、口干、手足心热、脉虚数者，《金匮要略·呕吐哕下利病脉证治第十七》指出："哕逆者，橘皮竹茹汤主之"，以橘皮生姜理气和胃降逆，竹茹清热安中，人参草枣补虚益中。

4. 中气败绝哕　《素问·宝命全形论》指出："病深者，其声哕"，中焦气阴衰竭，可出现呃逆，仲景对此尤为重视。《伤寒论》第232条论曰："腹满加哕者不治"，第111条论胃津大伤，胃气败绝之危证曰："太阳病中风，以火劫发汗，……阴阳俱虚竭，身体则枯燥，但头汗出，齐颈而还……久则谵语，甚者至哕"，久病后期见哕，多是危重征兆。凡此者，应视其病因病机，或挽其颓败之元气，或攻其积蓄之邪热，酌情治之。

【补充】

胃阴不足哕　临床以呃声气促而不连续，口干舌燥，烦渴不安，舌红少苔，脉来细数为特征。治宜生津养胃，方选益胃汤加枇杷叶、柿蒂以降逆止呃。

噎

【定义】

噎，指咽喉部有梗阻不畅感觉或进食时气逆噎塞。若"噎膈"并称，则指吞咽障碍的一种临床病证，分而言之，噎指吞咽食物时梗噎不顺，膈乃隔阻不通，饮食不下；噎轻而膈重，噎是膈之始，膈乃噎之渐，历来被视为重危病候，与仲景之"噎"有所不同。由于西医学咽喉、食道之炎症，神经官能症及癌症初期均可出现噎塞现象，而治法、预后又极不相同，须中西结合进行诊断，方不致贻误病情。

【分类】

1. 痰气交阻噎　多因忧思气结生痰，痰气交阻胸膈喉咽，出现咽中梗塞，状如炙脔，咯之不出，吞之不下，但与饮食无碍（后世俗称梅核气）。《金匮要略·妇人杂病脉证并治第二十二》治以半夏厚朴汤开结化痰，顺气降逆。朱丹溪亦指出自己经验："痰结核在咽喉中，吐不能出入，用化痰药加咸味软坚之品，瓜蒌仁、杏仁、海浮石、桔梗、连翘，少佐芒硝，以姜汁蜜和丸噙服之。"

2. 水气上壅噎　水饮内停，可上壅肺胃通道，阻碍气机而噎，然此种噎为兼症，当以饮象为主症。《金匮要略·水气病脉证并治第十四》曰："病者苦水……气上冲咽，状如炙肉"，并释其病机为"阳损阴盛，结寒微动，肾气上冲，喉咽塞噎"，即阴凝水寒乘阳虚挟肾气上冲，乃有喉咽塞噎，治当温肾祛寒；《伤寒论》40条列其方治曰："伤寒表不解，心下有水气，干呕，发热而咳……或噎……小青龙汤主之"，涤其水饮，其噎随消。

噫

【定义】

噫，又称"噫气""嗳气"，指气从胃中上逆，胃出有声，其声沉长，不似呃逆声急短促，发自喉间。若噫之气味酸腐而臭者，名嗳腐。《景岳全书·杂证谟》曰："噫者，饱食之息，即嗳气也。"

【分类】

1. 脾胃虚弱噫　由于素体虚弱或病后失调，脾胃气虚，纳运失常，则胃失和降而噫，如《类证治裁·嗳气》所指出："凡病后及老人脾胃虚弱者多有之"。《金匮要略·五脏风寒积聚病脉证并治第十一》亦指出："上焦受中焦气未和，不能消谷，故能噫耳"，以上焦受气于中焦，中焦脾胃功能衰退，不能消化水谷，则上焦所受的是胃中陈腐之气，以致经常嗳出食气。此种嗳气，多断断续续，嗳声低弱，并可呕泛清水，不思饮食，面色白或萎黄，舌淡脉虚，治疗当补益脾胃为主，可用后世之健脾散等方治之。

2. 痰食中阻噫　痰饮、食滞中阻，则胃气逆而噫气。《伤寒论》第 157 条曰："伤寒汗出，解之后，胃中不和，心下痞硬，干噫食臭，胁下有水气，腹中雷鸣下利者，生姜泻心汤主之。"此病中气未复而饮食过多，每难消化，胃虚食滞，故噫气有食物气味。若单纯食滞者，多用保和丸消食导滞，理气和中；本条则有水气不化、寒热痞结，故选生姜泻心汤，备乎虚水寒热之治；同篇第 161 条"伤寒发汗，若吐若下，解后，心下痞硬，噫气不除者"，是伤寒误治，脾胃气伤，运化腐熟失常，痰饮内生之证，故用旋覆代赭汤补虚涤饮降逆兼施。后条痰气交阻，故噫气不除，前条痰食停滞，故噫而嗳腐，两者病机脉证不尽一致。

【补充】

肝气犯胃噫　肝气犯胃之噫为临床常见，多见嗳声响亮，嗳气频腐，胸胁胀满，脉弦等。治疗当疏肝和胃，理气降逆，如柴胡疏肝汤等。《类证治裁·嗳气》还提出："亦有肺气失降而作嗳者"，认为治疗当以苏子降气汤去桂枝加杏仁、贝母之属，可资参考。

口　渴

【定义】

口渴，指自觉口中干燥而欲饮水的症状。另《伤寒论》《金匮要略》尚有："渴欲饮水"，亦指口渴而欲饮；"口干"，又称口燥，口中有干燥的感觉，但不一定有饮水要求；"思水"，即欲饮水；"欲饮热"，指想喝热水；"欲饮不能饮"，则指口中干渴，欲饮而不能饮。消渴作为病名，亦渴而饮水且多，但有多食、多尿、消瘦之特定证候群，故不在本节讨论范围；若作为症状名，则指渴而饮水量多，与口渴欲饮同类。《景岳全书·卷二十六》曰："口渴口干，大有不同，而人多不能辨。盖渴因火燥有余，干因津液不足，火有余者当以实热论，津液不足当以阴虚论。"

【分类】

口渴与否，反映着体内津液的盛衰和输布情况。

1. 热炽阳明口渴 阳明病热证，由热邪入里，阳明气分大热伤津而渴，其渴特点是大渴引饮，兼见大热、大汗、脉洪大等，治疗当清其热则渴自止，不必专事生津止渴，方用白虎汤；若热盛于里，气液两伤，见"伤寒若吐若下后，七八日不解，热结在里，表里俱热，时时恶风，大渴，舌上干燥而烦，欲饮水数升者，白虎加人参汤主之"（《伤寒论》第168条），因其烦渴更甚，以至于饮水数升而不能解，脉虽洪大，按之却软，是其特点，仲景特于白虎汤中加入人参以益气生津。至于阳明燥热之邪与肠中糟粕搏结之阳明病实证，则除口舌干燥作渴外，必见大便不通，脘腹胀满作痛，苔黄燥起刺，脉象沉实有力等里实证，与前述单纯热邪之渴不同，当以大承气汤攻下实热，荡涤燥结。

2. 阴虚津少口渴 阴亏津少，虚火内生，则口舌失润而干渴，其特点是夜间尤甚，常伴虚烦失眠，手足心热，甚或潮热骨蒸，舌红瘦苔薄少，脉细而数。如百合病，由心肺阴虚内热影响神明而成，以口苦，尿赤，脉数为其常见不变之症，见渴说明阴虚内热较甚，仅以百合地黄汤则药力不够，故《金匮要略·百合狐惑阴阳毒病脉证治第三》又加用百合洗方，洗其外而通其内；仍似渴不瘥者，是热盛伤津，药仍不胜病，仲景又用瓜蒌牡蛎散清热生津并引热下行。若虚热在肾，渴欲饮水不止者，《金匮要略·消渴小便不利淋病脉证并治第十三》用文蛤散咸凉润下，生津止渴；《医宗金鉴》分析其主症方药曰："渴欲饮水而不吐水，非水邪盛也，不口干舌燥，非热邪盛也；惟引饮不止，故以文蛤一味，不寒不温，不清不利，专意于生津止渴也。"

3. 水饮内停口渴 饮为阴邪，本不应渴，若痰饮内阻，阳气失于敷布，津液不能上承，亦令作渴。但饮邪之渴，虽口舌干燥却不欲饮，或饮后不适，甚至饮入则吐，与热证渴而能饮不同，且当兼见其他饮象。水饮留犯三焦均可作渴，由于病位不同，见症有异，仲景亦随证治之。如水停下焦，气不化津，见"小便不利，渴欲饮水，水入则吐"者，是为水逆，仲景治以五苓散化气利水。水走肠间，饮邪内结，则有"腹满，口舌干燥"见症，当以己椒苈黄丸分消水饮，导邪下行；若中阳不适，胃内停饮，"吐而渴欲饮水，茯苓泽泻汤主之"；水饮上停肺胃之小青龙汤证，亦可出现口渴；至于饮邪挟热如猪苓汤证、越婢汤证，则更易作渴。

4. 湿热郁蒸口渴　湿热为患，因湿本阴邪，伤津不重，故多不渴。但湿热并重或热重于湿者，则湿遏热郁，令津液不升而渴。其特点是口渴不喜饮，或饮亦不多，或喜热饮，且伴身热不扬或午后身热，胸脘痞闷，头身困重，舌苔黄腻等湿热症状。如《伤寒论》第236条说："阳明病，……但头汗出，身无汗，齐颈而还，小便不利，渴饮水浆者，此为瘀热在里，身必发黄，茵陈蒿汤主之……"，即是湿热并重之渴；《金匮要略·黄疸病脉证并治第十五》所说："病黄疸，发热烦喘，胸满口燥者，以病发时火劫其汗，两热所得，然黄家所得，从湿得之"，则是热重于湿之栀子大黄汤证类；对黄疸渴否，该篇还指出其预后说："疸而渴者，其疸难治，疸而不渴者，其疸可治"，以口渴是湿热化燥的现象，同时意味着病邪入里，病情病势正在发展；口不渴是病邪尚浅，里热不盛，正气尚能抗邪，故曰"其疸可治"。黄汗，由湿热郁蒸于营分，水湿溢于肌肤，气不化津而作渴，仲景主以芪芍桂酒汤调和营卫，祛散水湿。

5. 瘀血阻滞口渴　血瘀津不利，津液不能上濡，可见口舌干燥。但病非津亏，虽口燥却但欲漱水而不欲咽，即《金匮要略·惊悸吐衄下血胸满瘀血病脉证治第十六》所云："病人胸满，唇痿舌青，口燥，但欲漱水不欲咽，无寒热，脉微大来迟，腹不满，其人言我满，为有瘀血"。但若瘀血内伏，久而化热，则可见口干燥而渴，如同篇所谓："病者如热状，烦满，口干燥而渴，其脉反无热，此为阴伏，是瘀血也，当下之"。下之仅是瘀血治法之一，临证主要应根据病位病性而活血化瘀。此外，气滞血瘀者尚有专喜热饮者，《金匮要略·五脏风寒积聚病脉证并治第十一》论肝着病曰："其人常欲蹈其胸上，先未苦时，但欲饮热"，肝着病由肝脏受邪而疏泄失职，其经脉气血瘀滞，着而不行，其症以胸胁痞闭不舒，甚或胀痛刺痛为主，热饮可使气机通利，故喜之。然及其既成，虽热饮亦无益，仲景用旋覆花汤行气活血，通阳散结治之。须注意，水湿之渴与瘀血作渴均可见不欲饮或饮亦不多，当作兼症详加区分。

6. 阳气虚损口渴 阳气亏虚，若无力蒸化水液，亦可因津不上承作渴。《医宗己任编·卷七》曾详论其机制和特点："有一等中气虚寒，寒水泛上，逼其浮游之火于咽喉口舌之间者，渴欲引饮，但饮水不过一二口即厌，少顷复渴饮，亦不过若此。盖上焦一段欲得水救，至中焦则以水见水，正其恶也。如面红烦躁者，理中汤送八味丸，或用附子理中汤加麦冬五味亦效。"《金匮要略·消渴小便不利淋病脉证并治第十三》亦指出："小便不利者，有水气，其人若渴，瓜蒌瞿麦丸主之。"此即肾中阳气亏损，气不化水而小便不利，津不上承而苦渴，且必兼有肾阳亏虚症状如腰膝酸冷等，仲景治以化气、利水、润燥，三者兼顾。《伤寒论》第282条则明确指出："少阴病，欲吐不吐，心烦，但欲寐，五六日自利而渴者，属少阴也。虚故引水自救。"肾阳虚弱或脾肾阳虚口渴之治疗方剂，除上述理中八味外，仲景对阴盛格阳者，又专立白通加人尿猪胆汁汤，热药冷探治之。

【补充】

热入营血口渴 热入营血，由于煎灼血中津液上蒸，故口虽干渴却不甚，饮水不多，且伴见入夜烦热，或躁动不安、斑疹隐隐、舌质红绛等症。治当清营凉血，方用清营汤、犀角地黄汤等。

口 不 渴

【定义】

口不渴是指因脏器虚寒等原因，口中没有干渴欲饮水的症状。其与"不欲饮"大抵类同，但"不欲饮"不排除口中或有轻微的干渴感。

【分类】

口不渴，主津液未伤、体内有寒邪或水湿上泛为患，仲景多用作重要鉴别症状。从前节可知，水湿内停虽亦令渴，然究为其变，不渴为其常也（详参"口渴"症节）。

1. 脾脏虚寒口不渴 寒邪为患，阴津无损，口多不渴，或喜热饮。《伤寒论》第 277 条指出："自利不渴者，属太阴，以其脏有寒故也，当温之，宜服四逆辈。"自利不渴，是太阴病主症，不但可与"里热下利"的口渴作鉴别，而且可与少阴病"自利而渴"相区分。治疗当以理中汤、四逆汤温阳祛寒。《金匮要略·肺痿肺痈咳嗽上气病脉证治第七》亦指出："肺痿，吐涎沫而不咳者，其人不渴，必遗尿，小便数，所以然者，以上虚不能制下故也，此为肺中冷。"治当温肺复气，仲景主以甘草干姜汤。若病为虚热肺痿，则必口干欲得凉润，是其鉴别。

2. 水湿上泛口不渴　水湿为患，口本不渴，因为水与津液同类也。《伤寒论》第 73 条特指出水停中、下焦的鉴别点曰："伤寒，汗出而渴者，五苓散主之；不渴者，茯苓甘草汤主之。"即外感病，水蓄下焦，气化不行，水津不得上承则渴，若停于中焦，水津尚能敷布，故口不渴。但从口渴一节可知，水停三焦均可致渴，合而参之，可见水饮病有无口渴仅作参考，并非主要依据。若见"妇人少腹满如敦状，小便微难而不渴……"（《金匮要略·妇人杂病脉证并治第二十二》），此为水与血俱结在血室，治疗当水血兼攻，故用大黄甘遂汤破血逐水。妇人少腹满有蓄血与蓄水之不同，若满而小便自利，为蓄血；满而小便不利，口渴者为蓄水也，此条则水血互结也。

3. 肺痈成脓口不渴　肺痈分初期、成脓期，口渴与否是分期之重要依据。肺痈初期，风热毒邪中于卫、合于肺，热盛津伤，故口燥咽干；至成脓期，热伤血脉，由于热在血中，故其咽干不渴，或饮亦不多，故仲景在《金匮要略·肺痿肺痈咳嗽上气病脉证治第七》之桔梗汤证、桔梗白散证中反复强调曰："咽干不渴"。

呕　吐

【定义】

呕吐，指饮食、痰涎从胃中上涌，自口而出。《伤寒论》《金匮要略》尚有"干呕"，指欲吐而呕，无物有声或仅呕出少量痰涎的症状；"呕逆"，即呕吐气逆，方有执则释曰："俗谓恶心也"；"喜呕"，常常呕吐；"反呕"，指病不应呕，而反作呕；"呕渴"，即呕吐口渴并见，或先呕后渴，或先渴后呕；"时呕"，指时时作呕，与喜呕略同；"呕不能食"，指呕吐较甚，不能饮食。呕吐与呕、哕、恶心、干呕、吐等均属胃气上逆，但表现机制各有异同：哕者，呃呃连声，其声短促；恶心者，欲吐不吐，泛泛然，无物无声；干呕者，欲吐而呕，有声无物；吐者，有物无声；呕者，有声无物。现今呕、吐一般不加区分，而将有声无物称为干呕。

【分类】

寒热虚实均可导致胃失和降，逆而呕吐。

1. 外邪干胃呕吐　风寒袭表，卫阳被遏，气无从外越而上壅犯胃呕吐，其特点是以寒热表证为主要表现，兼见呕吐。《伤寒论》第 3 条云："太阳病，或已发热，或未发热，必恶寒，体痛，呕逆，脉阴阳俱紧者，名为伤寒。"第 12 条又列出方药曰："太阳中风……鼻鸣干呕者，桂枝汤主之。"指出伤寒、中风均可因风寒之邪内犯及胃，胃气上逆而见呕逆。治疗或以麻黄汤辛温解表，或用桂枝汤解肌祛风，调和营卫。至于暑湿伤卫者，则发热而微恶风寒外，因湿阻中焦，常见呕吐、脘闷、纳呆、重困、便溏、苔腻，治疗又当疏表散湿，方如后世之藿香正气散。

2. 胃寒气逆呕吐　虚寒者，脾肾或中焦阳气虚损也；实寒者，外寒直中或暴食生冷、重伤胃阳也。前者形寒体弱，胃脘疼痛，喜得温按，纳少乏力，舌淡脉弱；后者病程多短，痛呕并剧，脉象紧弦。虚寒胃反如《金匮要略·呕吐哕下利病脉证治第十七》曰"胃反呕吐者，大半夏汤主之"，证由脾肾两虚，既不能腐熟，复升降失常，从而形成朝食暮吐，暮食朝吐，宿谷不化之胃反证；若阳既衰，寒且盛而上下攻冲者，仲景制大建中汤扶正逐邪；脾肾两虚，阴寒犯胃而呕，甚至"饮食入口则吐"者，《伤寒论》又立四逆汤、白通加猪胆汁汤等破阴回阳方而随证施治。对实寒犯胃者，后世多用藿香正气丸等；若呕厥并见，《金匮要略》用橘皮丸通阳和胃治之。

3. 胃热气逆呕吐　热性呕吐，实证居多，多得之饮食厚味、醇酒辛辣。热邪或湿热内蕴，呕吐当有吞酸嗳腐、口臭便秘、舌红苔黄等热象。《伤寒论》第 76 条曰："发汗吐下后，虚烦不得眠，若剧者，必反复颠倒，心中懊憹……若呕者，栀子生姜豉汤主之。"此由邪热内扰胸膈，并迫胃气上逆，故于栀子豉汤中特加生姜和胃降逆；若病转属阳明，内热亢盛，更可至"呕不能食"（《伤寒论》第 185 条），治宜清热和胃，如白虎汤类。温疟热伤胃气，亦令"时呕"，《金匮要略》以白虎加桂枝汤主之。湿热内蕴呕吐，如《伤寒论》第 17 条所说："酒客病，不可与桂枝汤，得之则呕，以酒客不喜甘故也"，嗜酒之人，多蕴湿热，桂枝汤复增其热，故令呕吐。

4. 寒热错杂呕吐　寒热错杂于中焦，则脾胃升降失常，胃逆则呕，正如《金匮要略·呕吐哕下利病脉证治第十七》所说："呕而肠鸣，心下痞者，半夏泻心汤主之"，半夏泻心汤开结除痞，和胃降逆，用为主方。乌梅丸则主治上热下寒之蛔厥证，症见"蛔厥者，其人当吐蛔，今病者静而复时烦者，此为脏寒，蛔上入其膈，故烦，须臾复止，得食而呕又烦者"；上热下寒证还见于黄连汤证，《伤寒论》第 173 条曰："伤寒，胸中有热，胃中有邪气，腹中痛，欲呕吐者，黄连汤主之"，治疗以黄连汤清上温下，和胃降逆。

5. 肝胆犯胃呕吐　木克土，肝胆之邪最易横逆犯胃作呕，临床常伴见胸胁胀满疼痛、脉弦等肝胆见症。肝经热邪犯胃，如《伤寒论》第 339 条所云："若厥而呕，胸胁烦满者，其后必便血"，以厥阴之脉挟肾贯膈，布胁肋，热邪转甚，肝胃气滞而见诸症；若肝寒犯胃兼挟饮邪循经上逆，见"干呕、吐涎沫、头痛者"，《金匮要略·呕吐哕下利病脉证治第十七》主以吴茱萸汤温阳散寒、降逆止呕。胆火亦常犯胃，《伤寒论》第 172 条指出："太阳与少阳合病，自下利者，与黄芩汤；若呕者，黄芩加半夏生姜汤主之"，少阳火邪内迫阳明，下趋大肠，故呕且利。仲景更列"喜呕"于少阳主症，必以柴胡汤治之；若邪在少阳、兼入阳明化燥成实者，其呕更重，所谓"呕不止"也，又当用大柴胡汤和解通下并行（《伤寒论》第 96 条、103 条、165 条）。

6. 痰饮内停呕吐　痰饮内停，胃失和降之呕吐，仲景论之甚详。此种呕吐，常随饮停部位不同而各具兼症。《金匮要略·呕吐哕下利病脉证治第十七》曰："诸呕吐，谷不得下者，小半夏汤主之。"用小半夏汤作为寒饮呕吐的通用方，并经适当配伍用于多种呕吐：如中阳不足，寒饮内盛，见"干呕、吐逆、吐涎沫者"，变生姜为干姜，增强温中散寒之力而成半夏干姜散；饮邪上凌，"眩悸者"，小半夏汤加茯苓导水下行之；饮停胸肺，犯胃上逆，呕冒并见者，仲景又以桂苓味甘去桂加姜辛夏汤治之等等，不一而足。

7. 胃阴亏虚呕吐　热病后期，或术后产后，阴液不足，则胃中虚热上逆作呕。本型呕吐多伴见口干欲饮，舌红少津等症。如《金匮要略》产后病等所云"妇人乳中虚，烦乱呕逆"，妇人产后本阴血不足，加之哺乳，气血更虚，因虚而生内热，热扰于中则呕吐气逆，治以竹皮大丸清热安中降逆；产后郁冒由血虚感寒，阳郁上冲所致，以阳气偏盛而上出，胃亦失其和降，故"呕不能食"。对其治疗，仲景以小柴胡汤扶正祛邪，和利枢机，使阴阳相和，诸症自解，正如《金匮要略心典》所说："以邪气不可不散，而正虚不可不顾，惟此法为能解散客邪而和利阴阳耳"，此亦阴亏呕吐之变治也。后世多用橘皮竹茹汤加黄连、竹沥及养阴之品治之。

【补充】

伤食呕吐　多有伤食病史，发病急，呕吐而厌食，以吐出为快，治宜消导，方用保和丸、枳实导滞丸加减。

吐　血

【定义】

吐血，后世指胃、食道出血，经口吐出，多夹有食物残渣。仲景之"吐血"，则包括了凡血从口中吐出者，如吐血、咳血等。然吐血咳血理法治疗大异，临床尤应分辨清楚：两者虽均见血从口出，但吐血来自胃、食道，常随呕吐物而出，量常较多，所谓"成盆""成碗"，且有胃逆呕吐表现；咳血之血来自肺与气管，常随痰咳出，痰与血混，并有肺气上逆表现。

【分类】

1. 热盛迫血吐血　嗜酒或恣食辛辣肥厚，热蓄于胃，或外邪入里，或肝郁化火，刑金犯胃，皆可导致血妄行。肺胃热盛如《伤寒论》第115条曰："脉浮，热甚，而反灸之，此为实，实以虚治，因火而动，必咽燥吐血"，明确指出太阳病误灸，火邪上逆，血因火动则出血。《金匮要略·惊悸吐血下血胸满瘀血病脉证治第十六》亦指出："酒客咳者，必致吐血"，酒饮过度，湿热蕴积于胃而上熏于肺，肺失清肃故咳，灼伤血络，必致吐血。对热盛吐血，仲景治以泻心汤，取大黄、黄连、黄芩苦寒清泄，直折其热，使火降则血亦止；若肝火内盛者，当见急躁喜怒，胸胁牵痛，口苦脉弦，治疗亦当清降为主。

2. 阳气虚损吐血　多久病迁延，损伤阳气，或素体阳气虚弱，则血失统摄外溢。其症必具少气乏力、怯冷肢寒、口润舌淡诸阳气虚少之征，与火盛迫血一派热象相异。治疗应当温补摄血为大法。《金匮要略·惊悸吐衄下血胸满瘀血病脉证治第十六》列其方药曰："吐血不止者，柏叶汤主之。"此由中气虚寒，血不归经，故用干姜艾叶温阳守中，使阳气振奋而摄血；马通汁行血下行而止血；柏叶清降折其逆上之势又能收敛止血，共奏温中止血之效。

3. 阴虚火旺吐血 由阴虚火旺，迫血妄行导致。如《金匮要略·惊悸吐衄下血胸满瘀血病脉证治第十六》指出：脉见浮弱，又加"烦咳"者，必吐血。即因血下过多，阴脉不充，虚阳上浮，熏灼心肺，故必吐血，其症必兼潮热盗汗，舌红无苔，脉象细数等阴虚火旺之征。治疗当以滋阴降火止血为法，方如后世之百合固金汤等。

【补充】

瘀血吐血 瘀血内阻则血不归经，常致咳血吐血，且其血色青紫，瘀块较多，伴局部刺痛，固定拒按，舌多紫斑。治当活血止血。如瘀阻肺经者，可选金水六君煎加活血止血药；瘀阻胃脘可用化瘀止血汤。

吐 蛔

【定义】

吐蛔，又称"吐蚘"，指蛔虫从口中吐出。《内经》称蛔为长虫，如《素问·咳论》曰："咳而呕，呕甚则长虫出。"《灵枢·厥论》又称为"蚘"。

【分类】

腹内有蛔虫，若胃寒或胃热，蛔虫不能耐受，或胃肠寒热交错者，则虫受其扰，可上窜从口中吐出，即如《景岳全书·呕吐》所说："凡吐蛔者，必因病而吐蛔，非因蛔而致吐也，故不必治其蛔，而但治其所以吐而蛔自止矣"。《金匮要略·趺蹶手指臂肿转筋阴狐疝蛔虫病脉证治第十九》立乌梅丸方，专治寒热错杂之蛔厥吐蛔者，指出："蛔厥者，当吐蛔，今病者静而复时烦，此为脏寒，蛔上入膈，故烦，须臾复止，得食而呕，又烦者，蛔闻食臭出，其人当自吐蛔，蛔厥者，乌梅丸主之。"该方温凉并用，安蛔止厥，对偏寒偏热者亦可加减运用，如

《金匮玉函要略辑义》所云："案此方，主胃虚而寒热错杂，以致蛔厥者，故药亦用寒热错杂之品治之。而有胃虚以偏于寒而动蛔者，陶华因立安蛔理中汤主之（即理中汤加乌梅、花椒，出《全生集》）；而有胃不虚以偏于热而动蛔者，汪琥因制清中安蛔汤主之（黄连、黄柏、枳实、乌梅、花椒，出自《伤寒辨注》）。此各取本方之半而治其所偏也，对症施之，皆有奇效。"可资参考。

吐　逆

【定义】

吐逆，指胃气上逆，有物从口吐出的症状。另《伤寒论》《金匮要略》尚有"食入口即吐"，指食物一吃下去即吐出来，无所停留；"朝食暮吐"，指早晨进的食物到了晚上才吐出来，有较长的胃内停留时间；"气逆欲吐"，指胃气上逆，泛泛欲吐；"药物致吐"，指由于药物而引起的呕吐。须注意，仲景以声物兼出而名为呕，以物独出而名为吐，以声独出而名为干呕，故言吐者，有吐涎、吐浊唾、吐酸水、吐苦水等，均不必有呕声。

【分类】

吐逆诸证，总由胃气上逆导致，仲景文中，呕、吐常有互代，宜互作参考。

1. 胃中虚冷吐逆　中气虚冷，则胃失和降而上逆。《伤寒论》第122条云："病人脉数，数为热，当消谷引食，而反吐者，此以发汗，令阳气微，膈气虚，脉乃数也，数为客热，不能消谷，以胃中虚冷故吐也。"《金匮要略》之虚寒胃反证即由脾胃阳气虚衰，不能腐熟消化水谷，势必上逆而吐，形成"朝食暮吐，暮食朝吐，宿谷不化"之症状，治疗当以大半夏汤开结降逆，补虚润燥。

2. 胃热气逆吐逆　诸逆冲上，皆属于火。胃肠实热壅阻，腑气不通，在下则肠失传导而便秘，在上则胃不能纳谷以降，且火性急迫上冲，故《金匮要略·呕吐哕下利病脉证治第十七》曰："食已即吐者，大黄甘草汤主之。"大黄甘草汤泻热去实，使实热去，大便通，胃气和，则吐自止，此所谓"欲求南熏，先开北牖"，然其症必有腹痛拒按，舌红苔黄燥，脉沉实有力等实热征象。若"伤寒本自寒下，医复吐下之，寒格，更逆吐下，若食入口即吐"（《伤寒论·辨厥阴病脉证并治》第359条），此原是胃热脾寒，误吐伤胃，误下伤脾，脾胃更伤，因而寒热更甚，仲景治以干姜黄芩黄连人参汤，苦寒泄降，辛温通阳，因"食入口即吐"，表明上热尤甚，故方中苦寒倍于辛热，即如陆渊雷所总结："凡朝食暮吐者，责其胃寒，食入即吐者，责其胃热，胃热故用芩连。本方证胃虽热而肠则寒，故芩连与干姜并用。"

3. 饮阻气逆而吐 痰饮内停、上犯则吐，其吐亦多为痰涎。《金匮要略》茯苓泽泻汤证即由于中阳不运，水饮内留，胃失和降而吐，津不上承而渴，因渴复饮，更助饮邪，如此愈吐愈饮，愈饮愈渴，吐渴并见，故以茯苓泽泻汤化饮利水，和胃降逆。"水逆"五苓散证，"渴欲饮水，水入则吐"，亦是吐渴并见，但其重点在于膀胱气化不行，水停下焦，故以小便不利为其主症，治疗偏于通利小便；茯苓泽泻汤证重点在于胃有停饮，故以吐渴不已为其主症，治疗重在温胃化饮降逆。

4. 药物致吐 有两种情况：其一以致吐除病为目的，即后世之吐法，如《金匮要略·腹满寒疝宿食病脉证治第十》曰："宿食在上脘，当吐之，宜瓜蒂散。"此宿食在胃之上脘，见胸脘胀闷，泛泛欲吐，是正气逐邪外出，可用瓜蒂散因其势而吐之，所谓"其高者因而越之"；若痰涎壅塞胸膈，"病如桂枝证，头不痛，项不强，寸脉微浮，胸中痞硬，气上冲喉咽不得息者"，亦当吐之，方如瓜蒂散(《伤寒论》第166条)。后世吐法更有发展，方法尚有探吐，以治误食毒物，食物药物中毒早期等。其二为药后反应，如《伤寒论》栀子豉汤方后注之"得吐者，止后服"类。若药后本不应吐而反吐者，可能提示药证不相宜也，如《伤寒》第19条所说："凡服桂枝汤吐者，其后必吐脓血也。"桂枝汤辛温，解表且能助阳，里热盛者服之，则有助热动血之弊。

吐　利

【定义】

吐利，吐者，吐逆；利者，下利，指大便稀薄甚至水样，次数较多。吐利合称，即吐泻同时或交替发生，与单纯性呕吐或腹泻不同，是胃肠同时受病的反应。另有"吐下不止"，即吐泻不停不休，为吐利之甚者。本节将合并一处讨论。

【分类】

本症总由脾胃升降失司，胃气上逆则吐，清浊相混而下则泄。

1. 热邪内迫吐利　"暴注下迫，皆属于热""诸逆冲上，皆属于火"。火热上扰于胃，下迫于肠，则吐利并作。《金匮要略·呕吐哕下利病脉证治第十七》曰："干呕而利者，黄芩加半夏生姜汤主之。"即为热犯胃肠治例，其症应有口苦、口渴、泄利下重、腹痛、舌红苔黄等。大柴胡汤主之少阳兼里实证，本当大便秘结，但热结而旁流，又可见"呕吐而下利"（165 条），但虽利而燥结仍在，且往来寒热，胸胁苦满，口苦咽干诸症并见，故仲景仍用大柴胡汤主治。

2. 水饮阻滞吐利　痰饮水湿内阻，则脾胃升降失和而吐利并作。如《伤寒论》第 152 条之十枣汤证，由于饮停胸膈且内动上干，溢于胃则呕逆，趋于肠则下利，上攻则头痛，外渗则汗出，伴咳引胁下痛、脉弦等悬饮本象，治疗亦当求其本，仲景以十枣汤攻逐水饮而治之。《伤寒论》第 316 条论真武汤证曰："少阴病，二三日不已，至四五日，腹痛，小便不利，四肢沉重疼痛，自下利者，此为有水气。其人或咳，或小便利，或下利，或呕者。"以水邪内停，随气机升降无处不到也，此阳虚饮泛，故温阳利水治之。

3. 霍乱吐利　《伤寒论》第 382 条指出："呕吐而利，此名霍乱。"霍乱以吐利为主症，多由饮食所伤，或兼外感，致胃肠功能紊乱，清气不升则泻，浊气不降则吐，清浊相干，故吐利交作，正如成无己所说："三焦者，水谷之道路。邪在上焦，则吐而不利；邪在下焦，则利而不吐；邪在中焦，则既吐且利，以饮食不节，寒热不调，清浊相干，阴阳乖隔，遂成霍乱。"治疗当分寒热虚实，如同篇第 386 条所说：霍乱见"头痛发热，身疼痛，热多欲饮水者"，是邪在阳分，表不解里不和，发热恶寒身痛并吐利俱见，主以五苓散两解表里；见"寒多不用水者"，是邪在阴分，中焦虚寒，寒湿内盛，吐利而兼腹痛食少、神疲脉弱等，当以理中丸温中散寒；若吐泻剧烈，亡阳脱液，见"恶寒，脉微而复利，利止"者，则恶寒肢厥、身蜷、脉微等所当同见，当以四逆加人参汤回阳救逆，益气升津。但须注意，中医学之霍乱含多种急性胃肠病变，非指西医学之霍乱。

4. 虚寒吐泻　"胃阳不伤不吐，脾阳不伤不泻"，此即阳虚吐泻之机制。以阳衰阴盛，当兼面白肢冷、畏寒蜷卧等虚寒症状。《伤寒论》第 273 条之太阴病提纲证即曰："太阴之为病，腹满而吐，食不下，自利益甚，时腹自痛。"此脾伤而升降失常，浊阴上逆则吐，清阳不升则泻，治当以理中汤温之。肾为一身之阳所寄，少阴肾阳虚衰，阴寒内虚，亦致吐利，并有腰膝酸冷、脉沉无力等兼症。如《伤寒论》第 296 条所说："少阴病，吐利躁烦，四逆者，死"，当急以四逆汤等回阳救逆。

【补充】

1. 湿盛吐泻　湿邪可挟寒挟暑，阻遏中焦，肠胃俱病而吐泻交作。暑湿吐泻，当兼烦热口渴，胸脘痞闷，舌苔黄腻等，治以清暑利湿、逐秽化浊，可用后世燃照汤合葛根芩连汤；寒湿吐泻，可见肠鸣腹痛，舌苔白腻等症，治当温中燥湿化浊，藿香正气丸加减。

2. 伤食吐泻　食滞于内，肠胃即伤。其吐多酸腐，泻多酸臭，腹痛且胀，嗳气厌食，治宜消导，保和丸、枳实导滞汤之类。

吐 涎 沫

【定义】

吐涎沫，涎沫者，稀痰也，即口中吐出黏液白沫也。另《伤寒论》《金匮要略》有"浊唾"者，稠痰也，较涎沫稠浊；"喜唾"，指时时泛吐唾沫痰涎；"多涎唾"，指自觉口中唾液较多，或有频频不自主吐唾的症状；"吐水"，即口中泛吐清水，正常人口中沫津常润，不需吐唾。

【分类】

1. 肺痿吐涎沫　热在上焦，津枯叶焦，或肺中虚冷，不能制下，均可导致肺气痿弱不用，通调失职，津液无所敷布摄纳而频吐浊唾涎沫。虚寒肺痿以吐涎沫为主，并见不渴无热，舌淡脉迟等症，如《金匮要略·肺痿肺痈咳嗽上气病脉证治第七》所指出："肺痿吐涎沫而不咳者，其人不渴，必遗尿，小便数，所以然者，以上虚不能制下故也，此为肺中冷，必眩，多涎唾，甘草干姜汤以温之。"虚热肺痿者，多咳吐浊唾，以火煎故也，且伴口咽干燥，欲得凉润，舌红少苔，脉象虚数等。治当清养肺胃，如麦门冬汤、清燥救肺汤类。肺痈酿脓期亦有"多唾浊沫"，但其痰腥臭，并有发热咳喘，脉象数实，是其鉴别。

2. 中风吐涎沫　风中经络或邪入脏腑，则经隧不利，口张不能闭合，津液失于收持而流吐涎液。中经络者较轻，多仅见口眼㖞斜；中脏腑较重，可见舌㖞语謇，肢体不遂，甚至昏不识人，即如《金匮要略·中风历节病脉证并治第五》

所言："邪在于络，肌肤不仁；邪在于经，即重不胜；邪入于腑，即不识人；邪入于脏，舌即难言，口吐涎。"其治疗亦依邪之所在，正之盛实，方如后世之牵正散、镇肝息风汤类。

3. 阳虚饮泛吐涎沫　肺脾肾三脏，分居三焦，共司水之生成、输布与排泄。三脏阳气亏虚，则水饮或失摄纳，或停而上泛。其涎唾每多稀薄，口不渴，喜温畏寒，尿清舌淡。《伤寒论》第 396 条曰："大病瘥后，喜唾，久不了了，胸上有寒，当以丸药温之，宜理中丸。"此脾肺虚寒之唾，理中丸用人参干姜，正温补脾肺也。《金匮要略·呕吐哕下利病脉证治第十七》之茱萸汤证，见"干呕、吐涎沫、头痛者"，则是肝寒犯胃、挟饮上逆，故肝胃同治之。若痰饮偏盛，见"吐涎沫""时时吐浊"者，可与小青龙汤、皂荚丸等随证治之。

4. 虫证吐涎沫　虫动则胃缓，胃缓则廉泉开而涎下，故《东医宝鉴·内景篇》说："三虫之证，皆口流涎也""小儿腹痛，口中出清水者，虫痛也"。虫证吐涎，当伴其他虫证表现，如《金匮要略·趺蹶手指臂肿转筋阴狐疝蛔虫病脉证治第十九》所描述："蛔虫之为病，令人吐涎，心痛发作有时"，治方为甘草粉蜜汤、乌梅丸等，虫去则涎自止。

唾　脓　血

【定义】

唾脓血，指口中吐出脓血之物，多是内痈破溃之症。

【分类】

本症主由热毒内盛、腐肉成脓、络伤出血导致。《金匮要略·肺痿肺痈咳嗽上气病脉证治第七》曰："若口中辟辟燥，咳即胸中隐隐之痛，脉反滑数，此为肺痈，咳唾脓血"，以咳唾脓血、胸痛、脉滑数为其主症，此因风热内壅，肺气不利，痰涎内结，瘀热成痈，痈溃脓出而成，后世多以《千金》苇茎汤清肺化痰、活血排脓治之。若病重后期，"久久吐脓如米粥"者，一是病势转虚，仲景以桔梗汤排脓解毒为主。阴阳毒亦唾脓血，《金匮要略·百合狐惑阴阳毒病脉证治第三》指出："阳毒之为病，面赤斑斑如锦纹，咽喉痛，唾脓血，五日可治，七日不可治，升麻鳖甲汤主之"，此感受疫毒，血分热盛，腐肉成脓故也，升麻鳖甲汤清热解毒散瘀，故用为主方。

不 能 食

【定义】

不能食，指食欲差，或本有脘胀呕吐之疾，食则加甚而惧进饮食。《伤寒论》《金匮要略》尚有"不欲食"，亦称纳呆、纳差，即食欲不振，不思饮食；"不能消谷"，指不能消化水谷；"不知食味"，指口中味觉减退，无法尝出饮食滋味；"恶闻食臭"，即见食物则恶心乃至呕恶欲吐，又称厌食、恶食，是不欲食之甚者；"食难用饱"，即饮食难以吃饱，饱则不适；"食不下""水浆不下"，指饮食不能入口下咽。诸症均是对饮食障碍的描述。

【分类】

1. 伤食不能食　多有明显的伤食史，食物过量或进难以消化之物，则脾胃受伤、纳运失常。《景岳全书·饮食门》曰："伤食者，必恶食。"其症以厌食为特点，且伴脘腹胀闷、嗳气，大便臭秽或秘结不通，舌苔浊腻等。仲景以见症不同而分别施治。如宿食在上脘，伴胸脘窒闷，时欲呕而不得者，吐以瓜蒂散，因其病位偏高，病势向上也；若"下利不欲食者，当下之，宜大承气汤"（《金匮要略·腹满寒疝宿食病脉证治第十》），下利则宿食当去，积滞下达，理应胃纳恢复，现虽利而仍不欲食，说明宿食尚未悉去，当伴见腹满硬痛，脉来沉实等，故可用大承气汤因势而下去宿根。

2. 湿困中焦不能食　湿热或寒湿阻滞中焦，则脾胃困顿，不能纳运而纳呆。《金匮要略·黄疸病脉证并治第十五》指出："谷疸之为病，寒热不食，食即头眩，心胸不安。"此湿热内蕴不思食也，当使小便短赤，心烦胸闷，舌红苔黄腻，脉滑数等，治以茵陈蒿汤清泄湿热；若见"阳明病，脉迟者，食难用饱，饱则微烦头眩，小便必难，此欲作谷疸"，是寒湿内郁，饱食则气滞加甚而烦闷，故食难用饱，当伴见倦怠少食、舌苔白腻等寒湿征象，治疗宜用后世之茵陈理中汤而化之。狐蜮病以湿热虫毒故，亦可见"不欲饮食、恶闻食臭"，仲景治以甘草泻心汤清热化湿，安中解毒。

3. 热扰于胃不能食　胃热本当清谷，但热气内扰，亦有致胃失和降，反不受纳者。如《伤寒论》第215条指出："阳明病，谵语，有潮热，反不能食者，胃中必有燥屎五六枚也，若能食者，但硬耳，宜大承气汤下之"，见潮热谵语，若不能食，是燥屎内结，浊气壅滞不行也，宜用大承气汤攻下腑中实热；若饮食尚可，则知大便虽硬，未至燥坚，只宜小承气汤软下之。余热未清，留扰胸膈，可见"心中懊侬，饥不能食"，此因懊侬之甚，胃脘嘈杂，似饥非饥，而又不能饮食的状态，以栀豉汤清宣胸膈郁热即可。两者一为里实，一为里热，且病位有上下之偏，故见症有异，治疗亦有攻、清之不同。

4. 肝胆火郁不能食　肝胆横逆犯胃，则食纳失常。《伤寒论》第96条论少阳证本证指出："伤寒五六日，中风，往来寒热，胸胁苦满，嘿嘿不欲饮食，……小柴胡汤主之"，即邪入少阳，胆火犯胃之明证；《伤寒论》第326条所云："厥阴之为病，消渴，气上撞心，心中疼热，饥而不欲食，食即吐蛔"，则是肝经气火乘脾扰胃之不欲食。临床肝气犯胃之纳差者，病情多与情绪变化相关，或抑郁，或烦怒，胁胸不适，泛酸口苦，治疗又当疏肝和胃，后世多用逍遥散、柴胡疏肝散等方。

5. 中气虚寒不能食　脾胃气虚或阳虚内寒，则纳运无权而不能饮食。其症状特点为：食欲逐渐减退，甚至不知饥饿，兼食后脘腹闷胀，食多则泛泛欲吐，少气乏力，肢冷便溏等。《伤寒论》第120条曰："太阳病当恶寒发热，今自汗出，反不恶寒，发热，关上脉细数者，以医吐之过也。一二日吐之者，腹中饥，口不能食，三四日吐之者，不喜糜粥，欲食冷食，朝食暮吐。"此因一二日邪气尚浅，误吐而胃不尽伤，故虽不能多食，仍知饥饿；至三四日吐之者，邪入渐深，胃伤更重，以"食不下"为本症，但若阳浮在膈，病者虽可进饮食，终究朝食而暮吐之，以中阳虚不能腐熟也；胃气伤，可用异功散；胃阳伤，则须理中辈。若中阳虚寒较甚，寒气可攻冲上下内外，出现"心胸中大寒痛，呕不能饮食"，《金匮要略》治以大建中汤温中散寒；至于中虚与瘀血互见，腹满不能饮食、肌肤甲错、两目黯黑者，又当攻补兼施，《金匮要略·血痹虚劳病脉证并治第六》治以大黄䗪虫丸。

【补充】

胃阴不足不欲食　多在热病后期，胃阴耗伤者，症多饥不欲食，口渴喜饮，唇红干燥，便结尿短，舌红少苔。治当滋阴和胃，方如养胃汤化裁。

能　食

【定义】

能食，一指正常人之食欲、食量，即所谓"饮食如故"；一指食纳亢进，饮食超常的病证。另有"反能食"，指本不应能食，反倒能食；"消谷引食"与"消谷喜饥"，义同，亦称多食善饥，均食纳亢进，食下不久即感饥饿的症状；"暴思"，指病人突然想吃所不喜之物；"心中饥"，即胃内感到饥饿；"食有美时"，即饮食时佳时差。

【分类】

1. 胃火炽盛能食　病由素嗜辛辣，或外热内传，或肝火犯胃致胃中积热，胃热则腐熟太过，故能食易饥，其鉴别要点是伴口干口渴、便秘舌红等。《金匮要略·水气病脉证并治第十四》曰："趺阳脉当伏，今反数，本自有热，消谷"，此言"胃热当消谷也"。消渴病之中消证，病由胃火内炽，故以消谷善饥为主症，治当清热兼以养阴，方如白虎加人参汤。《伤寒论》第 190 条更以能食与否审胃阳之虚实而区分寒热，"阳明病，若能食，名中风；不能食，名中寒"，能食者，胃阳素旺，致成阳明热证，反之则成胃中虚冷证。

2. 胃气冲和能食　病而饮食如故，说明中气未伤，胃气冲和，或提示病不在中焦。《金匮要略》论产后郁冒证曰："病解能食"，郁冒病本呕而不能食，郁冒病解，胃气已和，故能饮食。狐蜮病由湿热虫毒内蕴，本易影响脾胃而不欲饮食，但若上注酿脓，则病势集中于局部，脾胃影响反轻，故能食。其与肾着区别：肾着本寒湿为患，但痹着部位在下焦，故亦"饮食如故"。

3. 其他病证能食　百合病由于心肺阴虚内热，影响神明，可见饮食失调，如想进饮食，但不能食，时而胃纳甚佳，时又厌恶食饮，皆恍惚不定之征。若见病人突然想吃素所不喜之物，此脏气为邪气所改变，食后可能助长病气而发热，即所谓"暴思"也(《金匮要略·脏腑经络先后病脉证第一》)。

嗜　甘

【定义】

嗜甘，指喜好进食甘甜食物，属嗜味的一种症状。口甘则指口中自觉有甜味，主脾热证，两者当易区分。

【分类】

由于嗜味与地区饮食习惯有较大关系，故虽临床有肝病嗜酸、心病嗜苦、脾病嗜甘、肾病嗜咸、肺病嗜辛的说法，但不能单纯以此为诊疗依据，须四诊合参方才全面。《金匮要略·五脏风寒积聚病脉证并治第十一》曰："肝中风者……令人嗜甘。"肝为风木之脏，其脉布胁肋，连目系、上出额、至颠顶，肝中于风，风性则动，故头目动；肝主筋，风胜则筋脉燥而拘急，故胁病行伛。《素问·脏气法时论》说："肝苦急，急食甘以缓之。"又说："脾欲缓，急食甘以缓之……甘补之。"现正苦于急，甘能缓之，故令人嗜甘，此即如《金匮要略心典》所谓"木胜而土负，乃求助于其味也"，此亦《金匮要略》所谓"五脏病各有所得者愈"，正其所得也。

第五章
胸腹症状

胸　满

【定义】

胸满，意指胸部满闷不舒。尚有"胸胁满"与"胸胁逆满"。胸胁满，是胸部满闷连及胁肋；胸胁逆满，义同"胸胁满"，惟多气逆不适之感。本节合并一处讨论。

【分类】

胸满一症，或因于热，或缘于寒，多咎之邪阻气郁。至于正气虚衰者，虽非邪阻，亦应责其气机不运。故或胸满，或胸胁满，其基本病机总为气机不畅。

1. 热壅气滞胸满　邪热入里，而致气机不畅，若涉于胸位，则为胸满。

（1）热盛阳明　外邪离却太阳之表，径入阳明之里，热壅气郁，故为胸满。《金匮要略·痉湿暍病脉证治第二》曰："痉为病，胸满口噤，卧不着席，脚挛急，必齘齿，可与大承气汤。"因其热盛而津伤，筋脉失养，故口噤，卧不着席，脚挛急，且必兼发热、口渴、舌红、脉数等。本证虽未见腑实之象，而热伤阴津之势甚重，故治之以通腑泄热、急下存阴之法，以大承气汤主之。

（2）肺热壅盛　风热犯肺，肺气不利，故咳而胸满。《金匮要略·肺痿肺痈咳嗽上气病脉证治第七》曰："咳而胸满，振寒脉数，咽干不渴，时出浊唾腥臭，久久吐脓如米粥者，为肺痈，桔梗汤主之。"因其邪壅时久，热毒蕴结，血脉腐伤，酿成痈脓，故伴浊唾腥臭，振寒脉数，咽干胸痛等症。治宜排脓解毒，方选桔梗汤或《外台》桔梗白散；若邪实壅盛，咳而满胀，上气喘息，甚则一身面目浮肿，则宜泻肺开结，方用葶苈大枣泻肺汤。

（3）湿热阻滞　湿热黄疸，误用火劫，热势转盛，上蒸于胸，故为胸满。《金匮要略·黄疸病脉证并治第十五》云："病黄疸，发热烦喘，胸满口燥者，以病发时火劫发汗，两热所得。然黄家所得，从湿得之。一身尽发热而黄，肚热，热在里，当下之。"其症发热，胸腹灼手，口燥，黄疸，烦喘，舌红苔黄厚，脉滑或濡数。治宜通腑泄热，此仲景所立之法。至于方药，仲景并未明言，示人当灵活以治。若湿邪化燥，则予泄热存阴之方，如承气之类；若热虽转盛，而湿未尽去，则当变通而下之，可选栀子大黄汤、大黄硝石汤或凉膈散之属。

上述三证虽同为热壅气滞而致胸满，然其病机重心、病理部位及临床特征，各具个性，宜审而辨之。

2. 邪阻少阳胸胁（逆）满　邪入少阳，枢机不运，气郁难伸，故为胸胁满闷。《伤寒论》第96条曰："伤寒五六日，中风，往来寒热，胸胁苦满，嘿嘿不欲饮食，心烦喜呕。或胸中烦而不呕，或渴，或腹中痛，或胁下痞硬，或心下悸，小便不利，或不渴，身有微热，或咳者，小柴胡汤主之。"此为典型之邪阻少阳半表半里证，因其胆火内郁，枢机不利，除胸胁苦满外，尚兼往来寒热、心烦喜呕、嘿不欲食、口苦、咽干、目眩、脉弦等。治宜和解少阳，宣达枢机，方药首选小柴胡汤。若兼阳明里实者，则有不大便，腹满胀痛，甚或潮热脉实等，或以和解攻下之大柴胡汤或柴胡加芒硝汤主之（104条）；若邪犯少阳且兼正气损伤而三焦失调者，诚如第107条所言："伤寒八九日，下之，胸满烦惊，小便不利，谵语，一身尽重，不可转侧者"，则宜和解通阳，泄热安神，方选柴胡加龙骨牡蛎汤；若见"胸胁满微结，小便不利，渴而不呕，但头汗出，往来寒热，心烦者"（147条），此又属邪犯少阳而兼寒饮内停，治当和解少阳，兼以温化水饮，方用柴胡桂枝干姜汤。

3. 湿郁上焦胸满　湿性黏滞，易阻气机，或由表湿内陷，或因脾虚湿生，胸阳不运，故发满闷，此湿郁上焦胸满之由也。《金匮要略·痉湿暍病脉证治第二》云："湿家，其人但头汗出，背强，欲得被覆向火。若下之早则哕，或胸满，小便不利，舌上如苔者，以丹田有热，胸上有寒，渴欲得饮而不能饮，则口燥烦也。"此湿病误下后所致之寒热错杂也，上热而下寒，湿遏而热伏，仲景未出方治，钱天来氏主张用桂枝附子汤或甘草附子汤化裁，可供参考。在《金匮要略·水气病脉证并治第十四》曾论及黄汗一病，亦有此类情况："黄汗其脉沉迟，身发热，胸满，四肢头面肿，久不愈，必致痈脓"。此病亦属湿郁热伏，其湿郁肌表肺卫同于前者，而热伏营中则与前者热遏下焦相异，故其治疗自当有别。芪芍桂酒汤、桂枝加黄芪汤，是仲景为湿郁黄汗所设之代表方。若营热较甚，后世医家主张加用茵陈、黄柏、赤苓、木通、栀子等，以清营泄热除湿。此二证与热壅气滞之湿热阻滞证同中有异，此以湿郁为主，前以热盛为重；此多正气不足，前为邪气盛实。

4. 痰饮阻滞胸满 痰浊水饮，阴邪之类，最易郁遏气机，损伤阳气，胸阳不展，则发满闷之症。惟痰饮水浊，居无定处，或壅于肺，或停于胃，或积于膈，或僻于胁，故其临床兼症各有不同，而治法方药因之而异。

（1）痰浊胸痹 《金匮要略·胸痹心痛短气病脉证治第九》曰："胸痹心中痞，留气结在胸，胸满，胁下逆抢心，枳实薤白桂枝汤主之，人参汤亦主之。"证因胸阳不足，阴寒气逆而痰浊闭遏，故见胸满而兼心中痞，胁下逆气上冲感。其偏于实者，尚应伴见腹胀，大便不畅，舌苔厚腻，脉象弦紧等，治宜通阳开结，泄满降逆，方选枳实薤白桂枝汤；其偏于虚者，胸胃阳虚为重，当见四肢不温，倦怠少气，语声低微，大便溏薄，舌质淡白，脉弱而迟等，治宜补中助阳，温化寒痰，方选人参汤。

（2）支饮气逆 《金匮要略·痰饮咳嗽病脉证并治第十三》谓："冲气即低，而反更咳、胸满者，用桂苓五味甘草汤加干姜、细辛，以治其咳满。"饮迫胸肺，谓之支饮，故胸满乃其主症之一。若饮停于内，而兼冲气上逆，则其咳喘胸满之象更为明显，临床常见咳逆倚息不得卧、舌白脉弦等症。治宜温化寒饮，泄满定喘，方用苓甘五味姜辛汤。此与前证均为病及胸位，惟前者痰浊闭遏，胸闷明显，甚或闷痛；而后者饮邪为患，变动无常，且以喘息咳嗽为主，甚或身肿，此同中之异，不可不辨。

（3）寒饮冲逆 寒饮留中，冲逆为患，胸满腹痛为其常症。《金匮要略·腹满寒疝宿食病脉证治第十》曰："腹中寒气，雷鸣切痛，胸胁逆满，呕吐，附子粳米汤主之。"证因脾胃虚寒，水湿内停，寒气冲逆，故见上症而以剧烈腹痛为主。治宜散寒降逆，温中止痛，方用附子粳米汤。若如《金匮要略·痰饮咳嗽病脉证并治第十三》所言"心下有痰饮，胸胁支满，目眩"，此痰饮于中而逆于肝，故胸满连胁且有支撑感，而头晕目眩，脘痞纳差，苔腻脉沉紧等，所当兼见。治宜温阳健脾，蠲饮降逆，方用苓桂术甘汤。而《金匮要略·呕吐哕下利病脉证治第十七》曰"呕而胸满者"，则是寒饮挟肝气上逆，呕吐明显且兼巅顶头痛，四肢不温，舌白脉弦而迟等，治宜暖肝助阳，化饮降逆，方用吴茱萸汤。

5. 瘀血内停胸满 血溢脉外，瘀着于内；或热入血分，瘀热互结，影响胸中气机，多表现为胸满或痛。《金匮要略·惊悸吐衄下血胸满瘀血病脉证治第十六》云："病人胸满，唇痿舌青，口燥，但欲漱水不欲咽，无寒热，脉微大来迟，腹不满，其人言我满，为有瘀血。"此典型之瘀血内阻，气机不畅而胸满，仲景未出方治，然据其因机，活血化瘀自在不言中，可选后世之血府逐瘀汤；若瘀久化热，而见"口干燥而渴"等症，又当加用化瘀清热如牡丹皮、赤芍等；若妇人热入血室，邪热与血相搏，其瘀结程度虽较前为轻，而邪热之象更重。《伤寒论》之143条曰："妇人中风，发热恶寒，经水适来，得之七八日，热除而脉迟身凉，胸胁下满如结胸状，谵语者，此为热入血室也，当刺期门，随其实而取之。"其证每与少阳、厥阴相关，故刺期门或用小柴胡汤，均以透达瘀热为旨。

6. 正虚气郁胸满 气机不运是胸满之基本病机，以实证居多。而正气虚衰所致气郁者，亦胸满征象之缘由也，当不可不知。《金匮要略·水气病脉证并治第十四》曰："趺阳脉当伏，今反紧，本自有寒，疝瘕，腹中痛，医反下之，下之即胸满短气。"此胸满一症，咎由误下损伤阳气，肺气不足，难于宣发。仲景虽未出方治，可以理中汤类温阳散寒，则胸满自除。而《伤寒论》第310条所言"少阴病，下利，咽痛，胸满，心烦"者，又当责之阴液不足，虚热气郁。治当润肺养阴，清热解郁，方用猪肤汤。

7. 表邪郁闭胸满 邪犯肌表，肺气因郁，此表邪郁闭胸满之机也。如《伤寒论》21条云："太阳病，下之后，脉促胸满者，桂枝去芍药汤主之。"本证胸满由误下邪陷，胸阳不展，故当伴见脉促短气，发热恶寒，头痛汗出等症。治宜调和营卫，宣展胸阳，方用桂枝去芍药汤。若如《伤寒论》第36条所言"太阳与阳明合病，喘而胸满者"，此证之胸满，仍当责之邪郁肺卫，而与阳明里证无关，故曰："不可下"。仲景以麻黄汤治之，显然应兼发热恶寒、身痛喘息、头痛脉紧等症，与前者之表虚邪陷自不相同。

胸 中 窒

【定义】

胸中窒者，意指胸中有窒塞之感。其义类于胸满，然胸满偏于胀闷不适，而胸中窒则偏于窒压紧塞；窒类于痛而较痛为轻。一般而言，前者多涉全胸，而后者部位较局限；前者气郁程度较轻，而后者气结程度较重。

【分类】

本症基本病机仍为气机不运，就原著而论，其成因不外寒、热两端。

1. 热郁胸膈胸中窒　《伤寒论》第77条曰："发汗若下之，而烦热，胸中窒者，栀子豉汤主之。"其证因外邪入里，郁于心胸，气机滞涩，故而胸中窒塞不适。火邪内郁，则见发热，心烦，卧起不安，舌红脉数等症。治宜清宣透达，发散郁火，方用栀子豉汤。

2. 寒湿郁阻胸中窒　《金匮要略·水气病脉证并治第十四》云："身肿而冷，状如周痹，胸中窒，不能食，反聚痛，暮躁不得眠，此为黄汗，痛在骨节。"其证寒湿郁阻肺中阳气，肺气不能宣达而发胸中窒。同时，尚可兼见身体浮肿而两胫自冷，状如周痹疼痛而随经脉上下游走，不能进食，胸膈作痛，日暮烦躁不得眠等症。治宜通阳利湿，调和营卫，可用芪芍桂酒汤或桂枝加黄芪汤治之。

心 胸 不 安

【定义】

心胸不安者，意指胸闷不舒而兼心烦意乱之症。与胸中窒、胸满相较，本症胸闷而兼烦乱不安，非若其他单纯胸闷或窒塞。另有"欲蹈胸上"一症，乃心胸闷胀不适，意欲重力按压方舒的临床表现。本节合并一处讨论。

【分类】

1. 湿热蕴结心胸不安　《金匮要略·黄疸病脉证并治第十五》谓："谷疸之为病，寒热不食，食即头眩，心胸不安，久久发黄为谷疸，茵陈蒿汤主之。"其证因脾胃升降失常，饮食不化，清湿相混，湿热内生，交蒸上冲则为心胸不安。临床常伴寒热缠绵，食则头眩，身目发黄，腹满，小便短赤不利，舌红苔腻而黄，脉来濡数等。治宜清热泄湿，利胆退黄，方用茵陈蒿汤。

2. 肝络失和欲蹈胸上　《金匮要略·五脏风寒积聚病脉证并治第十一》云："肝着，其人常欲蹈其胸上，先未苦时，但欲饮热，旋覆花汤主之。"肝受邪袭，疏泄失职，经脉气血失和，郁滞不行，故见胸胁痞闷不适，甚或胀痛、刺痛，以手按揉而气机暂通，故常欲蹈其胸上。临床可见叹息嗳气，精神抑郁，甚则舌青脉涩等症。治宜行气活血，通阳散结，方用旋覆花汤（旋覆花、葱、新绛）。

叉手自冒心

【定义】

叉手自冒心，乃言病人两手交叉按于心胸部位的临床表现。

【分类】

本症见于《伤寒论》中第 64 条和第 75 条，乃过汗损伤心阳所致。第 75 条云："未持脉时，病人手叉自冒心，师因教试令咳而不咳者，此必两耳聋无闻也。所以然者，以重发汗，虚故如此。"第 64 条谓："发汗过多，其人叉手自冒心，心下悸欲得按者，桂枝甘草汤主之。"其证因心阳虚损，心主失煦，动摇不宁，发为心悸；心虚而喜按，故其人常以两手按护其心胸部位，以安神明。除此之外，临床常兼见面白神疲，短气乏力，舌淡脉弱等症。治宜温补心阳，方选桂枝甘草汤。

胸 中 痛

【定义】

胸中痛是指胸部疼痛的症状。胸痛在临床上所涉及的范围相当广泛，多种病证诸如肺痈、胸痹、悬饮、水肿等均可发生胸痛。《伤寒论》《金匮要略》有"胸中痛""胸背痛"等称谓。本节将合并一处讨论。

【分类】

1. 气机上逆胸中痛　由邪热内陷，气机不通，气逆于胸所致。《伤寒论·辨太阳病脉证并治》说："太阳病，过经十余日，心下愠愠欲吐，而胸中痛，大便反溏，腹微满，郁郁微烦，先此时自极吐下者，与调胃承气汤"（123 条），是太阳表病，时日已久，有入里化热之势，复因吐下之伤，则邪气乘虚内陷，热邪郁于胃肠，故见腹微满，郁郁微烦，愠愠欲吐；吐时气逆于上，复加邪热扰胸，故胸中痛。汪苓友云："胸中痛者，膈以内实也，胸痛当责邪热结于胃中"（《伤寒论辨证广注》），程应旄云："胸中痛者，从前津液被伤，欲吐则气逆并及之，故痛……缘胃有邪蓄而之胃上口被浊熏也"（《伤寒论后条辨》）。治宜泄热润燥，调和胃气，用调胃承气汤，则胸痛可去也。

2. 肺痈热聚胸中痛　《金匮要略·肺痿肺痈咳嗽上气病脉证治第七》说："口中辟辟燥，咳即胸中隐隐痛，脉反滑数，此为肺痈，咳唾脓血。"此乃热邪在肺，结聚成痈之候。由于热聚成痈，肺中邪实，故咳则胸中隐痛；痈溃脓出，故咳吐脓血；肺痈实热，故脉见滑数。气机上逆胸中痛与肺痈热聚胸中痛，两者病机、病位、证候、治法等均有所不同。前者为热结于胃，气机上逆所致，临床以腹微满，郁郁微烦，愠愠欲吐，胸中痛为特征，故治用调胃承气汤泄热和胃；后者为热聚于肺，结聚成痈引起，临床以口中干燥，咳则胸中隐痛，咳唾脓血，脉滑数为特征，治当清肺化痰，解毒排脓，可用桔梗汤合《千金》苇茎汤加减。

3. 胸阳痹阻胸背痛　胸痛之症，是胸痹、心痛的常见主症，多与上焦阳虚、胸阳不振有关。故《金匮要略·胸痹心痛短气病脉证并治第九》说："……阳微阴弦，即胸痹而痛，所以然者，责其极虚也。今阳虚知在上焦，所以胸痹、心痛者，以其阴弦故也。"说明胸痹、心痛的病机是上焦阳虚，阴邪内盛，邪正相搏而成。若"胸痹之病，喘息咳唾，胸背痛，短气，寸口脉沉而迟，关上小紧数，瓜蒌薤白白酒汤主之"（同上），胸痹之病，因"阳微阴弦"，阳虚邪闭，胸阳痹阻，气机不通，故胸背痛而短气；胸痹不通，肺失肃降，故喘息咳唾；上焦阳虚，胸阳不振，故寸脉沉而迟；上焦阳虚，痰饮上乘阴邪停聚胸胃，故关上脉小紧数。此与"阳微阴弦"之脉证病机相同。肺痈热聚胸中痛与胸阳痹阻胸中痛，两者病机证治不同。彼为热聚在肺，结聚成胸而成，病位主要在肺，其特征是：口中干燥，咳即胸中隐痛，咳唾脓血，脉来滑数，治宜清肺化痰，排脓解毒；此为上焦阳虚，痰饮上乘，阴邪停聚，气机痹阻引起，病位主要在心，其特征是：喘息咳唾，胸背痛，短气，寸脉沉而迟，关脉小紧数。治当通阳散结，豁痰下气，用瓜蒌薤白白酒汤。

4. 肝中寒邪胸中痛　《金匮要略·五脏风寒积聚病脉证并治第十一》说："肝中寒者，两臂不举，舌本燥，喜太息，胸中痛，不得转侧，食则吐而汗出也。"盖肝主筋而司运动，肝中寒邪，则厥阴筋脉收引，故两臂不举；肝脉循喉咙之后，络于舌本，肝寒火弱，不能蒸血生津上润于舌，故舌本干燥；肝气郁结，失于条达，故喜太息；肝脉上贯胸膈，寒邪闭郁肝气，胸阳不宣，脉络凝塞，则胸中痛，不得转侧；肝寒犯胃，胃不受食，逼迫胃津，卫阳失固，故食后作吐而汗出。仲景未出方治，似当以温散寒邪，疏肝解郁为主治。

5. 支饮重证胸中痛　由饮停胸肺，阳气不通所致。《金匮要略·痰饮咳嗽病脉证并治第十二》说："夫有支饮家，咳烦胸中痛者，不卒死，至一百日、一岁，宜十枣汤。"支饮之病，本无胸痛，心烦之症。若疾病蔓延，至胸痛心烦，则可能卒死；若不卒死而转为慢性，至一百日或一年饮邪上凌心胸，阻碍气道阳气不通，心肺俱病，咳烦胸中痛之症仍在，是支饮重证，然正气尚未至虚，可考虑用十枣汤（芫花、甘遂、大戟、大枣）治疗。肺痈热聚胸中痛与支饮重证胸中痛，两者病变均与肺有关。但肺痈热聚胸中痛，为热聚成痈引起，病位主要在肺，临床以口中干燥，咳即胸中隐痛，咳唾脓血为特征，故治宜清热宣肺，解毒排脓；支饮重证胸中痛，为饮停胸膈，气道阻塞所致，其心肺俱病，临床以咳烦胸中痛为特征，故治用十枣汤以峻下逐水，兼以扶正。

6. 黄汗阳伤胸中痛　由黄汗湿盛，汗出之后，湿随汗泄，阳气耗损，胸阳不布所致。《金匮要略·水气病脉证并治第十四》云："黄汗之病……若身重，汗出已辄轻者，久久必身𥆧，𥆧即胸中痛，又从腰以上必汗出，下无汗，腰髋弛痛，如有物在皮中状，剧者不能食，身疼重，烦躁，小便不利，此为黄汗，桂枝加黄芪汤主之。"黄汗身重，本在湿盛，汗出之后，湿随汗泄，则身体轻快；然汗出伤阳，阳不足以温煦，故久久身必𥆧；胸阳不足，气机不畅，阳气痹阻，故胸中痛；又因上焦阳虚，下焦湿盛，故见腰以上汗出，腰以下无汗，腰髋弛痛等症。治宜调和营卫，宣达阳气，走表除湿，用桂枝加黄芪汤（桂枝、芍药、甘草、生姜、大枣、黄芪）。

【补充】

心血瘀阻胸中痛　胸痛剧烈，多为刺痛，固定不移，甚则突然发作，痛如刀割，冷汗自出，心悸怔忡，慌恐不安，缓解后神疲体倦，精神萎靡，舌质紫暗或有瘀斑，脉沉细涩或结代。其属本虚标实证，本虚乃心气亏损，或胸阳不振，邪实为瘀血阻滞脉络。治宜活血化瘀，用血府逐瘀汤（桃仁、红花、当归、生地黄、川芎、赤芍、柴胡、枳壳、甘草、桔梗、牛膝）合失笑散（蒲黄、五灵脂）加减。若血瘀挟阻于络脉者，则可用瓜蒌薤白半夏汤合桃红四物汤加减为治。

胁　痛

【定义】

胁痛是指胁肋部位疼痛而言。其可见于多种病证之中，有寒热虚实之不同。《伤寒论》《金匮要略》有"胁痛""胁下痛""胁下满痛""两胁疼痛""两胁拘急"等称谓，临床表现大抵类似。本节拟合并一处讨论。

【分类】

1. 表邪内传少阳胁痛　由表邪内传少阳，枢机不利，经气受阻所致。《伤寒论·辨太阳病脉证并治》云："太阳病，十日以去，脉浮细而嗜卧者，外已解也。设胸满胁痛者，与小柴胡汤。"（37条）太阳表病，经过十天以上，又经适当治疗，见脉浮细而嗜卧，为太阳病已解，正气逐渐恢复，即尤在泾所说"紧去人安"，其病已解之象。"设胸满胁痛者，与小柴胡汤"，说明太阳病日久，有内传少阳之可能，若症见胸胁满痛，是邪入少阳，枢机不利，经气受阻的反映，则可按少阳施治，投小柴胡汤。

2. 水停胸胁胁下痛　《伤寒论·辨太阳病脉证并治》说："太阳中风，下利，呕逆，表解者，乃可攻之。其人漐漐汗出，发作有时，头痛，心下痞硬满，引胁下痛，干呕，短气，汗出不恶寒者，此表解里未和也，十枣汤主之。"（152条）太阳中风，下利呕逆，表解者，乃可攻之，说明外有表邪，内有悬饮，当有头痛、发热、汗出、恶风等症。如此表里同病，当先解表，表解后，方可攻逐饮邪。若单纯悬饮，则无表证，但又有某些证候类似表证。盖饮为有形之邪，饮停胸胁之间，胸阳被遏，气机壅滞，故心下痞硬而满，牵引胸胁疼痛；水饮在胸，肺气不利，故呼吸短气；肺合皮毛，肺气不利，毛窍开合失常，故漐漐汗出；因水饮内击，邪正相搏，故发作有时，饮逆于胃则干呕，下趋于肠则下利，上攻则头痛。此皆为水饮内结，走窜上下，充斥内外，泛滥周身所致，而其辨证关键在于心下痞硬满，牵引胸胁疼痛。治宜攻逐水饮，用十枣汤（芫花、甘遂、大戟、大枣）。

3. 阳虚水犯胁下痛 《伤寒论·辨太阳病脉证并治》云："伤寒吐下后发汗，虚烦，脉微甚，八九日心下痞硬，胁下痛，气上冲咽喉，眩冒，经脉动惕者，久而成痿。"（160条）伤寒表病，误用吐下，伤及正气，更加发汗，则更伤津液。正气亏虚，复被邪扰，故见心烦；阳气虚损，脉道鼓动乏力，故脉甚微；病至八九日，正气未复，阳气亦虚，阳虚不能制水，水气上犯，故心下痞硬，胁下疼痛，气上冲咽喉，头目晕眩；阳不足以温煦，阴不足以润养，故可发生经脉动惕，若不及时治疗，久之便可导致肢体软弱，甚至痿废不用。水停胸胁胁下痛与阳虚水泛胁下痛，两者均与水饮有关，并有心下痞硬，胁下痛等症，但病机有所不同。彼为水饮内停，停于胸胁所致，有证属实，临床以心下痞硬满，引胁下痛，干呕短气，汗出不恶寒等特征，故治用十枣汤攻逐水饮；此为表病误治后，阳气虚损，水气上犯所致，其证属虚，临床以心烦，脉微甚，心下痞硬，胁下疼痛，气上冲咽喉，头目晕眩，经脉动惕，甚则久而成痿为特征，则治宜温阳制水为主，汪苓友说："按此条论，仲景无治法"，《补亡论》常器之云："当作茯苓桂枝白术甘草汤"（《伤寒论辨证广注·辨太阳病脉证并治法下》）。

4. 脾虚湿阻胁下满痛 《伤寒论·辨太阳病脉证并治》云："得病六七日，脉迟浮弱，恶风寒，手足温，医二三下之，不能食，而胁下满痛，面目及身黄，颈项强，小便难者，与柴胡汤，后必下重。"（98条）得病六七日，脉浮弱，恶风寒，为表证仍在；但脉迟为寒，不发热而手足温，是病与太阴有关；病人脾阳素虚，外感风寒，邪已入里，而表证未解，当以温中解表为宜。若误认为阳明里实，屡用攻下之法，则脾胃更虚，受纳无权，故不能食；脾胃虚弱，寒湿郁滞，肝胆疏泄失职，故有胁下满痛，面目及身黄，小便难等症；表邪不解，则恶风寒，颈项强等症仍在。治法总以温中散寒祛湿，疏利肝胆为主。若误认胁下满痛为少阳证，而与小柴胡汤，则因其苦寒伤中，必致脾虚气陷，更增泻利下重。本证与邪传少阳胁下痛，两者病机不同。前者为表邪日久，邪传少阳，枢机不利，经气受阻所致，其特征是：胸胁满闷疼痛，故治用小柴胡汤和解少阳，疏利枢机；后者为脾胃虚弱，寒湿郁滞，肝胆疏泄失常引起，其特征是：胁下满痛，面目及身黄，小便难，或有颈项强等症，治当温中散寒，健脾祛湿，疏利肝胆，可用茵陈术附汤类。而不可用小柴胡汤，否则苦寒伤中，致脾虚气陷，而见泻利下重之变证。

5. 寒实内结胁下偏痛　《金匮要略·腹满寒疝宿食病脉证治第十》云："胁下偏痛，发热，其脉紧弦，此寒也，以温药下之，宜大黄附子汤。"胁下，当包括两胁及腹部而言。因寒实内结，阳气郁滞，营卫失调，则有左胁下或右胁下痛，发热，脉象紧弦等症，或伴有恶寒肢冷、舌苔黏腻等症状。此症与本篇开首所云"趺阳脉微弦，法当腹满，不满者必便难，两胁疼痛"者属同一类型，可以结合研究。治宜泻下通便，散寒止痛，用大黄附子汤（大黄、炮附子、细辛）。后世医家主用《本事方》之温脾汤（厚朴、甘草、干姜、桂心、附子、大黄）。可供参考。

6. 寒疝血虚胁痛里急　《金匮要略·腹满寒疝宿食病脉证治第十》云："寒疝腹中痛，及胁痛里急者，当归生姜羊肉汤主之。"寒疝之病，以寒盛者居多，而本条寒疝，则缘于血虚，两胁属肝，肝主藏血，血不足则气亦虚，气虚则寒自内生。气血两虚，筋脉失养，故见腹中痛及胁痛时急，其疼痛特点，多痛势轻缓，得按得熨则减，脉弦滞涩，或微紧无力，治当温血散寒，补虚生血，用当归生姜羊肉汤（当归、生姜、羊肉）。本证与寒实内结胁下偏痛，两者均与寒邪有关。但彼为寒实内阻，阳气郁滞所引起，其特征是：胁下偏痛，发热，脉紧弦，且病势较剧，寒实亦甚，故治用大黄附子汤散寒止病，泄下通便；此为气血亏虚，寒邪内生所致，其特征是：腹中疼痛，连及胁痛里急，脉弦滞涩，或微紧无力。然其病势，一般较缓，寒邪亦不太甚，故治用当归生姜羊肉汤养血补虚为主，兼散寒邪。胁痛之症，乃《伤寒论》《金匮要略》中之常见症状，其有虚实寒热之异，然临床发病，大多与肝胆密切相关。盖两胁为足厥阴、足少阳经循行所过，《灵枢·五邪》曰："邪在肝，则两胁中痛"，《素问·缪刺论》曰："邪客于足少阳之络，令人胁痛不得息"，故肝气郁结，或肝络不和，或肝寒凝滞等，皆可引起胁痛。如《金匮要略·五脏风寒积聚病脉证并治第十一》谷气壅塞，肝气郁结之"谷气者，胁下痛"；《金匮要略·痰饮咳嗽病脉证并治第十二》饮留胁下，肝络不和之"留饮者，胁下痛引缺盆"；《金匮要略·妇人杂病脉证并治第二十二》肝寒凝结，气机不通之"在中盘结，绕脐寒疝，或两胁疼痛，与脏相连"等，即是此类。另外，《伤寒论》《金匮要略》还论及"两胁拘急"（《伤寒论·辨太阳病脉证并治》第140条），或"胁下拘急而痛"（《金匮要略·腹满寒疝宿食病脉证治第十》），前者与邪传少阳，经气郁滞有关，后者与内外皆寒、肝脉拘急有关，但两者均表现为两胁拘急疼痛，而其病机又有所不同，临床当辨证施治，不可混淆。

【补充】

1. 肝胆湿热胁痛　多因湿热外侵，或饮食不节，脾失健运，湿邪内生，湿从热化，侵及肝胆，肝胆疏泄失常，不能条达所致。其临床特征为：胁肋胀痛，口苦乏味，心中烦冤，胸脘痞闷，恶心欲呕，目赤或黄疸，小便黄，舌红苔黄腻，脉弦滑。治宜清利湿热，疏利肝胆，方用龙胆泻肝汤（《医宗金鉴》方：龙胆草、黄芩、栀子、柴胡、当归、生地黄、车前子、泽泻、木通、甘草）加减。

2. 肝气郁结胁痛　多因情志不舒，或暴怒伤肝，肝失条达，疏泄失职所致。其临床特征为：胁肋胀痛，痛无定处，情志变化时疼痛发作或增减，胸闷不舒，善叹息，脘腹胀满，纳谷不馨，舌红苔薄，脉弦或弦细。治宜疏肝解郁，行气止痛，方用柴胡疏肝散（《景岳全书》方：柴胡、芍药、枳壳、陈皮、甘草、川芎、香附）合金铃子散（《素问病机气宜保命集》方：金铃子、延胡索）加减。

3. 肝郁血瘀胁痛　由肝气不舒或肝气郁结，病久入络，血行瘀滞而引起。其临床表现为：胁病如刺，痛有定处，入夜尤甚，胁肋下或有积块，舌质紫暗或有瘀斑，脉弦或涩。肝气郁结胁痛与肝郁血瘀胁痛，两者皆为实证，但一以气郁为主，一以血瘀为主。肝气郁结胁病责之于情志失调，肝失条达，疏泄失常，其临床以胀痛为主，疼痛游走不定，时聚时散，或见胸闷、善太息等情志抑郁症状，故治宜疏肝解郁，理气行滞，用柴胡疏肝散类；肝郁血瘀胁病责之于肝气郁结，郁久入络，血行瘀阻，其临床多为刺痛，且痛处固定，或见积块，舌质紫暗有瘀斑等气血瘀滞症状，则治当活血化瘀，行气止痛，可用活络效灵丹（《医学衷中参西录》方：当归、丹参、乳香、没药）合四逆散（柴胡、芍药、枳实、炙甘草）加减。

胸 中 冷

【定义】

胸中冷是指上焦和胃中虚冷而言，既指病机，复言症状。《金匮要略·呕吐哕下利病脉证治第十七》中的"胸中冷"，是指上焦和胃气的虚冷，故"胸中"，当包括上焦与胃，而以胃为主。

【分类】

胸中冷一症仅见于《金匮要略·呕吐哕下利病脉证治第十七》，其云："寸口脉微而数，微则无气，无气则营虚，营虚则血不足，血不足则胸冷。"此条载呕吐胃反之中，病与胃反气血俱虚有关，而气血俱虚又责之于胃中虚寒。盖胃气虚冷，不能消谷，气血生化之源不足，则气血俱虚，脉微而数，数而无力也；人体卫气营血相互资生，营以气为主，气虚则营虚；营为血之源，营虚则血亦不足；气血俱虚，宗气亦不足，故胸中寒冷。临床可见呕吐清冷，不能消谷，脉微而数等症，治当温养胃气为主，不可滥用攻伐。

胁 下 满

【定义】

胁下满是指胁下胀满甚则疼痛的症状。以少阳病、痰饮病等病中较为多见。《伤寒论》《金匮要略》有"胁下满""胁下硬满""胁下满痛""胁下支满""胸胁逆满""胸胁支满"等记载，其证候表现大抵类似。本节拟合并一处讨论。

【分类】

1. 邪犯少阳胁下满 由邪犯少阳，枢机不利，经气受阻引起。如《伤寒论·辨太阳病脉证并治》曰："往来寒热，胸胁苦满，嘿嘿不欲饮食，心烦喜呕，……小柴胡汤主之"（96条），"伤寒四五日，身热，恶风，颈项强，胁下满，手足温而渴者，小柴胡汤主之"（99条）；《伤寒论·辨阳明病脉证并治》曰："阳明病，发潮热，大便溏，小便自可，胸胁满不去者，与小柴胡汤"（229条），

"阳明病，胁下硬满，不大便而呕，舌上白苔者，可与小柴胡汤"（230 条）；以及《伤寒论·辨少阳病脉证并治》曰"本太阳病不解，转入少阳者，胁下硬满，干呕不能食，往来寒热，尚未吐下，脉沉紧者，与小柴胡汤"（266 条），其"胁下满"，或"胁下硬满"，或"胸胁苦满"，均为邪入少阳，枢机不利，经气不畅所致，是少阳病小柴胡汤所主之典型证候，治宜小柴胡汤和解少阳，运转枢机，则满痛可去。

2. 脾虚湿阻胁下满　《伤寒论》曰："得病六七日，脉迟浮弱恶风寒，手足温，医二三下之，不能食，而胁下满痛，面目及身黄，颈项强，小便难者，与小柴胡汤，后必下重。"（98 条）此"胁下满痛"由脾湿阻，肝木郁，气机郁滞所致，与少阳病枢机不利之胁满痛不同，不可用柴胡汤，否则苦寒更伤脾阳，而导致下重之变。参见"胁痛"条。

3. 寒湿上逆胸胁逆满　《金匮要略·腹满寒疝宿食病脉证治第十》曰："腹中寒气，雷鸣切痛，胸胁逆满，呕吐，附子粳米汤主之。"此论脾胃虚寒、水饮内停之腹满痛证治。脾胃阳虚，不能运化水湿，故雷鸣切痛；邪高病下，寒湿从下上逆，故胸胁逆满呕吐。本证与脾虚湿阻胁下满痛，两者皆因脾虚寒湿邪为患。但前者重在脾阳素虚，寒湿郁滞，肝胆疏泄失常，临床以不能食，胁下满痛，面目及身黄，脉迟浮弱等为特征，治宜温中散寒祛湿，疏利肝胆；后者重在脾胃阳虚，寒湿上逆，气机郁滞，临床以腹中雷鸣切痛，胸胁逆满，呕吐等为特征，则治当温中散寒，化湿降逆，用附子粳米汤（炮附子、半夏、甘草、大枣、粳米）。

4. 水饮侵肝胁下支满　《金匮要略·痰饮咳嗽病脉证并治第十二》云："水在肝，胁下支满，嚏而痛。"此论水饮为害肝脏之证。谓水饮内生，侵害肝脏，则肝络不和，而胁下支撑胀满，嚏时牵引作痛。仲景未备治法，临床似可以温阳利水，调肝理气为治。

5. 胃中停饮胸胁支满　《金匮要略·痰饮咳嗽病脉证并治第十二》曰："心下有痰饮，胸胁支满，目眩，苓桂术甘汤主之。"心下即胃之所在，胃中有停饮，故胸胁支撑胀满；饮阻于中，清阳不升，故头目晕眩。水饮侵肝胁下支满与胃中停饮胸胁支满，两者皆因水饮为患，但病位不同。前者为水饮在肝，肝络不和所引起，临床以胁下支满，嚏而痛为特征，故治宜温阳利水，调肝理气为主；后者为饮停于胃，清阳不升所致，临床以胸胁支满，头目晕眩为特征，则治宜温阳蠲饮，健脾利水，用苓桂术甘汤（茯苓、桂枝、白术、炙甘草）。

6. 热入血室胸胁满 《金匮要略·妇人杂病脉证并治第二十二》说："妇人中风，发热恶寒，经水适来，得之七八日，热除脉迟，身凉和，胸胁满，如结胸状，谵语者，此为热入血室也，当刺期门，随其实而取之。"此论表热已罢，热入血室的证治。盖血室属肝，肝之脉络于胁，瘀热在里，肝脉不利，故胸胁满如结胸状；其谵语非阳明腑实，乃血热上扰神明使然。治宜取肝之募穴期门刺之，泻其实而清其瘀热。

腹　痛

【定义】

腹痛是指腹内疼痛，即胃脘以下，耻骨毛际以上的部位发生疼痛的症状而言，亦称腹中痛。

【分类】

1. 中焦虚寒腹痛 证由脾胃阳虚，气血不足，经脉失养，拘挛作痛。《伤寒论》第 100 条云："伤寒阳脉涩，阴脉弦，法当腹中急痛，先与小建中汤，不瘥者，小柴胡汤主之。"症见腹痛绵绵，时作时止，喜热恶寒，痛时喜按，饥饿劳累更甚，得食或稍休息后稍减，大便溏薄，兼神疲，气短，怯寒，舌淡苔白，脉沉细。《金匮要略·妇人杂病脉证并治第二十二》亦云："妇人腹中痛，小建中汤主之。"治宜温中补虚，和里缓急，以小建中汤为代表方，药用：桂枝、芍药、大枣、生姜、炙甘草、饴糖。重症病人可用大建中汤以温中散寒，药用：花椒、干姜、人参、饴糖。另《伤寒论》太阴篇之"时腹自痛"，证属脾虚寒湿者，治以理中汤。

2. 脾肾阳虚腹痛 脾虚日久，必伤肾阳，脾肾阳虚，经脉失煦，故见腹痛较重，喜温按，下利不止（大便滑脱），肢冷，神疲乏力，舌淡苔白，脉沉迟。本证当与中焦虚寒腹痛相鉴别，脾肾阳虚腹痛较重，且有大便滑脱，肢冷等症状，并且病程较长。治宜温补脾肾，据《伤寒论》第 386 条理中丸方后注云"腹中痛者，加人参足前成四两半，寒者，加干姜足前成四两半"之语，可用理中汤加重人参、干姜用量以治之，亦可采用后世之附子理中汤，药用：附子、干姜、人参、白术、淫羊藿等。若大便滑脱，可加用桃花汤固脱涩肠。

3. 阴盛格阳腹痛 《伤寒论》第 317 条云："少阴病，下利清谷，里寒外热，手足厥逆，脉微欲绝，身反不恶寒，其人面色赤，或腹痛，或干呕，或咽痛，或利止脉不出者，通脉四逆汤主之。"其腹痛证由阳虚寒盛，经脉拘挛所致，症伴手足厥逆，身反不恶寒，其人面色赤，可伴下利清谷，脉微欲绝。其证与中焦虚寒，脾肾阳虚诸证同属阳虚，然有程度轻重之别，且本证之阴阳格拒，真寒假热之象为其独有之征。治宜破阴回阳，通达内外。

4. 阳虚水泛腹痛　《伤寒论》第316条云："少阴病，二三日不已，至四五日，腹痛，小便不利，四肢沉重疼痛，自下利者，此为有水气，其人或咳，或小便利，或下利，或呕者，真武汤主之。"其腹痛既因阳虚失煦，亦咎于水湿内停，伴见小便不利，下利，肢厥，恶寒，身肿，舌淡苔白滑。本证与前证之区别，在于肾阳亏虚是其同，而水泛与否及格阳与否是其辨证要点。治宜温阳利水，以真武汤为代表方，药用：附子、生姜、白术、白芍、茯苓。

5. 血虚失养腹痛　血虚失养，寒滞经脉，故见腹中痛，又及胁痛拘急，伴神疲，面色㿠白，唇甲淡白，腹痛喜温按，舌淡苔白，脉细。本证须与中焦虚寒腹痛相鉴别：本证有面色苍白、唇甲淡白等血虚失养的症状，而中焦虚寒腹痛以中焦虚寒症状如纳差、便溏等为主。《金匮要略·腹满寒疝宿食病脉证治第十》云："寒疝腹中痛，及胁痛里急者，当归生姜羊肉汤主之。"由此可见血虚失养腹痛治宜补血温中，以当归生姜羊肉汤为代表方，药用：当归、生姜、羊肉，可加黄芪等养血之品。

6. 寒邪内阻腹痛　《金匮要略·腹满寒疝宿食病脉证治第十》曰："腹痛，脉弦而紧，弦则卫气不行，即恶寒，紧则不欲食，邪正相搏，即为寒疝。绕脐痛，若发则白汗出，手足厥冷，其脉沉紧者，大乌头煎主之。"证由寒气壅盛，经脉凝涩所致，故见腹痛急暴，脐周为甚，得温痛减，遇冷更甚，口和不渴，小便清利，大便自调或溏薄，汗出肢冷，舌淡苔白腻，脉沉紧。本证应与中焦虚寒腹痛和脾肾阳虚腹痛相鉴别：三者均有腹痛，喜温按，遇冷更甚，舌淡，脉沉等相同之处，但后两证为虚证，本证主要为实证（尽管寒气多因阳虚而生，然其临床表现主要以寒凝经脉为主）；后两证痛势相对较缓，病程较长，尤其是脾肾阳虚腹痛，其病程更长，而本证则腹痛急暴，且多外感受寒病史，病程较短，其治疗相对较易；后两证脉多有细弱等虚弱象。本证治宜破积散寒，止痛，用大乌头煎治之，亦可用《外台》解急蜀椒汤（蜀椒、附子、干姜、半夏、粳米、甘草、大枣）；若兼外寒表证者，则可用乌头桂枝汤（桂枝汤加乌头）。

7. 实热壅滞腹痛 邪传阳明，腑实内结，气血郁滞，故而腹痛。症见：腹痛拒按，痛在大腹，脐周为甚，胸闷不舒，大便秘结，烦渴引饮，小便短赤，甚则汗出谵语，狂躁不宁，舌红苔黄，脉沉实数。《伤寒论》第254条曰："发汗不解，腹满痛者，急下之，宜大承气汤。"其证属实，但与寒邪内阻有寒热之别，而与虚寒诸证自不相同。治宜泄热通腑，以大承气汤为代表方，药用：大黄、芒硝、枳实、厚朴。

8. 肝郁气滞腹痛 脘腹胀闷或痛，攻窜不定，痛引少腹，得嗳气或嗳气则痛减，遇恼怒则加剧，甚则气从少腹上冲胸咽，腹痛如绞，发作欲死，复还止，并伴寒热往来等，苔薄，脉弦，证因惊恐恼怒，肝气郁结化热，冲气上逆所致。《金匮要略·奔豚气病脉证治第八》曰："奔豚气上冲胸，腹痛，往来寒热，奔豚汤主之。"治宜疏肝理气，平肝降逆，方用奔豚汤，药用：甘草、川芎、当归、半夏、黄芩、生葛根、芍药、生姜、甘李根白皮。

9. 肝木克土腹痛 《金匮要略·黄疸病脉证并治第十五》云："诸黄，腹痛而呕者，宜柴胡汤。"可见腹痛伴呕吐，胸胁苦满，嘿嘿不欲饮食。治宜疏肝和胃，缓急止痛，以小柴胡汤为代表方，药用：黄芩、柴胡、半夏、生姜、人参、甘草、大枣，可酌加祛湿清热之品，此乃木邪横逆，克犯胃土之例也。若木邪逆犯脾土，同样也可出现腹痛，并见食少纳差，神疲少言等症。《伤寒论》第96条小柴胡汤方后注："腹中痛者，去黄芩加芍药三两"，即是脾络不和之腹痛。另《金匮要略·腹满寒疝宿食病脉证治第十》之附《外台》柴胡桂枝汤方治心腹卒中痛者，亦属木邪犯脾土之例。

10. 气滞血瘀腹痛 气滞血瘀，脉络不通，故而腹痛较剧，夜间尤甚，或烦满，或叹息，舌青紫，脉弦或涩。《金匮要略·妇人产后病脉证治第二十一》曰："产后腹痛，烦满不得卧者，枳实芍药散主之。""假令不愈者，此为腹中有干血着脐下，宜下瘀血汤主之。"前者气滞血瘀并存，后者血瘀为主，故而治法方药有异。行气活血者，枳实芍药散（枳实、芍药）；攻下瘀血者，下瘀血汤（大黄、桃仁、蟅虫）。若气血郁滞而兼水湿者，则宜当归芍药散和血利湿，药用：当归、芍药、川芎、茯苓、白术、泽泻。

11. 上热下寒腹痛 《伤寒论》第173条云："伤寒，胸中有热，胃中有邪气，腹中痛，欲呕吐者，黄连汤主之。"其腹痛主要因为脾寒而致，症兼呕吐，口渴，或下利，纳差等。治宜清上温中，方选黄连汤，药用：黄连、桂枝、干姜、人参、甘草、大枣。

12. 蛔虫内扰腹痛 蛔虫内扰腹痛，但以绕脐痛为主，可参阅"绕脐痛"。另外，仲景还列有"少腹坚痛""少腹胀痛"等，可相参诊治。

【补充】

1. 饮食积滞腹痛 腹胀痛、拒按，恶食，嗳腐吞酸，或痛而欲泻，泻后痛减，或大便秘结，苔腻，脉滑实，治宜消食导滞，以保和丸为代表方，药用：神曲、茯苓、山楂、陈皮、莱菔子、连翘、半夏。重者，可用枳实导滞丸，药用：大黄、枳实、神曲、黄芩、黄连、泽泻、白术、茯苓等。

2. 肝脾不和腹痛 腹痛，伴肠鸣，大便泄泻，泻后仍腹痛，苔薄白，脉弦而缓，两关不调，治宜调和肝脾，以痛泻要方为代表方，药用：白术、白芍、陈皮、防风等。肝脾不和腹痛与肝木克土腹痛之鉴别：前者痛、泻俱有，而后者多痛、呕共存。肝脾不和腹痛与肝郁气滞腹痛鉴别：前者痛、泻俱存，而且泻后痛不减；后者多无泄泻，且腹痛得矢气则减轻。

腹 中 疗 痛

【定义】

腹中疗痛指腹中拘急，绵绵作痛。《金匮集释·妇人妊娠病脉证并治第二十》言："疗痛：疗，音绞，疗痛，是腹中拘急，绵绵作痛。"《金匮要略讲义·妇人妊娠病脉证并治第二十》云："疗，读'绞 jiǎo'或'鸠'时，指腹中急痛；读'朽 xiǔ'时，指绵绵作痛或作'病'解。又'疗'音'惆'，小痛也。"《说文解词》云："疗，音绞，腹中急也。"

【分类】

1. 妊娠肝脾不和腹中疗痛 《金匮要略·妇人妊娠病脉证并治第二十》曰："妇人怀娠，腹中疗痛，当归芍药散主之。"证由土虚木郁，肝脾不和，气血郁滞而兼水湿内留，故妊娠后腹中疗痛，伴小便不利，足跗浮肿，舌苔白滑，脉弦缓。《金匮集释·妇人妊娠病脉证并治第二十》云："腹中以血为事，怀孕以后，血聚养胎，阴血相对不足，肝虚血滞，气机不调，脾气虚弱，健运失职，以致肝脾不和，故腹中疞痛，此痛属虚实夹杂，但偏于实。"治宜养血疏肝，健脾利湿，以当归芍药散为代表方，药用：当归、芍药、茯苓、白术、泽泻、川芎。

2. 产后血虚内寒腹中疞痛　《金匮要略·妇人产后病脉证治第二十一》曰："妇人产后腹中疞痛，当归生姜羊肉汤主之。"腹中疞痛，喜温按，伴神疲，乏力，气短，或心悸，失眠，舌淡苔薄白，脉细弱。《金匮集释·妇人产后病脉证治第二十一》云："因产后冲任空虚，血少气弱，运行无力，以致腹中拘急，绵绵作痛。"本证当与前证相鉴别：前证乃肝脾不和，湿邪内留所致，故伴有小便不利，足跗浮肿等症；本证乃产后血虚，寒动于中所致，可伴有虚寒之象。本证治宜养血散寒，温中止痛，以当归生姜羊肉汤等为代表方，药用：当归、生姜、羊肉。

腹中绞痛

【定义】

腹中绞痛指腹内剧烈疼痛，拘急不得转侧。

【分类】

寒凝厥阴腹中绞痛　《金匮要略·腹满寒疝宿食病脉证治第十》记载："《外台·卷七》乌头汤：治寒疝腹中绞痛，贼风入攻五脏，拘急不得转侧。"《金匮要略编注》认为："风寒内入肝肾，乘侮于脾，腹中绞痛；而贼风伤于五脏，皆可致病，故谓入攻五脏，腹中绞痛，可伴阴缩，手足厥冷等。"治宜温散寒邪，以乌头汤为代表方。

【补充】

石淋腹中绞痛　腹中绞痛，伴尿血，或尿频、尿急、尿痛，舌红苔黄，脉弦或带数。治宜清热利湿，通淋排石，缓急止痛，药用：石韦、王不留行、冬葵子、滑石、车前子、海金沙、金钱草、生鸡内金、芍药、甘草。

腹中刺痛

【定义】

腹中刺痛指腹内有针刺样疼痛。

【分类】

1. 气血不足腹中刺痛　《金匮要略·妇人产后病脉证治第二十一》记载："《千金》内补当归建中汤：治妇人产后虚羸不足，腹中刺痛不止。"《金匮要略讲义·妇人产后病脉证治第二十一》（李克光主编）云："产后虽无病，但血海必虚……假使中阳不足，后不能生血，血海不充，故虚羸不足，因而气血失调，腹中刺痛也。"临床可伴少腹苦急，纳差，短气，神疲，舌淡苔薄白，脉细弱，治宜益气健脾，养血和营，缓急止痛，以《千金》内补当归建中汤为代表方，药用：当归、桂枝、芍药、生姜、甘草、大枣、饴糖。

2. 气血瘀滞腹中刺痛　《金匮要略·妇人杂病脉证并治第二十二》云："妇人六十二种风，及腹中血气刺痛，红蓝花酒主之。"后世对其机制进行了阐述，如《金匮集释·妇人杂病脉证并治第二十二》指出："妇人经后或产后，血脉空虚，抗病能力减弱，均容易感受风邪，风邪袭入腹中与气血相搏，造成血滞而不通，以致腹中刺痛。至于六十二种风，现无从查考，多泛指风邪。"《金匮要略讲义·妇人杂病脉证并治第二十二》语云："妇人六十二种风，是泛指一切风邪病毒为患。"综观之，本证可见：腹中刺痛，以夜间为甚，拒按，舌暗、可有瘀斑瘀点，苔白薄，脉弦等，此乃风邪袭入腹中，与气血相搏，气血瘀滞所致。本证与前证一为实证，一为虚证，不难鉴别。前者痛势相对较缓，伴神疲、乏力、短气、纳差、舌淡等脾虚、气血虚弱之象；本证痛势相对较急，有痛处固定，舌暗、有瘀斑瘀点等血瘀之象。本证治宜理气活血，以红蓝花酒为代表方，药用：红花、酒，可加川芎、玄胡、香附等理气活血之品。

雷鸣切痛

【定义】

雷鸣形容肠鸣的声音很响；切痛形容腹痛厉害，有如刀切。雷鸣切痛是指腹内轰响剧痛。

【分类】

《金匮要略·腹满寒疝宿食病脉证治第十》云："腹中寒气，雷鸣切痛，胸胁逆满，呕吐，附子粳米汤主之。"《灵枢·五邪》曰："邪在脾胃……阳气不足，阴气有余，则寒中肠鸣腹痛。"《医宗金鉴·订正仲景全书金匮要略注》云："腹中切痛，寒也，腹中雷鸣，气也；腹中寒气，故雷鸣切痛。"由于脾胃阳虚，不能运化水湿，奔迫于肠胃之间，故雷鸣切痛。症见：腹中轰鸣切痛，呕吐，胸胁逆满，畏寒，肢冷，舌苔白滑，脉细而迟。治宜温中散寒，和胃止痛，以附子粳米汤为代表方，药用：附子、半夏、甘草、粳米、大枣。

少腹拘急

【定义】

少腹拘急是指少腹部的拘紧挛缩或牵引不适感。《伤寒论》《金匮要略》还有"少腹里急""少腹急结"等记载，其与"少腹拘急"表现类似，本节合并一处讨论。

【分类】

1. 肾阳不足少腹拘急 《金匮要略·血痹虚劳病脉证并治第六》曰："虚劳腰痛，少腹拘急，小便不利者，八味肾气丸主之。"此乃肾阳不足，筋脉失温养所致。《医宗金鉴·订正仲景全书·金匮要略注》阐述了其机制："里急小便不利，少腹满，乃下焦虚而气不行也，凡此脉症，皆因劳而病也。"临床除有少腹拘急外，尚有腰痛，小便不利，面白，时目瞑，短气，舌淡苔薄白，脉沉虚弦尺脉尤甚等症，可资鉴别。治宜温补肾阳，以八味肾气丸为代表方，药用：桂枝、附子、干地黄、山药、山茱萸、泽泻、茯苓、牡丹皮。

2. 肾精不足少腹拘急 乃肾精不足，筋脉失养所致，多由素体禀赋不足，或后天失养，或房室过度等原因所致。症见：少腹拘急，男子遗精，女子梦交，阴冷，目眩，舌淡苔薄白，脉芤或动微或紧等。此证当与肾阳不足少腹拘急相鉴别：肾阳不足所致者当伴见寒象，如畏寒、腰冷痛、小便清长或不利等；肾精不足所致者，当伴有遗精等症。一般来讲，后者病程较短，前者病程较长，且由肾精不足所致者，若治不及时可发展成肾阳不足少腹拘急。本证治宜调和阴阳，摄纳固精。《金匮要略·血痹虚劳病脉证并治第六》云："夫失精家，少腹弦急，阴头寒，目眩，脉极虚芤迟……男子失精，女子梦交，桂枝加龙骨牡蛎汤主之。"

临床可以桂枝加龙骨牡蛎汤为代表方，药用：桂枝、芍药、生姜、大枣、灸甘草、龙骨、牡蛎。

3. 膀胱湿热少腹拘急 《金匮要略·消渴小便不利淋病脉证并治第十三》云："淋之为病，小便如粟状，小腹弦急，痛引脐中。"其证因湿热瘀积于膀胱而致。症见：少腹拘急，小便淋沥涩痛，痛引脐中，或伴腰痛，或伴小便排出粟状物，舌红苔薄黄或黄腻，脉弦。此证当与前两证相鉴别，前两证均为虚证，本证乃实证是其根本区别。本证治宜清热利湿，或兼以排石，仲景未出方治，临证可选后世之八正散治之，药用：滑石、生甘草、瞿麦、萹蓄、灯心草、大黄、栀子等；若有粟粒状物从小便排出者，可加用金钱草、海金沙、生鸡内金。

少腹里急是指少腹部拘急挛急，有窘迫不适之感。其有肾精亏耗少腹里急者，可参阅"少腹拘急"论治。冲任虚寒少腹里急者，乃冲任虚寒，筋脉、胞宫失养所致。《金匮要略心典》曰："妇人年已五十所……少腹里急、腹满者，血积不行，亦阴寒在下也。"《医宗金鉴·订正仲景全书·金匮要略注》云："妇人年已五十……少腹急满，胞中有寒，瘀不行也。"临床除少腹里急外，可伴见崩漏，傍晚发热，唇口干燥，舌淡暗，苔薄白，脉细涩等，可与肾精亏耗少腹里急相鉴别。至于其治疗，《金匮要略·妇人杂病脉证并治第二十二》云："妇人年五十所……腹满，手掌烦热，唇口干燥，何也……瘀血在少腹不去……当以温经汤主之。"治宜温经散寒，兼以活血，以温经汤为代表方，药用：吴茱萸、当归、川芎、芍药、党参、桂枝、阿胶、生姜、牡丹皮、法半夏、麦冬、灸甘草。

少腹急结指少腹部或胀或痛，急迫拘挛，痛苦不可名状。《伤寒论条辨·卷一》曰："少腹指膀胱也；急结者，有形之血蓄积也。"少腹急结语出《伤寒论》第106条"太阳病不解，热结膀胱，其人如狂，血自下，下者愈，其外不解者，尚未可攻，当先解其外，外解已，但少腹急结者，乃可攻之，宜桃核承气汤"。少腹急结乃瘀热结于下焦，气血凝滞不通所致，是太阳蓄血的主症。后世对其机制论述颇详，如《伤寒来苏集·伤寒论注·卷二》曰："冲任之血，会于少腹，热极则血不下而反结，故急。"本证见于太阳病不解，热结膀胱，尚可伴见其人如狂等。治宜泻热逐瘀，以桃核承气为代表方，药用：桃仁、桂枝、大黄、芒硝、灸甘草。

腹　胀　满

【定义】

腹胀满指腹中有胀满之感而外无胀急之象而言。《伤寒论辞典》曰："腹胀满即腹满。"

【分类】

1. 脾虚气滞腹胀满　《伤寒论》第 66 条云："发汗后，腹胀满者，厚朴生姜半夏甘草人参汤主之。"后世对其机制进行了阐述，《伤寒溯源集·卷二》曰："汗后腹胀满者，太阴脾土之本证也。发汗后阳气虚损，胃气不行，脾弱不运，津液不流，阴气内壅，胃病而脾亦病也。虽非误下成痞，而近于气痞矣。"总之，本证乃发汗气随汗泄，中气不足而健运失职，气滞于腹所致。症见：腹胀满，纳差，少气，倦怠，舌淡苔薄白，脉弱。治宜补脾和中，兼以行滞，以厚朴生姜半夏甘草人参治之，药物：厚朴、生姜、半夏、炙甘草、人参。

2. 脾肾虚寒腹胀满　《伤寒论·辨厥阴病脉证并治》第 372 云："下利腹胀满，身体疼痛者，先温其里，乃攻其表。温里宜四逆汤，攻表宜桂枝汤。"症见：腹胀满，乍作乍止，乍轻乍重，喜温按，或进热饮食则舒，神疲乏力，纳呆，甚则肢厥下利等，舌淡胖或有齿印苔薄白，脉迟。脾肾虚寒腹胀满与脾虚气滞腹胀满相鉴别：前者有畏寒、肢冷等寒象，可伴下利；后者多无寒象，一般无下利。本证治宜温补脾肾，以四逆汤为代表方，药用：附子、干姜、炙甘草；若脾虚为主者，可以理中汤加附子调之。

3. 实热内结腹胀满　《伤寒论·辨阳明病脉证并治》第 249 条云："伤寒吐后，腹胀满者，与调胃承气汤。"其症可见：腹满不减，减不足言，或硬痛，或绕脐痛，大便秘结，手足濈然汗出，潮热谵语，舌苔黄燥或焦燥起刺，脉沉迟或迟而有力。至于其鉴别，《医门棒喝·伤寒论本旨》曰："脾脏虚寒，故下利，浊阴不化，故腹满，所谓脏寒生满也。若实热腹胀，既下利，其胀必消也。"至于其治疗，《伤寒贯珠集·卷三》云："吐后腹胀满者，邪气不从吐而外散，反因吐而内陷也。然胀形已俱，自必攻之使之，而吐后气伤，又不可以大下，故亦宜大黄、甘草、芒硝调之，俾反于利而已。设遇庸工，见其胀满，必以枳朴为急矣。"本证治宜泻热和胃，软坚润燥，方选调胃承气汤，药用：大黄、芒硝、炙甘草。

腹 满

【定义】

腹满指自觉腹中胀满不适，义同"腹胀满"。《医效秘传·卷二》曰："腹满者，腹中胀满也。"《伤寒明理论·卷上》曰："伤寒腹满，何以明之？腹满者，俗谓之肚胀是也。"

【分类】

1. 阳明腑实腹满 腹满，伴见大便秘结，或潮热、自汗、烦躁、谵语、舌苔黄厚或焦黄干燥，脉沉实。《伤寒论》第241条云："大下后，六七日不大便，烦不解，腹满痛者，此有燥屎也。所以然者，本有宿食故也，宜大承气汤。"治宜导积泻热，利气散满，以大承气汤为代表方，药用：大黄、芒硝、厚朴、枳实。如兼表证，发热，微恶风寒，脉浮滑者，可用厚朴七物汤表里双解；若热邪不甚，但腑实已成，气机壅滞，仅见腹中胀满，大便不通，可用厚朴三物汤破气化滞，兼以通便。

2. 邪热内扰腹满 见于伤寒下后，热扰胸膈，累及脘腹所致。腹满，伴见心烦，起卧不安，舌苔微黄，脉稍数。《伤寒论》第79条云："伤寒下后，心烦腹满，卧起不安者，栀子厚朴汤主之。"治宜清热除烦，宽中消满，以栀子厚朴汤治之，药用：栀子、厚朴、枳实。

3. 三阳合病腹满 《伤寒论》第219条云："三阳合病，腹满，身重，难以转侧，口不仁，面垢，谵语，遗尿。发汗则谵语，下之则额上生汗，手足逆冷。若自汗出者，白虎汤主之。"此乃三阳合病，邪热内盛所致。治宜辛寒清热，以白虎汤为代表方，药用：石膏、知母、炙甘草、粳米。此三阳合病重在阳明者，若合病而以少阳邪热为甚者，可以针刺泻其热，继调之以小柴胡汤，证见《伤寒论》第231条。

4. 肝邪乘脾腹满 《伤寒论》第108条云："伤寒腹满，谵语，寸口脉浮而紧，此肝乘脾也，名曰纵，刺期门。"此乃肝邪乘脾，木郁土壅所致，其治疗宜疏肝健脾，可采用针刺期门的方法，亦可采用后世逍遥散为代表方，药用：当归、白芍、柴胡、白术、茯苓、炙甘草、生姜、薄荷等。

5. 脾虚寒湿腹满 腹中胀满，终日如此，兼或脘腹作疼痛，恶心欲吐，饮食少思，肢体酸软，苔白腻，脉缓滑或迟。如《伤寒论》273条云："太阴之为病，腹满而吐，食不下，自利益甚，时腹自痛。"治宜温中散寒，燥湿除满，以理中丸为代表方。

6. 痰湿中阻腹满 参见"痰湿中阻肠鸣"。

7. 冲任虚寒腹满 《金匮要略·妇人杂病脉证并治第二十二》云："妇人年五十所……腹满，手掌烦热，唇干口燥，何也……瘀血在少腹不去……当以温经汤主之。"由此可见：腹满尚伴傍晚发热，崩漏，少腹里急，唇口干燥，舌淡暗苔薄白，脉细涩等，此乃冲任虚寒，兼有瘀血所致。治宜温经散寒，兼以活血，以温经汤为代表方，药用：吴茱萸、当归、川芎、芍药、党参、桂枝、阿胶、生姜、牡丹皮、法半夏、麦冬、甘草。

【补充】

1. 中气不足腹满 腹满，时作时止，平卧则舒，兼有食少，神疲，乏力，小腹坠胀，脱肛，或兼阴挺，舌淡嫩苔薄白，脉虚弱。治宜补中益气，以补中益气汤为代表方，药用：党参、白术、当归、陈皮、黄芪、升麻、柴胡、炙甘草。

2. 宿食停滞腹满 腹满，甚则胀痛，嗳腐吞酸，或恶闻食臭，或大便臭如败卵，舌苔厚腻，脉沉滑。治宜消食导滞，以保和丸为代表。

3. 湿热蕴结腹满 腹满，脘痞呕恶，心中烦闷，口渴不欲饮，时时汗出，大便溏薄，小便短赤，舌红苔黄腻，脉濡数。本证当与宿食停滞腹满相鉴别：前者多属外感湿热，或素嗜厚味、五辛之品，脾胃受伤，运化失职，湿热内生所致；后者多有明显伤食史。前者大便溏泄，腹满，一般无疼痛；后者多满，胀痛俱有，且大便泄泻，臭如败卵。湿热蕴结腹满，治宜清热化湿，方选王氏连朴饮，药用：黄连、厚朴、菖蒲、半夏、栀子等。

腹　胀

【定义】

腹胀指腹部胀大，或胀满而有胀急之象。

【分类】

1. 少阴热化腹胀　《伤寒论·辨少阴病脉证并治》第322条云："少阴病六七日，腹胀不大便者，急下之，宜大承气汤。"腹胀乃少阴病热化，燥实内结所致，可伴大便不通、口干舌燥、舌苔黄、脉沉迟等。治宜泻下导滞，以大承气汤为代表方，药用：大黄、枳实、厚朴、芒硝。

2. 女劳疸腹胀　《金匮要略·黄疸病脉证并治第十五》云："膀胱急，少腹满，身尽黄，额上黑，足下热，因作黑疸，其腹胀如水状……硝石矾石散主之。"《医宗金鉴·订正仲景全书·金匮要略注》云："腹胀如水状，而大便必黑，时溏，知非水胀病，乃为女劳得之疸胀病也。时溏黑色者，亦脏病及血之征也。血病者，颜必变。岂有色黑而血不病者乎？女劳疸腹满者为难治，以其脾肾两败也。"临床除腹满外，尚伴小便不利，大便黑，时溏，身体不肿，舌暗，苔薄白，舌边有齿印、可见瘀斑瘀点等。治宜消瘀补肾，可先予硝石矾石散治标，再予补肾。药用：硝石、矾石、大麦粥汁。

3. 暴感秽邪腹胀　突然心痛腹胀，大便不通，此乃暴感邪秽之气，壅塞于肠胃所致。《金匮要略·腹满寒疝宿食病脉证治第十》云："《外台》走马汤：治中恶心痛腹胀，大便不通。"药用：巴豆、杏仁。至于卒中恶，腹胀痛，口不能言者，可用《金匮要略·胸痹心痛短气病脉证治第九》所载附方九痛丸，药用：附子、生狼牙、巴豆、人参、干姜、吴茱萸。

【补充】

1. 气滞湿阻腹胀　腹胀，皮色苍黄，胁下胀满或疼痛，饮食减少，食后胀甚，嗳气不舒，小便短少，舌苔白腻，脉沉弦。治宜疏肝理脾，燥湿除满，以柴胡疏肝散合平胃散为代表方，药用：柴胡、芍药、枳实、甘草、陈皮、苍术、厚朴、大枣等。

2. 湿热蕴结腹胀　腹胀，甚则胀至腹皮紧张拒按，伴见肌肤灼热，烦热，口苦，口臭，小便黄，面色黄晦，苔黄腻、舌红，脉弦数。治宜清热利湿，健脾调气，以中满分消丸为代表方，药用：白术、人参、甘草、猪苓、姜黄、茯苓、干姜、砂仁、泽泻、陈皮、知母、黄芩、黄连、半夏、枳实、厚朴等。

3. 脾肾阳虚腹胀　腹胀，甚则腹胀如鼓，入暮益甚，按之不坚，兼面色晦暗，畏寒肢冷，身倦神疲，尿少，便溏，舌淡胖苔白滑，脉沉细无力。治宜健脾温肾，化湿利水，以附子理中汤合五苓散为代表方，药用：附子、干姜、党参、白术、炙甘草、茯苓、桂枝（或肉桂）、泽泻、猪苓等。

4. 肝肾阴虚腹胀　腹胀，形体消瘦，兼面色萎黄，或面黑唇紫，口燥心烦，手足心热，尿少短黄，大便干，舌质红绛少津无苔，脉弦细数。治宜滋养肝肾，凉血化瘀，以六味地黄汤加味，药用：生地黄、枣皮、泽泻、茯苓、山药、丹参、何首乌、玄参、白茅根等。肝肾阴虚腹胀须与脾肾阳虚腹胀相鉴别：前者多因病久不愈，肝肾阴液不足，则阴虚火旺，必兼口燥，心烦，或鼻衄、齿衄，脉细而数等；后者多因脾阳虚而累及肾脏，必兼肢冷畏寒，神疲体怠，尿少便溏，舌淡胖苔白滑，脉沉细无力等。

少　腹　满

【定义】

少腹满指少腹部胀满不适，亦作小腹满。《伤寒明理论·卷一》曰："少腹满者，脐下满是也。少腹者，下焦所治。"《难经》曰："下焦者，当膀胱上口，主分别清浊……其治在脐下。"《伤寒论辨证广注·卷四》曰："夫曰满，比急结稍甚，比硬稍轻。"

【分类】

1. 水停下焦少腹满　《伤寒论》第40条曰："伤寒表不解，心下有水气，干呕，发热而咳，或渴，或利，或噎，或小便不利，少腹满，或喘者，小青龙汤主之。"少腹满乃水停下焦，气化不利所致，可伴干呕，发热，小便不利，或伴咳喘等。治宜散寒蠲饮，以小青龙汤去麻黄加茯苓为代表方，药用：桂枝、芍药、干姜、细辛、半夏、炙甘草、五味子、茯苓。

2. 下焦蓄血少腹满　《伤寒论》第126条云："伤寒有热，少腹满，应小便不利，今反利者，为有血也，当下之，不可余药，宜抵当丸。"少腹满乃热入下焦，与血相结所致，还伴小便自利，或其人如狂等。下焦蓄血少腹满与水停下焦少腹满的鉴别要点在于：前者小便利，而后者小便不利。下焦蓄血少腹满，治宜攻逐瘀血，以抵当丸为代表方，药用：水蛭、虻虫、桃仁、大黄。

3. 瘀血阻滞少腹满　少腹满，或兼痛，或兼身热尽黄，额上黑，足热等

（女劳疸瘀血内停所致）；或兼经水不利，少腹拒按，月经量少，血色暗、有瘀块，舌紫暗，脉涩等。因女劳疸瘀血内停所致者，其治疗可参阅"腹胀"，后者宜活血通经，用土瓜根散为代表方，药用：土瓜根、芍药、桂枝、䗪虫。

少 腹 硬

【定义】

少腹硬指少腹部胀满不适，按之坚硬。

【分类】

1. 蓄血少腹硬 《伤寒论》第 125 条云："太阳病，身黄，脉沉结，少腹硬，小便不利者，为无血也；小便自利，其人如狂者，血证谛也，抵当汤主之。"见于太阳病伴见身黄，小便自利，其人如狂，脉沉结。此乃太阳随经，瘀热在里所致。《医宗金鉴·订正仲景全书·伤寒论注》云："但其人发狂，是知太阳随经瘀热，不结于上焦之卫分，而结于下焦之营分也，故少腹当硬满，而小便自利者，是血蓄于下焦也。"此乃蓄血之重证，治宜破血逐瘀，以抵当汤治之，药用：水蛭、虻虫、桃仁、大黄。

2. 湿热少腹硬 《伤寒论》第 125 条云："太阳病，身黄，脉沉结，少腹硬，小便不利者，为无血也。"此乃湿热结于下焦所致。少腹硬，伴身黄，脉沉结，小便不利，口苦口黏，甚则口干但不欲饮，舌红苔黄腻。蓄血少腹硬和湿热少腹硬之鉴别：《注解伤寒论·卷三》指出："身黄，脉沉结，少腹硬，小便不利者，胃热发黄也，可与茵陈汤。身黄，脉沉结，少腹硬，小便自利，其人如狂者，非胃中瘀热，为热结下焦而为蓄血也。"结合仲景原文，其鉴别要点在于：前者有小便自利，其人如狂；而后者有小便不利。湿热发黄治宜清热利湿，可选茵陈蒿汤治之，药用：茵陈蒿、大黄、栀子。

腹 大

【定义】

腹大指因水液代谢失常，溢于腹内而致腹部胀大。

【分类】

1. 肝水腹大 《金匮要略·水气病脉证并治第十四》云："肝水者，其腹大，不能自转侧，胁下疼痛，时时津液微生，小便续通。"腹大，尚伴胁下疼痛，不能自如地转动，小便续通等，此乃肝气先虚，水气乘肝，失于疏泄所致。治宜扶正，疏肝健脾，可用后世逍遥散合暖肝煎加减治疗，药用：当归、白芍、柴胡、茯苓、白术、乌药、木香等。

2. 脾水腹大 《金匮要略·水气病脉证并治第十四》云："脾水者，其腹大，四肢苦重，津液不生，但苦少气，小便难。"腹大，尚伴四肢沉重，下肢尤甚，纳减，便溏，神倦肢冷，小便短少，舌淡苔白腻或白滑，脉沉缓或沉弱。此乃脾阳不足，健运失职，致水湿内盛所致。《医宗金鉴·订正仲景全书·金匮要略注》指出："……腹者，至阴脾也，故病水必腹大也；水蓄于内，故小便不利也。"治宜温运脾阳，以利水湿，可选后世之实脾饮治之，药用：干姜、附子、草果、白术、炙甘草、生姜、大枣、茯苓、大腹皮、木瓜、木香、厚朴、桂枝、泽泻等。

3. 肾水腹大 《金匮要略·水气病脉证并治第十四》云："肾水者，其腹大，脐肿腰痛，不得溺，阴下湿如牛鼻上汗，其足逆冷，面反瘦。"腹大尚伴脐肿腰痛，四肢厥冷，尿少，甚则无尿，阴部湿冷，怯寒神疲，面色白，舌淡胖苔白，脉沉细或沉迟无力。肾水腹大须与肝水腹大、脾水腹大相鉴别：肝水腹大伴有胁下腹痛，小便续通；脾水腹大伴四肢苦重，少气，纳呆；肾水腹大，病最重，有肾阳虚的症状，如四肢逆冷，怯寒神疲等，同时尿量明显减少，甚则无尿。肾水腹大乃肾阳虚不能化气行水，水湿内聚所致。治宜温肾助阳，化气行水，可用真武汤合后世之济生肾气丸加减治疗，药用：肉桂、附子、熟地黄、山茱萸、山药、泽泻、牛膝、茯苓、白术、白芍、车前子、生姜、牡丹皮。

腹　重

【定义】

腹重是指腹部有沉重感，甚则可出现腹中重坠，小腹外形膨大，不能久坐久立而言。

【分类】

寒湿下注腹重 《金匮要略·五脏风寒积聚病脉证并治第十一》云："肾着之病，其人身体重，腰中冷，如坐水中，形如水状，反不渴，小便自利，饮食如故，病属下焦，身劳汗出，衣（一作表）里冷湿，久久得之，腰以下冷痛，腹重如带五千钱，甘姜苓术汤主之。"《诸病源候论·腰背病诸候》云："肾主腰脚，肾经虚则受风冷，内有积水，风水相搏，浸积（渍）于肾，肾气内著，不能宣通，故令腰痛，其病状，身重腰冷，腹重如带五千钱……久久变为水病，肾湿故也。"除腹重外，尚伴自觉身体沉重，腰部冷，似坐水中，口不渴，小便正常，饮食如故，日久腰以下冷痛、腹重加重。此乃寒湿下注所致，治宜温阳散湿，健脾利水，以甘姜苓术汤加减治疗，药用：甘草、干姜、茯苓、白术。

【补充】

1. 中气下陷腹重 腹部重坠，甚则不能久立，兼有胃脘作胀，食后更剧，神疲体倦，面色白，或兼腰部酸坠，脱肛，子宫下垂，舌淡嫩，脉虚弱。治宜补气升陷，以补中益气汤为代表方，药用：黄芪、党参、白术、当归、陈皮、升麻、柴胡、枳壳等。

2. 冲任虚损腹重 腹部坠胀，小腹为甚，兼腰部酸重，乏力，神疲，子宫脱垂，或月经不净，舌淡红，脉细弱。治宜补肾益肝，固涩冲任，以安冲汤为代表方，药用：白术、黄芪、龙骨、牡蛎、生地黄、芍药、续断、海螵蛸、茜草等。

腹 如 肿 状

【定义】

腹如肿状是指腹皮紧张拘急，按之濡软如肿之形状。《伤寒论》《金匮要略》尚有"腹如水状""少腹肿痞"等记载，本节合并一处讨论。

【分类】

1. 肠痈热毒腹如肿状 《金匮要略·疮痈肠痈浸淫病脉证并治第十八》曰："肠痈之为病，其身甲错，腹皮急，按之濡，如肿状，腹无积聚，身无热，脉数，此为肠内有痈脓，薏苡附子败酱散主之。"临床可见：腹皮拘急，按之濡如肿状，肌肤甲错，右少腹可有压痛，神疲体倦，发热不高，或伴面色萎黄，舌淡苔白，脉稍数。《金匮要略直解》指出："内既有痈，则外不可目察，故腹内但急，内则可以手按，故有濡肿胀也。"此乃热毒积聚，营血郁滞，正虚邪盛所致，多见于素体阳虚或老人、小孩。治宜通阳散结，排脓消痈，清热解毒并用，以薏苡附子败酱散为代表方，药用：薏苡仁、附子、败酱草、冬瓜子等。

2. 女劳疸病腹如水状 指腹部胀满似腹内有水一样。《金匮要略·黄疸病脉证并治第十五》曰："额上黑，微汗出，手足中热，薄暮即发，膀胱急，小便自利，名曰女劳疸，腹如水状不治。"《金匮集释·黄疸病脉证并治第十五》曰："腹如水状，不治，女劳疸至后期，腹满，形如水状，其实不是水，而是脾肾两败。"临床可见：腹如水状，伴额上黑，微汗出，手足热，黄昏即发，膀胱部（小腹）拘急，小便通畅。治宜温肾健脾，以右归丸合理中汤为代表方治疗，药用：熟地黄、山药、山茱萸、枸杞子、鹿角胶、菟丝子、杜仲、当归、附子、肉桂、干姜、白术、甘草等。

3. 肠痈热瘀少腹肿痞 《金匮要略·疮痈肠痈浸淫病脉证并治第十八》云："肠痈者，少腹肿痞。按之即痛如淋，小便自调，时时发热，自汗出，复恶寒。"临床可见：少腹肿痞，按之疼痛如淋，有反跳痛，但小便自调，恶寒发热，汗出，口渴欲饮，舌红苔黄腻或黄，脉弦滑数。病因热毒内聚，营血瘀结肠中所致。治宜清热解毒，活血消瘀，以大黄牡丹汤为代表方，药用：大黄、牡丹皮、桃仁、冬瓜子、芒硝等。

少 腹 寒

【定义】

少腹寒是指自觉少腹部寒冷。《金匮要略讲义·妇人妊娠病脉证并治第二十》曰："少腹寒指少腹尤感寒冷，如被风吹之状。"

【分类】

1. 阳虚寒盛少腹寒 《金匮要略·妇人妊娠病脉证并治第二十》云："妇人怀娠六七月，脉弦发热，其胎愈胀，腹痛恶寒者，少腹如扇，所以然者，子脏开故也，当以附子汤温其脏。"少腹寒，如被风吹之状，可伴腹痛，纳差，便溏，小便清长，脉弦虚。治宜温里散寒，以附子汤为代表方，此方《金匮要略》未见，有主张用《伤寒论》之附子汤方者，药用：附子、茯苓、芍药、白术、人参。

2. 胞宫虚寒少腹寒　《金匮要略·妇人杂病脉证并治第二十二》温经汤方后注："亦主妇人少腹寒，久不受胎。"其证乃冲任、胞宫虚寒，少腹失温养所致。症见：少腹寒，可伴月经淋漓不断，腰膝酸软，白带稍多，舌淡红、苔薄白、脉细虚。本证当与阳虚寒盛少腹寒相鉴别：后者全身虚寒征象较重，可见满腹痛；而前者仅见于女性，且多仅见少腹寒。本证治宜暖宫散寒，方以温经汤为代表，药用：当归、川芎、炮姜、芍药、人参、阿胶、桂枝、炙甘草等。

【补充】

1. 肾阳虚衰少腹寒　少腹寒，伴五更泄泻，腰膝酸软，夜尿频多或小便余沥不尽，舌淡苔薄白，脉沉细，尺微弱等。本证伴五更泄泻之特点可与前者相鉴别。治宜温肾壮阳，以肾气丸合四神丸为代表方，药用：桂枝、附子、熟地黄、山药、泽泻、茯苓、牡丹皮、山茱萸、补骨脂、肉豆蔻、五味子、大枣等。

2. 寒滞肝脉少腹寒　少腹寒，并牵及睾丸坠胀疼痛，或阴囊收缩，受寒更寒，得热则缓，或畏寒，四肢发冷，舌苔白滑，脉沉弦或迟。本证多见于男性，而且多为实证（外受寒邪，肝经气血凝滞所致），以及全身的畏肢冷等表现，可与他证鉴别。治宜温肝散寒，畅通气血，方用暖肝煎治之，药用：小茴香、枸杞子、吴茱萸、肉桂、川楝子、当归、沉香、生姜。

肚　热

【定义】

肚热即腹中热，是指自觉而且扪之腹中发热。

【分类】

本症出自《金匮要略·黄疸病脉证并治第十五》："一身尽发热而黄，肚热，热在里，当下之"。《医宗金鉴·订正仲景全书·金匮要略注》指出："但扪其肚热，热在里，当下之以去其热也。"由以上论述可见，除肚热外，尚有发热，黄疸，胸满，烦躁，口干燥，小便短赤或黄，大便干等症。治宜通腑泻热，可以栀子大黄汤治之，药用：大黄、栀子、枳实。

少腹不仁

【定义】

不仁者，据《辞源》释："手足痿痹不能运用自如"；而《伤寒论讲义》释"口不仁"为言语不利，食不知味。故而少腹不仁当指少腹部感觉麻痹，甚则腹肌舒缩不能自如之症。

【分类】

1. 肾阳不足，水湿内聚少腹不仁 少腹不仁，小便不利，两足肿大，或兼纳呆，便溏，神疲体倦，乏力，舌淡苔白腻，脉濡细等。《金匮要略讲义·中风历节病脉证并治》（李克光主编）认为：肾脉起于足而上于腹，肾阳不足，气化不利，水湿下注，则足肿大而成脚气；水湿内聚，小便不利，故少腹不仁，拘急不舒。治宜温阳化湿，方可选《金匮要略》所载崔氏八味丸，药用：干地黄、山茱萸、山药、泽泻、牡丹皮、茯苓、桂枝、附子。

2. 其他 其他原因所致者，可参阅"少腹拘急"条。

绕 脐 痛

【定义】

绕脐痛是指腹痛局限于脐周部位，又称脐腹痛。

【分类】

1. 阳明热结绕脐痛 《伤寒论》第239条云："病人不大便五六日，绕脐痛，烦躁，发作有时者，此有燥屎，故使不大便也。"乃感受外寒，入里化热，或温热之邪传中，热灼津伤，邪热与大肠之糟粕互结而致。可见：绕脐痛，满硬拒按，日晡潮热，手足濈然汗出，大便秘结，或见下利稀水，小便短赤，舌质红苔黄厚而燥，脉沉滑而数等。其实热症状及体征相当突出，临床不难与他因所致绕脐痛相鉴别。治宜通腑泻热，可酌情选用大承气汤、小承气汤或调胃承气汤，药用：大黄、芒硝、炙甘草、枳实、厚朴等。

2. 寒凝经脉绕脐痛 《金匮要略·腹满寒疝宿食病脉证治第十》云："寒疝绕脐痛，若发则白汗出，手足厥冷，其脉沉紧者，大乌头煎主之。"症见：绕脐卒然而痛，疼痛剧烈，无有休止，得温稍减，不思饮食，肠鸣腹冷，大便泄泻或秘结不通，甚则手足厥冷，舌淡或青苔白润，脉沉紧而迟。治宜温阳散寒，破积止痛，用大乌头煎主之。

3. 阳虚寒结绕脐痛 《金匮要略·腹满寒疝宿食病脉证治第十》云："夫瘦人绕脐痛，必有风冷，谷气不行。"此乃脾胃虚寒，运化失健，久成寒积，腑气不通所致。可伴见便秘，四肢不温，甚则手足厥冷，舌淡苔白腻，脉沉弦。本证之绕脐痛不如前证剧烈，且有脾胃虚寒的症状及体征，故可与之鉴别。脾胃虚寒之绕脐痛，其脾虚症状较本证重，且多为便溏；而本证多伴见便秘。本证治宜温阳通便，可以大黄附子汤加减治疗，药用：大黄、附子、细辛。

【补充】

1. 肠胃气滞绕脐痛 绕脐痛，胀满不适，胀痛随矢气而稍减，或脐腹部气滞作痛，情志不舒则疼痛加重，不欲饮食，舌苔薄白，脉弦滑。此证多因脾胃运化失司，气机升降受阻，气滞于内，郁结不通所致。治宜降气散结，调中止痛，可选用五磨饮子化裁，药用：乌药、沉香、槟榔、木香、枳壳。

2. 伤食积滞绕脐痛 绕脐痛，嗳气泛恶，不思饮食，或大便泄泻，所下多为未消化食物，气味酸臭，泻后痛减，舌苔根部厚腻，脉滑。本证主要与湿热蕴结绕脐痛相鉴别：湿热蕴结所致者有里急后重，多夹脓血，所下臭秽，泻后痛不减；伤食积滞所致者有泻后痛减，多夹完谷，气味酸臭。本证治疗宜消积导滞，以枳实导滞丸化裁，药用：枳实、大黄、神曲、茯苓、黄芩、黄连、白术、泽泻。

3. 湿热蕴结绕脐痛 绕脐痛，痛则欲泻，下而不爽，里急后重，大便黏稠臭秽，兼夹脓血，口苦而干，不欲饮水，舌红苔黄腻而厚，脉滑数。本证之临床特点不难与阳明热结及脾肾阳虚、饮食积滞所致绕脐痛相鉴别。治宜清湿热，理气血，方用芍药汤加减，药用：芍药、黄芩、黄连、大黄、当归、木香、槟榔、甘草。

4. 脾肾阳虚绕脐痛 绕脐冷痛，痛势绵绵，时轻时重，喜温喜按，遇冷加重，神疲倦怠，畏寒肢冷，大便溏薄，舌淡苔薄白，脉沉细弱。此证当与寒凝冷积绕脐痛相鉴别：两者均为寒痛，但前者为虚证，后者属实证；前者绕脐痛渐来，其痛绵绵，时轻时重，且多兼神疲、便溏、畏寒肢冷等症；后者疼痛暴起，痛势剧烈，无有休止等。本证治宜补益脾肾，温阳止痛，可用附子理中丸加减，药用：附子、人参、干姜、白术、炙甘草等。

5. 蛔虫内扰绕脐痛 绕脐疼痛，阵作无时，发则疼痛剧烈，或可见腹部积块突起，痛止则如常人，面黄形瘦，时吐清水，或见吐蛔，或寐而龂齿，或嗜异物，或唇面有虫斑，或有便虫史，疼痛时脉弦，或沉伏，甚则发生蛔厥。上述特殊表现可与他证鉴别。其治疗，如疼痛发作，则宜安蛔止痛，用乌梅丸加减，药用：乌梅、黄连、黄芩、黄柏、花椒、当归、附子、肉桂、干姜、细辛、人参等；疼痛止，则宜驱蛔杀虫，用化虫丸治疗，药用：铅粉、鹤虱、槟榔、白矾、苦楝根皮。

当 脐 跳

【定义】

当脐跳是指正当肚脐的部位有跳动感。

【分类】

本症出自《金匮要略·五脏风寒积聚病脉证并治第十一》之"心伤者，其人劳倦，即头面赤而下重，心中痛而自烦，发热，当脐跳，其脉弦，此为心脏伤所致也"。综观原文及后世有关论述，本症可伴头面发红，下部沉重，心中痛，心烦，发热，脉弦等，其基本病机乃心虚于上而肾气动于下所致。治宜补心安神，交通心肾，以茯苓桂枝甘草大枣汤为代表方，药用：茯苓、桂枝、炙甘草、大枣。

脐 上 悸

【定义】

脐上悸指脐上跳动不安。

【分类】

1. 霍乱脐上悸 此乃肾虚水寒，冲气上逆所致，《伤寒论》第386条理中丸方后注言："脐上筑者，肾气动也。"临证除脐上悸外，尚有下利，呕吐，腹痛，纳差，神疲，寒多不用水等症，亦可兼头痛、发热等表证。治宜温中散寒，温肾降逆，方用理中汤去白术加桂枝四两。

2. 癥病脐上悸 多见于宿有癥病而有孕者，可见受孕后脐上动悸不安，漏下不止，子宫大小与孕龄不相符，舌淡苔薄白，脉细涩。《金匮要略·妇人妊娠病脉证并治第二十》云："妇人宿有癥病，经断未及三月，而得漏下不止，胎动在脐上者，为癥痼害。妊娠六月动者，前三月经水利时，胎也。下血者，后断三月衃也。所以血不止者，其癥不去故也，当下其癥，桂枝茯苓丸主之。"治宜活血化瘀，缓消癥块，方用桂枝茯苓丸，药用：桂枝、茯苓、牡丹皮、桃仁、芍药。

脐 下 悸

【定义】

脐下悸指脐下跳动不宁。《医宗金鉴·订正仲景全书伤寒论注》曰："悸者，筑筑然跳动病也。"

【分类】

1. 心阳虚弱脐下悸 《伤寒论》第65条云："发汗后，其人脐下悸者，欲作奔豚，茯苓桂枝甘草大枣汤主之。"乃发汗过多，损伤心阳所致。症见：脐下悸，欲作奔豚状，小便不利，舌苔白滑，脉沉。治宜温通心阳，化气行水，治以茯苓桂枝甘草大枣汤为代表方，药用：茯苓、桂枝、炙甘草、大枣。

2. 饮停下焦脐下悸 《金匮要略·痰饮咳嗽病脉证并治第十二》曰："假令瘦人脐下有悸，吐涎沫而癫眩，此水也，五苓散主之。"症见脐下悸，伴头目眩晕，口吐涎沫，少腹满，小便不利，舌淡红、苔薄白而滑润，脉沉弦。此乃饮停下焦，气化不行所致。本证当与心阳虚弱脐下悸相鉴别：心阳虚弱所致者有水饮内动，欲作奔豚之势，且多有心悸等症状；本证以水饮内停为主，有头目眩晕，吐涎沫等症。本证治宜化气行水，以五苓散为代表方，药用：茯苓、泽泻、白术、猪苓、桂枝等。

【补充】

肾不纳气脐下悸　脐下悸，可连及脐部，伴有喘息，出汗，脉细，舌淡暗苔薄润。本证多由肾气素亏，气不摄纳，鼓动于下；或为表证妄汗妄下，气血大亏，以致肾气不纳，动于下焦。其特殊的临床表现可与他证相鉴别。治宜补肾纳气，方选七味都气丸，药用：泽泻、茯苓、五味子、熟地黄、山茱萸、山药、牡丹皮。

脐　　肿

【定义】

脐肿是指脐部水肿，乃水肿严重之候。

【分类】

肾水脐肿　《金匮要略·水气病脉证并治第十四》云："肾水者，其腹大，脐肿腰大，不得尿，阴下湿如牛鼻上汗，其足厥冷，面反瘦。"后世对其病机进行了阐述，如《金匮集释·水气病脉证并治第十四》认为："肾为水脏，又为胃之关，肾阳不足，水气凌肾，肾不能为胃司关门作用，故水聚而腹大、脐肿。"综上所述，可见脐肿尚伴腹大，腰痛，四肢厥冷，尿量减少、，甚则无尿，阴部潮湿，怯寒神疲，面色白，舌淡胖苔白，脉沉细或沉迟无力等症。治宜温肾助阳，化气行水，可以真武汤合济生肾气丸治之，药用：桂枝、茯苓、泽泻、牛膝、附子、牡丹皮、熟地黄、山药、山茱萸、白芍、生姜。

【补充】

水肿病可有脐肿症，同时本症多与腹大等同时存在，其证治可参阅"腹大"等章节。

肠　　鸣

【定义】

肠鸣是指肠动有声而言，亦称腹鸣。

【分类】

1. 脾肾阳虚肠鸣　《金匮要略·血痹虚劳病脉证并治第六》云："苦肠鸣、马刀侠瘿者，皆为劳得之。"此乃脾肾阳虚所致。临证除肠鸣外，尚有泄泻，腹痛绵绵，喜温喜按，四肢不温，腰膝酸软，舌淡红苔白滑，脉沉弱无力。仲景未出方治。治宜温补脾肾，可用附子理中汤治之，药用：附子、白术、干姜、人参、大枣。

2. 痰湿中阻肠鸣　《金匮要略·痰饮咳嗽病脉证并治第二十》云："其人素盛今瘦，水走肠间，沥沥有声，谓之痰饮。"临床可见：肠鸣漉漉，心下逆满，起则头眩，干呕欲吐，口黏乏味，肢体沉重，舌淡暗、苔腻，脉弦滑或沉缓。至于其治疗，《金匮要略·痰饮咳嗽病脉证并治第二十》云："病痰饮者，当以温药和之。"治宜健脾化湿通阳，方用苓桂术甘汤，药用：茯苓、桂枝、白术、炙甘草。

3. 寒热错杂肠鸣　《金匮要略·呕吐哕下利病脉证治第十七》曰："呕而肠鸣，心下痞者，半夏泻心汤主之。"临床可见：肠鸣，心下痞满，呕吐，口干口苦不欲饮，舌淡苔黄白相兼，但以黄为主等。此乃寒热错杂，肠胃不和，升降失常所致。《医宗金鉴·订正仲景全书·金匮要略注》云："呕而肠鸣，肠虚而寒也；呕而心下痞，胃实而热也，并见之，乃下寒上热，肠虚胃实之病也。"治宜寒热并用，调和中焦，以半夏泻心汤为代表方，药用：半夏、黄芩、黄连、人参、白术、生姜、大枣、炙甘草。若伤寒汗后，肠鸣下利，伴心下痞满，干噫食臭，治宜辛开苦降，甘温益气，方选生姜泻心汤。

【补充】

1. 中焦寒湿肠鸣　腹中雷鸣，腹冷喜温，形寒肢冷，呕吐清水，大便稀薄夹有黏胨物，舌质淡暗、苔白腻而滑，脉沉迟或沉弦。中焦寒湿肠鸣当与痰湿中阻肠鸣相鉴别：前者多见于素体禀赋不足者，后者多见于素体湿盛者；前者以寒为辨证要点，后者以痰为辨证要点。中焦寒湿者，治宜健脾化湿温中，方选胃苓汤，药用：苍术、厚朴、陈皮、炙甘草、茯苓、猪苓、白术等。

2. 肝脾不和肠鸣　肠鸣阵作，伴腹痛，时而泄泻，但泻而腹痛不减，胸胁不舒，嗳气食少，舌淡苔薄白，脉弦缓。此乃七情所伤，肝失条达，脾失健运，大肠气机失调所致。治宜疏肝健脾和中，以痛泻要方为代表方，药用：陈皮、防风、白术、白芍。

3. 肠胃湿热肠鸣 肠鸣腹泻，泻下不爽，肛门灼热，大便异臭，伴口苦口黏，小便短赤，舌红苔黄腻，脉滑数。治宜清热燥湿，方选葛根芩连汤，药用：葛根、黄连、黄芩、炙甘草，可加黄柏、赤白芍、木香等。

4. 中气不足肠鸣 《灵枢·口问》云："中气不足……肠为之苦鸣。"临床可见：肠鸣，纳呆，少腹坠胀，少气懒言，体倦乏力，泄泻，或兼脱肛，女子可见子宫脱垂，舌淡苔白，脉缓弱。中气不足肠鸣当与脾肾阳虚肠鸣相鉴别：前者多因劳力过度，或饮食不节，损伤脾胃之气，脾虚运化失职所致；后者多因久病不愈，或房劳伤肾，或过用寒凉，损伤阳气，使脾肾阳气日趋亏耗，阳气失于温煦，脾虚运化失职所致。前者有少气懒言，倦怠乏力及中气不足，升举失职的症状，如少腹坠胀、脱肛等；后者肠鸣伴四肢发凉，泄泻多为五更泻，且有腰膝酸软等。中气不足肠鸣治宜补益中气，方选补中益气汤，药用：人参、白术、当归、陈皮、炙甘草、黄芪、升麻、柴胡。

膀胱急

【定义】

膀胱急是指膀胱拘急不舒。

【分类】

《金匮要略·黄疸病脉证并治第十五》云："额上黑……膀胱急，小便自利，名曰女劳疸；膀胱急……大便必黑，时溏，此女劳之病，非水也……用硝石矾石散主之。"后世对其进行了阐发，如《金匮集释·黄疸病脉证并治第十五》云："膀胱急，亦肾虚所致，与虚劳病之里急相同。"综上可见，本证尚伴有额上黑，微汗出，小便自利，手足心热，黄昏尤甚，大便黑，时溏，或兼腹如水状。究其病机乃肾虚所致。原文以硝石矾石散治之，此乃治标之法及方药，而其正治应以补肾为主，偏阴虚者，可用六味地黄丸，药用：熟地黄、山药、山茱萸、牡丹皮、泽泻、茯苓；偏肾阳虚者，可用八味肾气丸，药用：桂枝、附子、熟地黄、山药、山茱萸、牡丹皮、泽泻、茯苓。

第六章
二阴症状

下　利

【定义】

下利又简称为利。在《伤寒论》《金匮要略》二书中，下利多是指大便异常，以大便次数增多，便质稀溏为基本特征的一类病证。它包括泄泻、痢疾、霍乱。泄泻表现为大便次数增多，便质溏薄或完谷不化，甚至泻出如水样。痢疾以大便次数增多，腹部疼痛，里急后重，泻下赤白脓血便为特征。霍乱，是以卒然发作、上吐下泻为主要临床表现的病证。

下利涉及的病证极广，因此在表现形式上可多种多样。在《伤寒论》《金匮要略》中，针对原因各异，病程长短的不同，病情轻重的不一，有时又用不同的名称以示区别。如"自利""利不止""利不禁""失便"等名称。自利，是指不经攻下，误治而出现的下利。利不止，多指病程较长，病情较复杂的久泻不止、久痢不止。利不禁，是指大便不能自禁。失便，是指大便失于控制的表现。本节合并一处讨论。

【分类】

1. 二阳合病下利　太阳与阳明合病，太阳之邪不得外解，内迫阳明，下走大肠，传导失职，水谷不别，故见泄泻自然而作。《伤寒论临床研究·辨太阳病脉证并治中》曰："从'必自下利'字眼分析，一定是表热无汗，邪不能外泄，而内入阳明，下走大肠，故云必下利。"阐明下利机制为邪盛于外，影响于里。

临床常见证候为：下利，便质溏薄，无特殊气味，伴见发热恶寒，无汗，身痛，头项强痛，苔薄白，脉浮紧等症。《伤寒论》第32条云："太阳与阳明合病者，必自下利，葛根汤主之。"本证下利虽属里证，但由表证引起，而且病情以风寒表实为主，故不须治里，只须解表，使表解里自和。治宜发汗解表兼止利，方选葛根汤，药用：葛根、麻黄、桂枝、芍药、炙甘草、生姜、大枣。

2. 表实内饮下利 因风寒外束，引动内饮，下趋肠道，传导失职，水谷不别，故见下利清稀。本证为表里同病，但病变重点在上、中焦，故下利症状一般较轻，仅表现为大便溏泄。临床尚有恶寒发热，无汗，头身疼痛，咳嗽，痰多稀白，喘息，干呕，或口渴，咽喉不适，少腹满，小便不利，苔薄白或滑，脉浮紧或弦细等症。《伤寒论》第40条曰："伤寒表不解，心下有水气，干呕，发热而咳，或渴，或利，或噎，或小便不利、少腹满，或喘者，小青龙汤主之。"《医宗金鉴·辨太阳病脉证并治下篇》云："伤寒表不解，谓脉浮紧，头痛，身痛，发热，无汗，恶寒之证仍在也。"本证与二阳合病下利同属表里同病，所不同在于：二阳合病下利，是风寒束表，不得外解，内迫阳明，下走大肠，传导失职所致，临床特点是下利，仅伴见恶寒发热、无汗、脉浮紧等伤寒表实之征，治以发汗解表兼止利，方选葛根汤；本证为风寒外束，引动内饮，下趋肠道，传导失职所致，其辨证要点为下利，便质稀溏，伴见恶寒发热、无汗、咳喘、痰多稀白、苔白滑等外寒引动内饮之象。治以外解风寒，内散水饮，方选小青龙汤为代表方，药用：麻黄、芍药、细辛、干姜、炙甘草、桂枝、五味子、半夏。

3. 悬饮证下利 因水饮内结，走窜上下，壅塞于胸胁，波及于肠道，使其传化失常，故见下利，其特点为便质稀溏。本证属水饮为患，波及范围广，但以胸胁为主。故虽见下利，但以心下痞硬胀满，牵引胸胁作痛为主症，并伴见咳嗽，呼吸气短，头痛，微汗出，发作有时，不恶寒，干呕，舌苔白滑，脉沉弦等症，可资鉴别。本证下利还可伴见太阳中风证，症见发热，恶风，汗出，头痛，脉浮，但仍以心下痞硬胀满，牵引胸胁作痛为主症。此时治法当先解表而后攻里。《伤寒论》第152条云："太阳中风，下利呕逆，表解者，乃可攻之。其人漐漐汗出，发作有时，头痛，心下痞硬满，引胁下痛，干呕短气，汗出不恶寒者，此表解里未和也，十枣汤主之。"本证与表实内饮下利不同，后者为风寒外束，引动内饮的表里同病证，虽下利，但以咳嗽、咯痰、干呕为主症，与伤寒表实证并见，治以外解风寒，内散水饮，方选小青龙汤；本证下利虽也可出现表里同病，但其表多见太阳中风证。治法是先解其表，方选桂枝汤，待表证解除，方能攻其水饮。此外，本证下利必与心下痞硬胀满，牵引胸胁作痛并见，结合其他脉症，可资鉴别，治以攻逐水饮，方选十枣汤，药用：芫花、甘遂、大戟、大枣。

4. 留饮证自利　病由饮邪久留心下不解，正气拒饮欲从下去，饮走肠道，传导失职，故见自利。《金匮要略心典》曰："其人欲自利。利反快者，所留之饮，从利而减也。"可知，下利使久留之饮邪相应得到排泻，故利后病者感到舒适爽快，乃本证特点。《金匮要略·痰饮咳嗽病脉证并治第十二》曰："病者脉伏，其人欲自利，利反快，虽利，心下续坚满，此为留饮欲去故也，甘遂半夏汤主之。"临床常见证候为：自利，泻下清稀无味，利后心下坚满有所减轻，伴见胃中有振水声，或肠间漉漉有声，舌苔白滑，脉伏。治宜攻破利导，方选甘遂半夏汤，药用：甘遂、半夏、芍药、甘草。

5. 阳虚水泛下利　少阴病二三日不已，至四五日，邪气递深，肾阳日衰，阳虚寒盛，水气不化，下趋大肠故见下利，其特征为大便稀溏，甚至下利清谷。临床尚有畏寒，头目晕眩，心下悸，四肢沉重疼痛，腹痛，小便不利，筋肉跳动，全身颤抖，嗜睡，或咳嗽，干呕，舌淡苔白滑，脉沉或微细等症。《伤寒论》第316条云："少阴病，二三日不已，至四五日，腹痛，小便不利，四肢沉重疼痛，自下利者，此为有水气。其人或咳、或小便利，或下利，或呕者，真武汤主之。"本证与表实内饮下利、悬饮下利二证不同，表实内饮下利，是外有风寒，内有饮邪为患，属表寒里饮，其临床特点是：下利，与恶寒发热，无汗，脉浮紧等表实证共见，治宜外解风寒，内散水饮，方选小青龙汤；悬饮证下利，饮邪为患，水饮浸渍肠道而致下利，其临床特点是下利，必见心下痞硬胀满，牵引胸胁作痛等饮停胸胁之征，治宜攻逐水饮，方选十枣汤；本证是肾阳亏虚，水饮内停，下趋肠道而致，其临床特点是下利，必见畏寒，但欲寐，头眩，心下悸，脉微细等阳虚饮停之征。治宜温阳化气行水，方选真武汤，药用：炮附子、茯苓、芍药、生姜、白术。

6. 太阴虚寒下利　病可由三阳病传变而来，也可由寒湿之邪直犯太阴，致脾阳虚弱，运化失职，寒湿内阻，升降失常，故见下利，其特征为大便稀溏，粪便中夹有不消化食物，稍进油腻厚味即便次明显增加。临床尚有腹满、呕吐、食欲减退，时腹自痛，喜温喜按，口不渴，舌淡苔白润，脉缓弱或脉沉迟无力等症，以资鉴别。《伤寒论》第273条曰："太阴之为病，腹满而吐，食不下，自利益甚，时腹自痛。若下之，必胸下结硬。"第277条云："自利不渴者，属太阴，以其藏有寒故也。当温之，宜服四逆辈。"治宜温中散寒，健脾燥湿，后世多推崇理中汤，药用：人参、干姜、炙甘草、白术。

7. 太阴兼表下利 太阳病外证未除，而屡用攻下之法，损伤脾阳，健运失职，升降异常，清阳不升，故见下利不止。本证属里寒挟表热下利，临床除有下利外，尚有心下痞硬，腹痛绵绵，口不渴，发热恶寒，头痛，苔白滑，脉浮缓或缓弱。《伤寒论》第163条曰："太阳病，外证未除，而数下之，遂协热而利，利下不止，心下痞硬，表里不解者，桂枝人参汤主之。"本证与太阴虚寒下利区别在于：后者可由三阳病传变而来，也可因寒湿直中，脾阳亏虚，运化失常而致，临床特点是下利与腹满痛，呕吐，食少，舌淡，脉沉迟无力等里虚寒证伴见，治宜温中健脾，方选理中汤；本证是太阳病屡用攻下法，损伤脾阳，而表证不解，导致的里寒挟表热证，临床特点是下利，腹满痛，心下痞硬，与太阳表证并见。治宜温中解表，方选桂枝人参汤，药用：桂枝、炙甘草、白术、人参、干姜。

8. 阳衰阴盛下利 由于脾肾阳衰，阴寒内盛，水谷得不到腐熟则下利，其特征是便液清冷，完谷不化。临床常见证候是：下利清谷，无热畏寒，四肢厥冷，精神萎靡，嗜睡，呕吐，腹痛，大汗出，四肢拘急疼痛，口不渴，小便清长，舌淡、苔白滑，脉微细或沉弱，或沉迟无力。《伤寒论》第353条曰："大汗出，热不去，内拘急，四肢疼，又下利厥逆而恶寒者，四逆汤主之。"因阳气大伤，不能固密腠理，津液外泄，故见大汗出；阳气亏虚，经脉失于温煦而不利，故内则腹中拘急，外则四肢疼痛；因阳虚阴盛，周身失却温煦，则恶寒而四肢厥逆。本证治宜回阳救逆，《伤寒论》中有药、灸两途，方选四逆汤，药用：附子、干姜、炙甘草。温灸法多用于阳衰阴盛而伴有气虚下陷证，后人认为当灸百会穴，以温阳升陷。若兼正气暴脱，气血一时不能接续之脉不至时，可灸太溪穴、关元穴、气海穴等以回阳复脉。

9. 阴盛格阳下利 因阴寒盛于内，阳气浮越于外，脾肾阳气衰微，不能腐熟水谷而见下利清谷。本证属真寒假热。临床常见证候为：下利清谷，四肢厥冷，汗出如珠，面色赤，身反不恶寒，干呕，腹痛，咽痛，舌淡苔白滑或黑滑，脉微欲绝。《伤寒论》第317条云："少阴病，下利清谷，里寒外热，手足厥逆，脉微欲绝，身反不恶寒，其人面色赤，或腹痛，或干呕，或咽痛，或利止脉不出者，通脉四逆汤主之。"本证与阳衰阴盛下利的区别是：后者虽有阴阳格拒之势，但证情较轻，临床以无恶寒、下利清谷，手足厥逆，脉微细为主症，治宜回阳救逆，方选四逆汤；本证为阴盛于内，阳气浮越于外，而成阴阳格拒之势，其临床特点是下利清谷与手足厥逆，身反不恶寒，面赤咽痛等真寒假热之象伴见。治宜破阴回阳，通达内外，方选通脉四逆汤，药用：附子、干姜、炙甘草。本证药味与上证相同，但姜、附的用量都较大，旨在速破在内之阴寒，而除阴阳格拒之势。

10. 阴盛戴阳下利　因脾肾阳衰，阴寒内盛，虚阳被阴寒所格，下焦不得温煦，水谷不别，故见下利清谷。临床常见证候为：下利清谷，四肢厥逆，恶寒，面色赤，干呕，心烦，舌质淡、苔白滑，脉微欲绝，或无脉。《伤寒论·辨少阴病脉证并治》第315条云："少阴病，下利，脉微者，与白通汤。利不止，厥逆无脉，干呕烦者，白通加猪胆汁汤主之。服药，脉暴出者死，微续者生。"本证在临床上有两种情况，一者为阴寒内盛，格阳于上；一者为阴寒内盛，格阳于上，阴液竭于内。症状上后者比前者重，表现为下利不止，干呕，心烦，无脉，故治法上前者破阴回阳，宣通上下；后者治宜破阴回阳，宣通上下，兼咸苦反佐，以引阳入阴，避免再发生格拒而达到破阴回阳的目的。本证与阴盛格阳下利的不同是：后者以阴盛格阳于外为其特征，下利当与身热反不恶寒同见，治宜重剂回阳，宣通内外，方选通脉四逆汤；本证也属阴盛格阳，但重在格阳于上，临床特点是下利清谷与四肢厥逆，面色赤，干呕心烦伴见。治宜破阴回阳，宣通上下，方选白通汤或白通加猪胆汁汤，药用：葱白、干姜、附子、猪胆汁、人尿。《伤寒论临床研究·辨少阴病脉证并治》曰："方中人尿，今都不用，余验之，将药冷服，或再酌加少量寒凉之药，亦可达到'热因寒用''甚者从之'之旨。"可供参考。

11. 虚寒痢疾下利　病因利久脾肾阳衰，寒湿中阻，络脉不固，统摄无权，以致大肠滑脱而出现下利不止，其特征是便色暗淡，脓血杂下。临床常见证候是：下利不止，便脓血，腹痛绵绵，喜温喜按，口淡不渴，里急后重不明显，小便不利，舌淡、苔白润，脉弱。《伤寒论》第307条曰："少阴病，二三日到四五日，腹痛，小便不利，下利不止，便脓血者，桃花汤主之。"因寒邪内侵，阴虚寒滞，故腹痛；因下利过多，津液损伤，故小便不利。治宜温涩固脱。在《伤寒论》中有针药二途。方选桃花汤，药用：赤石脂、干姜、粳米。针刺以泻其经气而宣通，取穴于足少阴经。后人主张刺幽门、交信、长强，可供参考。

12. 下焦不固下利 病因泻利日久，阳气虚衰，大肠失于固摄，故见下利不止，其特征是大便滑脱不禁，排出粪便稀烂无恶臭气味。临床常见证候是：下利不止，滑脱不禁，脱肛，舌质淡、苔薄白，脉弱等。《伤寒论》第 159 条曰："伤寒，服汤药，下利不止，心下痞硬。服泻心汤已，复以他药下之，利不止。医以理中与之，利益甚。理中者，理中焦，此利在下焦，赤石脂禹余粮汤主之。复不止者，当利其小便。"本证与虚寒痢疾下利的区别在于：后者多因湿热痢经久不愈，损伤脾阳转变而来，下利虽也滑脱不禁，但泻下物多便色暗淡，脓血杂下，且脾阳虚的症状较明显，可见腹痛绵绵，喜温喜按，口淡不渴，治宜温中涩下，主选桃花汤；本证为单纯性大肠滑脱所致，临床上以下元失固为其特征，表现为下利不止，大便失禁，排出粪便稀烂无恶臭气味，也不兼脓血之物。治宜固涩止利，方选赤石脂禹余粮汤，药用：赤石脂、禹余粮。

13. 胃阳虚寒下利 因素来体质较弱，或久病，失治误治等原因，致中阳虚衰，寒饮内停，脾胃升降失常，故见下利。临床尚有干呕，吐涎沫，头痛，手足厥冷，烦躁，舌苔白滑，脉沉弦等症，以资佐证。《伤寒论》第 309 条曰："少阴病，吐利，手足逆冷，烦躁欲死者，吴茱萸汤主之。"因肝寒犯胃，浊阴之气上逆，则干呕；胃阳不布，产生涎沫，随浊气上逆而吐出；阳虚不能温煦肢体，则手足逆冷；阴邪虽盛，而阳气尚能与阴邪剧争，故见烦躁欲死。治宜温中散寒，方选吴茱萸汤，药用：吴茱萸、人参、生姜、大枣。

14. 脾肾虚滑下利 因肾阳衰微，不能温暖脾胃，则水谷不得腐熟，寒滑下行而不能自主，故利下不禁。《金匮要略·呕吐哕下利病脉证治第十七》曰："夫六腑气绝于外者，手足寒，上气脚缩，五脏气绝于内者，利不禁，下甚者，手足不仁。"本条重在阐述利不禁的机制，对于症状论述过简，且无治法、方药。《症状辨证与治疗·大便失常类》详论了本证的证治，即大便失禁外，尚有四肢不温，面色白或黧黑，形体瘦弱，两足浮肿，小便清长或遗尿，舌淡嫩，脉沉迟无力等症，可资鉴别。本证与下焦不固下利的区别是：后者重在下元不固，全身症状不明显，临床特点是下利不止，滑脱不禁为主症，治宜固涩止利，方用赤石脂禹余粮汤；本证因脾肾阳衰而致，临床特点是除有大便失禁，排出粪便溏薄外，还伴有四肢欠温，面白，浮肿，小便清长等脾肾阳衰的明证。治宜温补脾肾为主，佐以收涩固脱，方选六柱散，药用：茯苓、附子、人参、木香、肉豆蔻、诃子肉。

15. 霍乱下利　病由外感时邪和饮食不慎所致，多发生于夏秋季节。如《丹溪心法·霍乱》所言："内有所积，外有所感，致成吐泻。"阐述本病的病因和主症。巢元方《诸病源候论》曰："冷热不调，饮食不节，使人阴阳清浊之气相干，而变乱于肠胃之间，则成霍乱。"进一步阐述其病因病机。其临床表现详见《伤寒论》第382条："问曰：病有霍乱者何？答曰：呕吐而利，名曰霍乱"。本病的特征为卒然发作，吐利频繁交作，属后世医家所说的湿霍乱范畴。《伤寒论·辨霍乱病脉证并治》论述了霍乱有表里寒热不同。若吐利为主症，兼见发热，头痛身痛，渴欲饮水，小便不利，舌苔白，脉浮者，表明邪在阳分，太阳表证居多，表病及里，三焦不利，水液偏盛于肠所致，治宜外疏内利，两解表里，方选五苓散。若吐利较重，而口不渴，腹中冷痛，舌淡苔白，脉缓无力，表明邪在阴分，由中焦虚寒，寒湿内盛，升降失常所致，治宜温中散寒，方选理中丸。《伤寒论·辨霍乱病脉证并治》第386条云："霍乱，头痛发热，身疼痛，热多欲饮水者，五苓散主之；寒多不用水者，理中丸主之。"

16. 里热挟表下利　病因表邪不解，入里化热，煎迫大肠，致其传导失职，故见下利，其特征是腹泻多恶臭，或暴注下迫。临床尚有发热，喘息，汗出，口渴，小便短赤，肛门灼热，舌红苔黄，脉滑数等症。《伤寒论》第34条云："太阳病，桂枝证，医反下之，利遂不止，脉促，表未解也；喘而汗出者，葛根黄芩黄连汤主之。"因表里之热迫肺，肺气不利故作喘；热邪逼迫津液外越，故汗出。治宜清热坚阴止利，兼以透表，方选葛根黄芩黄连汤，药用：葛根、黄芩、黄连、炙甘草。

17. 邪入少阳下利　病由少阴之邪热不解，内迫阳明，逼液下趋，大肠传导失职，故出现下利。临床除下利外，尚有发热，腹痛，口苦，口渴，呕吐，肛门灼热，小便短而黄赤，苔黄，脉弦数症，以资佐证。《伤寒论》第172条曰："太阳与少阳合病，自下利者，与黄芩汤；若呕者，黄芩加半夏生姜汤主之。"本证与里热挟表下利同是热邪为患，区别在于：里热挟表下利是表里俱热，里热除大便恶臭，暴注下迫，肛门灼热等症外，多伴见喘而汗出，或伴表证，治宜表里双解，方选葛根黄芩黄连汤；本证属里热证，除下利外，尚兼口苦，咽干，脉弦等少阳病的见症，治宜清热止利，方选黄芩汤，药用：黄芩、芍药、炙甘草、大枣。

18. 阳明腑实下利　病由燥热之邪与肠中糟粕相搏结而成燥屎内阻，邪热逼迫津液从旁而下，即成热结旁流证，故见泻下青黑色污水，便质稀少，臭秽异常。临床尚有腹部满痛、拒按，口干舌燥，潮热，谵语，舌苔黄燥，脉沉实等症。《伤寒论》第321条曰："少阴病，自利清水，色纯青，心下必痛，口干燥者，急下之，宜大承气汤。"本证与邪入少阳下利不同，后者多为少阳邪热内迫大肠所致，临床特点是暴注下迫，腹痛阵作，得泻稍缓，腹部一般柔软，并伴见少阳病的症状，治宜清热止利，方选黄芩汤；本证为燥热与肠中糟粕相互为病，临床特点是便次虽多，但粪量极少，以青黑色污水为主，泻后腹痛不减，腹部胀满，且热象比邪入少阳下利更重，口干舌燥，舌苔焦黄起刺则是明证。治宜攻下实热，荡涤燥结，方选大承气汤，药用：大黄、芒硝、枳实、厚朴。

19. 厥阴热证下利　由于肝不疏泄，湿热壅盛，下迫大肠，热伤血络，腐血化热而致，故见下利，其特征是下利便脓血。因以湿热为患者，属痢疾，故尚有发热，口渴，腹痛，里急后重，肛门灼热，小便短赤，舌红、苔黄腻，脉滑数等症。《伤寒论》第371条曰："热利，下重者，白头翁汤主之。"本证与上二证不同，邪入少阳下利，以热邪为患者，属少阳病，下利当兼口苦，咽干，脉弦等症，治宜清热止利，方选黄芩汤；阳明腑实下利，以燥热与肠中燥屎为患，属热结旁流，下利以泻下臭秽污水，伴腹痛不减为特征，治以攻下实热，荡涤积滞，方选大承气汤；本证以湿热为患，属痢疾，临床以下利脓血，里急后重为特征。治宜清热燥湿，凉肝解毒，方选白头翁汤，药用：白头翁、黄连、黄柏、秦皮。

20. 妇人产后下利　因产后气血亏虚，又有湿热积滞胃肠，传导失职，郁遏不解，损伤肠道脉络，因而见下利，其特点是下利便脓血。病属湿热痢疾又兼气血两虚，故除下利脓血外，临床尚有发热，面黄，乏力，心烦不眠，腹痛，里急后重，舌苔薄黄，脉细数等症。《金匮要略·妇人产后病脉证并治第二十一》曰："产后下利虚极，白头翁加甘草阿胶汤主之。"本证与厥阴热证下利的不同：后者为单纯湿热内蕴所致，属实证，以下利脓血，里急后重，舌苔黄腻，脉滑数为其特征，治宜清热燥湿止痢，方选白头翁汤；本证为湿热内蕴兼气血两虚所致，属虚实夹杂，临床特点是下利脓血，里急后重，与面黄、乏力、心烦不眠、脉细同见。治宜清热燥湿，补气养血，方选白头翁加甘草阿胶汤，药用：白头翁、甘草、阿胶、秦皮、黄连、黄柏。

21. 水饮食滞下利　伤寒表证因汗不得法，损伤脾胃之气，或因其人素日脾胃气弱，以致邪气乘机内陷，寒热错杂互阻于中焦，脾胃升降失常，纳运失职，致饮食停滞，水气内停，而走于肠间，故出现下利。临床尚有心下痞硬，按之不痛，干噫食臭，肠鸣，胁下有水气，苔白腻或薄黄而腻，脉弦细数或濡等症。《伤寒论》第 157 条云："伤寒汗出，解之后，胃中不和，心下痞硬，干噫食臭，胁下有水气，腹中雷鸣，下利者，生姜泻心汤主之。"治宜和胃降逆，散水消痞，方选生姜泻心汤，药用：生姜、炙甘草、人参、干姜、黄芩、半夏、黄连、大枣。

22. 脾胃虚弱下利　伤寒或中风，误用攻下法，重伤脾胃，外邪内陷，以致寒热错杂于中焦，升降失其常度，浊阴不降，下奔肠道，故出现泻利频作，且完谷不化。临床尚有心下痞满而硬，干呕心烦，肠鸣，舌苔白腻或薄黄而腻，脉濡或弦细数等症。《伤寒论》第 158 条曰："伤寒中风，医反下之，其人下利日数十行，谷不化，腹中雷鸣，心下痞硬而满，干呕，心烦不得安。医见心下痞，谓病不尽，复下之，其痞益甚。此非结热，但以胃中虚，客气上逆，故使硬也。甘草泻心汤主之。"本证与水饮食滞下利同属脾胃虚弱，寒热错杂而成，但水饮食滞下利，兼有水饮食滞，以下利与心下痞，干噫食臭，腹中雷鸣为主症，治宜和胃降逆，散水消痞，方选生姜泻心汤；本证因反复误下，脾胃虚较水饮食滞下利更为明显，以痞利俱甚，完谷不化，干呕，心烦为主症，治宜和胃补中，降逆消痞，方选甘草泻心汤，药用：炙甘草、黄芩、半夏、大枣、黄连、干姜、人参。

23. 胃热脾寒下利　病由素有胃热脾寒之体，加之误吐、误下，更伤脾胃，升降失常，上热下寒相互格拒，脾气不升故见下利不止。临床尚有呕吐频作，或食入即吐，胸膈痞闷，舌淡苔薄黄，脉虚数等症。《伤寒论》第 359 条曰："伤寒本自寒下，医复吐下之，寒格，更逆吐下，若食入即吐，干姜黄芩黄连人参汤主之。"治宜清上温下，辛开苦降，方选干姜黄芩黄连人参汤，药用：干姜、黄芩、黄连、人参。

24. 肺热脾寒下利　病因伤寒大下之后，正伤邪陷，表邪不解，上热下寒，脾虚气陷，故见泄利不止。临床尚有咽喉不利，唾脓血，手足厥冷，寸脉沉迟，下部脉不至等症。《伤寒论》第 357 条曰："伤寒六七日，大下后，寸脉沉而迟，手足厥逆，下部脉下至，喉咽不利，唾脓血，泄利不止者，为难治，麻黄升麻汤主之。"本证与胃热脾寒下利不同，后者为胃热脾寒证，呕吐剧与下利并见，治宜清上温下，辛开苦降，方选干姜黄芩黄连人参汤；本证为肺热脾寒，虚实错杂，表里不解证，病情较复杂，泄利不止与咽喉不利，唾脓血，手足厥逆，下部脉不至等伴见。治宜发越郁阳，清上温下，方选麻黄升麻汤，药用：麻黄、升麻、当归、知母、黄芩、葳蕤、芍药、天冬、桂枝、茯苓、甘草、石膏、白术、干姜。

25. 上热下寒下利　病因上焦有热，肠中有寒，不能温化水谷，从而出现下利，常表现为久泻不止。如《伤寒论汤证新编·厥阴病·乌梅丸证》曰："肠中有寒，阴大于阳，弱势的阳不足以温化水谷，故不欲食，得食更甚，或久利。"临床除久利外，尚可伴见胸腹疼热，饥不欲食，口渴，呕吐或呕吐蛔虫，心烦不安，或绕脐疼痛，舌苔或黄或白滑，脉弦细或微等症。《伤寒论》第338条云："伤寒，脉微而厥，至七八日肤冷，其人躁无暂安时者，此为脏厥，非蛔厥也。蛔厥者，其人当吐蛔，今病者静而复时烦者，此为脏寒，蛔上入其膈，故烦，须臾复止，得食而呕，又烦者，蛔闻食臭出，其人常自吐蛔。蛔厥者，乌梅丸主之。又主久利。"治宜寒温并用，酸涩固脱，方选乌梅丸，药用：乌梅、细辛、干姜、黄连、附子、当归、黄柏、桂枝、人参、花椒。

26. 阴虚水热互结下利　病因少阴阴虚，水热互结，以致水饮内停，渗于大肠，故见下利。因阴虚水热互结所致，临床尚有心烦不眠，咳嗽，呕吐，小便不利，渴欲饮水，舌红、苔薄黄，脉细数等症。《伤寒论》第319条曰："少阴病，下利六七日，咳而呕渴，心烦不得眠者。猪苓汤主之。"因水气犯肺则咳；水气犯胃则呕；水气内停而津不布则渴；阴虚有热，上扰神明，则心烦不得眠。治宜滋阴清热利水，方选猪苓汤，药用：猪苓、茯苓、泽泻、阿胶、滑石。

27. 阴虚内热下利　因少阴之邪从阳化热，邪热下注大肠，传导失职，故见下利。临床尚有咽痛，胸满，心烦，舌红少苔，脉细数等症。《伤寒论》第310条曰："少阴病，下利，咽痛，胸满，心烦，猪肤汤主之。"本证与阴虚水热互结下利不同的是：后者为阴虚内热，水饮停聚所致，故下利与咳、呕、渴、心烦不得眠，小便不利并见，治宜滋阴清热利水，方选猪苓汤；本证为单纯性阴虚内热所致，故下利与咽痛、胸痛、心烦并见。治宜滋阴润燥，和中止利，方选猪肤汤，药用：猪肤、白蜜、白粉。

28. 宿食停滞下利　由于饮食不节，暴饮暴食，以致宿食不化，停滞胃肠，腐熟和传化之职失常，故大便溏泄，排出粪便中有不消化食物，有败卵气味。临床尚有脘腹胀满疼痛，嗳腐吞酸，不思饮食，恶闻食臭，舌苔厚腻，脉滑等症。

《金匮要略·腹满寒疝宿食病脉证治第十》曰："下利不欲食者，有宿食也，当下之，宜大承气汤。"治宜攻下积滞，方选大承气汤，药用：大黄、芒硝、枳实、厚朴。

溏　泄

【定义】

溏泄，是指泻下一般清稀或垢秽的粪便。此外，尚有"鹜溏"，又称"鸭溏"，是指泻下的大便水粪相杂，色青黑如鸭粪；"便肠垢"，是指泻下肠中的黏液垢腻。本节合并一处讨论。

【分类】

1. 脾胃虚弱溏泄　由于脾胃虚弱，运化无权，水谷不化，水液偏走肠道，故见大便稀溏。因脾虚所致，临床尚可伴见食少，腹胀，面色萎黄，神疲乏力，舌淡、苔薄白，脉缓弱。《伤寒论》第 209 条曰："阳明病，潮热，大便微硬者，可与大承气汤，不硬者，不可与之。若不大便六七日，恐有燥屎，欲知之法，少与小承气汤，汤入腹中，转矢气者，此有燥屎也，乃可攻之；若不转矢气者，此但初头硬，后必溏，不可攻之，攻之必胀满不能食也。欲饮者，与水则哕。其后发热者，必大便复硬而少也，以小承气汤和之。不转矢气者，慎不可攻也。"《伤寒论》对本证未论其治法及方药。《中医症状鉴别诊断学·二阴症状·腹泻》曰："脾虚腹泻以健脾利湿为主，方选参苓白术散加味。"故本证治宜益气健脾利湿，方选参苓白术散，药用：人参、白术、扁豆、山药、茯苓、莲子肉、薏苡仁、缩砂仁、桔梗。

2. 中焦虚寒溏泄　平素胃阳不足，复感寒邪，中焦阳虚，转输失职，津液渗于回肠，故见溏泄。临床尚有不能食，腹部隐痛，手足濈然汗出，小便不利，舌淡苔白，脉沉迟无力等症。《伤寒论》第 191 条曰："阳明病，若中寒者，不能食，小便不利，手足濈然汗出，此欲作固瘕，必大便初硬后溏。所以然者，以胃中冷，水谷不别也。"《伤寒论》对本证未出方，根据《冉注伤寒论·辨阳明病脉证并治》所言："其大便虽始硬，后必溏者。岂非以胃中阳气向里，不能蒸腐水谷，尔时急以理中温胃，尚恐不胜，况可误以寒下之乎。"故治宜温中健脾，方选理中汤，药用：人参、干姜、炙甘草、白术。

3. 脾肾阳虚溏泄 由于肾阳亏虚，不能温暖脾土，脾胃阳虚，则腐熟和运化功能减退，所以见便溏。临床尚有疾行气喘，手足逆冷，腹满，食不消化，舌淡苔白，脉沉迟等症。《金匮要略·血痹虚劳病脉证并治第六》曰："脉沉小迟，名脱气，其人疾行则喘，手足逆寒，腹满，甚则溏泄，食不消化也。"本证与上二证不同，脾胃虚弱溏泄，为脾胃气虚所致，溏泄与食少，腹胀，面色萎黄，神疲乏力，脉缓弱伴见，治宜益气健脾利湿，方选参苓白术散；中焦虚寒溏泄，为脾胃阳虚所致，溏泄与食少，腹痛，汗出，脉迟无力同见，治以湿中健脾，方选理中汤；本证为脾肾阳虚所致，溏泄与食少，腹满，气喘，手足逆冷伴见。治宜温补脾肾，后世医家多主张用附子理中汤。

4. 大肠虚寒鹜溏 多因素体阳虚，或过食生冷，或久痢不愈过用寒凉，或久病伤阳，致阳气衰弱，寒湿滞留于肠中，传导失职，故见鹜溏。因阳虚寒湿内滞而致，临床尚可见腹痛隐隐，喜温喜按，四肢不温，肠鸣，舌淡苔薄白或白滑，脉沉迟等症。《金匮要略·五脏风寒积聚病脉证并治第十一》曰："师曰：热在上焦者，因咳为肺痿；热在中焦者，则为坚；热在下焦者，则尿血，亦令淋秘不通，大肠有寒者，多鹜溏；有热者，便肠垢。小肠有寒者，其人下重便血，有热者，必痔。"治疗本证，《中医治疗学》采用温阳散寒之法，方用附子理中汤加味，药用：附子、人参、干姜、炙甘草、白术、茯苓。本证与中焦虚寒溏泄、脾肾阳虚溏泄同属虚寒证，但因病机有差异，故症状上有侧重。中焦虚寒溏泄，为脾胃阳虚所致，故溏泄多与食少腹胀伴见，且有手足汗出，小便不利等症，治宜温中健脾，方用理中汤；脾肾阳虚溏泄，因脾肾阳虚所致，溏泄多与食则腹满，气喘，手足逆冷伴见；本证为大肠阳虚，寒湿内停所致，故鹜溏多与腹痛隐隐，肠鸣等症伴见。治宜温阳散寒，方用附子理中汤。

5. 太阳因病溏泄 太阳病误用下法，损伤津液，胃燥化热，热邪入胃，下迫大肠，邪热尚未燥结成实，大肠传导失职，故见大便溏泄。因病位涉及胸膈胃肠，故临床尚有心中郁闷，心烦，胸痛，呕吐，腹满，苔黄，脉数等症。《伤寒论》第123条曰："太阳病，过经十余日，心下温温欲吐，而胸中痛，大便反溏，腹微满，郁郁微烦。先此时自极吐下者，与调胃承气汤；若不尔者，不可与。但欲呕，胸中痛，微溏者，此非柴胡汤证，以呕故知极吐下也。"治宜泻热润燥和胃，方选调胃承气汤，药用：大黄、芒硝、炙甘草。

6. 二阳合病溏泄 因邪热初传阳明，腑实未成，大肠传导失职，故见溏泄。因阳明少阳同病，故临床尚有胸胁胀满，口苦，咽干，目眩，潮热，小便自可，苔白，脉弦等症。《伤寒论》第229条曰："阳明病，发潮热，大便溏，小便自可，胸胁满不去者，与小柴胡汤。"本证与阳明病溏泄不同在于：后者为单纯性阳明病，但病位涉及胸膈胃肠，以溏泄伴见心烦，胸痛，欲吐，腹满为其特征，治宜泻热润燥，方选调胃承气汤；本证为阳明少阳合病，但以少阳病为重，临床特点是溏泄伴见胸胁胀满，潮热，小便自可，苔白，脉弦等症。治宜和解少阳，方选小柴胡汤，药用：柴胡、黄芩、人参、半夏、炙甘草、生姜、大枣。

7. 女劳疸兼血瘀溏泄 多因房劳过度，或黄疸日久不愈伤肾，阴虚火旺，兼瘀血内停，瘀热内蕴，瘀血下行于肠，其传导、燥化失职，故见溏泄，其特征是大便色黑。临床尚有恶寒，额上黑，身尽黄，手足中热，自汗，少腹满，膀胱急，腹部胀大如水状，舌红，舌边有瘀斑或瘀点，脉细等症。《金匮要略·黄疸病脉证并治第十五》曰："黄家日晡所发热，而反恶寒，此为女劳得之；膀胱急，少腹满，身尽黄，额上黑，足下热，因作黑疸，其腹胀如水状，大便必黑，时溏，此女劳之病，非水也。腹满者难治。硝石矾石散主之。"治宜清热祛瘀，方选硝石矾石散，药用：硝石、矾石、大麦。

下　　重

【定义】

下重，是指大便时窘迫，但排出不畅，肛门有重坠的感觉。又称"后重"。

【分类】

1. 肝气郁结下重 因肝气郁结，疏泄失常，木横侮土，可见下重。临床尚有胸胁满闷疼痛，腹胀痛或窜痛，痛即欲便，便后痛减，手足厥冷，或咳嗽，心悸，小便不利，舌苔白，脉弦。《伤寒论》第318条云："少阴病，四逆，其人或咳，或悸，或小便不利，或腹中痛，或泄利下重者，四逆散主之。"治宜疏肝解郁，方选四逆散，药用：炙甘草、枳实、柴胡、芍药。

2. 湿热痢疾下重 湿热之邪，壅滞肠道，气机阻滞，热壅气滞，恶浊之物欲出不得，故出现下重。《伤寒来苏集·卷四》谓："暴注下迫属于热，热利下重乃热湿之秽气郁遏广肠，故魄门重滞而难出也。"临床表现尚见腹部疼痛，急迫欲便，肛门灼热，下痢脓血，发热，口渴，小便短赤，舌红、苔黄腻，脉滑数等症。《伤寒论》第371条曰："热利，下重者，白头翁汤主之。"本证与气郁证下重不同，后者多因情志不遂，肝气郁结所致，以肛门下坠，排便不爽，腹痛连及胸胁为特征，治宜疏肝解郁，方用四逆散；本证因湿热蕴结肠道，阻滞气机所致，属痢疾，以里急后重，下痢脓血，肛门灼热，舌红苔黄腻，脉滑数为特征。治宜清热燥湿，凉肝解毒，方选白头翁汤，药用：白头翁、黄柏、黄连、秦皮。

3. 脾虚气陷下重 因久病体虚，或误治伤正，致脾气虚衰，运化失司，升举无力，清阳不升，中气下陷，故见肛门重坠，临床尚见食少，腹胀，大便稀溏，便意频繁，或久泄不止，或脱肛，神疲乏力，少气懒言，面白，舌淡苔白，脉缓弱等症。《伤寒论》第98条曰："得病六七日，脉迟浮弱，恶风寒，手足温，医二三下之，不能食而胁下满痛，面目及身黄，颈项强，小便难者，与柴胡汤，后必下重。本渴饮水而呕者，柴胡汤不中与也，食谷者哕。"本证无方治，后世医家论述其详，现补之。《温热经纬》曰："治重者，有行气温补之殊，虚实之辨，不可不明。"本证为脾虚气陷，故治宜补中益气，升阳固涩，方选补中益气汤，药用：黄芪、党参、白术、炙甘草、当归、陈皮、升麻、柴胡。

清 便 自 调

【定义】

清便自调，是指大便正常，或指在热病过程中大便恢复正常者。又称"清便欲自可"。

【分类】

1. 阳复兼表清便自调 伤寒误下伤及脾肾阳气，阳衰阴盛而致下利清谷，服温药后，阳气来复，阴寒内消，脾肾得以温运，故大便恢复正常。因表邪未解，临床尚见发热恶风，汗出，身疼痛，苔白等症。《伤寒论》第91条曰："伤寒，医下之，续得下利清谷不止，身疼痛者，急当救里；后身疼痛，清便自调者，急当救表。救里宜四逆汤，救表宜桂枝汤。"治宜解肌祛风，调和营卫，方选桂枝汤，药用：桂枝、芍药、炙甘草、生姜、大枣。

2. 表郁轻证清便自调　外感风寒，日久不愈，邪气虽微而汗出不彻，久郁在表不能发泄，而未内传阳明，故见大便正常。临床尚见发热恶寒，热多寒少，一日二三度发，不呕，面赤，身痒，无汗，小便正常，舌苔白，脉浮等症。《伤寒论》第23条曰："太阳病，得之八九日，如疟状，发热恶寒，热多寒少，其人不呕，清便欲自可，一日二三度发。脉微缓者，为欲愈也；脉微而恶寒者，此阴阳俱虚，不可更发汗、更下、更吐也；面色反有热色者，未欲解也，以其不能得小汗出，身必痒，宜桂枝麻黄各半汤。"治宜辛温轻剂，小发其汗，方用桂枝麻黄各半汤，药用：桂枝、芍药、生姜、炙甘草、麻黄、大枣、杏仁。

下 利 气

【定义】

下利气，是指泄泻与矢气并见。亦称"气利"，如《金匮要略心典》曰："下利气者，气随利失，即所谓气利是也。"

【分类】

1. 湿蕴气滞下利气　因脾虚不运，湿滞气阻，蕴郁肠道，故见大便泻下不爽又矢气频频。临床尚见肠鸣腹胀，矢气胀减，小便不利，舌苔白腻，脉濡或弦等症。《金匮要略·呕吐哕下利病脉证治第十七》曰："下利气者，当利其小便。"治疗本证当利其小便，以分利肠中之湿邪，即所谓"急开支河"之法。治宜淡渗利湿，方可用五苓散，药用：桂枝、猪苓、茯苓、白术、泽泻。

2. 肠虚气陷下利气　因久病伤正，致中气下陷，肠虚不固，故见矢气时大便随之而出，便下清稀无臭秽，滑脱不禁。临床尚见肛门坠胀，便意频繁，神疲乏力，舌淡，脉弱等症。《金匮要略·呕吐哕下利病证治第十七》曰："气利，诃梨勒散主之。"本证与湿蕴气滞下利气不同，后者以湿邪为患，湿蕴气滞所致属实证，以下利黏滞不爽又矢气频频，伴肠鸣腹胀，小便不利，苔腻等湿阻气滞之征，治以五苓散淡渗利湿；本证因中气下陷，肠虚不固所致属虚证，其临床特点是矢气时大便随之而出，便下清稀，滑脱不禁，伴肛门坠胀、神疲、舌淡、脉弱等气虚之象。治宜温涩固脱，方选诃梨勒散，药用：诃梨勒。

便 血

【定义】

便血，是泛指血从肛门下泄，表现为先便后血，先血后便，或便血杂下，或单纯便血，或下痢脓血等。亦称"下血"。

【分类】

1. 寒湿蕴结便血 因感受寒湿之邪，或阳虚寒湿内生，致阳虚运化，统摄无权，寒湿蕴结，阴络受伤，乃见便血暗红。因属阳虚寒湿内盛所致，故临床尚见腹部隐痛，喜温喜按，食少，口淡乏味，四肢欠温，大便溏薄，肛门下坠，舌淡苔白，脉沉迟无力等症。《金匮要略·五脏风寒积聚病脉证并治第十一》曰："师曰：热在上焦者，因咳为肺痿；热在中焦者，则为坚；热在下焦者，则尿血，亦令淋秘不通，大肠有寒者，多鹜溏；有热者，便肠垢。小肠有寒者，其人下重便血，有热者，必痔。"《金匮要略》对本证未出方治，现补之。根据临床实践，本证治宜温阳散寒祛湿，养血止血，方可选黄土汤，药用：甘草、干地黄、白术、熟附子、阿胶、黄芩、灶心黄土。

2. 下焦不固便脓血 多因下利日久不愈，脾肾阳衰，寒湿中阻，络脉不固，统摄无权，以致大肠滑脱，血溢脉外，故见便下无度，脓血杂下。临床尚见腹痛隐隐，喜温喜按，里急后重不明显，口淡不渴，神疲乏力，小便不利，舌淡苔白，脉微细弱等症。《伤寒论》第307条曰："少阴病，二三日至四五日，腹痛，小便不利，下利不止，便脓血者，桃花汤主之。"本证与寒湿蕴结便血不同在于：后者为脾阳虚弱，统摄无权，寒湿内阻所致，属远血，临床特点是先便后血，血色暗红，伴食少，面色萎黄，腹痛，四肢欠温等症，治以黄土汤温阳散寒，养血止血；本证为脾肾阳衰，统摄无权，寒湿中阻，肠虚滑泻所致，属虚寒痢，临床特点是便下无度，脓血杂下，伴腹痛，小便不利等症。治宜温涩固下，方选桃花汤，药用：赤石脂、干姜、粳米。

3. 火伤阴络便血 太阳病误用火熏发汗，病不解而火热反而内攻，损伤阴络，迫血下行可发生便血。临床尚有烦躁，舌红绛、苔薄黄，脉数等症。《伤寒论》第114条曰："太阳病，以火熏之，不得汗，其人必躁。到经不解，必清血，名为火邪。"本证仲景未列方药。《伤寒论与临证·辨太阳病脉证并治·火逆变证》中提出了本证的治法及方药，即"若因火邪而见伤阴动血之变，宜用'养阴凉血''平肝息风'等法。酌选犀角地黄汤，或《血证论》的凉血地黄汤（生地黄四钱，当归三钱，甘草钱半，黄连二钱，炒栀子一钱，玄参三钱，黄芩二钱)"。

4. 阳明病热入血室便血 因阳明气分热盛，侵入血室，邪热迫血妄行，故便血。临床尚有谵语，但头汗出，胸胁或少腹急结硬痛，舌红绛，脉数等症。《伤寒论》第216条曰："阳明病，下血，谵语者，此为热入血室。但头汗出者，刺期门，随其实而泻之，濈然汗出则愈。"本证的治疗，《伤寒论》提出刺法，刺期门即可，因血室隶属于肝脉，刺期门以泻其实，使邪热从外宣泄，濈然汗出而解。

5. 热厥变证便血 阳热内郁，日久不解，热邪伤及阴络，迫血下行，可见便血鲜红。临床尚有手足厥冷，呕吐，胸胁烦满，默默不欲饮食，心烦，口渴，小便黄赤，大便干结，舌红苔黄，脉滑数等症。《伤寒论》第339条曰："伤寒热少微厥，指头寒，嘿嘿不欲食，烦躁。数日，小便利，色白者，此热除也。欲得食，其病为愈；若厥而呕，胸胁烦满者，其后必便血。"本证与上二证不同在于：火伤阴络便血为太阳病误用火熏而致，属太阳病变证，以便血，烦躁，无汗为特征，治宜凉血止血，方用犀角地黄汤；阳明病热入血室便血，为阳明气分热盛，侵入血室而致，属阳明病血证，以便血暗红，谵语，但头汗出，胸胁少腹急结为特征，治宜刺期门，以泻实热；本证为阳郁于内，日久不解所致，属热厥证变证，以便血鲜红，手足厥逆，呕吐，胸胁烦满为特征。《伤寒论》对本证无方治，现补之。《伤寒论与临证·辨厥阴病脉证并治》指出："热郁不解，而便血者，酌取黄芩汤化裁治之。"其言临证有参考价值。

6. 阳复太过便脓血 因虚寒下利后，过服温燥之品，以致阳复太过，邪热灼伤阴络，蒸腐为脓，故出现大便带脓血。此便脓血，当属热痢，故有腹痛，口渴，发热，里急后重，舌红苔黄，脉滑数，或寸脉浮数，尺脉涩等症。《伤寒论》第367云："下利，脉数而渴者，今自愈。设不瘥，必清脓血，以有热故也。"本证无方治，现补之。《伤寒论与临床·辨厥阴病脉证并治》指出："治宜清热解毒，坚阴止利。"方可选白头翁汤或黄芩汤，皆可参考。

7. 太阳蓄血轻证便血 因太阳病不解，在表之邪热随经深入下焦，与血相结于少腹部位，血结轻浅，为热所迫，下趋肛门，故见便血紫暗，或夹有瘀块。其临床特征是便血紫暗，或夹有瘀块之后，病人其人如狂，少腹急结等症随之减轻，以至痊愈，无须治疗。本证是血结较轻，正气能驱邪外出，邪有出路的表现，因邪热或随瘀血而去，故病可获痊愈。《伤寒论》第106条曰："太阳病不解，热结膀胱，其人如狂，血自下，下者愈。其外不解者，尚未可攻，当先解其外。外解已，但少腹急结者，乃可攻之，宜桃核承气汤。"

大　便　黑

【定义】

大便黑，是指便血时，大便呈黑色的表现。

【分类】

1. 女劳疸大便黑　此多因房劳过度伤肾，肾虚有热，热蒸血瘀，瘀热内蕴，瘀血下停于肠，随大便排出，故见大便黑。因属肾虚有热，瘀热内蕴，故临床上尚有日晡时恶寒，身尽黄，额上黑，足下热，膀胱急，少腹满，腹胀如水状，大便溏泄，舌红，舌边有瘀斑、瘀点，脉细等症。《金匮要略·黄疸病脉证并治第十五》曰："黄家日晡所发热，而反恶寒，此为女劳得之；膀胱急，少腹满，身尽黄，额上黑，足下热，因作黑疸，其腹胀如水状，大便必黑，时溏，此女劳之病，非水也。腹满者难治。硝石矾石散主之。"治宜清热燥湿祛瘀，方选硝石矾石散，药用：硝石、矾石、大麦。

2. 黑疸大便黑　酒疸误用下法，损伤胃气，湿热乘虚内陷，深入血分，日久薰蒸，血为瘀滞，瘀血下渗于肠，随大便排出，故见大便黑。临床尚有面目青黑而略带黄色，胃中灼热不舒，肌肤麻痹不仁，舌青紫，脉浮弱。《金匮要略·黄疸病脉证并治第十五》曰："酒疸下之，久久为黑疸，目青面黑，心中如啖蒜齑状，大便正黑，皮肤爪之不仁，其脉浮弱，虽黑微黄，故知之。"本证与女劳疸大便黑的不同在于：后者是女劳疸转为黑疸，病机为肾虚有热，瘀热内蕴所致，临床以额上黑，身尽黄，日晡时恶寒，足下热，膀胱急，少腹满，大便黑而溏泄为主症；而本证为酒疸误下而转变为黑疸，病机为湿热内陷血分，久久薰蒸，血为瘀滞，临床以面目虽黑但略带黄色，胃中有灼热不舒之感，肌肤麻痹不仁，脉浮弱为主症。女劳疸大便黑治以硝石矾石散，清热祛瘀燥湿；本证无方治，现补之。根据临床实践，本证治宜泄热除烦，祛瘀燥湿，方可用栀子大黄汤合硝石矾石散，药用：栀子、大黄、枳实、硝石、矾石、大麦、豆豉。

3. 阳明蓄血大便黑　因阳明之邪热与体内宿有的瘀血相搏结，热与血结，停于胃肠，瘀血随大便而出，故见大便黑，黑如胶漆。临床尚有健忘，屎虽硬，大便反易，舌质紫，脉沉结等症。《伤寒论》第237条曰："阳明证，其人喜忘者，必有蓄血，所以然者，本有久瘀血，故喜忘，屎虽硬，大便反易，其色必黑者，宜抵当汤主之。"治宜泻热逐瘀，方选抵当汤，药用：水蛭、虻虫、桃仁、大黄。

不　大　便

【定义】

不大便多指粪便在肠道内滞留过久，便质干燥硬结，排便时间延长，通常在4~7天以上排便一次；或指排便间隔时间延长，粪便艰涩难下。亦称"不更衣"。本症后世称"大便秘结""大便艰难"。

关于本症的定义，后世医家多以不同角度阐述其内涵。如《伤寒论临床研究·辨太阳病脉证并治下》曰："阴津不足则'不大便五六日'，这与清便自调不同，清便自调是不泻不秘。此'不大便'为便秘，即便秘五六日，实为伤津故也。"又如《注解伤寒论·辨阳明病脉证并治法第八》曰："古人登厕必更衣，不更衣者，通为不大便。不更衣，则胃中物不得泄，故为内实。"

此外，在《伤寒论》《金匮要略》中，还有"大便难""大便坚""有燥屎"等名称。大便难，是指大便秘结难出。亦称"便难"。《医宗金鉴·订正仲景全书·伤寒论注·辨阳明病脉证并治全篇》曰："大便涩而难出，名大便难者是也。"大便坚，是指大便坚硬，或指大便一般干结，排出困难。有燥屎，指大便干燥硬结，留滞于肠中时间较长，壅滞较重，浊气内盛，排出困难而言。《医宗金鉴·订正仲景全书·伤寒论注·辨阳明病脉证并治全篇》曰："燥屎者，胃中宿食，因胃热而结为燥丸之屎也。"本节合并一处讨论。

【分类】

1. 阳明腑实不大便　本证因伤寒吐下后，津液损伤，热邪不解，内入阳明腑；或因大下后，病人素有宿食内停，与胃热未尽邪热复结；或因少阴病，邪从热化，里热成实，腑气不通，皆可致热邪弥漫阳明胃肠，津液耗伤，胃肠燥热成实，腑气不通，故出现不大便。其临床特点是：5～7 天，甚至 10 余天大便 1 次，大便干燥硬结，排出困难，并见日晡潮热，腹部持续性胀满疼痛拒按，或绕脐痛而拒按，手足濈然汗出。因阳明腑实，腑气不通，浊毒之气上蒸，扰乱神明，可见心中懊恼，烦躁，谵语，舌苔干燥黄厚或焦燥起刺，脉沉迟或沉实有力。《伤寒论》第 212 条曰："伤寒，若吐、若下后，不解，不大便五六日，上至十余日，日晡所发热，不恶寒，独语如见鬼状。若剧者，发则不识人，循衣摸床，惕而不安，微喘直视，脉弦者生，涩者死。微者，但发热谵语者，大承气汤主之。若一服利，则止后服。"治宜攻下实热，荡涤燥结，方选大承气汤，药用：大黄、芒硝、枳实、厚朴。

2. 结胸热实不大便　因外邪入里化热，与水饮互结于胸膈，实热内结，腑气不通，故见不大便。《伤寒论》第 137 条曰："太阳病，重发汗而复下之，不大便五六日，舌上燥而渴，日晡所小有潮热，从心下至少腹硬满而痛不可近者，大陷胸汤主之。"本证与阳明腑实不大便的区别在于：后者为燥热与宿垢相结为燥屎，阻于胃肠，不大便时间较长，可达十余日，且大便干燥硬结，排出困难，并见腹满痛，绕脐痛，潮热，谵语，手足濈然汗出等阳明腑实证，治宜苦寒攻下燥屎，方用大承气汤；本证是热邪与水饮互结为患，虽累及阳明胃肠，但以热实胸膈为主，其辨证要点是：大便秘结，与心下痛，按之石硬，甚则从心下至少腹硬满疼痛不可近，日晡小有潮热，口干，但头汗出伴见，舌苔黄而干燥或苔黄厚，脉沉紧或沉迟有力。治宜泻热逐水破结，方选大陷胸汤，药用：大黄、芒硝、甘遂。

3. 少阳气郁不大便　少阳受邪，气郁而津液不下，肠道失濡而致不大便，临床特点是：大便干，排除困难，与寒热往来，胸胁苦满，呕逆，舌苔白，脉弦等少阳病证伴见。《伤寒论》第 230 条曰："阳明病，胁下硬满，不大便而呕，舌上白苔者，可与小柴胡汤。上焦得通，津液得下，胃气因和，身濈然汗出而解。"本证与阳明腑实不同，后者为燥热与宿垢结于胃肠而致，大便干燥硬结，久留肠中不去，排除困难与腹胀痛拒按，舌苔黄燥或黄厚等阳明里实伴见，治宜苦寒攻下，方用承气汤；本证虽累及阳明大肠，但以少阳受邪为主，因气机不流通所致，不大便仅为大便干，排出困难，里实不重，且与胸胁硬满，呕逆，舌苔白等少阳病证伴见。治宜和解少阳，方选小柴胡汤，药用：柴胡、黄芩、人参、半夏、炙甘草、生姜、大枣。

4. 阳明蓄血不大便 因阳明邪热与瘀血相搏结，阻于肠道，大肠传导失职，故可见不大便。因血瘀热结为病，故本证特点是：大便虽燥结，其色多黑如胶漆，排出困难，并与消谷善饥，健忘，少腹硬满疼痛，发狂，小便自利等胃热炽盛，瘀热内扰之象伴见，舌绛紫，脉数。《伤寒论》第 257 条曰："病人无表里证，发热七八日，虽脉浮数者，可下之。假令已下，脉数不解，合热则消谷善饥，至六七日，不大便者，有瘀血，宜抵当汤。"本证与阳明腑实不大便不同，后者为燥热与宿垢为患，临床以大便干燥硬结，排出困难与腹胀满疼痛拒按，潮热，谵语，手足濈然汗出，脉沉迟为特征，治宜苦寒泻热，荡涤燥结，用承气汤类；本证是热邪与瘀血为患，虽大便干燥，但不及阳明腑实排出困难，粪便多色黑如胶漆，并与消谷善饥，少腹急结硬满疼痛，舌绛紫，脉数等血瘀热结之征伴见。治宜活血化瘀，通下瘀滞，方选抵当汤，药用：水蛭、虻虫、桃仁、大黄。

5. 阳明腑实有燥屎 因燥热之邪与肠中糟粕相搏结，故出现大便干燥硬结，排出困难，有燥屎是阳明腑实证的特有症状。其辨证要点是：大便数日不解，秘结不通，并见日晡潮热，腹部呈持续性胀满疼痛拒按，绕脐疼痛拒按，汗多，或伴谵语，舌苔黄厚或焦燥起刺，脉沉迟或沉实有力。《伤寒论》第 241 条曰："大下后，六七日不大便，烦不解，腹满痛者，此有燥屎也。所以然者，本有宿食故也，宜大承气汤。"第 374 条曰："下利谵语者，有燥屎也，宜小承气汤。"治以苦寒泻下，攻坚泄实为法，临床可依证情轻重缓急，辨证选用三承气汤。燥实内阻而痞满较轻，燥屎内结而未甚者，用调胃承气汤润燥软坚，和胃荡实；燥屎结而未坚，痞满较重者，用小承气汤泻热通便，消滞除满；痞满燥实坚俱在，阳明腑实重证，以大承气汤峻下，荡涤燥结。

6. 气血两虚不大便 多因年老体弱，或攻伐太过伤正，或久病不愈，而致气血两虚，气虚则无力传送糟粕，血虚则肠道失于濡润，故粪便在肠道中涩滞难行，久留不去。其临床特点是：虽数日大便 1 次，腹部却少有所苦，或大便艰难，便出时汗出气短，并伴见头晕目眩，少气懒言，乏力，面色萎黄等气血两虚之征，舌淡嫩，脉微涩或脉细弱。本证当与阳明腑实不大便相鉴别。《伤寒论》第 214 条曰："阳明病，谵语，发潮热，脉滑而疾者，小承气汤主之。因与承气汤一升，腹中转气者，更服一升；若不转气者，勿更与之。明日又不大便，脉反微涩者，里虚也，为难治，不可更与承气汤也。"而本证《伤寒论》中无治法方药。然本证属邪实正虚，治宜攻补兼施，根据临证观察可仿黄龙汤或新加黄龙汤化裁治疗。

7. 津伤燥结大便难 伤寒四五日，正热邪传过之时，里热炽盛，而反发热其汗，津液外出胃中燥，大肠失润，传导阻塞，故见大便难。其临床特点为：大便干，排出困难，较燥屎为轻，并见喘息，汗出，腹胀满，疼痛不甚，舌苔黄燥，脉沉有力等阳明里热盛，腑气不通之征。《伤寒论》第 218 条曰："伤寒四五日，脉沉而喘满，沉为在里，而反发其汗，津液越出，大便为难，表虚里实，久则谵语。"《伤寒论》对本证未出治法方药。综观全证，此以通汗伤津而致燥结，但未到大实大满腹痛，病情较轻，故可选用小承气汤泻热通便，消滞除满，药用：大黄、枳实、厚朴。

8. 阳明腑实大便难 二阳并病，太阳表证已罢，邪热全入阳明，耗伤津液，燥实内阻，腑气不通，故见大便难。《伤寒论》第 220 条曰："二阳并病，太阳证罢，但发潮热，手足漐漐汗出，大便难而谵语者，下之则愈，宜大承气汤。"但发潮热为阳明里热结实，邪热尽归于腑的表现；手足漐漐汗出为腑热内蒸，逼津外泄所致；胃热上扰神明，心神紊乱故见谵语。本证与津伤燥结大便难有轻重之别，后者为发汗伤津所致，虽已成燥结，但证情较轻，大便是干涩难下而已，伴腹满未至硬疼拒按，喘息，汗出均为燥热内盛，气逆津伤之象，未至谵语的程度，故以小承气汤缓下；本证为二阳并病，转属阳明而成，证情较重，临床以大便秘结难出，伴潮热，谵语，手足漐漐汗出，腹痛拒按为辨证要点。治宜大承气汤峻下实热，荡涤燥结。

9. 热扰阴竭大便难 伤寒六七日，邪热伏里，灼竭津液，津枯火炽，肠道失润，传导不利，故见大便困难。《伤寒论》第 252 条曰："伤寒六七日，目中不了了，睛不和，无表里证，大便难，身微热者，此为实也。急下之，宜大承气汤。"本证虽不伴见潮热谵语腹满等症，却见视物不清，眼珠转动不灵活，说明热邪深伏，灼竭阴液，真阴有欲竭之势，临床尚可见口干咽燥，小便短赤，舌苔黄燥，脉滑数或细数。本证与阳明腑实大便难的区别在于：后者为燥热结实为主，津伤为次，属正盛邪实，临床以大便秘结难出，伴见潮热、谵语、手足漐漐汗出，腹硬满疼痛等燥结内实，腑气不通之征，治宜大承气汤峻下热结；本证为燥热亢盛，真阴欲竭，属实证夹虚，其特点为大便困难，伴见身微热，目中不了了，睛不和等热邪伏里，灼竭津液之征。治宜大承气汤急下泻热救阴。

10. 湿热蕴结大便难 多由感受湿热之邪，或偏嗜肥甘厚腻，酿湿生热，湿热蕴结，阻滞胃肠，气机不畅，升降失当，传导失司，故见排便艰难。因湿热蕴结所致，故粪便黏浊垢腻，或先硬后溏，或腹泻与便秘交替出现。临床尚可见脘痞胸闷、身重、腹胀、口苦、不渴、小便短赤，或面色黄而鲜明目黄、身黄，小便黄，舌苔黄腻，脉滑数。《金匮要略·脏腑经络先后病脉证第一》曰："问曰：病人有气色见于面部，愿闻其说。师曰：鼻头色青，腹中痛，苦冷者死；一云腹中冷，苦痛者死。鼻头色微黑者，有水气；色黄者，胸上有寒；色白者，亡血也，设微赤非时者死；其目正圆者痉，不治。又色青为痛，色黑为劳，色赤为风，色黄者便难，色鲜明者有留饮。"《金匮要略》对本证无治法方药，现补之。治宜清热化湿通便，若出现目黄身黄小便黄者，选用茵陈蒿汤；若无黄疸者，可选用小承气汤加知母、黄柏。

11. 阳虚阴盛大便难 因中阳不足，阴寒凝滞，阳气不运，大肠传送无权，故可见大便秘结难出。临床尚有腹满，两胁疼痛，或腹痛得温痛减，畏寒，四肢不温，小便清长，舌淡苔薄白，或舌苔白而黏腻，趺阳脉微弦，或脉沉迟无力。《金匮要略·腹满寒疝宿食病脉证治第十》曰："趺阳脉微弦，法当腹满，不满者必便难，两胁疼痛，此虚寒从下上也，当以温药服之。"本证只有大法，未出方药，现补之。治宜温阳通便，方选温脾汤(《本事方》)，药用：厚朴、甘草、干姜、桂心、附子、大黄。

12. 胃强脾弱大便坚 因胃热气盛，脾阴不足，脾不能为胃行其津液而肠道失润，传导不利，故见大便干结。其临床特点为：大便干结不通，常见"不更衣十余日无所苦也"，即数日不大便而无腹胀之苦，或腹胀轻微，小便量多，所排之屎，多干燥坚硬，甚则屎黑而干小如羊粪状，一般全身异常表现不明显，舌红少津，脉细涩或脉细数。《金匮要略·五脏风寒积聚病脉证并治第十一》曰："趺阳脉浮而涩，浮则胃气强，涩则小便数，浮涩相搏，大便则坚，其脾为约，麻子仁丸主之。"治宜泄热润燥，缓通大便，方选麻子仁丸，药用：麻子仁、杏仁、芍药、大黄、枳实、厚朴。

13. 消渴胃热大便坚　因胃火炽盛，灼伤津液，加之水为火迫而偏渗于膀胱，致肠道失濡，传导不利，故见大便坚硬。《金匮要略·消渴小便不利淋病脉证并治第十三》曰："趺阳脉数，胃中有热，即消谷引食，大便必坚，小便即数。"因胃火亢盛，腐熟功能亢进，故见消谷善饥；水为火迫而偏渗于膀胱，故小便频数。本证与胃强脾弱大便坚不同在于：后者为胃热气盛，脾阴不足，属虚实夹杂证，其辨证要点是：大便干燥坚硬，多呈羊屎状，排出困难，小便数，全身无明显异常表现，治以麻子仁丸泄热润燥通便；本证为胃火炽盛，灼伤津液而致，属实热证，为杂病之中消证，其辨证要点是：大便坚硬，伴见消谷善饥，口渴喜冷饮，小便频数，舌红苔黄，脉滑数等胃热炽盛之象。《金匮要略》对本证未指出治法方药。根据临床实践，本证治宜清胃泻火通便，方可选加味调胃承气汤，药用：芒硝、大黄、甘草、天花粉、黄连、生地黄、葛根。

14. 产后津伤大便坚　由于产后失血汗多，津液重伤，大肠失于濡润，传导不利，故见大便坚硬，排出困难。《金匮要略·妇人产后病脉证治第二十一》曰："产妇郁冒，其脉微弱，呕不能食，大便反坚，但头汗出。所以然者，血虚而厥，厥而必冒。冒家欲解，必大汗出。以血虚下厥，孤阳上出，故头汗出。所以产妇喜汗出者，亡阴血虚，阳气独盛，故当汗出，阴阳乃复。大便坚，呕不能食，小柴胡汤主之。方见呕吐中。"因产后血虚，血虚则致阴虚，阴虚则阳气偏盛，阳气独行于上故为郁冒；但头汗出为血虚阴亏，阳气独盛，孤阳上出，挟阴津外泄所致；阳气上行，胃气上逆，故见呕不能食。临床尚可见寒热往来，周身无汗，舌苔薄白，脉微弱。治宜扶正达邪，和利枢机，方选小柴胡汤，药用：柴胡、黄芩、人参、半夏、炙甘草、生姜、大枣。

小　便　利

【定义】

小便利，是指排尿通畅，无困难的一种症状。此外，在《伤寒论》《金匮要略》中还有"溺快然""小便清""小便白""饮一溲一"等名称。溺快然，是指小便时很畅快而言。小便清，是指尿液澄清而言。小便白，是指小便清澈色白而不黄赤。饮一溲一，是指饮水多，小便量亦多的一种症状。本节合并一处讨论。

【分类】

1. 肾着寒湿小便利 本证多因劳动汗出后，感受寒湿之邪，寒湿痹着于腰部组织，病在躯体下部，而未涉及内脏，故见小便通畅，量偏多，色如常。《金匮要略·五脏风寒积聚病脉证并治第十一》曰："肾着之病，其人身体重，腰中冷，如坐水中，形如水状，反不渴，小便自利，饮食如故，病属下焦，身劳汗出，衣（一作表）里冷湿，久久得之，腰以冷痛，腹重如带五千钱，甘姜苓术汤主之。"寒湿侵渍腰部，阳气痹着不行，故见腰部冷痛而沉重；因寒湿阻滞于腰部肌肉经脉，而未侵袭于内脏，故口不渴，饮食如常。尚可伴见身体沉重，舌苔白腻，脉沉。治宜温中散寒，健脾祛湿，方选甘姜苓术汤，药用：甘草、白术、茯苓、干姜。

2. 女劳肾虚小便利 因房劳伤肾，致肾虚而生内热，即为女劳疸。病因非湿热所致，故小便通畅，但量少，色黄赤。临床尚可见额上黑，日晡发热而反恶寒，膀胱急，微汗出，手足热，薄暮即发等肾虚之征。临床上尚有偏于肾阴虚、肾阳虚之别，若偏于肾阴虚者，多见舌红少苔，脉细数；若偏于肾阳虚者，多见舌淡苔白，脉沉迟。《金匮要略·黄疸病脉证并治第十五》曰："额上黑，微汗出，手足中热，薄暮即发，膀胱急，小便自利，名曰女劳疸；腹如水状不治。"治疗多用补肾法，偏于肾阴虚的，治宜滋补肾阴，方可选六味地黄丸，药用：熟地黄、山药、山茱萸、茯苓、泽泻、牡丹皮；偏于肾阳虚的，治宜补肾阳，方可选右归丸，药用：熟地黄、山药、山茱萸、枸杞子、杜仲、菟丝子、熟附子、肉桂、当归、鹿角胶。

3. 虚劳萎黄小便利 病由脾胃虚弱，气血生化无源，气血两虚，血不外荣而致，病人可见肌肤淡黄，枯槁无泽，但因非湿热黄疸，故小便通畅，量色变化不大。因气血两虚所致，临床尚可见头晕目眩，疲倦乏力，少气懒言，自汗，舌淡白，脉细弱等症。《金匮要略·黄疸病脉证并治第十五》曰："男子黄，小便自利，当与虚劳小建中汤。"本证与女劳肾虚小便利均属虚证，皆因无湿邪内阻，故小便利，但后者属肾虚所致，为女劳疸，临床多伴见肾虚表现，治宜补肾；本证因脾胃气血不足所致，为虚劳病，临床多伴见头晕目眩，肌肤萎黄，少气懒言，自汗，失眠，舌淡白，脉细弱等气血两亏的表现。治宜温中补虚，方选小建中汤，药用：芍药、桂枝、炙甘草、生姜、大枣、饴糖。

4. 阴盛格阳小便利 病由阴寒内盛，阳气虚弱，阴盛格阳于外而致，若阴盛于下，肾气虚下元不固，故见小便通畅，且清长。《金匮要略·呕吐哕下利病脉证治第十七》曰："呕而脉弱，小便复利，身有微热，见厥者，四逆汤主之。"因阴寒上逆，胃失和降，故见呕吐；阴盛于内，格阳于外，故身微热而四肢厥冷；阳气虚弱，鼓动乏力，见脉弱。临床尚可见腹泻，口淡，少气，神疲，舌淡苔白。治宜急救回阳，方选四逆汤，药用：附子、干姜、炙甘草。

5. 阳明小便利 伤寒经过十数日病仍不解，传入阳明，阳明胃肠燥热亢盛，逼迫津液偏渗于膀胱，故见小便利，量少，色黄。临床尚可伴见谵语，潮热，泻下物臭秽，肛门灼热，舌苔黄燥，脉滑数等症。《伤寒论》第105条曰："伤寒十三日，过经谵语者，以有热也，当以汤下之。若小便利，大便当硬，而反下利，脉调和者，知医以丸药下之，非其治也。若自下利者，脉当微厥，今反和者，此为内实也，调胃承气汤主之。"治宜泻热和胃，方选调胃承气汤，药用：大黄、芒硝、炙甘草。

6. 阳明燥结小便利 阳明燥热亢盛，津液偏走膀胱，故见小便通畅，量多，色黄。《伤寒论》第251条曰："得病二三日，脉弱，无太阳柴胡证，烦躁，心下硬，至四五日，虽能食，以小承气汤少少与，微和之，令小安。至六日，与承气汤一升。若不大便六七日，小便少者，虽不受食，但初头硬，后必溏，未定成硬，攻之必溏；须小便利，屎定硬，乃可攻之，宜大承气汤。"因阳明燥热内盛，扰乱心神，故见烦躁；热聚于胃腑，气机壅滞不畅，故见心下硬；燥热之邪与糟粕搏结于胃肠，加之小便利，量多，津液必从小便外泄而不能还入胃肠，故肠燥失润，传导阻滞，可见不大便，且大便必硬。临床尚可伴见腹硬满疼痛拒按，手足溅然汗出，谵语，不能食，舌苔黄腻，脉沉实等阳明燥热内盛，腑气不通之征。本证与阳明热盛小便利同属阳明腑实证，但病情有较重之别。后者为单纯性燥热结实证，临床特点为：小便通畅，量少，色黄，伴见下利，谵语，肛门灼热，舌苔黄燥，脉滑数等里热亢盛之象，治以调胃承气汤泻热和胃；本证属燥热结实，腑气不通所致，其辨证要点为：小便通畅，量多，色黄，伴见不大便，心下硬满疼痛，不能食，烦躁，谵语，舌苔黄而起焦刺或厚腻，脉沉迟实大等症。治宜荡涤燥结，攻下实热，方选大承气汤，药用：大黄、芒硝、枳实、厚朴。

7. 太阳蓄血小便利 太阳病已六七日，表邪不解，外邪循经化热入里，与瘀血互结于下焦而成蓄血证，因瘀热未侵及膀胱，膀胱气化功能正常，水道通调，故见小便通畅。临床表现有：少腹硬满疼痛，神志失常，身目黄染，舌质紫，脉沉结或沉涩。《伤寒论》论述本证的治疗，有汤、丸两种用药方式。若是蓄血重证，治宜破血逐瘀，方选抵当汤，药用：水蛭、虻虫、桃仁、大黄。《伤寒论》第124条曰："太阳病，六七日表证仍在，脉微而沉，反不结胸，其人发狂者，以热在下焦，少腹当硬满，小便自利者，下血乃愈。所以然者，以太阳随经，瘀热在里故也。抵当汤主之。"若是蓄血缓证，治宜攻下瘀血，峻药缓图，方选抵当丸，药用：水蛭、虻虫、桃仁、大黄。《伤寒论》第126条云："伤寒有热，少腹满，应小便不利，今反利者，为有血也，当下之，不可余药，宜抵当丸。"

8. 水停中焦小便利 由于饮水过多，而脾胃运化水津功能失健，致水饮内停中焦，但膀胱气化功能正常，故见小便通利，量多。临床尚见胸满，心下悸动不安，口不渴，汗出，胃脘有振水声，苔白滑，脉弦等症。《伤寒论》第127条曰："太阳病，小便利者，以饮水多，必心下悸；小便少者，必苦里急也。"治疗本证，《伤寒论》多用茯苓甘草汤，以温中化饮，通阳利水，药用：茯苓、桂枝、炙甘草、生姜。

9. 阳明中寒小便利 阳明属胃，胃阳不足，寒饮内停中焦而上逆，因病不在下焦，膀胱气化正常。《伤寒论》第197条曰："阳明病，反无汗而小便利，二三日呕而咳，手足厥者，必苦头痛；若不咳，不呕，手足不厥者，头不痛。"阳明中寒，寒饮内聚于中焦，中阳不能健运，水气不得宣化，故无汗；寒饮内停，胃失和降，胃气上逆则为呕吐；寒饮射肺，肺失宣降则为咳嗽；阳气虚不能布达于四末，因而手足厥冷；头为诸阳之会，浊阴上逆，清阳受阻，气血运行不畅，故见头痛。临床尚可见食少，舌淡苔白滑，脉弦等症。本证与水停中焦小便利同属饮邪为患，病位皆在中焦，但后者以邪实为主，正虚不明显，病机重在水饮停滞中焦，阻塞气机，临床特点是小便利多伴见心下悸动不安，胃脘有振水声，脘闷等症，治宜通阳化饮，方用茯苓甘草汤；本证阳虚为本，寒饮为标，病机重在胃阳亏虚，寒饮内停中焦而上逆，多有气机升降失常，故辨证要点为小便利伴见呕吐，咳嗽，头痛等症。《伤寒论》对本证未出方治，根据临床实践，本证治宜温中化饮降浊，方可选吴茱萸汤，药用：吴茱萸、人参、生姜、大枣。

10. 阳衰阴盛小便利 因剧烈吐泻损伤元阳，致肾阳亏虚，不能摄敛津液，故见小便清长而通利。临床尚可见四肢厥逆，大汗出，身微热而欲加衣被，下利清谷，舌淡苔白，脉弱或脉微欲绝等阳衰阴盛，阴盛格阳之征。《伤寒论》第389条曰："既吐且利，小便复利而大汗出，下利清谷，内寒外热，脉微欲绝者，四逆汤主之。"治宜回阳救逆，方选四逆汤，药用：炙甘草、干姜、附子。

11. 津伤便硬小便利 津液下泄，偏走膀胱，故见小便通利。《伤寒论》第233条曰："阳明病，自汗出，若发汗，小便自利者，此为津液内竭，虽硬不可攻之，当须自欲大便，宜蜜煎导而通之，若土瓜根及大猪胆汁，皆可为导。"本证与阳明燥结小便利不同在于：后者阳明里热极甚，腑气不通，临床特点是小便利与不大便，心下硬满疼痛，烦燥，谵语，脉沉实伴见，治以大承气汤苦寒攻下；本证因汗出而大伤津液，小便自利而致津液内竭，肠道干燥，阳明里热不盛，故临床表现为大便结硬干涩难解，腹部症状不明显，或大便硬结难下，近于肛门，又难于自行排解，舌苔欠润，脉细涩。治宜清热润燥，导下通便，方选蜜煎方。

12. 阳虚水泛小便利 少阴病二三日不已，至四五日，邪气递深，肾阳日衰，统摄无权，故可见小便清长而通利。《伤寒论》第316条曰："少阴病，二三日不已，至四五日，腹痛，小便不利，四肢沉重疼痛，自下利者，此为有水气。其人或咳，或小便利，或下利，或呕者，真武汤主之。"因少阴阳虚，下焦寒盛，水气不化，浸淫肌肤，故四肢沉重疼痛；水气浸渍胃肠，故腹痛下利；水饮内停，随气机升降，无所不到，或上逆犯肺为咳；或冲逆于胃而呃，或水寒下趋大肠则下利更甚。总之，这些证候都是因肾阳虚衰，水气不化所致。本证与阳衰阴盛小便利同属肾阳虚所致，但病理有侧重。阳衰阴盛小便利是阳气虚衰，阴寒内盛，阴盛格阳于外，故临床特点是小便清长而通利，伴见四肢厥冷，大汗出，身微热欲加衣被，脉微欲绝等症，治以四逆汤回阳救逆；本证是肾阳虚衰，水气不化，其辨证要点为小便清长而通利，伴见四肢沉重疼痛，腹痛，咳嗽，呕吐，下利等水气内停，变动不居的表现。治宜温阳散寒为主，兼以行水，方选真武汤，因小便通利，故原方可去茯苓，药用：炮附子、生姜、白术、芍药。

13. 热极津枯小便利 热邪虽盛，津液虽伤，但未尽亡，脏腑功能尚未尽竭，三焦、膀胱犹可化气，可见小便通畅，仅指有小便而已。本证多见于疾病的危重阶段，是判断生机有无，预后好坏的重要依据。其临床表现尚可见手足躁扰不宁，循衣摸床，神识昏糊，腹满微喘，谵语，呃逆，身目发黄，衄血，舌苔黑而起芒刺，脉滑数等热极津枯，阴不敛阳，阴阳欲离的危象。《伤寒论》对本证未出方治，根据临床实践，本证须中西结合治疗，及时抢救，待病情有所缓解时，以中药调治。《伤寒论与临床·辨太阳病脉证并治》认为本证可用黄竹斋《伤寒论集注》的人参地黄牡蛎茯苓汤（人参、干地黄、龙骨、牡蛎、茯苓）治疗，仅供参考。

14. 太阳表证小便清　邪在太阳之表，未化热入里，故见小便清长。《伤寒论》第 56 条曰："伤寒不大便六七日，头痛有热者，与承气汤。其小便清者，知不在里，仍在表也，当须发汗。若头痛者，必衄，宜桂枝汤。"因病盛于表，里气失和，肺气不能下行，故见不大便；在表之邪热郁怫于经，上扰清窍，故头痛；外邪袭表，卫阳浮盛，故见发热；因病偏盛于表，故临床表现尚可见恶风，舌苔薄白，脉浮。治宜辛温发汗，方选桂枝汤，药用：桂枝、芍药、炙甘草、生姜、大枣。

15. 下焦虚寒小便白　少阴病，下焦阳气衰微，不能制水，故见小便色白而清长。《伤寒论》第 282 条曰："少阴病，欲吐不吐，心烦，但欲寐，五六日自利而渴者，属少阴也。虚故引水自救。若小便色白者，少阴病形悉具。小便白者，以下焦虚有寒，不能制水，故令色白也。"因下焦阳气衰微，寒邪上逆，影响胃气，故欲呕，胃中无物吐也，故不吐；虚阳与实邪相争，故心烦，然而阳虚已甚，终不能胜邪，故虽心烦而仍但欲寐；肾阳虚衰，不能温养脾土，于是出现自利；下焦阳衰不能蒸化津液，津液不能上承，故口渴；舌淡苔白，脉微细均为少阴阳衰之明证。《伤寒论》对本证未出方治，现补之。治宜回阳救逆，方选四逆汤，药用：附子、干姜、炙甘草。

16. 热厥向愈小便利　热厥轻证经过数日，里热已除，津液得复，故见小便通畅，尿色白清长。本证是疾病向愈的表现，故其临床特点是：小便通畅，尿色白清长之后，四肢转温，烦躁消失，饮食增加，其病转向愈。本证勿须治疗，只须饮食调护，消息止之。《伤寒论》第 339 条曰："伤寒热少微厥，指头寒，嘿嘿不欲食，烦躁。数日，小便利，色白者，此热除也。欲得食，其病为愈；若厥而呕，胸胁烦满者，其后必便血。"

17. 消渴饮一溲一　消渴病，因肾虚阳气衰微，不能蒸腾津液以上润，故饮一斗；又不能化气以摄水，故小便亦一斗，即饮一溲一。临床尚可伴见疲倦乏力，腰膝酸软，头晕耳鸣，舌质淡、苔白，脉虚大不数或沉细无力。《金匮要略·消渴小便不利淋病脉证并治第十三》曰："男子消渴，小便反多，以饮一斗，小便一斗，肾气丸主之。"治宜温补肾阳，方选肾气丸，药用：干地黄、山药、山茱萸、泽泻、茯苓、牡丹皮、桂枝、附子。本证属下消证，茯苓、泽泻为淡渗利尿药，对本证不适宜，故临证时应当轻用或不用。

遗　尿

【定义】

遗尿，是指在睡眠中小便自遗，醒后方知的疾病；也指以神志昏迷为主症而伴随之尿失禁的；或指在清醒状态下不能控制排尿，而尿液自行排出的病证。亦称"遗溺"。它包括后世的"小便失禁"。有关本证的定义，后世医家论述甚详。如《医部全录·景岳全书·遗溺不禁论证》曰："遗溺一证，有自遗者，于睡中而遗失也。有不禁者，以气门不固而频数不能禁也。又有气脱于上，则下焦不约而遗失不觉者，此虚极之候也。"又如《类证治裁·闭癃遗尿》谓："遗尿一证，有睡中自遗；有气不摄而频数不禁者。"

【分类】

1. 肺气虚寒遗尿　因上焦阳虚，肺气虚弱，治节无权，不能约束下焦而致遗尿。本证若见于小儿，多表现为睡眠中小便自遗；见于成人则表现为小便失禁。临床上尚可见头眩，吐涎沫，口不渴，小便频数，舌淡胖有齿痕、苔白，脉细缓。《金匮要略·肺痿肺痈咳嗽上气病脉证并治第七》曰："肺痿吐涎沫而不咳者，其人不渴，必遗尿，小便数，所以然者，以上虚不能制下故也。此为肺中冷，必眩，多涎唾，甘草干姜汤以温之。若服汤已渴者，属消渴。"治宜温肺复气，方选甘草干姜汤，药用：炙甘草、干姜。若病情较重者，宜加人参。

2. 肾气不固遗溺　因阳气衰微，下元虚寒，闭藏失职，膀胱不约而发生遗尿，或睡中遗尿或小便失禁。临床尚可伴见手足逆冷，面色白，腰膝酸软，小便频数清长，或见腹满，肠鸣，骨疼，麻痹不仁，舌淡苔白，脉沉迟弱。《金匮要略·水气病脉证并治第十四》曰："师曰：寸口脉迟而涩，迟则为寒，涩为血不足。趺阳脉微而迟，微则为气，迟则为寒。寒气不足，则手足逆冷；手足逆冷，则营卫不利；营卫不利，则腹满肠鸣相逐；气转膀胱，营卫俱劳；阳气不通则身冷，阴气不通则骨疼；阳前通则恶寒，阴前通则痹不仁；阴阳相得，其气乃行，大气一转，其气乃散；实则失气，虚则遗尿，名曰气分。"《金匮要略》对本证未出方治，现补之，治宜温肾固涩，兼以养阴血，方选巩堤丸，药用：熟地黄、菟丝子、五味子、益智仁、补骨脂、制附子、白术、茯苓、韭菜子、山药。

3. 热扰神明遗尿 因阳明里热亢盛，热邪上扰神明，致心神错乱，膀胱失约，故见小便失禁。《伤寒论》第219条曰："三阳合病，腹满，身重，难以转侧，口不仁，面垢，谵语，遗尿。发汗则谵语。下之则额上生汗，手足逆冷。若自汗出者，白虎汤主之。"由于热邪内盛，胃气不能通畅，因而腹满；阳明热盛，伤津耗气，故身重，难以转侧；胃之窍出于口，胃热炽盛，津液受灼，则口不仁；足阳明经脉绕面部，热势上蒸，所以面部油垢污浊；热扰神明，心神错乱则见谵语；热邪逼津外泄，故见自汗出；舌苔黄燥，脉滑数均为里热亢盛之明证。治宜清泄阳明气热，方选白虎汤，药用：石膏、知母、炙甘草、粳米。

小 便 数

【定义】

小便数，是指小便次数明显增加，甚则一日达数十次的一种症状。亦称"溲数"。后世多称"小便频数""尿频"。关于本症的定义，后世医家有所论述。如《冉注伤寒论·辨阳明病脉证并治》曰："本论中凡言小便数，有频数短数二意，学者随所宜，而属解焉。"

【分类】

1. 胃强脾弱小便数 因胃热气盛，脾阴不足，脾之转输功能为胃热所约束，不能为胃行其津液，致使津液偏渗于膀胱，故见小便数。其临床特点为：小便次数增多，量较多，色黄，伴见大便结硬，或数日不行，或便出不畅，舌红少津，脉细涩或细数，全身一般无明显异常表现。《伤寒论·辨阳明病脉证并治》曰："跌阳脉浮而涩，浮则胃气强，涩则小便数，浮涩相搏，大便则硬，其脾为约，麻子仁丸主之。"（247条）治宜泄热润燥，缓通大便，方选麻子仁丸，药用：麻子仁、芍药、枳实、大黄、厚朴、杏仁。

2. 阳明腑实小便数 太阳病，因发汗太过，或误用吐下之法，使津液受伤，表邪入里，邪从燥化，转属阳明，燥热内盛，逼迫津液从下渗泄，故可见小便数。《伤寒论·辨阳明病脉证并治》曰："太阳病，若吐、若下、若发汗后，微烦，小便数，大便困难者，与小承气汤，和之愈。"（250条）因邪热内扰，神明不安，则心烦；燥实内结，气机阻滞，故大便硬。本证与胃强脾弱小便数的不同在于：后者为脾约证，津伤为重，里热亢盛较轻，其临床特点是小便数与大便干结，排出困难伴见，但腹部症状不明显，且全身症状不明显，治以麻子仁丸润燥泻热；本证里热炽盛为主，津伤为次，属阳明腑实证，其辨证要点为：小便频数，量多，色黄，并见腹满，大便硬，心烦，潮热，谵语，舌苔黄厚，脉滑数等燥热内盛，腑气不通之征。治以小承气汤泻热通便。

3. 伤寒夹虚小便数　风寒外束，兼阴阳两虚，阳虚则不能统摄津液，故见小便频数。《伤寒论·辨太阳病脉证并治》曰："伤寒，脉浮，自汗出，小便数，心烦，微恶寒，脚挛急，反与桂枝欲攻其表，此误也。得之便厥，咽中干，烦躁吐逆者，作甘草干姜汤与之，以复其阳。若厥愈足温者，更作芍药甘草汤与之，其脚即伸。若胃气不和，谵语者，少与调胃承气汤。若重发汗，复加烧针者，四逆汤主之。"（29条）因风寒外袭，营卫不和，故见微恶寒，自汗出，脉浮；心烦，脚挛急，是阴液不足，失于濡润的征象。其辨证要点为：小便频数而清长，伴见心烦、脚挛急和太阳中风证。《伤寒论》对此证未出治法方药，根据病情属阴阳两虚又外感寒邪，治当以扶阳解表为主，方可选桂枝加附子汤，药用：桂枝、附子、芍药、炙甘草、生姜、大枣。

4. 虚寒肺痿小便数　因上焦虚冷，肺失治节，不能制约下焦，膀胱失约，故见小便频数而清长。《金匮要略·肺痿肺痈咳嗽上气病脉证治第七》曰："肺痿吐涎沫而不咳者，其人不渴，必遗尿，小便数，所以然者，以上虚不能制下故也。此为肺中冷，必眩，多涎唾，甘草干姜汤以温之。若服汤已渴者，属消渴。"因阳虚不能化气，气虚不能摄津，所以频吐涎沫；因上焦虚寒，津液未伤，故不渴；又因上焦虚冷，不能制约下焦，膀胱失约，故遗尿；肺气虚寒，清阳不升，故见头眩。本证与伤寒夹虚小便数均属阳虚所致，不同是伤寒夹虚小便数，为表里同病，且阴阳两虚，故其临床特点是：小便频数，伴见心烦，脚挛急等阴虚之象和太阳中风证，治以表里同治的桂枝加附子汤，重在扶阳解表；本证为纯里虚寒证，以上虚不能制下为其病理特征，其辨证要点为：小便频数，小便清长，遗尿伴吐涎沫，头眩，不渴，恶寒，舌淡苔白，脉迟等上焦阳虚之象。治宜温肺复气，方选甘草干姜汤，药用：炙甘草、干姜。

5. 消渴胃热小便数 消渴病，因胃热气盛，气盛化火，水为火迫，偏渗于膀胱，故小便频数。《金匮要略·消渴小便利淋病脉证并治第十三》曰："寸口脉浮而迟，浮则为虚，迟则为劳；虚则卫气不足，劳则营气竭。趺阳脉浮而数，浮则为气，数则消谷而大坚（一作紧）；气盛则溲数，溲数则坚，坚数相搏，即为消渴。"胃热气盛，腐熟功能太过，故见消谷善饥；胃热炽盛，灼伤津液，故见渴欲饮水；热盛伤津，加之津液偏渗，肠道失濡，故大便坚硬。本证与胃强脾弱小便数、阳明腑实小便数的不同在于，胃强脾弱小便数，属虚实夹杂证，临床特点是小便频，伴见大便干结如羊屎状，舌红少津，脉细涩或脉细数等症，治以麻子仁丸泄热润燥；阳明腑实证，属津伤化燥，腑气不通之证，其临床特点是小便频数而色黄，伴见腹部硬满疼痛，大便硬结，心烦，潮热，舌苔黄厚等症，治以小承气汤泻热通便；本证属实热证，为胃热气盛所致，临床特点是小便频数而色黄，伴见消谷善饥，渴饮冷水，舌红苔黄为特征。《金匮要略》对本证未列出治法、方药。现补之，治宜清胃泻火，方可选加味调胃承气汤，药用：芒硝、大黄、炙甘草、天花粉、黄连、生地黄、葛根。

小便不利

【定义】

小便不利，是指小便量减少，排出困难的一种症状。亦称"小便难"。此外，《伤寒论》《金匮要略》中还有"小便少"。小便少，是指单纯性尿量减少而言。本节合并一处讨论。

【分类】

1. 湿热黄疸小便不利 因感受湿热之邪，或水湿内停，日久化热，或阳明里热，不得外达，与湿相合，致湿热蕴结，三焦水道不通，故见小便短赤不利。临床尚见发热，心中懊憹，身目俱黄，黄如橘子色，恶心欲呕，不欲饮食，脘腹痞满，汗出不彻，或无汗，或但头汗出，大便秘结或不爽，口渴，舌苔黄腻，脉濡数或滑数等湿热内阻之象。《伤寒论·辨阳明病脉证并治》曰："阳明病，发热，汗出者，此为热越，不能发黄也。但头汗出，身无汗，齐颈而还，小便不利，渴引水浆者，此为瘀热在里，身必发黄，茵陈蒿汤主之"（236 条），又如"伤寒七八日，身黄如橘子色，小便不利，腹微满者，茵陈蒿汤主之"（260 条）。治宜清热利湿退黄，方选茵陈蒿汤，药用：茵陈蒿、栀子、大黄。

2. 邪漫表里小便不利 伤寒八九日，误用攻下之法，使病邪内陷，弥漫全身，形成表里（少阳阳明）同病，虚实互见的变证，因少阳枢机不利，三焦壅滞，决渎失职，乃见小便不利。《伤寒论·辨少阳病脉证并治》曰："伤寒八九日，下之，胸满烦惊，小便不利，谵语，一身尽重，不可转侧者，柴胡加龙骨牡蛎汤主之。"（107 条）因下后正气受伤，邪陷少阳，则见胸满而烦；少阳相火上炎，加之胃热上蒸，心气被扰，神明不安，故令惊惕谵语；阳气内郁而不得宣达于外，故见一身尽重不可转侧；舌红苔黄，脉弦数均为里热炽盛。治宜和解少阳，泻热安神，通利小便，方选柴胡加龙骨牡蛎汤，药用：柴胡、龙骨、黄芩、生姜、铅丹、人参、桂枝、茯苓、半夏、大黄、牡蛎、大枣。

3. 热盛黄疸小便不利 由于湿郁化热，内热炽盛，灼伤津液，膀胱气化不利，乃见小便短赤不利。临床尚见发热，自汗出、口干、身目发黄，腹部和胁下胀满和疼痛拒按，大便秘结，舌苔焦黄或起芒刺，脉滑数有力或沉迟有力。《金匮要略·黄疸病脉证并治第十五》曰："黄疸腹满，小便不利而赤，自汗出，此为表和里实，当下之，宜大黄硝石汤。"本证与湿热黄疸小便不利均属湿热郁蒸所致，不同在于：后者为湿热两盛，且证情较轻，临床上多有明显的湿热内阻之征，如恶心欲呕，脘腹痞满，汗出不彻，但头汗出，大便溏泻不爽，舌苔黄腻，脉濡数，治宜清热利湿退黄，方选茵陈蒿汤；本证为热邪偏盛，里热成实，且证情较重，其辨证要点为：小便短赤不利，伴见壮热，自汗出，腹部和胁下胀满疼痛拒按，大便秘结，舌苔焦黄或起芒刺，脉沉实有力等里热炽盛，热结成实之征。治宜清热通便，利湿除黄，方选大黄硝石汤，药用：大黄、黄柏、硝石、栀子。

4. 膀胱蓄热小便不利 由于湿热郁于下焦，少腹瘀血，气郁血瘀，膀胱气化受阻，可见小便短赤不利。临床尚见血尿，尿道疼痛，少腹拘急，或小腹胀痛，渴欲饮水，舌苔黄腻，脉数等症。《金匮要略·消渴小便利淋病脉证并治第十三》曰："小便不利，蒲灰散主之；滑石白鱼散、茯苓戎盐汤并主之。"治宜清热利湿，化瘀通窍。临证时若偏于热盛者，方选蒲灰散，药用：蒲黄、滑石；若偏于血瘀者，方选滑石白鱼散，药用：滑石、白鱼、乱发。

5. 水热互结小便不利 由于阴虚有热，水气不利，水热互结于下焦，气不化津，故见小便短赤不利。临床尚见发热，渴欲饮水，心烦不得眠，咳嗽，呕吐，腹泻，舌质红、苔薄黄，脉浮或脉细数等症。《金匮要略·消渴小便利淋病脉证并治第十三》曰："脉浮发热，渴欲饮水，小便不利者，猪苓汤主之。"本证与膀胱蓄热小便不利不同，后者是热与湿合，兼有瘀血为病，临床特点是：小便短赤不利多伴见尿道疼痛，少腹拘急，小腹胀痛，治宜清热利湿，化瘀通窍，方用蒲灰散或滑石白鱼散；本证为水热互结，郁热伤阴所致，其临床特点是：小便短赤不利，多伴见发热，心烦不得眠，咳嗽，呕吐，下利，脉浮或脉细数等水气内停，阴虚有热之征。治宜育阴利水，方选猪苓汤，药用：猪苓、茯苓、泽泻、滑石、阿胶。

6. 脾虚水停小便不利 因脾不转输，水气内阻，气化不利，故见小便短少不利。《伤寒论·辨太阳病脉证并治》曰："服桂枝汤，或下之，仍头项强痛，翕翕发热，无汗，心下满微痛，小便不利者，桂枝去桂加茯苓白术汤主之。"（28条）水邪郁遏太阳经中阳气，可见经脉不利的头项强痛，翕翕发热；水气内停心下，气机不畅，故见心下满，微痛；水邪凝结，里气不达故见无汗，舌苔白或白滑，脉濡缓或脉沉弦。治宜通阳健脾利水，方选桂枝去桂加茯苓白术汤，药用：芍药、炙甘草、生姜、白术、茯苓、大枣。

7. 中焦阳虚小便不利 由于平素胃阳不足，复感寒邪，或因中焦阳虚，寒从内生，以致脾失健运，转输失职，故见小便不利。临床尚见畏寒肢冷，不能食，手足濈然汗出，腹部隐痛或冷痛，口淡不渴，大便初硬后溏，舌淡苔白，脉沉迟无力。《伤寒论》对本证无方治，现补之。治宜温中祛寒，方可选理中丸，药用：人参、干姜、炙甘草、白术。

8. 阳虚水泛小便不利 少阴病二三日不已，至四五日，邪气递深，肾阳日衰，阳虚寒盛，水气不化，停蓄于内，膀胱气化不行，故见小便短少不利。《伤寒论·辨少阴病脉证并治》曰："少阴病，二三日不已，至四五日，腹痛，小便不利，四肢沉重疼痛，自下利者，此为有水气。其人或咳，或小便利，或呕者，真武汤主之。"阳虚水泛，浸淫肢体则四肢沉重，疼痛；浸渍胃肠则腹痛下利；水饮内停，随气机升降，无处不到，或上逆犯肺则为咳，上逆于胃则呕吐；水寒下趋大肠则下利更甚；舌淡苔白滑，脉沉或微细，均为阳虚阴盛之征。治宜温肾阳，利水气，方选真武汤，药用：茯苓、芍药、生姜、白术、附子。

9. 虚寒下利小便不利 因脾肾阳虚，统摄无权，滑脱不禁而致下利不止，而下利过多，则水液下趋大肠而出，津液损伤，故小便短少不利。临床尚见下利，便脓血，经久不愈，滑脱不禁，腹痛绵绵，神疲身倦，纳差懒言，舌质淡，苔白滑，脉弱等症。《伤寒论·辨少阴病脉证并治》曰："少阴病，二三日至四五日，腹痛，小便不利，下利不止，便脓血者，桃花汤主之。"（307 条）本证与阳虚水泛小便不利的不同在于：后者为肾阳虚，膀胱气化不行，水饮内停所致，临床特点是：小便短少不利，多伴见浮肿，四肢沉重疼痛、咳嗽、呕吐、腹痛、下利等阳虚水气内停之症，治宜温阳利水，方选真武汤；本证为脾肾阳虚，固摄无权而致下利不止，津伤所致，其辨证要点是：小便短少不利，伴见下利，便脓血，滑脱不禁，腹痛隐隐等阳虚失于固摄和温煦之症。治宜温涩固脱，方选桃花汤，药用：赤石脂、干姜、粳米。

10. 表虚兼阳虚小便难 太阳病发汗太过而伤阳，表阳虚弱，卫外不固，汗漏不止而耗伤阴津，州都化源不足，乃见小便量少而不畅。《伤寒论·辨太阳病脉证并治》曰："太阳病，发汗，遂漏不止，其人恶风，小便难，四肢微急，难以屈伸者，桂枝加附子汤主之。"（20 条）因风邪袭表，营卫不和，故见恶风；因发汗太过伤阳，致卫外不固，故见漏汗不止；阳气虚不能温煦，阴津伤失于濡润，致筋脉失养，故见四肢微急，难以屈伸；因证属太阳表虚兼阳虚汗漏，故可伴见发热，舌淡苔白，脉浮大而虚。虽有津液不足的病理，乃阳虚汗漏的后果，故治宜调和营卫，补阳敛汗，方选桂枝加附子汤，药用：桂枝、芍药、炙甘草、生姜、大枣、炮附子。

11. 阳明腑实小便不利 因阳明热邪与糟粕搏结于胃肠，胃肠壅滞，腑气不通，热邪内炽，灼伤津液，津液内亡，膀胱化源不足，故见小便短赤不利。《伤寒论·辨阳明病脉证并治》曰："病人小便不利，大便乍难乍易，时有微热，喘冒不能卧者，有燥屎也。宜大承气汤。"（242 条）因阳明腑实，燥屎内结，故大便秘结难于排除；又因小便不利，是津液未至枯渴程度，一部分津液尚能还流于肠中，或因热邪逼迫津液从旁而下，所以燥屎虽结，有时又呈现出大便乍易；时有微热，气喘而头晕目眩，失眠，均是邪热深伏于里而不发泄于外，燥屎内阻而又攻冲于上所致；因燥屎内结，腑气不通，尚可伴见腹胀满硬痛拒按，舌苔黄黑而干燥或起芒刺，脉沉实。治宜攻下实热，荡涤燥结，方选大承气汤，药用：大黄、芒硝、枳实、厚朴。

12. 热炽津伤小便不利 温病误用辛温发汗，苦寒攻下，致邪热内盛，充斥表里内外，津液重伤，化源不足，故见小便短赤不利。临床尚可伴见壮热，自汗出，身体沉重，神疲多寐，呼吸气粗，语言困难，渴喜冷饮，苔黄而燥，脉洪大有力等里热亢盛，津气两伤之征。《伤寒论·辨太阳病脉证并治》曰："太阳病，发热而渴，不恶寒者，为温病。若发汗已，身灼热者，名风温。风温为病，脉阴阳俱浮，自汗出，身重，多眠睡，鼻息必鼾，语言难出。若被下者，小便不利，直视失溲。若被火者，微发黄色，剧则如惊痫，时瘛疭，若火熏之。一逆尚引日，再逆促命期。"（6条）本证与阳明腑实小便不利同为热盛津伤所致，不同的是：后者还具有胃肠壅滞，腑气不通之病机，其临床特点是：小便短赤不利伴见腹胀痛拒按，大便乍难乍易，气喘，头眩，失眠，脉沉实有力，治宜苦寒攻下，通腑泻热，方选大承气汤；本证为邪热内盛，兼气津两伤，其辨证要点是：小便短赤不利伴见壮热，汗出，身重，神疲多寐，呼吸气粗，脉洪大有力或滑数有力。《伤寒论》对本证未出方治，根据临床经验，本证治宜清热生津，方可选白虎汤，药用：石膏、知母、炙甘草、粳米。如欲加强清热生津之力，可加金银花、鲜石斛、芦根等；若热盛而津气耗损较重者，可加人参以清热益气生津。

13. 表实里饮小便不利 因外感风寒，内挟水饮，寒饮相搏，肺失肃降，水之上源不调，致膀胱气化失职，水蓄不行，故见小便不利。临床尚见恶寒发热，无汗，头痛，身痛，干呕，咳喘，咽喉不适，口渴，下腹部胀满，下利，舌苔白滑，脉浮或弦紧等症。《伤寒论·辨太阳病脉证并治》曰："伤寒表不解，心下有水气，干呕，发热而咳、或渴、或利、或噎、或小便不利、少腹满，或喘者，小青龙汤主之。"（40条）治宜辛温解表，温化水饮，方选小青龙汤，药用：麻黄、芍药、细辛、干姜、炙甘草、桂枝、五味子、半夏。

14. 太阳蓄水小便不利 太阳病发汗后，外邪未除而随经入腑与水互结，膀胱气化失职，水停于下，故见小便不利。临床尚见发热，烦渴或渴欲饮水，水入即吐，或见恶风，汗出，头目眩晕，小腹胀满，舌苔白，脉浮或浮数等症。《伤寒论·辨太阳病脉证并治》曰："太阳病，发汗后，大汗出，胃中干，烦躁不得眠，欲得饮水者，少少与饮之，令胃气和则愈。若脉浮，小便不利，微热消渴者，五苓散主之。"（71条）本证与表实里饮不同在于：后者是以心下有水气为主，虽有小便不利，但以咳喘，干呕为主症，多伴见恶寒发热，无汗，头身疼痛等表实证，治以小青龙汤外解风寒，内化水饮；本证是水停膀胱，故辨证要点是小便不利，与汗出、口渴、发热共见。治宜通阳化气行水，兼以解表，方选五苓散，药用：猪苓、泽泻、白术、茯苓、桂枝。

15. 少阳病小便不利　邪入少阳，影响三焦水分的通调，水停于下，膀胱气化失常，乃见小便不利。《伤寒论·辨少阳病脉证并治》曰："伤寒五六日，中风，往来寒热，胸胁苦满，嘿嘿不欲饮食，心烦喜呕，或胸中烦而不呕，或渴，或腹中痛，或胁下痞硬，或心下悸、小便不利，或不渴、身有微热，或咳者，小柴胡汤主之。"（96条）邪在少阳半表半里，枢机不利，正邪分争，则寒热往来；邪犯少阳，经气不利，故见胸胁苦满；胆火内郁，横逆犯脾胃，则神情嘿嘿，不欲饮食，喜呕；胆火内郁则心烦；邪郁胸胁，未犯胃腑，则烦而不呕；邪热伤津则口渴；肝胆气郁，横逆犯脾，故腹中痛；邪入少阳，三焦气机郁滞，水饮停聚，或停心下，或上逆犯肺，故见心下悸，咳嗽，舌苔白，脉弦。治宜和解少阳，通利小便，方选小柴胡汤加茯苓，药用：柴胡、人参、半夏、炙甘草、生姜、大枣、黄芩、茯苓。

16. 风湿阳虚小便不利　风湿挟寒杂至为病，加之阳虚气化不利，湿蓄于内，故见小便不利。《金匮要略·痉湿暍病脉证治第二》曰："风湿相搏，骨节疼烦掣痛，不得屈伸，近之则痛剧，汗出短气，小便不利，恶风不欲去衣，或身微肿者，甘草附子汤主之。"因表阳虚，风湿滞于外，故见恶风不欲去衣，身微肿；阳气亏虚，卫表不固，则汗出短气；风湿挟寒邪痹于关节筋脉，故见骨节疼烦，掣痛不得屈伸，舌淡苔白或白腻，脉沉细。综观全证由风湿俱盛，表里阳虚所致，治宜温经助阳，散风祛湿，方选甘草附子汤，药用：炙甘草、附子、白术、桂枝。

17. 肝胃气滞小便不利　由于肝胃气滞，气机不畅，水道的通调失常，水气不化，故见小便排出困难。《伤寒论·辨少阴病脉证并治》曰："少阴病，四逆，其人或咳，或悸，或小便不利，或腹中痛，或泄利下重者，四逆散主之。"（318条）因肝郁气滞，阳郁不能充达四肢，故手足不温；肝木横逆克脾土，则见腹痛，泄利下重；肝气逆犯肺，则为咳；肝气上逆，心神不安，则悸。尚可伴见胸胁满闷，舌苔白，脉弦等症。治宜疏肝解郁，兼以利水，用四逆散加茯苓，药用：柴胡、芍药、枳实、炙甘草、茯苓。

18. 湿痹气阻小便不利　因外湿困脾，脾失健运，气化受阻，故见小便不利。临床尚见关节疼痛，大便反快，舌苔白，脉沉细等症。《金匮要略·痉湿暍病脉证治第二》曰："太阳病，关节疼痛而烦，脉沉而紧（一作缓）者，此名湿痹。《玉函》云中湿痹之候，小便不利，大便反快，但当利其小便。"湿为阴邪，易流关节，阻遏阳气，以致关节痹闭不通，故见关节疼痛而烦；湿盛重浊凝滞，故脉沉细；湿盛则濡泄，故大便反快。治宜通阳利水。至于方剂，后世医家多主张用五苓散。

19. 虚劳肾虚小便不利　因肾阳虚衰，膀胱气化不利，故见小便不利。临床尚见面色白，短气，咳喘，形寒肢冷，腰膝酸重冷痛，少腹拘急，浮肿，舌淡胖苔白或滑，尺脉沉弱等症。《金匮要略·血痹虚劳病脉证并治第六》曰："虚劳腰痛，少腹拘急，小便不利者，八味肾气丸主之。"治宜温补肾阳，化气行水，方选八味肾气味丸，药用：干地黄、山药、山茱萸、泽泻、牡丹皮、茯苓、桂枝、炮附子。

20. 皮水挟热小便不利　因脾虚不能运化水湿，肺气不宣，不能通调水道，下输膀胱，水停气化不利，故见小便短少不利。因证属水停于里，郁于脾胃而化热，故临床尚见全身及面目肿大，面色光亮，口渴，多汗，发热，舌苔黄，脉沉。《金匮要略·水气病脉证并治第十四》曰："里水者，一身面目黄肿，其脉沉，小便不利，故令病水。假如小便自利，此亡津液，故令渴也。越婢加术汤主之。"治宜发汗清热，除湿利尿，方选越婢加术汤，药用：麻黄、石膏、生姜、炙甘草、白术、大枣。

21. 妊娠水气小便不利　多因于胎气影响，膀胱气化受阻，水湿停聚，故见小便不通畅。《金匮要略·妇人妊娠病脉证并治第二十》曰："妊娠有水气，身重，小便不利，洒淅恶寒，起即头眩，葵子茯苓散主之。"水湿停聚肌肤，阳气不行，故身重或身肿，洒恶寒；水气内停，清阳不升，故起即头眩，舌苔白滑，脉沉。治宜通窍利水，方选葵子茯苓散，药用：冬葵子、茯苓。

22. 阳越冲逆小便难　多由于体虚的支饮服温散之剂，而致虚阳上越，冲脉之气上逆，阳虚气化不行，故见小便困难。《金匮要略·痰饮咳嗽病脉证并治第十二》曰："青龙汤下已，多唾口燥，寸脉沉，尺脉微，手足厥逆，气从小腹上冲胸咽，手足痹，其面翕热如醉状，因复下流阴股，小便难，时复冒者，与茯苓桂枝五味甘草汤，治其气冲。"因支饮上盛，真阳虚于下，故见手足痹，寸脉沉，尺脉微；下焦阳虚冲气上逆，则气从少腹上冲胸咽；真阳上越，可见其面翕热如醉状，时昏冒。治宜急予敛气平冲，方选桂苓五味甘草汤，药用：桂枝、茯苓、五味子、炙甘草。

23. 寒湿谷疸小便难 多因体质不足，或误治而致脾胃虚寒，寒湿内生，湿浊下流，气化失职，故小便难。临床尚见脘闷腹满，食难用饱，饱则发烦头眩，口不渴，手足冷或不发热，神疲，皮肤色黄晦暗如烟熏，便溏，舌淡苔白，脉迟无力等症。《金匮要略·黄疸病脉证并治第十五》曰："阳明病，脉迟者，食难用饱，饱则发烦头眩，小便必难，此欲作谷疸。虽下之，腹满如故，所以然者，脉迟故也。"《金匮要略》对本证未出方治，结合临床实践，治宜温阳除湿退黄，方可选茵陈四逆汤或茵陈术附汤。

24. 妊娠血虚有热小便难 由于怀孕后，血虚有热，气郁化燥，膀胱津液不足，肺气失于通调，故见小便难而不畅。临床尚见尿频，尿急，尿痛，发热口渴，大便艰涩难下，苔黄脉数。《金匮要略·妇人妊娠病脉证并治第二十》曰："妊娠，小便难，饮食如故，当归贝母苦参丸主之。"本证与妊娠水气小便不利不同，后者是由于受胎气的影响，气化被阻致小便不通畅，临床特点是：小便不利，与浮肿，身重，苔白滑等水气内盛之征伴见，治以葵子茯苓散通窍利水；本证是血虚有热，气郁化燥，津液不足所致，其辨证要点是：小便短而不畅，伴见发热，口渴，大便难，苔黄，脉数等热象。治宜养血清肺，解郁利湿，方选当归贝母苦参丸，药用：当归、贝母、苦参。

25. 产后水血俱结小便难 因产后水与血并结于血室，阻遏气机，气化不利，故见小便困难。临床尚见少腹胀满膨隆，口不渴，肢体浮肿，舌苔白腻，脉沉涩。《金匮要略·妇人杂病脉证并治第二十二》曰："妇人少腹满如敦状，小便微难而不渴，生后者，此为水与血俱结在血室也，大黄甘遂汤主之。"治宜破瘀逐水，方选大黄甘遂汤，药用：大黄、甘遂、阿胶。

26. 欲作刚痉小便少 因寒束肌表，卫气闭塞，而在里之津液已伤，膀胱化源不足，故见小便量少，面色淡黄。《金匮要略·痉湿暍病脉证治第二》曰："太阳病，无汗而小便反少，气上冲胸，口噤不语，欲作刚痉，葛根汤主之。"临床尚见恶寒发热无汗，气上冲胸，项背强急，口噤不语，舌苔白，脉弦迟等症。治宜发汗解表，升津舒筋，方选葛根汤，药用：葛根、麻黄、桂枝、生姜、炙甘草、芍药、大枣。

小 便 不 通

【定义】

小便不通则指小便排出困难，严重者尿液点滴难出。亦称"不得溺"。如《医学纲目·闭癃》曰："盖闭者，暴病为溺闭，点滴不出，俗名小便不通是也。"又如《证治要决·闭癃》"小便急满不通者，谓之闭。"本节合并一处讨论。

【分类】

1. 湿热谷疸小便不通 因饮食不节，湿热内生，湿热蕴结脾胃，下注膀胱，致膀胱气化失调，故见小便不通。临床尚见身目发黄，色鲜明，寒热不食，食即头眩，心烦不安，腹满，小便短黄，大便干结或不爽，舌苔黄腻，脉濡数或滑数。《金匮要略·黄疸病脉证并治第十五》曰："趺阳脉紧而数，数则为热，热则消谷，紧则为寒，食则为满。尺脉浮为伤肾，趺阳脉紧为伤脾。风寒相搏，食谷即眩，谷气不消，胃中苦浊，浊气下流，小便不通，阴被其寒，热流膀胱，身体尽黄，名曰谷疸。"治宜清热利湿退黄，方选茵陈蒿汤，药用：茵陈、大黄、栀子。

2. 肾阳亏虚小便不通 因肾阳亏虚，不能化气行水，水停于内，故见小便不通。临床尚见手足逆冷，腰膝酸痛，腹大脐肿，前阴湿润，双下肢浮肿，面部消瘦，舌淡苔白滑，脉沉迟无力。《金匮要略·水气病脉证并治第十四》曰："肾水者，其腹大，脐肿腰痛，不得溺，阴下湿如牛鼻上汗，其足逆冷，面反瘦。"《金匮要略》对本证未出方治，结合临床实践，本证治宜温阳利水，方选肾气丸，药用：干地黄、山药、山茱萸、泽泻、牡丹皮、茯苓、桂枝、炮附子。

3. 妇人转胞小便不通 转胞因肾气虚弱，膀胱气化不行所致，乃见小便不通。临床尚见脐下急痛，饮食如故，烦热不得卧而反倚息，舌淡，脉细弱。《金匮要略·妇人杂病脉证并治第二十二》曰："问曰：妇人病饮食如故，烦热不得卧，而反倚息者，何也？师曰：此名转胞不得溺也，以胞系了戾，故致此病，但利小便则愈，宜肾气丸主之。"治宜温肾化气，方选肾气丸。

小 便 淋 漓

【定义】

小便淋漓，是指排尿次数多而短涩，滴沥不尽。此外，《金匮要略》中还有"小便如粟状"一名称。小便如粟状，是指小便排出粟状之物。《医宗金鉴·金匮要略注》曰："小便溺出，状如粟米者，即今之所谓石淋也。"本节合并一处讨论。

【分类】

1. 中暍津涸小便淋漓　是因感受暑热之邪，暑热伤津耗气，而致气阴两伤，加之误下而使津涸液竭，故见小便短少淋涩不爽利。临床尚见发热，气喘，心烦，口渴，自汗，肢倦神疲，尿黄，口舌干燥，脉虚无力等症。《金匮要略·痉湿暍病脉证治第二》曰："太阳中暍，发热恶寒，身重而疼痛，其脉弦细芤迟。小便已，洒洒然毛耸，手足逆冷，小有劳，身即热，口开，前板齿燥。若发其汗，则恶寒甚；加温针，则发热甚；数下之，则淋甚。"《金匮要略》对本证未出方治。本证为中暍误治的变证，其病机重在津涸液竭，故治宜清热涤暑，益气生津，方可选王孟英清暑益气汤，药用：西洋参、石斛、麦冬、黄连、竹叶、荷梗、知母、甘草、粳米、西瓜翠衣。

2. 石淋小便如粟状　多因外感湿热之邪，侵及膀胱，或饮食不节，湿热内生，下注膀胱，湿热煎熬膀胱津液，结成固体物质，形如粟状，阻于膀胱或尿道，若随尿而出，即见小便如粟状。临床尚见小腹拘急，痛引脐中，尿道刺痛灼热，或突然排尿中断，小便黄赤，腰腹部绞痛，舌苔黄，脉滑数等症。《金匮要略·消渴小便利淋病脉证并治第十三》曰："淋之为病，小便如粟状，小腹弦急，痛引脐中。"《金匮要略》对本证未出方治，现补之。治宜清热利湿，通淋排石，方可选三金汤，药用：金钱草、冬葵子、海金沙、石韦、瞿麦、鸡内金。

3. 湿热淋小便淋漓　多因嗜酒太过，多食肥甘，酿成湿热，下注膀胱，或因外感湿热之邪，致湿热蕴结膀胱，气化不利，故见小便淋漓。临床常见证候为：尿频，尿急，尿痛，腰酸胀痛，小腹胀痛，小便黄赤或黄浊，舌苔黄腻，脉濡数或滑数等症。《金匮要略·五脏风寒积聚病脉证并治第十一》曰："师曰：热在上焦者，因咳为肺痿；热在中焦者，则为坚；热在下焦者，则尿血，亦令淋秘不通，大肠有寒者，多鹜溏；有热者，便肠垢。小肠有寒者，其人下重便血，有热者，必痔。"本证无方治，现补之。治宜清热渗湿，通淋利尿，方选八正散，药用：车前子、木通、瞿麦、萹蓄、滑石、甘草、栀子、大黄、灯心草。

尿　血

【定义】

尿血，是指血从小便排出，尿色因之而淡红、鲜红、红赤、甚至夹杂血块。尿血与血淋不同。尿血多无疼痛，或仅有轻度胀痛及灼热感；血淋则小溲滴沥涩痛难忍。此外，《金匮要略》中，尚有"小便赤"。小便赤，是指尿液颜色呈深黄，黄赤或黄褐，甚至尿如浓茶的异常表现。本节合并一处讨论。

【分类】

1. 膀胱湿热　多因感受湿热外邪，或恣食肥甘厚味，滋生湿热，下注膀胱，热伤脉络，故见尿血。临床常见证候为：小便短涩带血，色鲜红或暗红，甚可夹杂血块，伴尿道刺痛或灼热感，小腹胀满不舒，发热面赤，心烦口渴，舌红苔薄黄或薄腻，脉数。《金匮要略·五脏风寒积聚病脉证并治第十一》曰："师曰：热在上焦者，因咳为肺痿；热在中焦者，则为坚；热在下焦者，则尿血，亦令淋秘不通，大肠有寒者，多鹜溏；有热者，便肠垢。小肠有寒者，其人下重便血，有热者，必痔。"本证无方治，现补之。治宜清热利尿，凉血止血，方选小蓟饮子，药用：生地黄、小蓟、滑石、木通、蒲黄、淡竹叶、藕节、当归、栀子、甘草。

2. 肾阴亏损尿血　多因肾阴不足，相火妄动，灼伤脉络，故见尿色鲜红或淡红。临床尚见头晕耳鸣，咽干，颧红盗汗，骨蒸潮热，虚烦不寐，大便干结，舌红少苔，脉细数等症。《金匮要略·五脏风寒积聚病脉证治第十一》曰："师曰：热在上焦者，因咳为肺痿；热在中焦，则为坚，热在下焦者，则尿血，亦令淋秘不通，大肠有寒者，多鹜溏；有热者，便肠垢。小肠有寒者，其人下重便血，有热者，必痔。"本证与膀胱湿热尿血同为下焦有热，但有虚实之别。膀胱湿热属实热证，病位在膀胱，多因热邪炽盛，灼伤脉络，故见尿色鲜红或暗红，或夹血块；本证属虚热证，病位在肾，多因阴虚阳亢，虚火灼络，故见尿血鲜红或淡红。鉴别点在于：前者常伴尿道刺痛或灼热感，小腹胀满，小便短涩，治宜清热利尿，凉血止血，方用小蓟饮子；后者常伴头晕耳鸣，骨蒸潮热，盗汗，治宜滋阴益肾，安络止血，方用知柏地黄丸，药用：知母、黄柏、熟地黄、山茱萸、山药、泽泻、茯苓、牡丹皮。

3. 阴虚内热小便赤 本证多因热病之后，阴液损伤，或情志不遂，日久郁结化火，消铄阴液，而成心肺阴液不足，虚热内生，故见小便短赤。因属百合病，故临床尚见神志恍惚不定，语言、行动、饮食、感觉失调，口苦，大便干结，舌红少津，脉微数等症。《金匮要略·百合狐惑阴阳毒病脉证治第三》曰："论曰：百合病者，百脉一宗，悉致其病也。意欲食复不能食，常默默，欲卧不能卧，欲行不能行，欲饮食，或有美时，或有不用闻食臭时，如寒无寒，如热无热，口苦，小便赤，诸药不能治，得药则剧吐利，如有神灵者，身形如和，其脉微热。每溺时头痛者，六十日乃愈；若溺时头不痛，淅然者，四十日愈；若溺快然，但头眩者，二十日愈。其证或未病而预见，或病四五日而出，或病二十日或一月微见者，各随证治之。"治宜养阴清热，方选百合地黄汤，药用：百合、生地黄。

4. 热盛黄疸小便赤 多因湿郁化热，内热极盛，薰灼津液，故见小便短赤或小便短少色黄如浓茶汁。临床常见：身目发黄，黄而鲜明如橘子色，汗出，腹部和胁下胀满或疼痛拒按，大便秘结，发热，舌苔焦黄或芒刺，脉滑数有力等症。《金匮要略·黄疸病脉证并治第十五》曰："黄疸腹满，小便不利而赤，自汗出，此为表和里实，当下之，宜大黄硝石汤。"治宜清热通便，利湿除黄，方用大黄硝石汤，药用：大黄、黄柏、硝石、栀子。

小便色不变

【定义】

小便色不变，是指尿液颜色呈白色，或淡黄，而不黄赤。《医宗金鉴·黄疸病脉证并治第十六》曰："黄疸病小便当赤，今不赤而白，且欲自利，虽腹满而喘，是湿盛无热，阴黄证也。""小便色不变，非赤也。"

【分类】

太阴虚寒小便色不变 因寒湿内蕴，脾虚失运，湿盛无热，故见小便色白，或淡黄。临床尚见脘闷腹满，不饮不食，气喘，面色萎黄，精神疲倦，大便溏薄，或形寒肢冷，或肌肤色晦暗黄，舌淡白，脉沉迟无力等症。《金匮要略·黄疸病脉证并治第十五》曰："黄疸病，小便色不变，欲自利，腹满而喘，不可除热，热除必哕，哕者，小半夏汤主之。"本证无方治，现补之。治宜温运脾阳，散寒祛湿，方用附子理中汤，药用：炮附子、人参、白术、干姜、炙甘草。

阴 疼

【定义】

阴疼，是指尿道或会阴部疼痛而言。多与阴津不足溺窍涩滞失润有关。陈修园说："心主血，汗为心液……若重发其汗……心主元神气虚，不能下交于肾，而肾气亦孤，故小便已而前阴溺管之之中亦疼。"（《伤寒论浅注·辨太阳病脉证》）《伤寒论》有"阴疼""阴中拘挛""阴头微肿"等记载，从临床实际来说，皆可表现有阴疼症状。本节拟合并一处讨论。

【分类】

1. 汗家重发汗后阴疼 《伤寒论·辨太阳病脉证并治》说："汗家重发汗，必恍惚心乱，小便已阴疼，与禹余粮丸。"（88条）汗家，平素易汗出者，多属阳气虚弱，卫外不固，阴液外泄。因其阳虚多汗，则易受外感，治当补阳固表为宜，不可用汗法解表。若再误用发汗，则阴阳两伤，心失所养，心神浮越，则恍惚心乱；汗后伤阴，液竭于下，尿道失润，则排尿后阴中疼痛。《医宗金鉴》所谓"液竭于下，宗筋失养，故小便已阴痉疼也"即是。诸证皆因汗家重发汗所致。治宜养心安神，甘寒滋润，用禹余粮丸（方缺）。

2. 阴阳易病阴中拘挛 《伤寒论·辨阴阳易瘥后劳复病脉证并治》说："伤寒阴阳易之为病，其人身体重，少腹里急，或引阴中拘挛，热上冲胸，头重不欲举，眼中生花，膝胫拘急者，烧裈散主之。"（392条）伤寒病后，正气尚虚，气血未复，余邪未尽，若因房事，男病易于女，或女病易于男，男女之病，交相传易，即谓阴阳易。房室过度，伤人精气，精气亏损，故其人身重，少气；阴分被伤，筋脉失养，故少腹急痛，或牵引阴部，膝胫拘急疼痛；伤寒余热，由阴传入，毒热上攻，则有热上冲胸，头重不欲举，眼中生花等症。汗家重发汗后阴疼与阴阳易病阴中拘挛，两者均与阴液受伤有关。但彼为汗家之人，重发其汗，阴阳两虚，心失所养，尿道失润所致，其特征是：恍惚心乱，小便后阴部疼痛，故治用禹余粮丸养心气，和津液；此为热病过后，房室不节，精气耗伤所引起，其临床特征是：身重，少气，少腹里急，或引阴中拘挛，膝胫拘急，并有毒热上冲于胸，头重不欲举，眼中生花等症。则治宜导引外出，用烧裈散。裈即裤裆，药取近隐处，即裤裆处。男病取妇人裤裆，妇人病则取男子裤裆，烧灰以水送服。另有"阴头微肿"症，指阴茎头轻微肿胀。语出上条即第392条，是阴阳易服烧裈散后所出现的症状，其文曰："伤寒阴阳易之为病，……烧裈散主之……小便即利，阴头微肿，此为愈矣。"因烧裈散能导阴中邪热外出，则小便即利；外发于阴头，则阴头微肿。吴谦说："阴头微肿者，是所易之毒，从阴窍而出，故肿也"（《医宗金鉴·订正仲景全书·伤寒论注》），此为欲愈之候。

第七章
其他症状

阴 头 寒

【定义】

阴头寒是自觉前阴寒冷的症状。《诸病源候论》称为"虚劳阴冷",《张氏医通》谓之"阴冷"。均指男子前阴包括阴茎、阴囊自觉寒冷的症状。

《金匮要略·妇人杂病脉证并治第二十二》载有妇人阴寒证,是指女子自觉阴中寒冷,甚至连及后阴、股腋的症状,与本症不同。《金匮要略·血痹虚劳病脉证并治第六》曰:"劳之为病,其脉浮大,手足烦,春夏剧,秋冬瘥,阴寒精自出,酸削不能行。"

【分类】

阴阳两虚阴头寒 病因长期梦遗失精,精液耗损太甚,以致阴虚及阳,终致阴阳两虚,而见前阴寒冷、遗泄失精,头晕目眩,少腹拘急而痛,下利清谷,五心烦热,腰膝酸软等症。《金匮要略·血痹虚劳病脉证并治第六》曰:"夫失精家,少腹弦急,阴头寒,目眩发落,脉极虚芤迟,为清谷亡血失精……桂枝加龙骨牡蛎汤主之。"治当调和阴阳,固涩精液,用桂枝加龙骨牡蛎汤合天雄散加减以补阳摄阴,散寒固精,药用:桂枝、芍药、生姜、大枣、炙甘草、龙骨、牡蛎、附片、白术。还可酌加填精补髓之品,加鹿茸、阿胶、龟甲之类。须注意者,本证虽为虚寒之象偏重,表现以阴头寒为主症,但病机仍然是阴阳两虚,且常由阴虚而导致阳虚,故而治疗中要时时平调阴阳,不可过于偏颇,而致阴阳偏胜。

【补充】

1. 命门火衰阴头寒 房劳伤肾，或亡血失精，或下利清谷，致肾阳不足，命门火衰，不能温煦阴器而导致阴头寒。其证与阴阳两虚阳头寒有别：阴阳两虚者，兼见气血亏虚，寒热错杂之象，以遗泄日久，少腹拘急疼痛，手足烦热，下利清谷，脉虚弱浮大无力为证候特点；而本证则以虚寒之象为重，以前阴寒冷，肢冷畏寒，精神倦怠，面色㿠白，五更泄泻，或阳痿，滑精，囊缩，脉浮迟为证候特点。治当温阳散寒，补益肾气，用肾气丸合天雄散等加减：天雄、桂枝、杜仲、鹿茸、山药、熟地黄、山茱萸、茯苓、龙骨、白术、菟丝子。

2. 肝经湿热阴头寒 病因思欲不遂，频犯手淫，肝失疏泄条达，气郁化热，相火妄动扰乱精舍，或嗜酒厚味，湿热之邪循经下注阴器，阻碍气机升降所致，以阴头寒冷，阴囊潮湿，瘙痒臊臭，早泄阳痿，两胁胀痛，口苦口干，小便赤浊，舌红苔黄或厚腻，脉弦等为证候特点，其与阴阳两虚之阴头寒的虚寒虚热之象截然不同，也与命门火衰之阴头寒阳虚之症天壤有别。《张氏医通·前阴诸疾》指出："阴痿弱而两丸冷，阴汗如水，小便后有余滴臊气，尻臀并前阴冷……此肝经湿热，宜龙胆泻肝汤，柴胡胜湿汤选用。"治当清利肝经湿热，药用：龙胆草、车前子、泽泻、木通、柴胡、栀子、生地黄、黄芩、当归、甘草。切不可一见阴头寒，便谓之虚寒之证，而滥用温补之剂。

男 子 失 精

【定义】

男子失精指男子不在性交时精液自行遗泄而出的症状，包括遗精和滑精，其中有梦而遗精的，名为"梦遗"；无梦而遗精的，甚至不在睡眠时精液自行流出者，名为滑精。一般认为：成年未婚男子，或婚后夫妻分居者，1个月遗精一二次，乃属正常的生理现象，若每周2次以上，或滑泄不止者，则属病态。本证与"早泄""精浊""膏淋"不同。早泄是性交之始，其精自泄而不能进行正常的性交。精浊症见尿道口时时流溢出米泔样或糊状浊物，滴沥不断，或见茎中作痒作痛。膏淋指小便浑浊如米泔，或有滑沥如膏脂之物，溲时伴有尿道热涩疼痛。

【分类】

1. 阴阳两虚男子失精　由于阴虚及阳或阳虚及阴，而致阴阳两虚的虚劳病证，常见男子失精证。其证候特点是：梦遗失精或阴寒精自出，且久久不愈，伴有一系列寒热错杂，阴阳两虚之候。《金匮要略·血痹虚劳病脉证并治第六》曰："虚劳里急，悸，衄，腹中疼，梦失精，四肢酸痛，手足烦热，咽干口燥，小建中汤主之。"即是指阴阳两虚的虚劳病证，产生梦遗失精及偏寒偏热的证候，如阴虚生热，则衄血，手足烦热，咽干口燥，阳虚生寒，则里急，腹中痛，心营不足则心悸，肾虚阴不能内守，则梦遗失精，气血虚衰不能营养四肢，则四肢酸疼，此尽阴阳失调之象，治应调和阴阳，建立中气，中气得以四运，从阴引阳，从阳引阴，俾阴阳得以协调，则梦失精等热寒错杂诸症可去。方拟小建中汤，药用：桂枝、炙甘草、大枣、芍药、生姜、胶饴。运用小建中汤时应注意掌握其证候特点，因方中药味大多辛热，若偏以阴虚有热，衄血，五心烦热，口干咽燥，舌绛苔少，脉象细数者，用之当慎。

2. 阴虚及阳男子失精　阴虚所致的虚劳证中，由于阴虚及阳，可致精关不固，精液遗泄而出，临床上常伴有阴虚五心烦热，腰膝酸软，甚则消瘦乏力，不能起床等症，病情变化与季节有关。如春夏之时，木火正盛，阳气外浮，则阴虚加重；秋冬金水相生，阳气内藏，则病情减轻，此即《金匮要略·血痹虚劳病脉证并治第六》曰"劳之为病，其脉浮大，手足烦，春夏剧，秋冬瘥，阴寒精自出，酸削不能行"者。又"失精家……脉得诸芤动微紧，男子失精，女子梦交，桂枝加龙骨牡蛎汤主之"。此乃经常梦遗失精，精液损耗太甚，阴虚及阳，而致失精，其证候特点：脉极虚细弱无力，少腹弦紧，外阴寒冷，精血衰少，目眩发落。其与阴阳两虚失精证有所不同，本证病因久久梦遗，虽见阴阳两虚之象，但以失精为重，寒热错杂之症较轻；而彼证重在寒热错杂，以心悸，衄血，里急腹痛，手足烦热，咽干口燥，四肢酸疼等为特征。临证当须详辨。治宜调和阴阳，重镇摄纳，使阳能固摄，阴能内守，精不外泄，用桂枝加龙骨牡蛎汤（桂枝、芍药、生姜、炙甘草、大枣、龙骨、牡蛎）。

【补充】

1. 心肾不交男子失精　因情志失调，或劳神太过，意淫于外，心阳独亢，心阴被灼，心火久动，损伤肾水，则水不济火，精室被扰，阴精失位，应梦而泄。临床除见有梦而遗精外，尚兼见心悸不宁，少寐多梦，精神不振，善恐健忘，烦热口干，小便短赤，舌红苔少，脉象细数等症。《金匮翼·梦遗滑精》曰："动于心者，神摇于上，则精遗于下也。"《折肱漫录·遗精》曰："梦遗之证……大半起于心肾不交"，即是指此而言。本证病机重在心肾二经，阴虚火旺，然治疗重点应清泄心火，引肾水上济，兼事滋阴，切勿轻重倒置，专用固涩补精之法。可选用黄连清心饮，治宜清心安神，滋阴清热，药用：黄连、生地黄、当归、酸枣仁、茯神、远志、人参、甘草、莲子。

2. 相火妄动男子失精　情志不遂，恣意色欲，致肝失条达，气郁化火，扰动精舍而导致失精，或有梦而遗，或无梦滑泄。以肝火亢盛为病理特点，兼见阳物易举，烦躁易怒，胸胁不舒，面红目赤，口苦咽干，小便短赤，舌红苔黄，脉象弦数等症。其与心肾不交之失精证有别，心肾不交失精者，其证候特点是：心火亢盛，肾水不能上承，常有梦而遗，兼见心悸不宁，少寐多梦，善恐健忘，舌红少苔，脉象细数等症；而本证则是以相火妄动，以梦遗滑泄互见，阳物易举，胸胁不舒或胀痛，舌红苔黄，脉象弦数为特点。《证治准绳·遗精》曰："……肝之阳强则气不固……所谓阳强者，非藏之真阳强也，乃肝藏之真阳也。"因此，治法当以清泄肝火为主，选用龙胆泻肝汤（龙胆草、栀子、黄芩、当归、生地黄、车前子、木通、泽泻、柴胡、甘草）。若久病而致肝肾阴虚者，可去木通、栀子、黄芩等苦寒伤阴之品，酌加制何首乌、女贞子、白芍、枸杞子等滋养肝肾。

3. 痰湿内盛男子失精　此类失精多由醇酒厚味，嗜食无度，损伤脾胃，痰湿内生，蕴而生热，流注于下，扰动精室而致精液遗泄，多为有梦而遗，也可见无梦而滑精者，其特点是：兼见小便热赤浑浊，溺涩不爽，阴部潮湿瘙痒，或尿时有少量精液外流，口腻不爽，脘腹痞闷，恶心欲呕，大便溏臭后重不爽，苔黄厚或腻，脉滑或滑数。《古今医鉴·遗精》谓："夫梦遗滑精者，世人多作肾虚证治……殊不知此证多属脾胃，饮食厚味，痰火湿热之人多有之。"治多清热利湿，化痰祛浊，方用萆薢分清饮或苍术二陈汤加减，药用：萆薢、黄柏、茯苓、车前子、莲子心、丹参、菖蒲、苍术、白术、陈皮、法半夏等。须注意者，本证多为实证，虽久遗可致肾虚，也不可妄投固涩之品，仍须标本兼顾，复方图治；又由于病本中焦脾胃失运，湿热内生，故而治要健脾升清，不可过用苦寒，以防碍胃。

4. 肾虚不固男子失精 以命门火衰遗泄频作，无梦而遗，甚或滑脱不禁为特点，兼见面色㿠白，形寒肢冷，阳痿早泄，腰膝酸软，夜尿多或浮肿，头晕耳鸣，健忘失眠，舌淡无华，苔白滑，脉沉细等症。与阴阳两虚男子失精证兼见气血亏虚，寒热错杂证候有别；亦与阴虚及阳男子失精证兼见精血衰少，阳不固摄，阴不内守不同。本证病因先天不足，禀赋素弱，或"成婚太早，精血未满久泄，必关键不摄"（《临证指南医案·卷三遗精》），或大病初愈，而犯房禁所致。由于失精日久，致使阴精内涸，真阴亏耗，元阳虚惫，精关不固，故滑泄频作是其主要证候特点。治当补益肾精，固涩止遗，选用右归丸合金锁固精丸加减（熟地黄、山药、山茱萸、枸杞子、当归、菟丝子、杜仲、鹿角胶、肉桂、制附子、芡实、莲须、龙骨、牡蛎）。若兼见心肾不交或湿热下注诸证，则当联用交通心肾，清利湿热之法，不或偏执一端，而致病邪碍滞。另外本证日久必致肾之阴阳两虚，临证当详辨阴阳之偏颇，多方照应，不可一味滋阴或一味温阳，而有失中庸。

综上所述，男子失精多因情志失调，房劳过度，先天不足，久病体虚，饮食失节所致，主要病机有心肾不足，相火亢盛，痰湿内盛，阴阳两虚，肾虚不固等，初起多以实证为主，日久则多见虚证，或虚实兼夹之证，临证当详辨虚实。实证以清泻为主，虚证则调补为先，并注意整体调节，或攻或补，或二者并用，不可顾此失彼，或一概温补。除用药物治疗外，还要注意调摄心神，勿令恣意色欲，心弛于外，禁戒手淫，节制房事，节醇酒辛辣厚味，方能尽收全功。

精 气 清 冷

【定义】

精气清冷是指精液质地稀薄清冷量少而言。《医学入门》称之为"精冷"，《古今医鉴》谓之"寒精"，是造成男性不育的主要原因之一。其病在肾，总因先天禀赋不足或房劳所伐过度所致，常伴见阴茎寒冷、阳痿、滑泄诸症。

《金匮要略心典·血痹虚劳病脉证并治》曰："……阴阳精气皆为不足，故为精气清冷则知不能成胎，谓之无子也。盖有生而不育者，亦是精气清冷所致。"

《金匮要略编注二十四卷·血痹虚劳病脉证并治》曰："若脉浮弱而涩，则精气交亏而精冷不温，此得之天禀薄弱，故当无子。"

《诸病源候论·虚劳无子候》曰："丈夫而无子者，其精清如水，冷如冰铁，皆为无子之候。"

【分类】

阳虚阴亏精气清冷 精液稀薄，冰冷，是不能授胎之精液。其病因先天禀赋不足，或久病大病未复而房劳过度；或频犯手淫，而致肾阴耗竭，肾阳虚衰，阴阳精气皆为不足所致。《金匮要略·血痹虚劳病脉证并治第六》曰："男子脉浮弱而涩，为无子，精气清冷。"其症兼见阳痿，面色不华，头晕耳鸣，腰膝酸软，齿落发脱，夜尿频数，舌淡无华，脉浮无力兼不利。精清不温，故而不能授胎。治予《金匮要略》天雄散方，以补阳摄阴，药用：天雄、白术、桂枝、龙骨。然本方偏于辛温，若阴虚之象较盛，并见舌红苔少，脉细数，则当慎用，《金匮要略方论本义》谓："天雄一方，纯以温补中阳为主，以收涩肾精为轻。"但方中天雄与桂枝均为辛热"温散之品，非脾肾阳虚失精切勿轻易使用"。临证时应酌加阿胶、鹿胶等以补肾填精。

【补充】

1. 肾气不足精气清冷 若因先天禀赋不足，或频犯手淫，房劳伤肾，肾气亏虚，可致精气清冷。本证与阳虚阴亏精冷：均可见精气清冷，但彼为肾阳虚衰，肾阴耗竭所致，其特征是：精液稀薄冰冷，兼见面色无华，头晕耳鸣，腰膝酸软，齿落发脱，夜尿频数，舌淡无华，脉浮无力等，故用天雄散补阳摄阴；此证则为肾气不足所致，其特征是：精液清稀淡薄，兼见腰膝酸软，短气乏力，舌淡脉细弱。治宜平补肾气，用肾气丸合五子衍宗丸加减（桂枝、熟地黄、山药、牡丹皮、山茱萸、茯苓、泽泻、枸杞子、菟丝子、覆盆子）。

2. 沉寒痼冷精气清冷 肾阳不足，命门火衰，可致精液清稀，冰冷无温。与肾气不足之精气清冷为同一病症发展中的不同阶段，肾气不足症轻，而沉寒痼冷症重，前者以气虚无力为特点，后者常兼一派清冷虚寒之象，如：阴冷阳痿，肢冷恶寒，面色㿠白，大便稀溏，舌淡胖，脉浮细弱等。治当散寒助阳，温补肾气，用右归丸加减，药用：制附子、肉桂、鹿角胶、熟地黄、山药、山茱萸、枸杞子、菟丝子、杜仲。精气清冷症总因阳虚阴亏，肾气不足，沉寒痼冷，其病因不外乎先天禀赋不足，后天房室不节，故补肾温阳，节制房室为治疗精气清冷症的重要原则。临床上常以温补为先，切忌寒凉伐肾之品，可配伍填精补髓血肉有情之品，如鹿茸、阿胶、龟甲等，所谓"精不足者，补之以味"。此外，由于精不足，则气亦不充，故补精化气，或补气生精，也是治疗本证的基本方法，临证时可配用人参、黄芪、黄精等，以资后天而养先天，此谓之脾肾同治也。

脏　躁

【定义】

脏躁是以妇人心情忧郁烦乱，无故悲伤，哭笑无常，频作呵欠为特点的精神症状。《高等中医院校教学参考丛书·中医妇科学·妇科杂病》认为：此症"今称癔病，如发生在妊娠期，则称孕悲，发生在产后，则称产后脏躁"。关于脏躁的具体病位，历代医家解释不一，但对本证是因心神失养而致精神失常的认识则同。脏躁与百合病、奔豚气病虽同为情志病证，但其成因证治各异，临证不可不辨。百合病者，是因情志不遂，久郁化火，上灼心肺，百脉俱受其累所致，以精神忧惚，饮食和行动失常为主要表现；奔豚气者是因忧思惊恐过极，气机逆乱所致，以病人有气从少腹上冲胸咽为主要表现；而脏躁则是以心失所养为主，影响肝肾而致无故悲伤欲哭，频作欠伸的精神失常证候。

《医宗金鉴·订正仲景全书·金匮要略注》曰："脏，心脏也，心静则神藏，若为七情所伤，则心不得静，而神躁扰不宁也，故喜悲伤欲哭，是神不能主情也，象如神灵所凭，是心不能神明也……数欠伸，呵欠也，呵欠顿闷，肝之病也，母能令子实，故证及也。"

《金匮要略心典·卷下·妇人杂病脉证并治》："脏躁，沈氏所谓子宫血虚，受风化热者是也，血虚脏躁，则内火扰而神不宁，悲伤欲哭，有如神灵，而实为虚病，前五脏风寒积聚篇所谓邪哭使魂魄不安者，血气少而属于心也。数欠伸者，经云肾为欠为嚏，又肾病者喜伸数欠。"

【分类】

心神失养脏躁　多由情志不舒，气郁化火，耗伤津液，以致心失所养，心神不宁。其证候特点是：无故悲伤欲哭，频作欠伸，伴有心悸、失眠、夜寐多梦、舌红、脉细数等症。正如《金匮要略·妇人杂病脉证并治第二十二》所述："妇人脏躁，喜悲伤欲哭，象如神灵所作，数欠伸，甘麦大枣汤主之"。神有余则笑，不足则悲，血虚不能养神，故病发时悲伤欲哭；心火内动则心烦，睡眠不安；呵欠不止，是为神疲之象；心悸、脉细数等，均为血虚不能养神所致。治宜润燥缓急，补养心脾，用甘麦大枣汤，方以小麦养心安神，甘草、大枣润燥缓急，共奏补养心脾，宁心安神之功。三药甚为平和，临床上常据证加入酸枣仁、百合、白芍、龙眼肉则疗效更好。甘麦大枣汤是治疗神经、精神疾患的一个重要方剂，对神经衰弱、神经官能症、癔病、更年期综合征，精神分裂症等有显著疗效，有报导对某些疗效较差者，把甘草量加大到45g，可获良效。

【补充】

1. 肝肾不足脏躁　产后或病后肝肾不足，阴血亏虚，心肝失养，阳气偏亢，神不得宁，魂不得藏，神魂不安，神气自乱，则有脏燥，哭笑无常，呵欠频作，多梦善惊，甚则精神恍惚。伴头晕耳鸣，心烦易怒，手足心热，腰膝酸软，舌红苔少，脉弦细数等。本证与心血失养者相比病情较重，症状较为复杂，涉及心肝肾三脏。肝肾之阴不足，则心肝不能涵养，以致神魂意识不宁；除哭笑无常，呵欠频作外，甚则精神恍惚，头晕耳鸣，懊侬不安，舌红苔少，脉弦细数，均为肝阴不足，虚火上扰之象。治当滋肾清肝，养心安神，用滋水清肝饮，百合地黄汤合甘麦大枣汤加减（熟地黄、百合、山药、山茱萸、牡丹皮、茯苓、泽泻、柴胡、栀子、当归、白芍、酸枣仁）。

2. 肝气郁结脏躁　多因情志抑郁，肝脏疏泄失职，气机郁结，影响神志所致。其证候特点是：精神抑郁，喜悲伤欲哭，不能自制，胸闷不舒，善太息，两胁胀痛，月经不调，苔白，脉弦。本证虽为实证，病与气郁有关，但在病变过程中，常因气郁而伤及肝之阴血，因此在治疗上当养血疏肝、养心安神，方用逍遥散合甘麦大枣汤加减（小麦、甘草、大枣、当归、生地黄、白芍、柴胡、茯苓、白术、薄荷、玫瑰花）。

3. 痰湿郁结脏躁　多因气郁日久，阻碍脏腑运化水湿而聚津成痰湿，痰湿郁结蒙蔽心窍而生病。其证候特点是：喜悲伤欲哭，郁闷不语，胸闷纳呆，恶心欲呕，喉中常有黏痰，形体肥胖，白带量多黏稠，舌有齿痕、舌苔厚腻，脉滑。本证与肝气郁结脏躁同为实证，但病机有别，鉴别要点是：前者以气机郁结为主，表现为气滞症状较重，如两胁胀痛，经前乳房作胀，脉弦等；后者是以痰湿为甚，症状表现为情绪低沉，痰湿内阻为特点。治当清化痰湿，健脾理气，选用温胆汤合逍遥散加减（陈皮、法半夏、竹茹、茯苓、枳实、甘草、生姜、大枣、当归、赤芍、白术、薄荷、车前子）。

脏躁虽多见于女性，但男子患此症者也不少见。凡以无故喜悲伤欲哭、数欠伸等精神症状为特点，而又排除其他病证者，即可诊断为本症。在治疗中首辨虚实，或养心安神，或滋肾清肝，或疏肝理气，或清化痰湿，总以安神宁志为要，本症虽病势缠绵，易反复发作，但预后良好。

胞　阻

【定义】

胞阻即妊娠腹痛，是指孕妇发生小腹部疼痛伴有阴道少量出血的症状，若不及时调治，常导致胎动不安和半产坠胎。本症在《本草纲目》称为"胎痛"，《张氏医通》谓之"痛胎"。其症既别于"胞漏"，又异于"胎动"，且与"半产"不同。胞漏，指妊娠未及三月，阴道不时有少量出血，或点滴不止，或时有时无，多伴有腰酸坠痛。胎动，即胎动不安，是指妊娠期间，自觉胎动下坠，腹痛腰酸，或兼见阴道少量出血而言，常为半产之先兆。半产，指妊娠五六月，时日未足，胎气未全而产者，又称小产，常伴有腰酸腹坠，阴道出血不止诸症。

《医宗金鉴·妇人心法要决》曰："孕妇腹痛，名为胞阻。"

《医宗金鉴·订正金匮要略注》曰："胞阻者，胞脉阻滞，血少而气不行也。"

【分类】

1. 冲妊虚寒胞阻　证候特点为：妊娠腹痛反复发作，常绵绵作痛或隐隐冷痛，兼见腰腹坠胀酸痛，阴道出血，面色萎黄，神疲乏力，或形寒肢冷，舌淡无华，脉细弱无力。病因禀赋素弱，肾阳不足，阴血虚少，以致冲任脉虚不固胞脉失养，又因血少而气行不利，胞脉阻滞不通，不通则痛，常由妊娠期间劳作过甚，房室不禁而诱发。治当调补冲任，温经暖宫。《金匮要略·妇人妊娠病脉证并治第二十》曰："……有妊娠下血者，假令妊娠腹中痛，为胞阻，胶艾汤主之。"胶艾汤功能补虚固冲任，暖宫止痛，养血止血，素被历代医家推崇为治疗冲任虚寒胞阻的首选方剂，其药用阿胶养阴止血，艾叶温经暖宫，四物养血和血，更佐以甘草和诸药，使以清酒行药力，诸药和之，既和血止血，又暖宫调经。临证时应注意随症加减，如见下血量较多，则当去川芎，以免过于辛窜而致出血量增多；若见舌红苔黄，则应去艾叶，酌加白术、黄芩，以清热安胎。

2. 阳虚寒盛胞阻　证候特点是：妊娠数月，小腹冷痛，甚至如被冷风吹之，得热则痛减，兼见形寒肢冷，腹胀不适，舌质淡嫩苔白滑，脉沉弦或沉迟等。《金匮要略·妇人妊娠病脉证并治第二十》曰：“妇人妊娠七月，脉弦发热，其胎欲胀，腹痛恶寒者，少腹如扇，所以然者，子脏开故也，当以附子汤温其脏。”本证与虚寒胞阻不同，冲任虚寒者，虽也可见小腹冷痛，用胶艾汤暖宫止痛，但其主症是小腹绵绵作痛，以肾阳不足，肾阴亏虚，胞脉失养为主要病机，因冲任脉虚而常见虚寒之冷痛。故而治疗的关键是调补冲任，养血和血止痛，辅用艾叶温经止痛；而本证的病机是阳虚阴盛，阳虚不能温煦胞宫，阴寒之气内盛，故自觉腹胀胎大，腹痛恶寒，少腹感觉如冷风吹之状。其治疗当以温阳散寒，暖宫安胎为主，用附子汤。本方虽缺，但后世有人主张用《伤寒论》附子汤（炮附子、芍药、茯苓、白术、人参）。然历代注家多认为附子有破坚坠胎之弊，属妊娠禁药之一，不可妄试，即或阳虚，也当用巴戟天、肉苁蓉、杜仲之类，仲景用附子，是本《内经》“有故无殒”之意，临床必须用之准确，方能无殒。

3. 肝脾失调胞阻　证候特点是：小腹拘急胀痛，或绵绵作痛，兼见小便不利，足跗浮肿，或胸胁胀痛不舒，或脘闷纳差，大便稀溏不爽，舌淡脉弦等。《金匮要略·妇人妊娠病脉证并治第二十》曰：“妇人怀妊，腹中㽲痛，当归芍药散主之”，是明确了这一类腹痛的主症和治法方药。妊娠腹痛病因多端，而以肝脾不和，气血郁滞者尤为多见。因肝为“血海”，肝虚则血少，疏泄不利，气郁则血滞；脾虚气弱则湿胜，血少化源，无以聚而养胎，故肝脾不和，则直接影响胎儿的生长发育，以致腹中拘急胀痛或绵绵作痛。治当用当归芍药散以养肝疏肝，健脾利湿，方中既重用芍药敛肝、和营、止痛，又佐以当归、川芎以调肝和血，更配以茯苓、白术、泽泻健脾渗湿。临床实践证明，凡属肝脾不和，气血不调之腹痛，不拘其绵绵作痛，或发作性急痛，用之多能取效。

【补充】

1. 阴血亏虚胞阻　阴血亏虚而致妊娠腹痛者，以小腹疼痛隐隐，按之则缓为主症，兼见面色萎黄，食少纳差，心悸怔忡，少寐多梦，甚至夜间口渴而不欲饮，五心烦热，舌淡，脉细涩等症。妊娠血虚腹痛与冲任虚寒腹痛，均属虚证。阴血虚者，多因素体血亏，孕后血聚养胎，阴血更加不足，以致胞脉失养，小腹隐隐作痛；冲任虚寒者，多因禀赋素弱，真阴真阳不足，冲任脉虚不固而见小腹隐隐作痛或冷痛。前者是血虚不荣失养，兼见一派血虚，甚至阴虚有热之症，如面色萎黄，五心烦热，口渴而不欲饮，舌淡，脉细等；后者是冲任脉虚，兼见一派虚寒之象，如腰腹坠胀，神疲乏力，形寒肢冷，阴道出血，脉细弱无力等。

阴血亏虚胞阻，常以心脾血虚，肝脏阴血不足为多见，由于脾为后天之本，气血生化之源，又由于血为气之母，血虚均伴有不同程度的气虚症状，故治宜健脾益气，生血养胎，用归脾汤（党参、黄芪、白术、茯神、酸枣仁、龙眼肉、木香、甘草、当归、远志、生姜、大枣）。若见偏于阴虚有热者，则酌加黄芩、生地黄、白芍等养阴清热。

2. 中气虚弱胞阻　妊娠数月，小腹疼痛下坠，时作时止，兼见腰酸坠痛，心慌气短，不耐劳作，稍劳则腹痛发作或加重，舌淡，脉虚弱无力。本证与肝脾不和之胞阻明显不同，肝脾不和而致妊娠腹痛者，以小腹拘急胀痛为主，或见绵绵作痛，并兼见胸胁不舒，小便不利，足跗浮肿等肝气郁滞，脾弱湿胜之象，为虚实夹杂之征；而本证病机重在气虚弱，甚至中气下陷，以小腹坠痛为主症，兼见腰酸坠痛，不耐劳作，心慌气短，脉虚无力等气虚之象。其症正如《傅青主女科·妊娠》所说："妊娠少腹作痛，胎动不安，如有下坠之状，人只知带脉无力也，谁知脾胃之亏乎？"其治当补中益气，升陷止痛，方拟补中益气汤（人参、黄芪、白术、陈皮、升麻、柴胡、当归、甘草）。若兼见口渴，苔薄黄者，是气郁化热，可酌加佛手、黄芩以理气清热，止痛安胎。

3. 外感风寒胞阻　病因妊娠期间，外感风寒之邪，而致小腹冷痛或绞痛，伴见恶寒发热，头痛身疼，苔白滑，脉象浮紧等症。其证候特点是：病起突然，常有明显外感诱因，并见一系列外感表证。本证与阳明虚寒盛之胞阻，均因寒凝血注，阻痹胞脉所致，所不同者，阳虚寒盛多由内生，常因素体阳虚，孕后胎系于肾，肾阳愈虚，阳虚生寒，寒凝胞阻，小腹冷痛；外感风寒是寒从外乘，客于胞宫，胞脉不通故卒然腹痛，其辨证要点为：虚寒腹痛当见小腹冷痛，得热痛减，形寒肢冷，苔白滑，脉沉迟；风寒腹痛，必见发热恶寒，头痛身疼，脉浮紧等寒邪侵袭之候。治疗之法，前者宜暖宫散寒，通痹止痛，方用附子汤；后者宜祛风解表，散寒止痛，方用桂枝汤加艾叶、紫苏梗、葱白；妊娠外感而致腹痛者，则用桂枝汤调和营卫，祛风解表，但须注意随证加减，中病即止。

胞阻一症，不外虚实两大类型，属虚证者多见禀赋不足，阴血亏虚，冲任脉虚，肾阳不足；属实证者多见气郁血滞，外邪入乘。而临床中常常虚实并见，如冲任虚寒者常见血虚或气滞；中气虚弱者常兼见阳虚寒盛或肝脾不和，临证当须详辨。一般认为妊娠腹痛多为虚证，即或见有实证，治疗用药也须谨慎，总以养胎安胎为主要目的，切不可妄用活血化瘀之法，一味攻伐，以免损伤胎元，反致祸乱。

又女子以肝为用，以血养胎，孕后极易形成肝气失调和血虚不足，故而调理肝气，补益阴血，也为治疗胞阻的重要原则。

转　　胞

【定义】

转胞指妇人脐下急痛，小便不通的症状，其病在下焦膀胱，既可见于妇人杂病中，也可见于妊娠病中。《甲乙经》称"胞转"，《校注妇人良方》称"转脬"。后世医家多将其与"妊娠小便难"并论，并认为本证多见于妊娠后期，且与子淋证候不同，其鉴别要点是：子淋小便不畅兼见溺时淋沥涩痛之症；而本证小便不痛，溺时却无痛感。

《高等中医院校教学参考丛书·金匮要略》曰："转胞，胞同脬，即膀胱，转胞：病名，即脐下急痛，小便不通，有似膀胱倒转之意。"

《诸病源候论·胞转候》曰："胞转之病由胞为热所迫，或忍小便，俱令水气还迫于胞，屈避不得充张，外水应入不得入，内溲应出不得出，外内壅胀不通，故为胞转，其状小便急痛，不得小便，甚者至死。"

《丹溪心法·淋》曰："胞转证脐下急痛，小便不通，凡强忍小便，或尿急疾走，或饱食忍尿，跑急走马，忍尿入房，或水气上逆，气迫于胞，故屈戾而不得舒张也，胞落则殂。"

《医宗金鉴·妇科要诀》曰："妊娠胎压，胞系了戾，不得小便，饮食如常，心烦不得卧者，名曰转胞。"

【分类】

1. 肾虚气化不利转胞　由于禀赋虚弱，或多产房劳，或久病不愈而致肾虚，膀胱气化不利形成转胞。其症主为脐下急痛，小便不通，兼见面色晦暗，四肢浮肿，体倦畏寒，腰腿酸软，脉沉等肾阳不振之候。即《金匮要略·妇人杂病脉证并治第二十二》所述："妇人病饮食如故，烦热不得卧，而反倚息者，何也？师曰：此名转胞，不得溺也。以胞系了戾，故致此病，但利小便则愈，宜肾气丸主之。"妇人转胞病在下焦膀胱，故其主症为脐下急痛，小便不通；中焦脾胃无病，故饮食如故；其病由于肾阳不足，气化不行，以致膀胱之系缭绕不顺，故不得溺；更由于水道不通，浊阴上逆，影响到上焦肺气宣降功能，而现烦热不得卧，而反倚息诸症。治当振奋阳气，温化膀胱，所谓"气化则能出矣"。小便通利，其病自愈。方用肾气丸（桂枝、熟地黄、山药、牡丹皮、炮附子、山茱萸、茯苓、泽泻）。

2. 妊娠血虚热郁转胞　由于怀孕后，血虚有热，气郁化燥，膀胱津液不足，导致小便不利。《金匮要略·妇人妊娠病脉证并治第二十二》曰："妊娠，小便难，饮食如故，当归贝母苦参丸主之。"即是论述了妊娠血虚热郁的转胞症，其证候特点是：小便短黄，继而闭塞不通，小腹胀痛，饮食如故。如《张氏医通·妇人门》说："此小便难者，膀胱热郁，气结成燥，病在下焦，所以饮食如故。"兼见头晕眩胀，大便干燥，夜寐多梦，心烦不宁，脉细数等证候。本证与肾虚气化不利转胞症不同，肾虚膀胱气化不利者以脐下痛甚，小便不利，兼见体倦畏寒，腰腿酸软，脉沉，四肢浮肿等肾阳不振之虚寒证候为特征；而本证则见于妊娠血虚，热郁下焦，小腹胀痛，小便难而不爽，甚则不通，兼见大便干燥，夜寐多梦，心烦不宁，脉细数等虚热燥结之象，故治用当归贝母苦参丸，用当归活血润燥，贝母利气解郁，兼治热淋，苦参利湿热，除热结，与贝母合用，又能清肺而散膀胱郁热。合而用之，可使血得濡养，郁热解除，膀胱通调，则小便自能畅利。后世方书关于"子淋"的记载，实际上是在本条基础上的发展。

【补充】

1. 妊娠气虚转胞　妊娠期间中气不足，可致小便不通，或频数量少，小腹胀急疼痛。《女科经论》引赵养葵说："由中气虚怯，不能举胎，胎压其胞，胞系了戾，小便不通。"兼见面色白，精神疲倦，头重眩晕，气短懒言，舌淡苔薄白，脉虚弱无力。气虚无力举胎，胎重下坠，压迫膀胱，水道不通，溺停膀胱，膀胱胀满，故小腹胀急疼痛；气虚下陷，清阳不升，中气不足，故头重眩晕；面色白，气短懒言，舌淡苔薄白，脉虚无力皆是气虚不足之象。由此可见，本证与肾虚转胞有不同，肾虚转胞兼见面色晦暗，四肢浮肿，体倦恶寒，腰腿酸软，脉沉等肾阳不振之症状，本证则以气虚见症为主。治宜补气升陷，举胎通溺，方用益气导溺汤（党参、白术、扁豆、茯苓、桔梗、炙甘草、升麻、桂枝、通草、乌药）。

2. 妊娠气郁转胞 多由忧郁多怒，气郁水气内停，致使胞系了戾，小便不通，小腹胀急。其辨证要点：突然小便不通，并见胸闷胁胀，烦急易怒，脉沉弦而滑等气郁症状，与气虚转胞明显有别。气虚转胞兼见一派虚证，如面色㿠白，心悸气短，神疲乏力，脉虚无力等症，且病情进展缓慢，多先见气虚诸症而后出现小便不通，其小腹疼痛也较轻缓；本证则以发病急为特点，且兼见胸胁胀痛，小腹胀痛甚急等气机郁结之象。治宜调气行水，方用琥珀散加乌药或逍遥散加减（柴胡、当归、白芍、茯苓、白术、炙甘草、玫瑰花、薄荷）。治疗中尤须固护胎气，忌用攻伐之品，以免堕胎流产之忧。

妊娠小便不通，古人多认为由于胎压膀胱胞系了戾所致，故又称转胞。临床辨证当分虚实，治疗时不可拘泥于小便不通，概用通利。若尿闭时间较长，腹部疼痛难忍者，宜急用导尿法。

半　产

【定义】

妊娠月份未足，胎气未全，只5～7个月即产出来未足胎儿者，名曰半产，亦称小产。半产与堕胎、胎漏及胎动不安均为妊娠病证，其病因病机基本相同，但证候有别，且病情轻重，病程长短有不同。其鉴别要点：堕胎指妊娠3个月内堕下来未成形胎儿。《医宗金鉴·妇科心法要诀》曰："五至七月已成形象者，名曰小产，三月未成形象者，谓之堕胎"，即为半产与堕胎作了明确的鉴别。胎漏又称胞漏，指妊娠早期未及3个月，阴道少量出血淋漓不尽，时有时无，无胎儿堕出的证候。胎动不安，是指孕期阴道流血，腰腹胀痛，胎动欲堕的证候。此外，尚有怀孕 1 个月不知其受孕而伤堕者，称为暗产，也与半产不同。半产常由胎漏，胎动不安发展而成，对孕妇身体损害尤甚，《薛立斋医案全集》曰："小产重于大产，大产如栗熟自脱，小产如生采，破其壳，断其根蒂也，岂不重于大产。"说明半产为妊娠病重证之一。

【分类】

1. 肾气不足，冲任脉虚半产　先天禀赋不足，肾气虚弱，或孕后房室不节，劳神操作，使肾气耗伤，冲任脉虚，阴血失于内守，胎元不固而致半产。临床证候特点是：半产后下血不止，腰酸腹痛，坠胀绵绵，且伴头晕耳鸣，尿频或失禁，脉细弱无力等证候。临床上这类病人孕前常有月经不调及腰痛病史，孕后常感腰酸坠痛，体倦无力，或见胎漏等症。半产常因房室不节，或稍有劳作而诱发，初起多先见腹痛，随着腹痛的加剧，阵阵紧迫，再继之有阴道出血，胎动停止，胎心音消失，或有羊水溢出，下腹及会阴处逼坠难忍，继排出胎儿、胎盘，其产程经过同大产。然由于病人冲任脉虚，阴血不能内守，往往在半产后仍出血不止，如《金匮要略·妇人妊娠病脉证并治第二十》指出："……有半产后因续下血都不绝者……胶艾汤主之"。胶艾汤能调补冲任，固经养血，方中以四物汤养血和血，阿胶养阴止血，艾叶温经暖宫，甘草调和诸药，清酒以行药力，诸药合用，既和血止血，又暖宫调经，亦治腹痛，是为本证的首选方剂。

2. 冲任虚寒瘀血内阻半产　症见：腰腹坠胀，会阴坠痛，产出胎儿后仍崩漏不止，腹满里急，或伴刺痛拒按等症。病因为冲任虚寒，瘀血停留于少腹。如《金匮要略·妇人杂病脉证并治第二十二》说："妇人年五十岁所，病下利数十日不止，暮即发热，少腹里急，腹满，手掌烦，唇干口燥……曾经半产，瘀血在少腹不去……当以温经汤主之。"妇人五十岁左右，气血已衰，冲任不足，经水应止。今复下血月余不止，乃属崩漏之疾；漏血数十日不止，阴血势必耗损，以致阴虚生内热，故见暮即发热，手掌烦热等症；瘀血不去则新血不生，津液失去上润，故见唇口干燥。证属下元已亏，冲任虚寒，瘀血内停，故当用温经汤温养血脉，使虚寒得补，瘀血得以行，从而奏温经行瘀之效果。温经汤用吴茱萸、生姜、桂枝温经散寒暖血，阿胶、当归、川芎、芍药、牡丹皮养血和营行瘀，麦冬、半夏润燥降逆，甘草、人参补益中气，诸药合用，具有温补冲任，养血行瘀，扶正祛邪的作用。然而，在疾病过程中，可发生胞胎虽已殒损，但胚胎组织排出不全，而瘀血内阻，新血不得归经，胞宫出血不止的危象，表现为：阴道大量出血，小腹疼痛剧烈或坠胀尤甚，面色苍白，头晕眼花，气短，心烦，或神识昏迷，目合口开，手撒肢厥，大汗淋漓，唇舌淡白，脉微欲绝等亡阴脱阳之危重证候。此时，服用上述方药的同时，应严密观察阴道出血情况。若经以上治疗殒胎仍未见排出而阴道流血量多不止者，则不可拘守此法，宜改用刮宫术，胎盘钳刮术等，以尽快排出宫内之殒胎及其残留物，同时输血补液，加服独参汤或参附汤，以益阴固脱，回阳救逆。若仍难获止血效果时，则须立即进行有关检查，排除或明确以下病因：如子宫颈、穹窿或阴道撕裂，子宫损伤，子宫破裂，或胎盘息肉，绒毛膜上皮癌等，迅速采取有效的治疗措施，以免贻误病情而导致严重的后果。

【补充】

1. 脾胃虚弱中气下陷半产　病由脾胃素虚，或劳役伤中，不能运化水谷精微以生气血，胎元失其营养可致半产。其证候特点为：小腹坠痛绵绵不止，连及腰部，渐渐加重致会阴部坠胀难耐，继则阴道出血，产出胎儿伴有神疲乏力，纳差腹胀，面黄便溏，自汗多，脉弱等气虚症状。这类病人平素常有中气虚弱病证，如体质虚弱，内脏下垂，月经不调，或量多色淡或淋漓不尽，因而治疗时应以补脾益气固胎为原则，方用补中益气汤加味（黄芪、白术、陈皮、升麻、柴胡、党参、炙甘草、当归）。又本证病变过程缓慢，故在病有怀孕之初，即当注意调补脾胃，防患于未然。

2. 跌扑劳伤半产　证由跌扑闪挫，或持重远涉，直接损伤胎气以致半产，询问病史，即可鉴别。其证候特点为：有明显诱因，跌扑劳损后，突感腹痛腰坠痛剧烈难当，会阴部坠胀阵阵紧迫，阴道大量出血，继而产出胎儿。此时应尽快卧床休息，采取有效止血措施，服用圣愈汤合寿胎丸，药用：人参、北黄芪、当归、川芎、熟地黄、生地黄、菟丝子、桑寄生、续断、阿胶，以冀保全胎儿。若势在难保，则当尽快手术促使胎盘剥离，避免失血过多和感染。另在半产过程中，无论证候的轻重或发生的先后，都有阴道出血，所以始终都要防止邪毒入侵阴中、胞中，而产生他证，一旦发生，当按产后发热病中感染邪毒论治。

《妇人大全良方·妊娠门·胎动不安论》曰："轻者转动不安，重者必致伤堕""若痛伤胞络，必致动胎，甚则伤堕"。《景岳全书·妇人规·妊娠卒然下血》谓："……凡此皆动血之最者也，不速为调理，由必致堕胎。"均指出妊娠期中阴道下血或腹痛加重，势必导致堕胎与半产。因此避免半产的发生，必须在胎未殒时，即仅有少量的阴道出血，轻度的腰腹痛坠之胎漏与胎动不安时进行及时的治疗与调护。

此外，注意居室保暖和空气流通，衣被厚薄得当，饮食物营养丰富而易于消化，忌食肥腻、生冷、辛燥之物。总之要牢记"小产易重于大产""产后多痉多瘀"之说，不可掉以轻心。

漏　下

【定义】

漏下是指经血非时而下淋漓不尽，难以自止的症状。《诸病源候论·妇人杂病诸候》曰："血非时而下，淋沥不断，谓之漏下。"其症与"忽然崩下，谓之崩中"之崩症有别，但两者病因相同，在病情发展过程中可相互转化，如崩势稍缓，可变成漏；或久漏不止，亦能成崩。临床崩漏并称，正如《济生方》所谓"崩漏之疾，本乎一症"。漏下症与经水不利症不同，尽管两者均可表现为月经点滴而下，但其根本区别在于：漏下症经血非时而下，淋漓不尽，常伴有经行时间延长；而经水不利以经行时间缩短，月经量少，点滴即净为特点。

《金匮要略·妇人杂病脉证并治第二十二》曰："妇人陷经，漏下黑不解，胶姜汤主之。"即是论述由于任脉虚寒，经气下陷，下血不止的漏下证治。

【分类】

1. 癥积结漏下　宿有癥块积结胞中，经来漏下不止，或受孕后复又下血不止。《金匮要略·妇人妊娠病脉证并治第二十》曰："妇人宿有癥病，经断未及之月，而得漏下不止，胎动在脐上者，为癥痼害……所以血不止者，其癥不去故也，当下其癥，桂枝茯苓丸主之。"妇人素有癥病，现复受孕成胎，停经未及3个月，忽又漏下不止，并觉脐上胎动，是因癥病所害，并非胎动（胎动应在孕后5个月左右，且动在小腹或脐部，不在脐上）。癥积不去，漏下不止，致使新血不能养胎，故用桂枝茯苓丸消瘀化癥。方中桂枝、芍药通调血脉，牡丹皮、桃仁化瘀消癥，茯苓益脾气。由此可见癥瘕积结之漏下的特征是：漏下黑血不止，夹有大小不等瘀块，腹痛拒按，或因瘀块排出疼痛稍有缓解，小腹或可触及包块，积块坚硬，固定不移，舌紫暗有瘀点，脉涩滞。均由血瘀不止，气机被阻，积结成癥，脉络不通所致。故治法宜以化瘀消癥为主，方用桂枝茯苓丸，可酌加炮穿山甲、丹参、三棱、莪术、红花等品。治疗中须注意，若有胎孕则当慎重用药，或小剂量用药，以防伤胎。另外，坚持长期治疗也是本证治疗的关键。

2. 阴血亏虚漏下 素体阴虚，久病失血，冲任失约，阴气不能内守而致经血非时妄下，淋漓不断，量少而色鲜血而稠。伴有头晕目眩，面色萎黄，动则心悸，舌淡，脉细等症。治疗用药，仲景提出："妇人有漏下者……胶艾汤主之"（同上）。方以四物汤养血和血，阿胶养阴止血，艾叶温经暖宫，甘草调和诸药，清酒以行药力，共奏养阴和血，补虚止血之功。临床上尚可随证化裁：如无腹痛，则去川芎；血多者去川芎，酌减当归用量，并加地榆炭、三七末等；阴血亏虚而虚热较甚者，则去艾叶，加旱莲草、女贞子、沙参、麦冬；若气机阻滞，碍脾运化，则酌加行气健脾之品，如枳壳、佛手、玫瑰花、白术、茯苓等。

3. 冲任虚寒兼瘀血漏下 禀赋不足，冲任未盛；或房劳伤肾，多产堕胎，损伤胞宫；或更年期肾气渐虚，则肾气虚弱，封藏失司，冲任虚寒，血行凝滞，以致虚实兼夹而见漏下。其证候特点是：以虚为本，兼见瘀血，表现为下血淋漓不尽，色暗红，质稀或夹瘀块，腰腹冷痛或刺痛，形寒肢冷，形体肥胖，面色晦暗或生黄褐斑，夜尿频多，舌淡或暗淡，脉沉弱等。如"妇人五十所，病下利数十日不止，暮即发热，少腹里急，腹满，手掌烦热，唇干口燥……曾经半产，瘀血在少腹不去……当以温经汤主之"（同上），是妇人五十岁左右，气血已衰，冲任不充，经水应止，今复下血月余不止，乃属崩漏之疾。病由冲任虚寒，曾经小产，瘀血停留于少腹所致。瘀血停积故有腹满里急，或伴刺痛，拒按；漏下数十日不止，阴血耗损，以致变生虚热：暮即发热，手掌烦热；瘀血不去则新血不生，津血不能上润而感唇口干燥。凡此种种，均由冲任虚寒，瘀血内停所致。故治以温经汤温养血脉，活血化瘀。本证与癥瘕积结漏下病因及病证不同：癥瘕积结者腹有包块，固定不移，漏下为瘀血块，舌有瘀斑，以实证为主，故治以破血化瘀为主；本证则是因虚而致瘀，腹无包块，漏下血色暗淡，伴有腰酸冷痛，夜尿多，形体肥胖，舌暗淡等虚寒特点。治则以温养为主，用温经汤，以吴茱萸、生姜、桂枝温经散寒暖宫；阿胶、当归、川芎、芍药、牡丹皮养血和营行瘀；麦冬、半夏润燥降逆；甘草、人参补益中气，诸药合用共奏温补冲任，养血行瘀，扶正祛邪之功。

【补充】

中气虚弱漏下　忧思过度，饮食劳倦，损伤脾气，使中气虚陷，统摄无权，冲任失固，不能制约经血乃成漏下，即《妇科玉尺·崩漏》所说"思虑伤脾，不能摄血，致令妄行"。其证候特点表现为：经血非时而至，量较多而淋漓不尽，血色淡而质薄。兼见气短神疲，面色㿠白，面浮肢肿，腹胀纳差，舌淡胖嫩、边有齿印，脉虚弱无力。本证与冲任虚寒挟瘀之漏下证不同。冲任虚寒兼瘀者是阳虚为主，表现为虚实兼夹，漏下量少，色暗红或夹瘀块，腰酸冷痛，形寒肢冷，夜尿多等证候特点；而本证是以脾虚中气下陷为特点，漏下量较多，色淡质薄，神倦纳少，下腹坠胀等，常见于中年妇女和过劳伤气之人。二证虽有不同，但气虚常可导致阳虚，而阳虚也常见气虚，临床上不易截然划分，故治疗上也要适当兼顾。中气虚弱漏下者治当补气健脾，摄血调经，方用归脾汤合固冲补肾丸加减（人参、白术、黄芪、山药、茯苓、当归、升麻、大枣、木香、菟丝子、鹿角霜、杜仲）。

综上所述，漏下症是月经期量严重失常的症状，常与崩症并见，其临床特点是：月经非时而下，淋漓不尽，难以自止。其病本在肾，与心、肝、脾等脏有关，总因冲任不能制约经血所致。在病变过程中，常常是因果相干，气血同病，多脏受累，往往反复难愈。因此辨证要找出病因，分清虚、热瘀证及兼夹证候，治疗上当以塞流、澄源、复旧为原则，采取多种措施，综合施治，方能奏效。

恶　露　不　尽

【定义】

产后恶露持续 20 天以上仍淋漓不断或突然大量出血，并伴有色、质、气味异常或下腹疼痛者称为恶露不尽，又称"恶露不绝""血露不尽""恶露不止"。恶露是胎儿娩出后，胞宫内遗留的余血、浊液，初为暗红色，继则淡红，末为黄、白色，一般在产后 3 周左右排净，但也有 1 个月方净者，如《妇科经论》有"一月为期"之说。如色、量、质正常，不兼其他症状者，不作病论。本证发生机制，主要是冲任失固，气血运行失常。因冲为血海，任主胞胎，故恶露亦与裹儿污血有关。妇人分娩后，"上为乳汁，下为产露"。又恶露以畅行为顺，然下之有期，产后3周当净，遂能恶血得净，新血当生。若脏腑受病，气血失调，冲任不固，则可导致恶露过期不止，如出血过多，可致血崩虚脱。本证须与产后血崩鉴别，产后血崩多见于产后2小时，胎盘娩出后，阴道大量出血，是产后病的危急证候；而本证则至少在产后3周以上才能成立，而且病情较缓和。

《胎产心法·卷下·恶露不止》曰："产后恶露不止……由于产时伤其经血，虚损不足，不能收摄，或恶血不尽，则好血难安，相并而下，日久不止。"

《医宗金鉴·妇科心法要诀·产后门·恶露不绝证治》曰："恶露不绝，当审其血之色，或污浊之不明，或浅淡不鲜，或臭，或腥，或秽。辨其为实、为虚而攻补之。"

【分类】

瘀阻里实恶露不尽　《金匮要略·妇人产后病脉证并治第二十一》曰："产后七八日，无太阳证，少腹坚痛，此恶露不尽，不大便，烦燥发热，切脉微实，再倍发热，日晡时烦燥者，不食，食则谵语，至夜即愈，宜大承气汤主之。"热在里，结在膀胱是本证的主要病机。产后七八日，恶露不尽，少腹坚硬疼痛而又不大便，发热烦燥不食，食则谵语，脉微实，是瘀血内阻与阳明里热相兼的证候；因其恶露不尽，少腹坚硬疼痛，又无太阳表证，则必有瘀血内阻，不大便，烦燥发热，脉微实等病，是实热结于胃肠之象；因阳明旺于申酉，故其证于日晡时烦躁发热更为严重；又因阳明胃实，故病人不能食，食入更助胃中邪热；胃络通心，胃热盛则上扰神明而作谵语；入夜阴气来复，阳明气衰，邪热减轻，所以谵语得止。本证急重而复杂，故仲景言其病机为："热在里，结在膀胱也"，说明本证不但血结于下，而且热结于中，即由瘀血内阻胞宫，实热结于胃肠所致。其征候特点：恶露色紫暗，间有血块，不大便，小腹疼痛拒按，舌紫暗。在治疗上不可拘于产后多虚之说，而宜泄热通便，冀使瘀血随热结而下，从而收到一攻两治之效。如瘀血不去，少腹坚痛仍在者，则可用破血通瘀之剂，如下瘀血汤等，以祛其瘀血。

【补充】

1. 气虚恶露不尽　多因素体虚弱或孕期脾虚，中气不足，或产时失血耗气，或产程过长，或产后过劳，耗损正气，致气虚不能摄血，冲任不固，胞宫收缩无力所致。其证候特点是：产后恶露过期不止，量多，色淡，无臭气，小腹空坠。兼见短气懒言，神疲肢倦，面色白，舌淡苔白，脉缓弱。由于气虚胞宫失摄，故产后恶露过期不止而量多；气虚阳衰，血失温煦，故色淡，质稀，无臭气；气虚下陷，故小腹空坠；短气懒言，神疲肢倦，面色㿠白，舌淡苔白，脉缓弱，亦为气虚之征。本证与血瘀恶露不尽有别，后者多因胞宫瘀血留滞，或产后受寒，寒与血搏，恶血内留，使新血不得归经，而恶露不尽，然而两者在一定条件下可以相互转化，若宫缩乏力可导致瘀血留滞，瘀血留滞也可经引起宫缩乏力。因此，临床上常可虚实互见。其辨证要点是：如恶露量多色淡，小腹坠胀不痛，脉缓弱无力者为气虚，若恶露色污浊，或有块，或形色如烂肉，小腹疼痛拒按，或按之有块者为血瘀。血瘀者当活血化瘀，气虚恶露不尽者，则宜补气摄血，用补中益气汤合举元煎加味（人参、黄芪、山药、白术、鹿角胶、当归、升麻、柴胡、艾叶炭、血余炭、生姜、大枣）。

2. 血热妄行恶露不尽　产时邪毒内侵胞宫，与血相搏，蕴而化热，或产后过食辛燥助阳，或情志不畅，肝郁化热，则热伏冲任，迫血妄行而致恶露不尽。其证候特点是：产后恶露过期不止，血色鲜红或紫红，量多，质黏稠，或有臭味，腹痛拒按；或伴有低热起伏，面色潮红，咽干口燥，舌质鲜红、苔黄，脉滑数。由于热伏冲任，迫血妄行，故恶露不止，量多；热熬阴液故色红质稠，或有臭秽气；热邪上扰，则面色潮红；热伤津液，则口燥咽干；舌红，脉数俱为血热见症。治当清热解毒，凉血止血，用五味消毒饮合清宫饮加减（蒲公英、金银花、野菊花、败酱草、益母草、黄芩、黄柏、乌贼骨、茜草根、炒蒲黄、生地黄、赤芍）。

3. 肝肾阴虚恶露不尽　多因素体阴虚，虚热内炽，血不内藏，或产时失血伤津所致。其证候特点是：恶露淋漓不尽，色红量少，腰酸腿软，头晕耳鸣，潮热盗汗，无腹痛，舌红少苔，脉细数。本证与血热妄行恶露不尽都具热象，但虚实有别。属血热妄行者，恶露不断，血色鲜红或紫红，质稠有臭气，腹痛拒按，脉滑数；属阴虚有热者，恶露色红质稀，腰酸无腹痛，脉细数。小腹有无压痛，气味臭否是两者辨别的主要依据。其治疗当以养阴清热为主，方用加减保阴煎（熟地黄、白芍、生地黄、当归、山药、续断、阿胶、旱莲草、女贞子、乌贼骨、茜草根）。

恶露不尽为产后常见病，其病机主要是冲任为病，或因瘀阻冲任，血不归经；或因气虚失摄，冲任不固；或热扰冲任，迫血妄行所致，一般以气虚、血瘀为多见。但证之临床，往往虚实错杂，如气虚兼血瘀者有之，血瘀兼血热者有之等。辨证时，除四诊八纲外，须注重恶露的量、色、质、臭气，以辨寒、热、虚、实。治疗以调理冲任为本，根据虚、热、瘀之不同，分别采用益气、清热、化瘀之法，必要时配合西医诊治。

产后病痉

【定义】

新产后发生手足抽搐，项背强直，甚至口噤不开，角弓反张者，称为产后病痉。《金匮要略·妇人产后病脉证治第二十一》将其定为产后三病之首，称之为"病痉"。《千金要方》则称为"褥风"，又有"产后发痉""产后痉风"之说，名称虽异，所指则同。本证多因产后亡血伤津，心肝血虚，筋脉失养，或亡血复汗，风寒之邪或邪毒乘虚直窜气血，筋脉所致。

《金匮要略·妇人产后病脉证治第二十一》曰："问曰：新产妇人有三病，一者病痉，二者病郁冒，三者大便难，何谓也？师曰：新产血虚，多汗出，喜中风，故令病痉……。"

《女科撮要·产后发痉》曰："产后发痉，因去血过多，元气亏极，或外邪相持。"

《医宗金鉴·妇科心法要诀·产后门》曰："产后血去太多，阳气炽盛，筋无所养，必致瘛疭抽搐，发热恶寒，心烦口渴，不易作风治，唯当气血兼补，用八珍汤加丹皮、生地、钩藤治之。若无力抽搐，戴眼反折，大汗不止者，则为不治之症，故曰命将休也。"

【分类】

阴血亏虚，汗出中风病痉 产后失血伤津，营阴耗损，血气俱虚，汗出不止，脉络空虚，腠理不固，易感风邪，本因亡血伤津，不能正常濡养筋脉，再加风为阳邪，复化燥伤筋，以致发生筋脉抽搐之痉病。《金匮要略·妇人产后病脉证治第二十一》曰："新产血虚，多汗出，喜中风，故令病痉。"其证候特点是：产后出血过多，汗出不止，恶风发热，继则发痉，颈项强直，四肢抽搐，甚则牙关紧闭，角弓反张，脉浮弦。本证与外感痉病不同，外感痉病，是因外邪客于太阳筋脉，又有津液受伤的内在因素，筋脉失于濡养，以致邪阻筋脉而病痉，其发热无汗，反恶寒者，名曰刚痉，发热汗出，而不恶寒者，名曰柔痉，治当解表祛邪，调和营卫，生津养筋，用葛根汤或瓜蒌桂枝汤主之；本证是产后失血过多，汗出伤风所致。其治则当以养血益气，祛风镇痉为主，用《傅青主女科》滋荣活络汤加减（当归、川芎、熟地黄、人参、黄芪、茯神、天麻、炙甘草、陈皮、荆芥穗、防风、羌活、黄连）。若项背强直较甚者，可加葛根等以升津柔痉。

【补充】

1. 阴血亏虚，肝风内动病痉　产后失血，营阴耗损，复因素禀阴血不足，血少津亏，脉络空虚，筋脉失养，再则血虚生风，肝风内动，以致四肢拘急抽搐而病痉。《景岳全书·妇人规·产后类·产后发痉》曰："产后发痉，乃阴血大亏证也。"其证候特点是：产后失血过多，骤然发痉，颈项强直，牙关紧闭，四肢抽搐不止，甚则角弓反张，伴见面色苍白或萎黄，舌淡红少苔，脉细弦，又素有血虚阴亏之病证。本证与阴血亏虚，汗出中风之病痉的鉴别点在于：本证为纯虚之证，其病痉是因肝木失濡，筋脉拘挛，阴虚阳亢，肝风内动所致，绝无外风可言。因此在治疗上当以滋阴养血，柔肝息风，生津润筋为主，方用三甲复脉汤合大定风珠加减（白芍、阿胶、生龟甲、生地黄、生牡蛎、制鳖甲、麦冬、五味子、天麻、钩藤、石菖蒲）。

2. 产创不洁感染疫毒病痉　多因接生不慎，局部创伤，产创出血，胞络空虚或伤口不洁，邪毒乘虚而入，伤动血脉，直窜筋络，以致筋脉拘急发痉。即后世所谓"产后破伤风"者。其辨证要点为：初起发热恶寒，头项强痛，牙关紧闭，口角抽动，面呈苦笑，继而项背强直，角弓反张，其舌质青暗，苔薄白，脉弦劲。常因病程延长而加重，尤因声、光、触动等刺激而诱发抽搐加剧。本证与产后子痫不同，子痫多有高血压综合征史，及高血压，水肿，蛋白尿等体征，其症由先兆子痫发展至抽搐，伴昏迷；而本证则有产伤或手术产史，以发作前驱症状如感冒，呈全身抽搐，神志始终清醒，轻微刺激可诱发抽搐，苦笑面容，角弓反张为特点。产创不洁，感染疫毒之病痉，证情急重，若治不及时，将气血暴亡，真气欲脱，甚则可危及产妇的生命。其治当以解毒镇痉，理血祛风为主，方用撮风散合玉真散加减（蜈蚣、钩藤、朱砂、全蝎、僵蚕、麝香、白芷、天麻、防风、白附子、南星），共研细末，热童便调服。

产后病痉有轻重之分，纯属阴血亏虚者，证较轻，经治疗多可痊愈；如为感染疫毒之产后破伤风，则热急证重，中医治疗，难以速效。远在隋·巢元方已认识到本证的凶险，后世皆谓之恶候、败症，现代妇科医家亦多赞同。如《哈荔田妇科医案医话选·产后病痉》曰："若气血暴亡，真气已脱，见有头摇喘促，汗出不止，面白肢厥，手撒口开，或两手撮空等症，则病属危笃，预后多为不良"，故本病治疗可配合西医抢救。另外，产时加强预防，滞产或产道有污染和损伤，尤其是伤口未经及时处理，超过几小时者，注射破伤风抗毒素（TAT），增强被动免疫，是为防止本证发生之重要措施。

经 水 不 利

【定义】

经水不利又称月经过少，是指每逢经期，经来涩滞不爽，经量很少，不到30ml，甚至仅见点滴即净，或行经时间缩短不足两天的症状。本证在历代中医典籍中不乏记载，《诸病源候论》称"月候不利"；《丹溪心法》《证治准绳》皆谓"经水涩少"；《妇人良方》又有"月水不利"之称。临床若见月经正常的妇女，偶有一次经量减少，不能诊断为"月经过少"。更年期妇女若出现月经量渐次减少，是绝经的征兆，也不可作"经水不利"而论。本证常是"经水不通"的先兆，并可导致不孕。如初潮即出现月经过少，应考虑是否先天禀赋不足"子宫发育不良"；如初潮量如常，以后经量逐渐减少，则应排除"子宫内膜结核"。本证与胎漏截然不同，胎漏又称胞漏，是指妊娠早期未及3个月，阴道不时少量流血，淋漓不尽，时有时无的症状，与经水不利的根本鉴别是在于有无妊娠。

《金匮要略·妇人产后病脉证治第二十一》曰："产妇腹痛，法当以枳实芍药散，假令不愈者，此为腹中干血著脐下，宜下瘀血汤主之；亦主经水不利。"是论述产后瘀血内结腹痛的证治，并兼论由于瘀血不结而致经水不利的治法，用下瘀血汤破血逐瘀，通利经水。

《女科经论·月经门》曰："脉经曰：尺脉滑，血气实，妇人经脉不利；迟脉来而断绝者，月水不利，寸关如故，迟脉绝不致者，月水不利，当患少腹痛，肝脉沉，月水不利，主腰腹痛。"

《证治准绳·女科·调经门》曰："经水涩少，为虚为涩，虚则补之，涩则濡之。"

【分类】

瘀血内结经水不利　多因情志忧恚，肝气抑郁，气机不利，血为气滞，冲任受阻而成。其临床主要证候特点是：经前少腹憋胀而痛，有欲行不行之感，经来后痛势稍缓，但量少淋漓不畅，夹有较多紫黑色血块，少腹痛而拒按，面色晦暗，舌质紫暗或有瘀斑，脉沉涩等。由于血瘀常由气滞所致，且随着病程增长而致病情逐渐加重，故而在治疗中当以理气破滞为主，活血、破血酌情并用，如经来涩少不利，兼见经前两乳作胀，胁腹作痛，烦躁易怒者，常用枳实芍药散行气和血；若不效者，是有瘀血内阻，则用下瘀血汤破血逐瘀。如《金匮要略·妇人杂病脉证并治第二十二》曰："带下经水不利，少腹满痛，经一月再见者，土瓜根散主之"，即是论述因瘀血而致经水不利的证治。妇人患经水不利或兼1个月再见者，多因留瘀所致，故少腹出现满痛的症状，并可兼见少腹按之有硬块，月经量少，色紫有块，舌紫暗，脉涩等症。治当以活血通瘀为主，方用土瓜根散。方中桂枝、芍药调营，土瓜根、䗪虫祛瘀破血，加酒以行药势，瘀去经水自调。若"妇人经水不利下，抵当汤主之"（同上），是论瘀血内结成实导致的经闭不行，欲使其经行通利，必先祛其瘀结，故用抵当汤治疗。本方证比土瓜根散证重，为经水闭阻不通，兼见少腹硬满结痛，大便色黑，小便自利，脉沉涩等，故用攻瘀破血之峻剂，方以水蛭、虻虫、大黄、桃仁攻瘀下血，瘀血去而新血生，则其经行。

【补充】

1. 血虚经水不利　素伤于血或久病未复，或堕胎多产营血亏虚，而致月经量逐渐减少。其证候特点是：经量由正常逐渐减少，甚至点滴即净，经色偏淡，质清稀无块，或周期后延。其病程较长，病情逐渐加重，且伴有头晕眼花，心悸耳鸣，气短无力，面色萎黄，唇色爪甲苍白无华，舌淡，脉细等血虚之症。其证缘于血虚营衰，血海不能按时满溢，故治则当以补血养血为主，佐以益气健脾之品，方拟滋血汤（人参、山药、黄芪、茯苓、当归、熟地黄、白芍、川芎）。在治疗中要注意两点，一是阴血难以骤复，当持之以恒，缓缓图治，日久方能收功；二是养血补血中须防滋腻太过，有碍脾胃和气血运行，临床上常于大队滋补品中酌加鸡血藤、丹参、白术、枳壳等以活血通络，健脾理气。

2. 肾虚经水不利　禀赋不足体质纤弱，身体发育失常，肾气不盛，胞宫发育迟缓，以致天癸迟至，经量素少；或有堕胎甚密，流产手术损伤冲任，耗伤肾精，精血不足，血海不能满溢而致经量减少。其证候特点是：月经初潮过迟，经量素少或渐少，经色暗淡、质薄，常见月经周期落后，伴腰膝酸软或头晕耳鸣足跟作痛，或见小腹或阴户发冷，如被风吹，四肢发凉，性欲低下，夜尿多，舌淡，脉沉细等一派肾虚之象。本证与血虚经水不利均为虚证，但两者的病因病机及证候特点各异，血虚者多为后天所致，由长期失血，孕育过多而致血海不满，经来量少，甚至点滴即无，临床表现以血虚不荣之象为主，如头晕眼花，面色苍白，心悸怔忡等；而肾虚者则多因先天禀赋不足而成，初潮迟至经量素少，性欲低下，腰膝酸软，小便频数，是其证候特点。兼阳虚生寒者，则见手足冰冷，小腹及阴户寒冷等，故治法应以补益肾气，温肾调经为主，方用《金匮要略》肾气丸加减（熟地黄、山药、枣皮、牡丹皮、附子、茯苓、泽泻、当归、鹿角霜、杜仲）。临床须注意，肾虚和血虚可互为因果，肾虚不得化精则血愈少，血虚不能充养肾精则肾更虚，因此治疗上，益肾更宜顾及养血，养血还须补肾益精。

3. 脾虚湿滞经水不利　因饮食不节，或思虑劳倦过度，损伤脾胃均可导致气血生化不足，血海不得充盈而致经来涩少，又因脾虚运化失司，水湿凝聚，下注冲任，壅塞胞宫，阻滞经脉，致使月经滞下量少。临床上脾虚与湿滞往往互见，虽有偏颇，但经来量少色淡，纳谷不香，体倦乏力，白带量多，大便稀溏，舌淡胖嫩，边有齿印，脉虚软无力是其证候特点。偏于脾虚者，则气虚证候为特点，如经期错后，量少色淡，面色不华，倦怠少气，唇色淡白等；偏于湿滞者，则以实证为主，如经来涩少，白带多而稠浊，胸闷恶心，口中淡腻等。治当视脾虚和湿滞之偏盛而兼顾之，总的原则是健脾益气，祛湿调经，方选参苓白术散合芎归二陈汤加减（人参、白术、茯苓、白术、扁豆、薏苡仁、砂仁、山药、莲子肉、桔梗、陈皮、法半夏、当归、川芎）。

4. 寒客胞中经水不利　经行期间和产后摄生不慎，寒邪内侵，寒客胞中与血搏结，气血运行受阻，以致经行涩少。其主要证候特点是：经来涩少，或一见即无，色淡或暗黑，质稀薄或夹瘀块，少腹冷痛，得温则舒，经期后延，四肢冰冷，带下清稀，舌质暗淡，苔白，脉沉紧。皆为一派寒实之象。其与肾阳虚生内寒证不同，肾虚经水不利，其发病慢，病程长，多为先天禀赋不足所致，经量少兼见质淡且腰膝酸软，性欲低下，夜尿频多，少腹阴冷等症；而本证发病急，常有明显病因，以经量涩少，夹瘀块，小腹冷痛，得温则舒为特点。治当温经暖宫，祛寒调经，选用温经汤加减（当归、赤芍、桂枝、吴茱萸、川芎、人参、附片、牡丹皮、生姜、炙甘草、益母草）。

经水不利之症，不外虚实两端，虚者或因血虚或因肾虚或因脾虚而致精血不足，血海不得满溢以致经来量少；实者可因气滞血瘀，湿滞痰阻，寒客胞中而致气血运行而不畅，冲任阻滞而发为经水涩少。辨证当以月经色质为主，结合全身情况及舌脉以辨寒热虚实。虚证重在濡养精血，行经期加用养血活血之品；实证重在活血调经佐以温经、理气、祛湿化痰，在治疗过程中，要注意虚实兼顾，切不可一概通经利下，而犯虚虚之戒。

经 水 不 通

【定义】

经水不通，又称经水断绝、经闭或闭经，是指女子年满18岁，月经尚未来潮，或月经周期建立后停经3个月以上，已排除早孕者。前者为原发性闭经，后者为继发性闭经。而青春期前、妊娠、哺乳、绝经后期及居经、避年及暗经等，则称为生理性停经，不属闭经范畴。此外，因先天性生殖器官发育异常或后天器质性损坏而无月经者（如先天性无子宫、无卵巢，或卵巢后天损坏，或垂体肿瘤，或子宫颈、阴道、处女膜、阴唇等处先天性缺陷或后天性损伤造成粘连闭锁，经血不能外溢等），非药物治疗能奏效，均不在此论述。本证与经水不利有别：彼症每逢经期，经来涩滞不爽，经量很少，甚至仅见点滴，或行经时间缩短，又称"月经过少"；而此证则经水全无，闭而不行。临床上常见经水不利发展为经水不通，但两者证候有别，当予详辨。

《金匮要略·水气病脉证并治第十四》曰："……少阳脉细，男子则小便不利，妇人则经水不通……。"少阳脉主候三焦之气，其脉沉而弱，表示三焦的决渎功能失常；少阴脉主候肾，少阴脉细，主血少肾虚，影响冲脉不足，阳气虚弱，血寒而凝，故在女子则病经闭。

《诸病源候论》曰："妇人月水不通者，由劳损血气，致令体虚受风冷，风冷邪气客于胞内，伤损冲任之脉，并手太阳少阴之经，致胞络内绝，血气不通，故也。"

《妇人良方大全·调经门·月经不通方论》曰："肾气全盛，冲任流通，经血既盈，应时而下，否则不通也。"

【分类】

1. 气血虚弱经水不通 因血虚气弱，冲任失养，血海空虚，可致月经停闭。《金匮要略·妇人杂病脉证并治第二十二》曰："妇人之病，因虚……为诸经水断绝，"其证候特点是：月经逐渐后延，量少，经色淡而质薄，继而停闭不行。兼见心悸气短，神疲肢软，或食欲不振，少腹无胀痛，毛发不泽易脱落，羸瘦萎黄，脉沉缓或虚数，舌淡苔少或白薄诸症。其证均由血虚不荣，气虚不布所致。治宜补气养血调经，以益生发之气，阳生阴长，精充血旺，则经行如常，方用黄芪建中汤合胶艾汤加减（黄芪、桂枝、白芍、炙甘草、生姜、大枣、熟地黄、阿胶、艾叶、当归）。

2. 阳虚寒湿经水不通 多因脾肾阳虚，痰湿滞于冲任，阻碍血脉流通所致。正如仲景所言："妇人之病因……积冷……为诸经水断绝，至有历年，血寒积结，胞门寒伤，经络凝坚……"（同上）。其临床特点是：病人平时畏寒怕冷，四肢冰冷，尤以小腹及阴部寒冷为甚，经水逐渐减少以致闭经，形体日渐肥胖、且伴有腰酸浮肿，带下清稀量多，胸闷恶心，心悸气短，乏力倦怠，面色白，舌质淡胖，苔白腻，脉沉细等症。气血虚弱经水不通与阳虚寒湿经水不通，两者同属虚证，但前者为气血虚损，冲任失养所致，其辨证要点是：月经期逐渐后延，量少，经色淡，质薄，继而闭经，小腹不痛，故治用黄芪建中汤等以益气养经调经；后者为肾气虚衰，寒湿凝滞，血脉不通所致，其辨证要点是：畏寒怕冷，以小腹及阴部寒冷为甚，经水逐渐减少而后闭经，小腹亦无疼痛。故治宜温肾补脾，温经祛湿，方用肾气丸合温经汤加减（附子、桂枝、当归、白芍、人参、阿胶、川芎、牡丹皮、山药、茯苓、泽泻、吴茱萸、鹿角霜）。

3. 气滞血瘀经水不通 《金匮要略·妇人杂病脉并治第二十二》曰："妇人之病因……结气，为诸经水断绝。"这类病人，多由精神刺激，或生活环境改变，导致肝气郁结，冲任气血失于畅通。其证候特点是：月经量骤然减少，甚则停闭不通，小腹胀痛或拒按，两乳胀痛，性急易怒，舌边紫暗或有瘀点，脉象沉涩。

气以宣通为顺，气机抑郁，不能行血，冲任不通，则经闭不行；气滞不宣，故精神郁闷，烦燥易怒，胸胁胀满；瘀血内停，积于血海，冲任受阻，则少腹胀痛拒按；舌紫暗、有瘀点，脉沉涩均为瘀滞之象。气血虚弱、阳虚寒湿与气滞血瘀三者均有经水不通，但区别要点在于：气血虚弱、阳虚寒滞之经水不通，以虚证为主，未有腹痛，故治用补气益血调经或温经散寒祛湿之法；气滞血瘀之经水不通，以实证为主，兼有腹痛，则治宜理气活血，化瘀行经，方用当归芍药散合枳实芍药散加减（当归、川芎、赤芍、枳实、茯苓、川牛膝、桃仁、红花、郁金、香附、益母草）。

【补充】

1. 肝肾不足经水不通　因禀赋不足，肾气未盛，精气未裕，肝血虚少，冲任不充，无以化为经血所致。此乃少女闭经的主要原因。然亦有因多产，堕胎，房劳不节，或久病及肾，肾精亏损，肝血耗损，精血匮乏，源竭流断，冲任俱虚，胞宫无经血可下而成闭经者，其证候特点是：年逾18岁尚未行经；或由月经后期量少逐渐发展至闭经。常见体质虚弱，腰酸腿软，头晕耳鸣，舌淡红苔少，脉沉细等，因本证多以少女性发育迟缓或不全为特点，故常常表现为先天不足月经来迟，第二性征发育不全等，这也是和气血虚弱，气滞血瘀，阳虚寒凝湿滞等后天失调而致闭经者的主要鉴别要点。其治则当补肾养肝调经为主，方用加减苁蓉菟丝子丸（肉苁蓉、菟丝子、覆盆子、淫羊藿、桑寄生、枸杞子、当归、熟地黄、艾叶、紫河车、益母草）。

2. 阴虚血燥经水不通　多因素体阴虚，或失血阴亏，或久病营血亏耗，或劳瘵骨蒸，或辛燥伤阴，阴虚生热，燥伤营阴，血海干涸所致。《景岳全书·妇人规·血枯经闭》曰："正因阴竭，所以血枯……或以咳嗽，或以夜热是也。"其证候特点是：经血由少逐渐至停闭。伴见五心烦热，两颧潮红，交睫盗汗，或骨蒸劳热，或咳嗽唾血，舌红苔少，脉细数。本证与肝肾不足闭经有所不同，肝肾不足者主要表现为先天禀赋不足，年逾18岁尚未行经，更兼一派虚弱不足之征；而本证主要病机是阴虚内热，热燥血枯，血海渐涸，其特征是：经少而停闭，并见五心烦热，盗汗或骨蒸潮热、咳嗽、唾血等症。治当养阴清热调经，方用加减一贯煎合六味地黄汤加减（生地黄、麦冬、知母、黄精、白芍、当归、枣皮、牡丹皮、山药、茯苓、丹参、龟甲、地骨皮）。

经水不通是月经病中较为严重的疾病之一，临床辨治常分虚、实两端，其虚证多因肝肾不足、气血虚弱、阴虚血燥而致；实证则由气滞血瘀、阳虚寒凝湿滞而成。其见症繁多，病机复杂，往往虚实并见，难以截然划分。因此临床中当抓住证候特点，结合有关化验和物理检查，排除生理性闭经，力求更快找出根本病因，采取相应的治疗方法，万万不可不加分辨以通为快。治当以补不滋滞，泻不峻攻为原则，在调理气血中寓以泻，或先补后攻，或攻补兼施，因势利导，方为上工。

妇 人 阴 寒

【定义】

妇人阴寒又称阴冷，是指妇人自觉前阴寒冷，连及后阴、股腋及小腹的症状，常伴有带下绵绵，形寒肢冷等症。本症与阴头寒症有别，阴头寒是特指男子前阴自觉寒冷，多并发阳痿、精气清冷而导致不育症。

《医宗金鉴·订正仲景全书·金匮要略注》曰："阴寒，前阴寒也，治以温阴中坐药，蛇床子，辛温热，能壮阳，故纳之以助阳祛阴也。"

【分类】

寒湿带下阴寒 病因适值经期，血室正开，若冒雨涉水或久居湿地，则使寒湿之邪凝着下焦，而有阴中寒冷之状。其证候特点是：前阴寒冷连及股腋、少腹，带下量多、清稀，阴部瘙痒，腰酸重，舌淡，脉沉。治当用"蛇床子散方，温阴中坐药"（《金匮要略·妇人杂病脉证并治第二十二》）。蛇床子散作坐药，直达病所，即暖宫祛寒，又除湿杀虫。用法是：蛇床子仁研末，和白粉少许，和令相得如枣大，以绵裹纳入阴中。

【补充】

肾阳不足胞宫虚寒阴寒 妇人素体阳虚，或房劳伤肾，或生产过多，致使肾阳不足，不能温煦胞宫而致阴寒。其证候特点是：前阴寒冷，连及后阴及少腹，小腹如被风扇冷痛不止，形寒肢冷，性欲低下，月经后期，量少色暗，夜尿频数，腰膝酸软，舌淡，脉沉迟。本证与寒湿带下阴寒证不同，前者是外感 寒湿，病在局部，故外用坐药，直接温其受邪之处；而本证是寒自内生，病情较重，影响冲任胞宫生化失期，故而见症繁多。治当温肾壮阳，暖宫祛寒，方用《金匮要略》肾气丸加减（桂枝、附子、熟地黄、山药、山茱萸、牡丹皮、茯苓、泽泻、鹿角霜、杜仲、菟丝子）。

临床中外寒与内寒常相互影响，因寒为阴邪，易伤人阳气；而肾阳不足，阴寒则乘虚而入。因此，在临床上可酌情使用内外合治的办法，《医宗金鉴·妇科心法》提出，在内服桂附地黄丸的同时，外用蛇床子、吴茱萸、远志、干姜等份为末，绵裹纳阴中，可收良效。

妇 人 阴 疮

【定义】

妇人阴疮是指妇人前阴生疮溃烂，或痛或痒，或积结成块，或化脓腐烂，脓水淋漓，甚至阴户溃疡如虫蚀几尽的症状。又称为"阴蚀""阴蜃"等。有关阴疮的论述始于《素问·至真要大论第七十四》曰"太阳之胜……阴中乃疡，隐曲不利，互引阴股……"。历代医家在此基础上不断究其微旨，相互补充，日臻完善。大多认为其病因不外乎湿热邪毒入侵阴户，或性交不洁。本证当与狐蜃病病鉴别，狐蜃病因感受湿热虫毒所致，亦有外阴溃烂，但其证候特点是前后二阴蚀烂，且伴有目赤，咽喉溃烂如虫蚀为临床特点。

《女科证治准绳·阴蚀》曰："凡妇人少阴脉数而滑者，阴中必生疮，名曰阴疮，或痛或痒如虫行状，淋露脓汁，阴蚀几尽者，此皆由心神烦郁，胃气虚弱致气血流滞……治之当补心养胃，外以熏洗坐导药治之乃可。"

《外科真论》曰："阴户一边结肿，亦有两边结肿，其形如蜃，内脓成自溃头，得之肝火热毒者轻，得之交合不洁者重。"

《千金备急要方·卷十七·养性》曰："人有所怒，血气未定，因以交合，令人发痈疽。"

【分类】

湿热蕴结妇人阴疮 久居湿地或经来入水，或肝气郁滞阻碍水湿运化，或脾失运化致水湿内停，郁而化热，滞于下焦蕴结阴户，以致日久而阴户糜烂成疮。症见：外阴溃烂，脓水淋漓，瘙痒灼痛，带多色黄腥臭，小便黄浊不爽。伴见腰腹酸痛，口干不喜饮，苔黄腻，脉滑数。《金匮要略·妇人杂病脉证并治第二十二》曰："少阴脉滑而数者，阴中即生疮，阴中蚀疮烂者，狼牙汤洗之。"即是说明足少阴脉候肾，肾居下焦，主司二阴，滑为湿，数为热，下焦湿热蕴结于前阴而致阴疮。狼牙味酸苦除邪热气，疗瘑恶疮，去白虫，煎煮以绵缠筋如茧子大小，浸汤沥洗前阴中，每日数次。近代临床治疗此症常加用蛇床子、白鲜皮、黄柏、苦参等煎汤外洗，加强清热利湿，解毒化浊之功；亦可配用龙胆泻肝汤、二妙散（龙胆草、车前子、泽泻、木通、柴胡、茯苓、苍术、黄柏、川牛膝）内服。

【补充】

1. 邪毒外侵妇人阴疮 多因不洁性交所致。其证候特点是：性交后阴户一侧或双侧肿胀瘙痒疼痛，继则肿处高起，形如蚕茧，三五天成脓，溃破脓多臭秽而稠，带下黏稠臭秽，淋漓不尽。伴见恶寒发热，大便秘结，小便涩滞，溺时疼痛，苔黄腻，脉滑数。本证与湿热蕴结妇人阴疮不同：前者是湿热蕴结引起，多因外感或肝脾功能失常所致，以阴疮溃烂渐至形成为特点，无传染性；而本证起病急骤，有明显的不洁性交史，具有传染性，与今之淋病类同，证重而难愈。治当清热解毒，活血化瘀，内服药用五味消毒饮加减（蒲公英、金银花、野菊花、紫花地丁、天葵子、赤芍、牡丹皮、乳香、没药）；外洗药用：枯矾、狼毒、密陀僧、白鲜皮、苦参、蛇床子等；并可配用西药抗菌等综合治疗，以取速效。杜绝不洁性交是治愈本证的关键。

2. 寒凝痰瘀妇人阴疮 多因湿热蕴结之阴疮日久不愈，而致气血不足，阴虚及阳，阳气薄弱气化不及，以致痰湿不运转成寒凝痰瘀；或因素体阳虚，贪求生冷之物，致寒凝血瘀，痰浊内停而生阴疮。其证候特点是：前阴肿块坚硬，皮色不变，不甚肿痛，经久不消，或日久溃烂，瘙痒出血，脓水淋漓，疮久不敛。伴见神疲体倦，纳谷不香，心悸烦躁，舌质淡嫩、苔白厚，脉沉。证属本虚标实之候，治当益气养血，托毒外出，方用托里消毒散（人参、白术、黄芪、甘草、茯苓、当归、赤芍、金银花、白芷、白芥子、皂角刺），合小金丹服用。

妇人阴疮包括西医学之部分性病，临床治疗除用药物内服外洗外，须注意外阴清洁，禁戒不洁性交是治愈本证的关键。此外，应注意饮食调理，如阴疮未溃之先，毒气内作，倘有口干渴者，凉物须当少少与之，以清蕴热，脓溃之后，生冷硬物则一概禁之。否则损伤脾胃，脓必难成，致疮软陷，又难收敛。有阴疮溃后，气血两虚，脾胃并弱者，尚应注意调理脾胃。

妇 人 阴 吹

【定义】

妇人阴吹是指妇人阴道里气出有声，状如矢气症状。本证常因腑气不通，气机逆乱，清气失于升发而下走所致。多见于 40 岁以上经产体弱之妇，但因病人多隐忍不言，故而临床较为少见。

《金匮要略心典·下卷·妇人杂病脉证并治》曰："阴吹，阴中出声，如大便矢气之状，连续不绝……。"

【分类】

腑气不通妇人阴吹　病因胃津不足，胃气燥实，谷气欠通，胃气下泄逼走前阴所致。其证候特点是：阴吹声响哄亮，连连不断，口干烦热，腹胀便秘，小便短赤，苔黄，脉滑。《金匮要略·妇人杂病脉证并治第二十二》曰："胃气下泄，阴吹而正喧，此谷气之实也，膏发煎导之。"治宜清热润燥，理气导滞，用麻子仁丸（麻子仁、白芍、枳实、大黄、厚朴、杏仁、白蜜）合猪膏发煎（猪膏、乱发）与服，俾脾胃二阴得和，肠燥得润，大便通行，气归故里，其病自愈。此乃胃中津液不足，病情日久，治以丸药缓缓图之之意也。

【补充】

1. 脾肾气虚妇人阴吹　多产之妇或素体虚弱，肾气不足，不能固摄，中气下陷，致使阴道松弛而阴吹。《医宗金鉴·订正仲景全书金匮要略·杂疗方》曰："肾虚不固，则气下泄阴吹而正喧，谓前阴出气有声也……以诃梨勒丸，固下气而泻谷气也"，即是针对本证而言。本证以阴吹时断时续，时甚时微为特点。并伴有头晕神疲，四肢乏力，腰膝酸软，小腹下坠，舌淡、苔白，脉细弱等脾肾气虚之症。治当益气升清，固肾理气，方用补中益气汤合诃梨勒丸（黄芪、人参、白术、升麻、柴胡、陈皮、甘草、当归、诃梨勒、厚朴）。

2. 肝郁气滞妇人阴吹　情志不遂，心情不畅，致肝气郁结，疏泻失常，气走前阴而见阴吹。临床上表现为：阴道出气簌簌，持续不断，而少闻声响，伴有抑郁叹息，忧思不解，夜不安眠，烦躁易怒，舌淡红、苔薄，脉弦等。本证与上二症不同，腑气不通者，是胃津不足，胃气下泄所致，以阴吹声响，伴有便秘为诊断要点；脾胃气虚者，是气虚不固，中气下陷所致，以阴吹时断时续，伴气虚之证候为特点；本证是以气郁为主，以阴吹伴有精神症状为特点。治法宜以疏肝理气为原则，用逍遥散加减（当归、白芍、柴胡、茯苓、白术、甘草、薄荷、合欢皮、丹参、莲子心、酸枣仁）。

妇人阴吹症常见于各种妇科病中，临床要针对病因治疗，除了依上所述辨证施治外，若因生产或外伤而致前庭、肛门、直肠、阴道及会阴裂伤者，则应进行手术治疗。

女 子 梦 交

【定义】

女子梦交是指女子常于梦中与男子交合，伴有精神疲惫，头晕无力，带下绵绵等症状。常因情志不遂，房室不节，手淫频繁而诱发。本症在古医籍中多有记载，如宋《妇人良方》，就有"妇人梦与鬼交"之说，尤以《景岳全书》所论最详，认为"妇人之梦与邪交，其证有二：一则由欲念邪思，牵扰意至而梦者……一则由禀赋非纯，邪得以入……"。临证可作参考。

【分类】

阴阳失调女子梦交 《金匮要略·血痹虚劳病脉证并治第六》曰："……脉得诸芤动微紧，男子失精，女子梦交，桂枝加龙骨牡蛎汤主之"，是指出由于房劳过度，或经来失血过多，或多产堕胎而致脉象呈阴阳并乘而伤及其神与精，阳虚不能固摄阴液，阴虚不能涵养阳气，以致阴阳失调，阳浮于上，精孤于下，水火不交而致梦交。其证候特点是：夜寐多梦，梦与人交，带下绵绵，头晕心悸，腰膝酸软，舌红苔薄，脉细数。治当调阴阳和营卫，交通心肾，收敛浮阳，用桂枝加龙牡汤加减（桂枝、白芍、生龙骨、生牡蛎、黄连、百合、酸枣仁、茯神、当归、枳壳、生姜、大枣）。

【补充】

1. 肝郁脾虚女子梦交 病因思虑伤脾，或肝气郁结，欲念萦绕，情怀感动所致。其证候特点是：失眠多梦，梦与人交，面色萎黄，心烦易怒，食少纳差，两胁胀痛，经前两乳作胀，身倦乏力，大便时干时稀，月经不调，舌淡苔薄，脉细或弦。治当疏肝理气，健脾养心，方用逍遥散合归脾汤加减（当归、赤芍、柴胡、茯苓、白术、甘草、薄荷、玫瑰花、远志、党参、酸枣仁、龙眼肉）。本证与阴阳失调之梦交不同，彼为阴阳失和引起，治疗重在调和阴阳，俾阴阳和调，诸症则消；而此症是虚实兼夹，既有气郁又有脾虚，故以调肝健脾，益养心神为主，临床上以是否有两胁胀痛，食少倦怠，大便时干时稀，面色萎黄，舌淡为鉴别要点。

2. 相火偏亢女子梦交　情志抑郁，欲念难遂而致肝气郁而化火，扰乱心神不得安宁，则易发梦交。其特征为：失眠难寐，寐则梦交，面赤眩晕，烦躁易怒，口干舌燥，耳鸣心悸，月经前期，色红量多，舌红苔黄，脉细数。治宜清肝泻火，理气安神，方用龙胆泻肝汤加减（龙胆草、车前草、泽泻、木通、柴胡、茯苓、栀子、黄芩、当归、生地黄、酸枣仁、远志）。

综上，女子梦交是妇科病中常见症状，也可见于内科及其他病中，治疗本证的关键是针对病因并多加劝导。古医籍中有本证是鬼神作祟之说，用烧灸等法驱色邪为治，则不可取也。

久 不 受 胎

【定义】

久不受胎即不孕症，是指女子结婚 2 年以上，夫妻同居，男子生殖功能正常，未曾避孕而不孕者；或曾经孕育，间隔 2 年以上未避孕而未再次受孕者。现代医学将前者称为"原发性不孕"，后者称为"继发性不孕"。早在《周易》中即有"妇三岁不孕"的记载，《脉经》称"灭子"，《千金要方》称"全不产"。其他有关不孕的命名还有"绝产""绝嗣""绝子"等等。孕育乃民族繁衍之根本，历代医家对此研究颇多，对西医学所述的功能性及部分器质性病变引起的不孕，有较好的治疗效果。

《黄帝内经素问·骨空论》曰："督脉生病，其女子不孕。"

《神农草经》曰：紫石英治"女子风寒在子宫，绝孕十年无子"；当归治"绝子"。

《景岳全书·妇人规·子嗣类》曰："调经种子之法，亦惟以填补命门，顾惜阳气为主，而精血源又在二阳心脾之间。"

《辨证录·求嗣》曰："……女不能生子有十病……一胞胎冷，二脾胃寒，三带脉急，四肝气郁，五痰气盛，六相火旺，七肾水亏，八任督病，九膀胱气化不行，十气血虚而不能摄精。"

【分类】

冲任虚寒兼瘀血久不受胎 病因肾阳虚衰，下元亏损，冲任虚寒，胞宫失于温煦，不能摄精复加寒凝血瘀而致久不受胎。其证候特点是：婚久不孕，月经后期量少，色暗黑或兼夹瘀块，经来腹痛，得温则缓，月经稀发甚则闭经。伴见腰腹冷痛，手足冰冷，性欲低下，夜尿频多，舌暗淡，脉沉细等症。治当补肾壮阳，温经行瘀。《金匮要略·妇人杂病脉证并治第二十二》之温经汤"亦主妇人少腹寒，久不受胎……"。温经汤为治疗本证的首选方剂，素为历代医家所推崇。药用：吴茱萸、当归、川芎、赤芍、人参、桂枝、阿胶、生姜、牡丹皮、炙甘草、半夏、麦冬。临床若酌加鹿角霜、紫河车、丹参、香附等，则疗效更佳。

【补充】

1. 肾阴亏虚精血不足久不受胎 房劳伤肾，暗耗阴血，或崩漏不止，失血伤津，以致肾阴不足，精血两亏，冲任失滋，子宫干涩不能摄精成孕。其以婚久不孕，经来无定期，量少色红无块为证候特点，常伴有形体消瘦，腰膝酸软，头晕目花，耳鸣，五心烦热，舌红少苔，脉细数等症。本证与冲任虚寒者虽同为虚证，但彼以阳虚为主，表现为一派虚寒之象，故治以温养肾阳为原则；而此以虚热之象为特点，表现为精血亏少或阴虚内热之象。治宜滋阴养血，调冲益精，方用养精种玉汤合清骨滋肾汤加减（当归、白芍、熟地黄、山茱萸、牡丹皮、地骨皮、龟甲、紫河车、女贞子、旱莲草、枳壳、玫瑰花）。

2. 血瘀癥瘕久不受胎 经期产后余血不净，或摄生不当，邪入胞宫，或寒湿热毒久恋下焦，气血失和，血瘀不行，积结成癥，居于胞中，胞脉受阻，冲任不通不能成孕。常有月经后期，经量多少不一，色紫夹瘀块，经行腹痛，瘀块排出则痛减等特点，伴见小腹刺痛拒按，或在下腹触及包块，固定不移，舌暗有瘀点，脉涩滞不利。本证与冲任虚寒挟瘀血者不同，彼是虚实兼杂之证，以冲任虚寒为主，因寒凝而致血瘀，故治当以温经暖宫为主，兼以活血化瘀；此证则属实证，表现为一派瘀实之象。急当活血化瘀，破积消癥，方用桂枝茯苓丸合少腹逐瘀汤加减（桂枝、茯苓、牡丹皮、赤芍、丹参、川芎、当归、生蒲黄、五灵脂、桃仁、红花、炮穿山甲、白花蛇舌草），亦可用大黄䗪虫丸加减为治。

3. 肝郁气滞久不受胎　素体肝血不足，情怀不畅，忧思郁怒，或因肾虚母病及子与脾病及肝等导致肝气郁结，疏泄失常，气血不调，冲任失和，胞宫不能摄精成孕；或有盼子心切，烦燥焦虑，肝郁不舒，久而不孕，正如《景岳全书·妇人规·子嗣》所云："产育由于气血，气血由于情怀，情怀不畅则冲任不充，冲任不充则胎孕不受。"其证候特点是：婚久不受孕，经行双乳小腹胀痛，周期先后不定，经血色红夹块。伴有情志抑郁不畅或烦燥易怒，胸胁胀痛，口苦耳鸣，舌暗红，脉弦数等症。其治则舒肝解郁，养血理气，方用开郁种玉汤合疏肝解郁汤加减（当归、白芍、香附、茯苓、牡丹皮、川芎、柴胡、丹参）。由于气郁极易化火，而行气药多以辛燥为主，故而在治疗时，尚须注意配伍使用清热凉血，养血滋阴之品，如玄参、麦冬、生地黄、五味子等。另外气滞易伴有血瘀，故而在用药中，活血化瘀之品也必不可少，如丹参、炮穿山甲、郁金等，均可随证酌加。

4. 痰湿阻滞久不受胎　素体肥胖或脾肾不足之体，恣食膏粱厚味，导致湿聚成痰，痰湿内蕴，阻滞冲任胞宫，不能摄精成孕。《丹溪心法·子嗣》谓："若是肥盛妇人，禀受甚厚。恣于酒食之人，经水不调，不能成孕，谓之躯脂满溢，闭塞子宫，宜行湿燥痰。"其辨证要点是：婚久不孕，月经后期量少或闭经，带多质稠，常伴有面色㿠白，形体肥胖，头晕，心悸，呕恶胸闷，喉间有痰，苔白腻，脉滑等症。治疗以燥湿化痰，调理冲任为原则，由于脾为生痰之源，因此在治疗中重视健脾化湿则显得尤为重要。方用二陈汤合补中益气汤加减（陈皮、法半夏、茯苓、苍术、香附、柴胡、人参、当归、白术、升麻、车前草）。

综上；久不受胎是妇科常见症状，其成因较为复杂，常因先天不足或后天失调而成，临床常见证型有：冲任虚寒兼瘀血，肾阴亏虚精血不足，瘀血癥瘕，肝郁气滞，痰湿郁滞等，其主要病变机制是脏腑功能失调，冲任病变，胞宫不能摄精成孕。辨证的重点在于明审脏腑之病位，分辨气血、寒热、虚实之变化，祛除瘀血、癥瘕、痰湿之病邪，并针对病机，结合辨病分别治疗。以"调经种子"为主要治疗原则，注重补肾助孕，调护情志，同时掌握"氤氲""的候"之期，以增加受孕机会，是为治疗本症之有效措施。